JN255680

日本人に適した
審美修復治療の理論と実際

貞光 謙一郎 著

医歯薬出版株式会社

This book was originally published in Japanese
under the title of :

NIHONJIN-NI TEKISHITA
SHIMBI SHUFUKU CHIRYOU-NO
RIRON-TO JISSAI
(Theory and Practice of Esthetic Dentistry appropriate for Japanese people)

SADAMITSU, Kenichiro
Sadamitsu Dental Clinic

© 2017 1st ed.
ISHIYAKU PUBLISHERS, INC.
7-10, Honkomagome 1 chome, Bunkyo-ku,
Tokyo 113-8612, Japan

序文

　1990 年代後半よりオールセラミックスが日常臨床のなかで応用されるようになってきた．半透明性をもった材料という特性から天然歯を模倣することが可能となり，臨床において急速に普及し，審美修復学という学問分野が確立してきた．

　当院でも，審美修復治療をいち早く取り入れようと文献を検索し臨床応用をはじめたが，海外文献が科学的な根拠として数多く示されているものの，本当にこれらの指針が我々の歯に適応可能か否かという点に疑問が湧いてきた．そこで臨床医であるということを念頭に一からセラミックスと日本人の歯について吟味したいと考えた．

　まずはセラミックスの「作製技法」，「長期的な色調変化」，「支台歯の影響」を考察すると，セラミックスは支台歯・接着剤・材料の考慮により最良の最終修復物となるという結論を得た．また支台歯は支台歯形成と支台歯の色調が重要であることは周知の事実であるが，一般的なプレパレーションガイドには疑問を覚える．そこで我々日本人の歯をさまざまな方向から分析することとした．

　とりわけ前歯の配列においては，白銀比（大和比）という日本古来の比率と歯の全体像が合致したことには驚いた．

　また一般的なプレパレーションガイドを元に支台歯形成のシミュレーションを行ったが，理想的な形態に形成することは難しいという結論となった．

　つまり生活歯の支台歯形成には細心の注意を払い，さらに材料も吟味しなければならない．

　補綴物作製においては，CAD/CAM 技術の飛躍的な進歩により保険診療にまで導入されることとなったが，機械的な問題により日本人特有の舌面形態の再現ができないため，その対応策を考慮しなくてはならない．

　接着剤の色調は，セラミックスの色調に大きな影響を及ぼすことが確認できた．明確な色調選択の手法がなかったのだが，最終的には「明度」を重視して接着剤を選択すべきであるという結論を得た．

2000 年初頭にラミネートベニア修復が登場し，歯の表面を一層削除するだけで審美的な修復が可能であるということから臨床に取り入れたが，実際に施術してみると，0.1 mm 単位の削除量で審美的な歯を表現することは難しい．また海外文献も数少なく，試行錯誤しながら修復を行った．

　菲薄な日本人の歯のエナメル質をいかに残存させるか，脱離・破折のないプロビジョナルを装着し，的確な支台歯形成を行うにはどうすればよいかを考察してきたが，その問題は弾性に富むフロアブルコンポジットレジンの登場で解決できたと考えている．

　以上のように，我々の歯は菲薄で全体的なボリュームも乏しく，上顎前歯の舌側面形態はシャベル状であり CAD/CAM での修復は難易度が高い．そのため，できるだけ最小限の侵襲を考慮しながら個々の患者にあった歯科治療，そして材料の選択を行わなければならない．

　筆者は大学卒業後も大学院に在籍していたため，臨床的には遅れをとった．
　開業を目標にしていたことから一時は無駄な時間を過ごしたと後悔したこともあったが，今思い返せば「エビデンスを大切にし，内容を読み切らなければならない」「自分の考えや経験だけで意見を主張するのではなく，数多くの文献を参考にした上で自分の意見を述べる」「他人の評価があり初めて結果が出たといえる．だから学術誌に投稿して結果とする」など現在の臨床に必要な考え方を学んだような気がする．

　本書はそのような経験を踏まえ，筆者がこれまで指針としてきた信頼のできる論文（学術的考察），そして筆者自身が執筆した論文（学術的指針），また筆者が医院内で実験して得た結果（実験的指針），そしてそれらの指針をもとに臨床を行った経験（臨床的指針）をベースに執筆した．
　本書が読者の皆様方のお役に立てば，筆者の望外の喜びである．

2017 年 3 月吉日

貞光　謙一郎

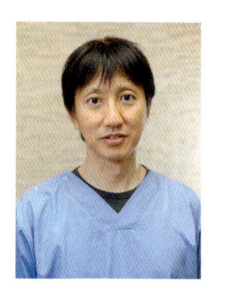

日本人に適した
審美修復治療の理論と実際

Contents

Part 1 Basic for Esthetic Dentistry

Part 2 Practice for Esthetic Dentistry

Part 1
Basic for Esthetic Dentistry

1 審美修復治療の基本

■ はじめに―本書執筆にあたって―

　美しくありたい，美しくなりたいという願望は誰もが持っているものであり，美への認識が高まる歯科界においては口元の美を意識し歯の修復を望む患者が増え，審美歯科という分野が確立してきたように思われる．それに伴い従来の陶材焼付鋳造冠では成しえなかった，天然歯と同様な自然感のある修復がオールセラミックの登場で可能となり市場に定着した．しかしながら筆者は，それら審美修復の各々の術式・手法は主として欧米人の歯を対象としたものであり，モンゴロイドである私達は術式を考慮しながら治療にあたらなければならないと考えている．

　また，Evidence Based Treatment，いわゆる科学的な根拠に基づいて治療にあたらなければならないと考えるが（**表1**），科学的な根拠ばかりを優先しすぎると，患者個々にあった適応の妥当性を吟味することがおろそかになりかねない．そこで筆者は参考文献を吟味したものを【学術的考察】とし，我々が考察し執筆・投稿した結果を【学術的指針】，臨床や実験系で考察した結果を【実験的指針】，各々の指針を反映した結果の症例を【臨床的指針】として執筆を行った．

表1　科学的根拠に基づいた治療.

Evidence Based Treatment
↓
患者の臨床上の疑問点に関しては医師が関連文献などを吟味したうえで，患者への適用の妥当性を評価し，さらに患者の価値観や意向を考慮したうえで臨床的判断を下して，専門的技能を活用して医療を行うこと
日本歯科医学学会雑誌, 27：4-23, 2008.

【学術的考察】　審美歯科を達成するためには

　Chiche（Chiche, G, J., Pinault, A.：Esthetics of Anterior Fixed Prosthodontics. Quintessence, 1994.）は，「審美歯科を完遂するためには芸術的素質が必須であるという考え方は間違っているようである．つまり，他のいかなる学際分野でも同じように，確かな原則に関する知識のほうが直観力そのものよりも重要なわけである」と述べ，顔貌との調和を考えたときの審美的要素を記している（**表2**）．また Magne（Magne, P. ほか：ボンディッド・ポーセレン・レストレーションズ. クインテッセンス出版, 2002.）は，審美の基本的客観的基準を述べているが（**表3**），審美修復に必要な基準と診断手法について考えてみたい．

【学術的考察】　審美治療の手順

　山﨑，本多（山﨑長郎，本多正明：臨床歯周補綴 2. 第一歯科出版, 1992.）は，1歯のカリエス治療であっても，咬合の機能異常や病変が認められる場合のオクルーザル・リコンストラクションや広範囲にわたる歯の支持組織が減少

表2　芸術的および科学的原則の審美歯科への応用（Chiche, G. J., Pinault, A.：Esthetics of Anterior Fixed Prosthodontics. Quintessence, 1994. より）.

> 1，**顔の外形と基準線（面），顔貌，口元，歯肉などの外形**
> 　　外形を計測または製作するための基準面
> 2，**適正な比率と理想的外形**
> 　　外形を計測または製作するための基準面
> 3，**対称性**
> 　　歯の大きさと形に関する反対側同名歯との対称性，および正中線に対する歯の配列の対称性
> 4，**均整と錯覚　基準となる平面または曲面との好ましい釣合い**
> 　　視覚の錯覚を利用した三次元的形態
> 　　審美歯科の二大目的は
> 　　　（1）歯の適正な大きさと形，および他の歯と調和する大きさと形を創造すること
> 　　　（2）歯肉，口元（口唇）および顔貌と調和した歯の配列を創造することである
> 　　以上二つの目的は上記の基準を有効に活用し均整と錯覚を駆使することで達成される

表3　審美のチェックリスト（Magne, P.ほか：ボンディッド・ポーセレン・レストレーションズ．クインテッセンス出版, 2002. より）.

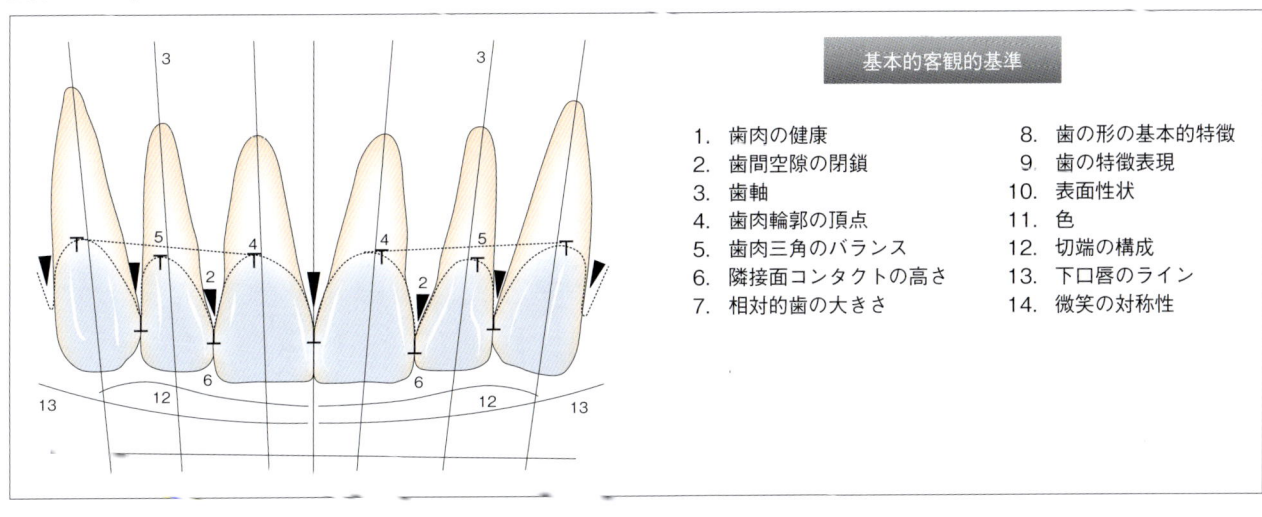

基本的客観的基準

1. 歯肉の健康	8. 歯の形の基本的特徴
2. 歯間空隙の閉鎖	9. 歯の特徴表現
3. 歯軸	10. 表面性状
4. 歯肉輪郭の頂点	11. 色
5. 歯肉三角のバランス	12. 切端の構成
6. 隣接面コンタクトの高さ	13. 下口唇のライン
7. 相対的歯の大きさ	14. 微笑の対称性

した中程度以上の歯周疾患が存在する場合の歯周補綴であっても，歯周・咬合・補綴治療を成功させるための臨床的基準の基本原則は何一つ変わることはないと述べ，歯科治療の流れを示している．

■ 考察

　筆者も，前歯部に焦点を絞った審美修復であれども治療の手順を遵守し，一口腔一単位のもとで診査を行うことが重要であると考えている．主訴の改善を中心に患者の年齢や現症，性別，生活環境などを加味し資料採得を行い，資料分析，診査・診断の後に治療計画の立案を行っていかなければならないと考えている（**図1**）.

　そこでまず，一つの症例を通して，審美修復治療の流れを俯瞰した後，個別の事柄について検討してみたい．

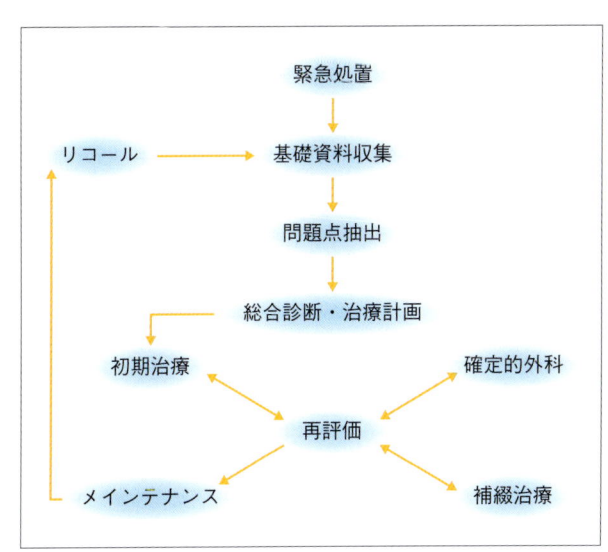

図1　歯科治療の流れ.

一般的な審美修復の流れ

　一般的な治療の流れをステップ・バイ・ステップで示していきたい．患者は23歳の女性で両側中切歯の審美修復を主訴として来院された．

1　初診時の資料採得

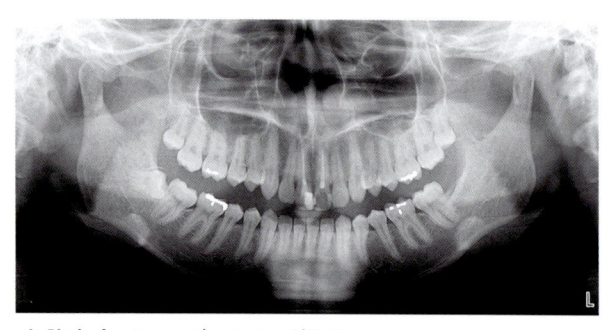 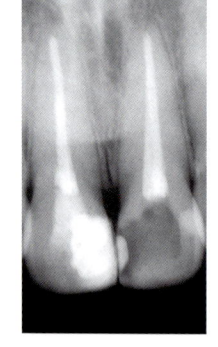

初診時パノラマ，デンタルX線写真
初診時にパノラマX線写真と主訴の部位である中切歯のデンタルX線撮影を行った．失活歯であり大きな充塡物が確認できた．

1. 初診時の資料採得
2. 資料採得2
3. 資料分析
4. 分析結果（問題点の抽出）
5. 治療方針の決定（患者とのインフォームドコンセント）
6. 治療（医院内）
7. 歯科技工士とのコミュニケーション
8. 技工
9. 印象採得
10. 最終模型チェック
11. 技工
12. 治療
13. 完成

初診時，規格写真
5枚法の撮影を行い，歯科用としては安価で誰でも簡単に操作が可能なソフトに取り込む．
1/2倍率で規格的に撮影することで比較が可能となる．

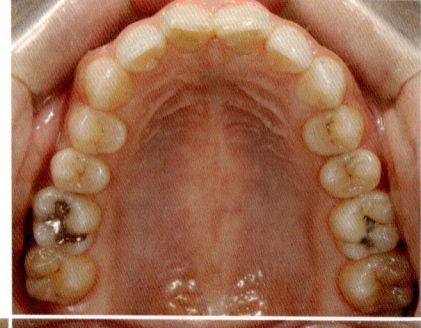
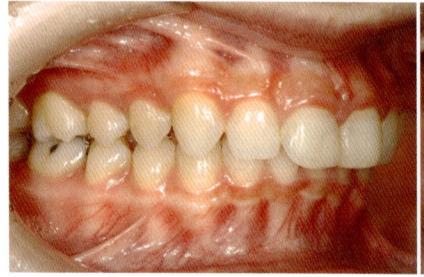 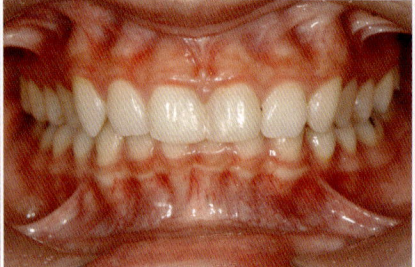 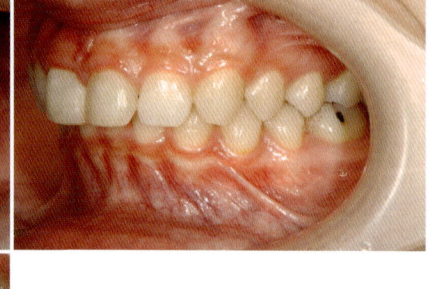
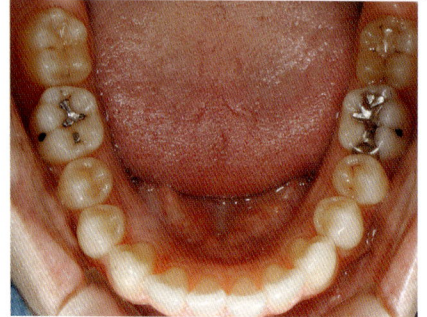

患者説明
患者にパノラマ，デンタル，5枚の口腔内写真より現状の口腔内の説明を行った．上顎中切歯のみの修復をしたい，外科的な処置を望まないなどの希望も聞き入れながら，次回来院時に精密な資料採得を行うことに了解を得た．

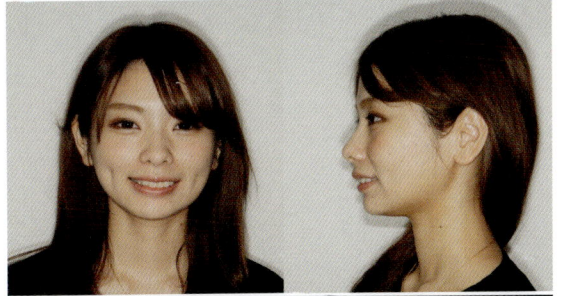
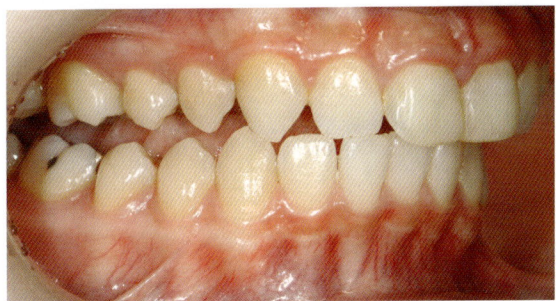
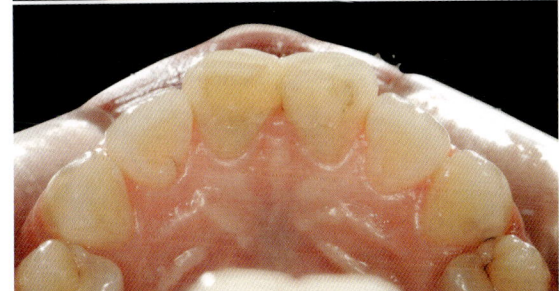
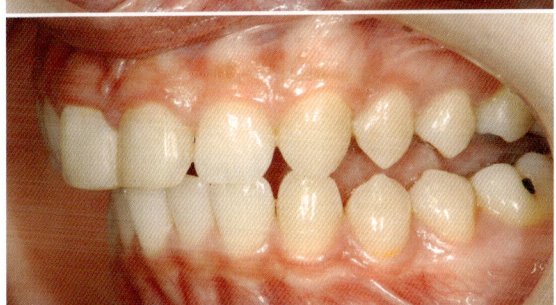

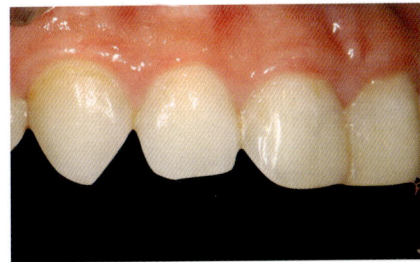
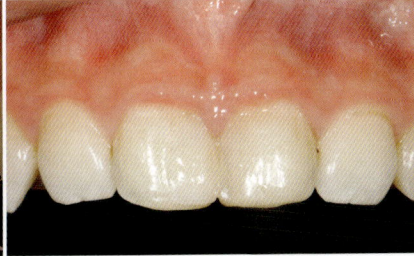
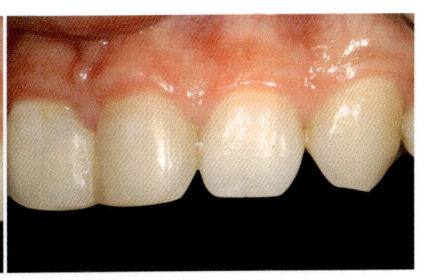

顔貌写真, 側貌写真, ブラックマスクでの舌面の写真, 側方運動の写真など必要な資料を付け加える (患者の了解を得て掲載).

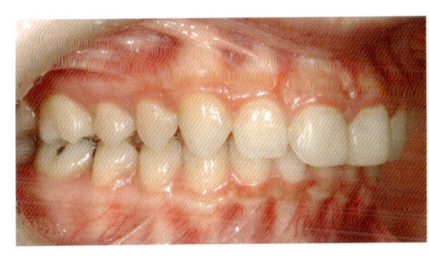
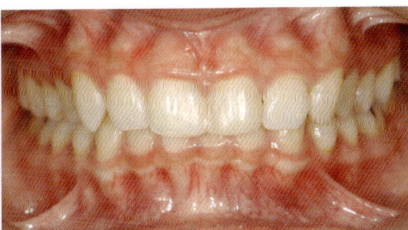
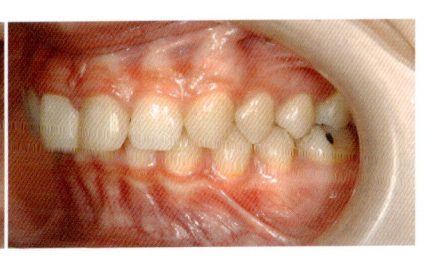

	8	7	6	5	4	3	2	1	1	2	3	4	5	6	7	8
上顎 頬側	223	223	323	233	313	322	334	433	321	212	223	323	322	322		
上顎 口蓋側	223	322	323	323	222	322	223	322	223	222	223	323	223	223		
下顎 舌側	323	323	323	333	222	222	222	211	122	222	222	322	212	322		
下顎 頬側	323	323	333	222	323	322	222	212	212	312	212	223	322	223		

歯周組織検査を行う. 上顎中切歯部は不良修復物ということもあり若干の歯肉の腫脹が認められ, ブラッシングの徹底が必要であることが窺われた.
本来なら14枚法X線にて診査を行うが, 本症例では患者の体調不良により14枚法撮影は行っていない.

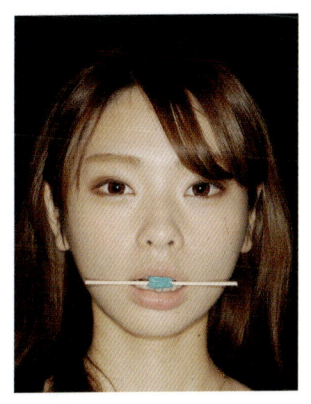

中切歯の審美修復であることからエステティックジグを作製し, 咬合器に装着する.

3　資料分析

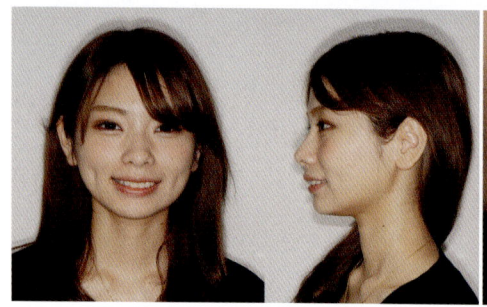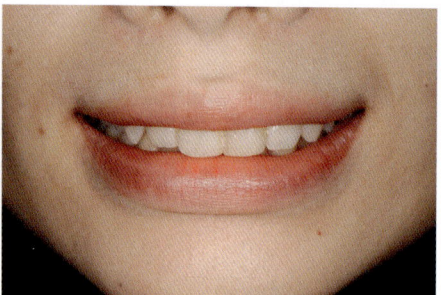

顔貌のスマイルラインより現状の上下的な切端の長さに問題はなく，唇舌的な位置も変更する必要はないと診断した．

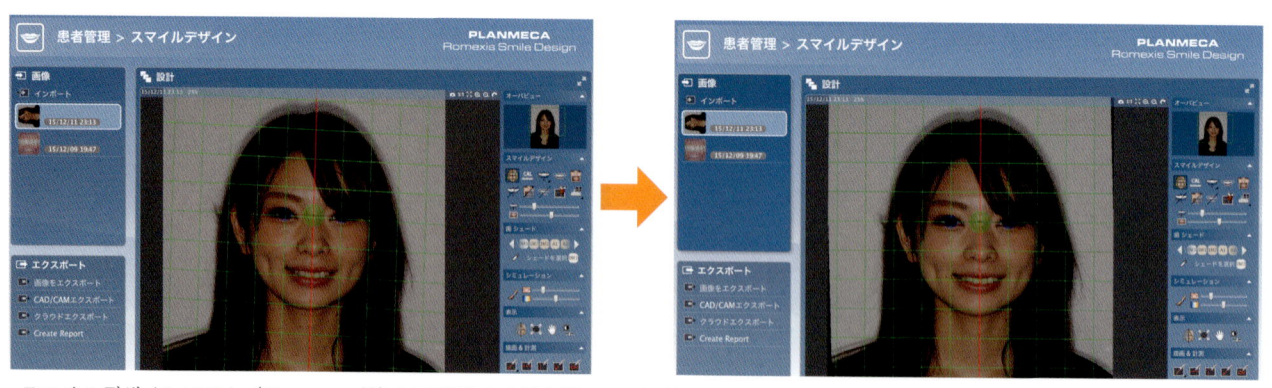

スマイルデザインソフト（Planmeca社）にて顔貌の分析を行った．顔貌写真をインプットし，瞳孔ラインを設定し，直交ラインとのアジャストを行う．ミッドラインと上顎正中・オトガイの正中は一致している．

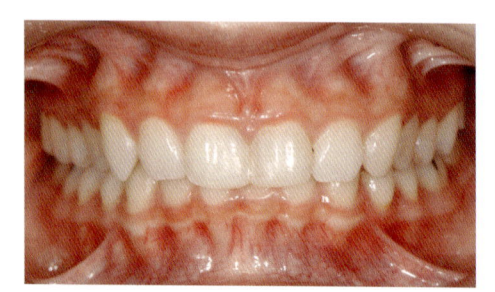

上顎の正中と下顎の正中は一致していない．上唇小帯は高位に位置し，歯肉には炎症症状が見られ歯肉溝は深いところで4mmであった．

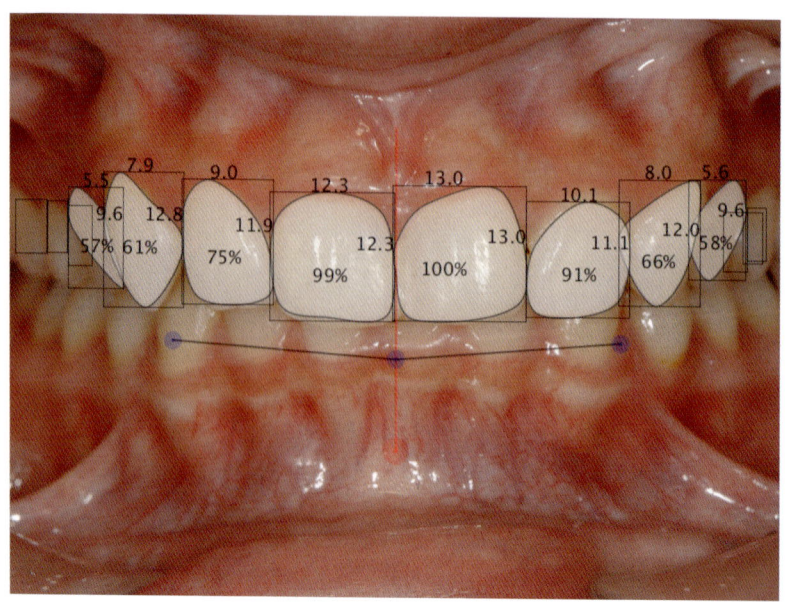

スマイルデザインソフトから中切歯の長径と幅径のバランスは不良である．また，側切歯の左右も形態差が認められた．

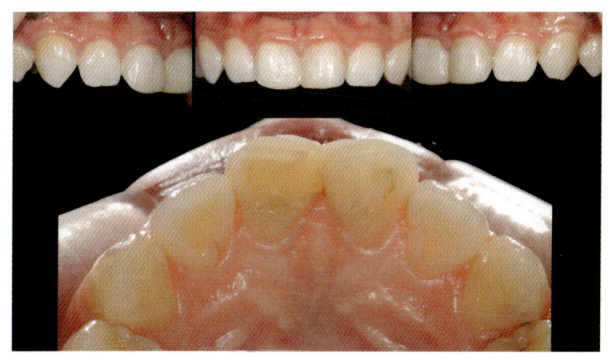

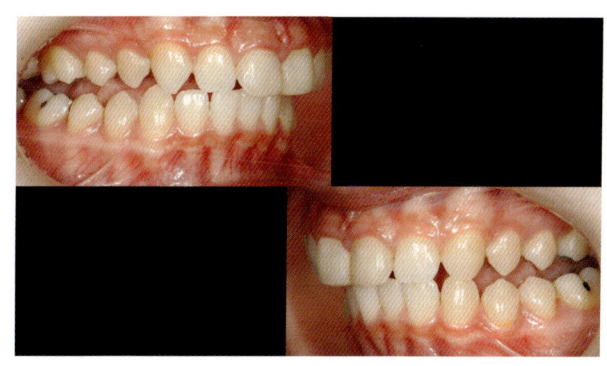

天然歯は捻転しており根管治療後に舌側にレジン充塡処置，唇側にも形態変更のために充塡が行われている.

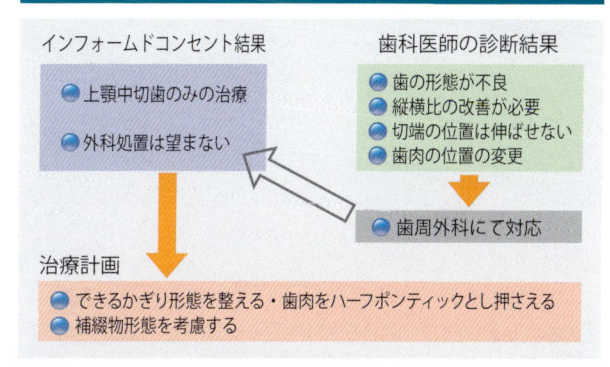

側方運動・限界運動内で上顎中切歯が干渉や接触しないことが確認できた

4　分析結果（問題点の抽出）

- 顔貌写真から上顎の正中の一致が見られる
- 歯肉に炎症症状が認められる
- 切端の位置は悪くない
- 歯の形態とバランスは不調和
- 現状で修復歯に咬合接触は認められない

顔貌に対して現状の上顎中切歯の正中とミッドライン・オトガイの中央部とは一致が見られ，また口唇との関係を観察しても切端の位置は良好か少し短くても良いと考えた. 歯の形態の長径と幅径のバランスは調和が見られない. 従来の天然歯列であった時点では捻転していたようである.

5　治療方針の決定（患者とのインフォームドコンセント）

インフォームドコンセント結果
- 上顎中切歯のみの治療
- 外科処置は望まない

歯科医師の診断結果
- 歯の形態が不良
- 縦横比の改善が必要
- 切端の位置は伸ばせない
- 歯肉の位置の変更

- 歯周外科にて対応

治療計画
- できるかぎり形態を整える・歯肉をハーフポンティックとし押さえる
- 補綴物形態を考慮する

歯の形態は不良であり改善の必要がある. しかしながら切端の位置は顔貌からの観察よりこれ以上伸ばすことは考えられない. 歯科医師としては歯肉レベルを外科的に変更し（上唇小帯と共に）歯冠長を確保することを勧めるも患者は望まなかった. 歯肉に炎症があり初期治療終了後に歯肉縁下のカントゥアを可能な限りオーバーカントゥアとし歯冠長を伸ばすと共に補綴物形態で錯視効果を得ながら審美修復を行うことを考えた.

6　治療（医院内）

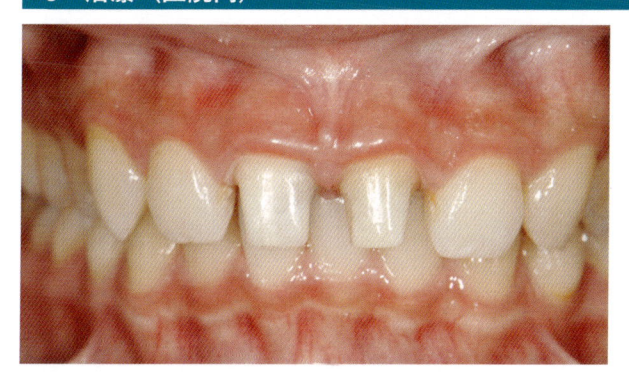

グロスプレパレーション（概形成）
形成前にチェアサイドでのプロビジョナルレストレーションを作製するための印象採得を行い，次に概形の形成を行った. 今回は歯肉縁上で形成を終えている.

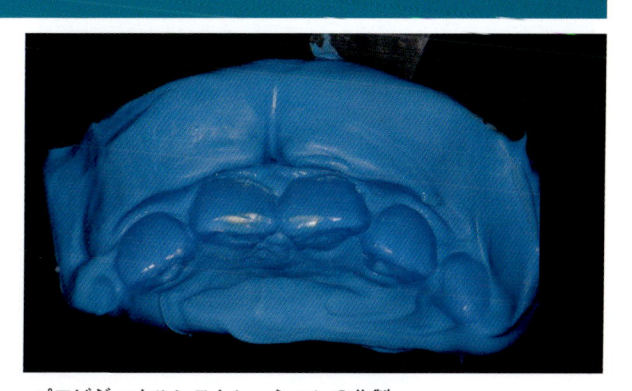

プロビジョナルレストレーションの作製
シリコンのヘビーボディで術前の印象を行えば，劣化がなく異なる日でもプロビジョナルの作製が可能である. また歯頸部をカットしウォッシュできることからシリコンの使用が望ましい.

13

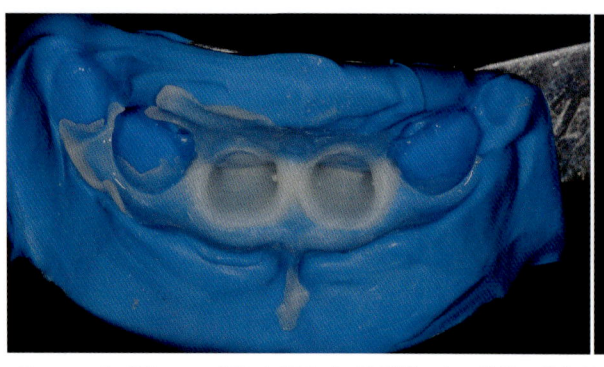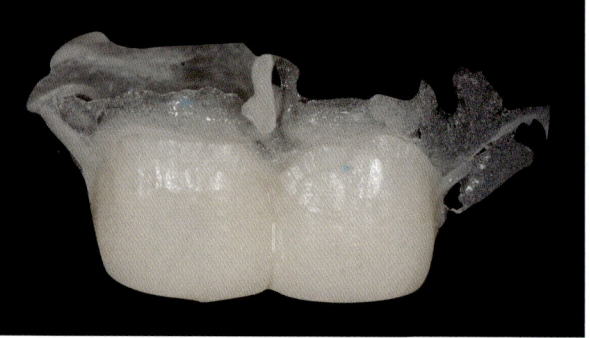

モノマーとポリマーの混和を行うが，流動性のある状態で印象材のなかに流し込み，完全硬化前に印象材を除去する．

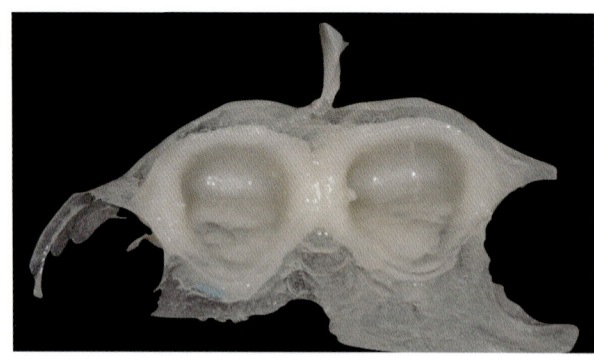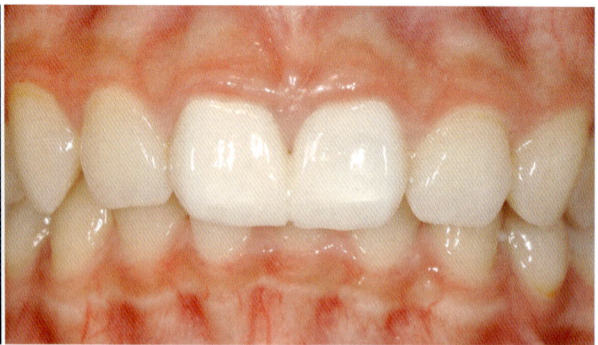

プロビジョナルレストレーションの装着
顕微鏡下でマージンラインを明確にし，丁寧に研磨する．仮着前に印象を行う．

7 歯科技工士とのコミュニケーション

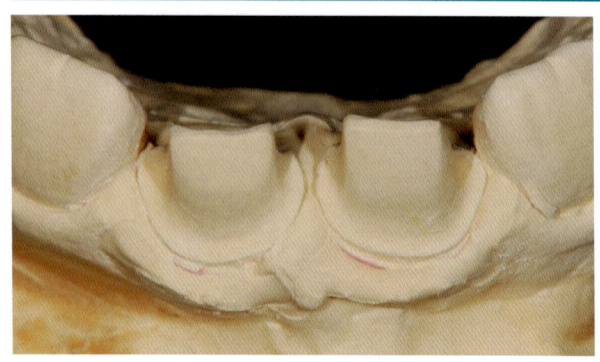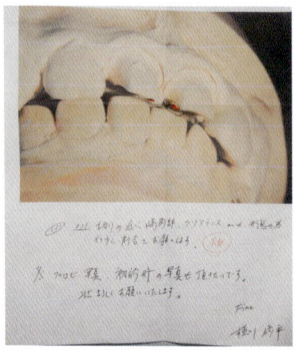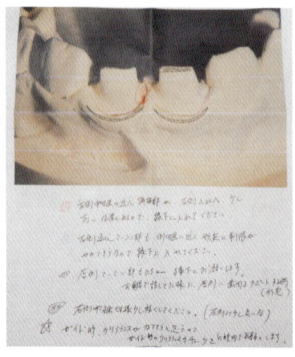

概形形成した支台歯の印象を模型におきかえ，歯科技工士のチェックを受ける．今回は歯冠長を短くすること，舌側のクリアランスをもう少しとること，歯肉縁下に形成しなければならない部位とその深さなどの指示を受けた（技工担当：（株）ファイン 横川修平氏）．

8 技工

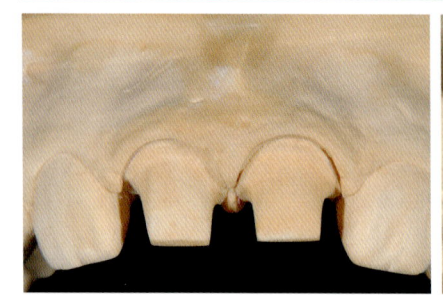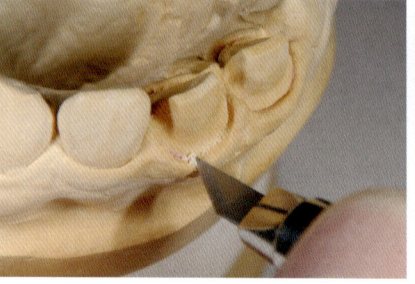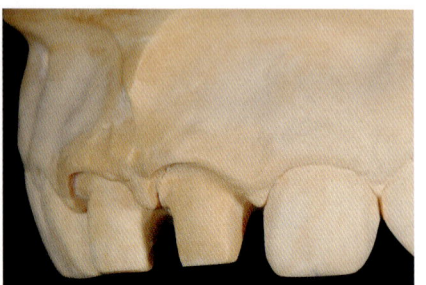

チェック部の再形成後に印象し，ワックスアップ作製前にスタディモデルのトリミングを行う．治療計画に沿って歯頸部の歯肉を圧迫することを考慮し削除量を決定した．

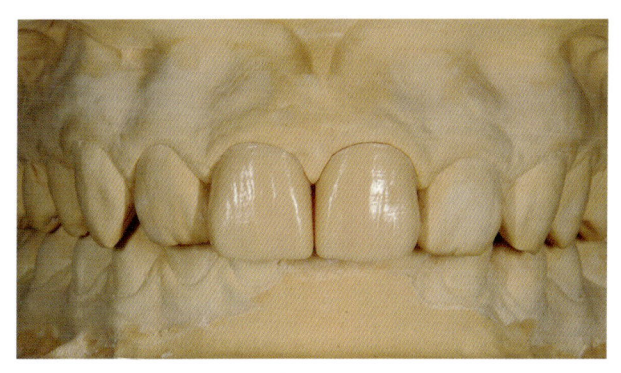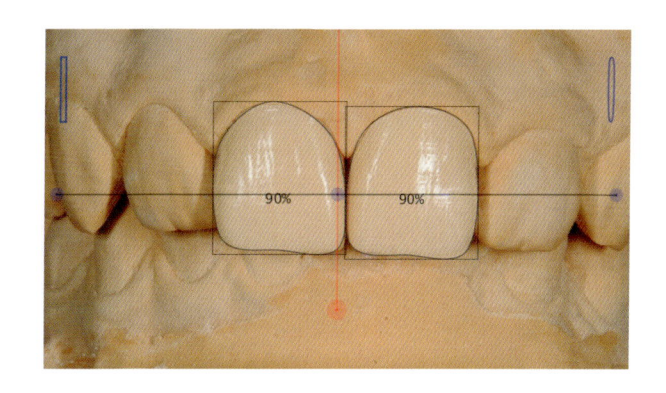

診断用ワックスアップの完成
模型上で歯肉縁レベルの調和が得られたか確認する．全体的なバランスは改善された．しかしスマイルデザインの分析結果からは，縦横比の改善が見られるものの平均的な形態には及ばない．やはり錯視効果を利用し，形態を考慮しなければならないことが示唆された．

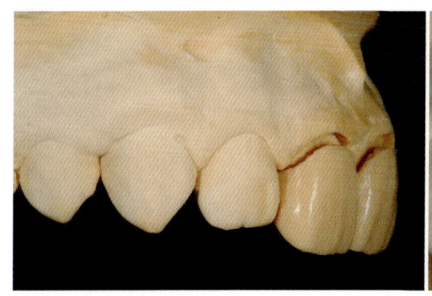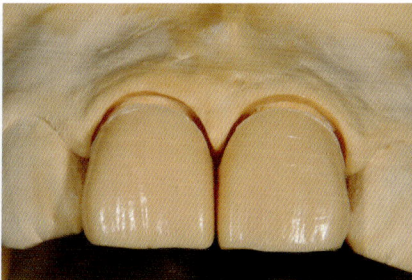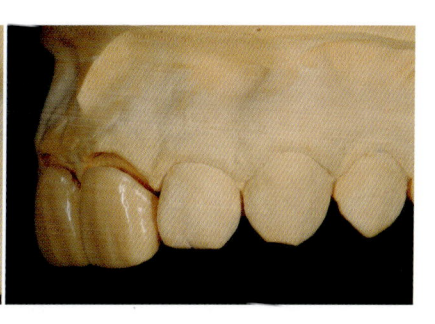

歯肉の圧迫部位の確認
カントゥアの確認を行う．隣接面から正面にかけての確認でも，これ以上オーバーカントゥアにすることは困難であると考えられた．

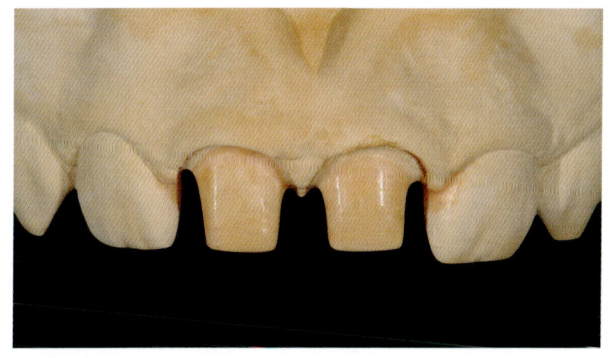

プロビジョナルレストレーションの作製
模型に分離剤を塗布する．大きな厚みが出ないように注意が必要である．

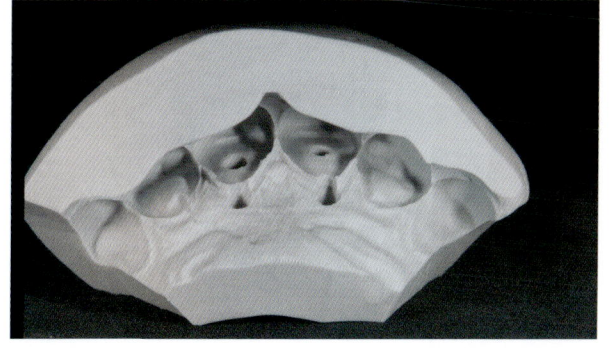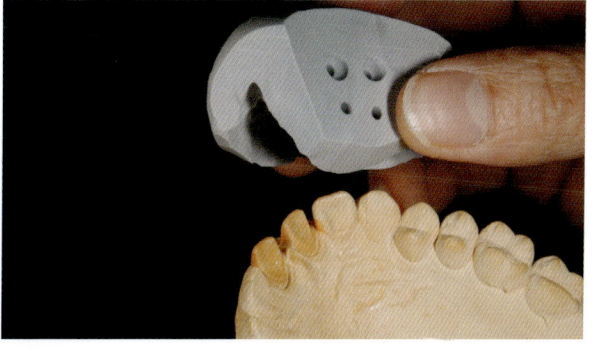

診断用ワックスアップをシリコン印象材のヘビーボディにて印象を行う．辺縁をナイフでトリミングし注入孔と遁路を付与して模型に試適する．

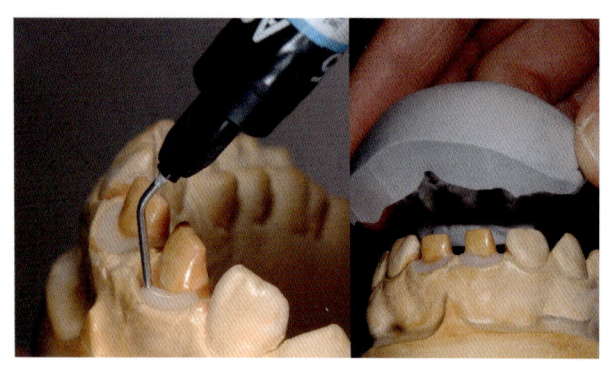
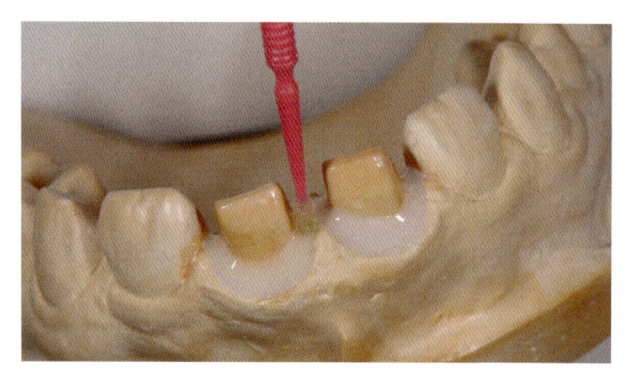

歯肉を圧迫する歯頸部のレジンにはフロアブルコンポジットレジンで S-PRG フィラーを含有し弾性をもった BeautiCoat（松風）を用い，歯肉に良好な圧を加えることを考えた．

次に BeautiCoat と流し込みレジンの密接な接着を考え，ボンディング材を塗布する

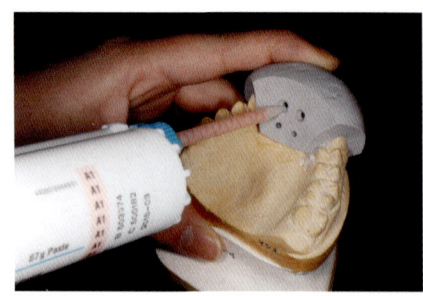
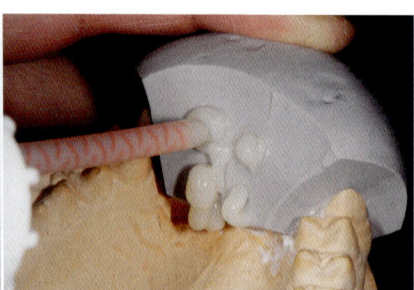

化学重合型のコンポジットレジンのテンポラリー材料を注入孔より注入する．遁路よりスムーズに流出するように注意しながら慎重に作業する．

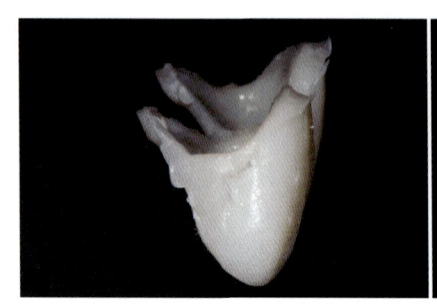
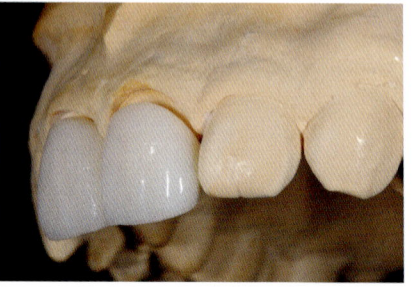

歯頸部のフロアブルコンポジットレジンとナノフィラーのテンポラリーマテリアルの界面はスムーズであり視覚的には確認できない．また模型上では予定した唇側の張り出しが確認ができる．

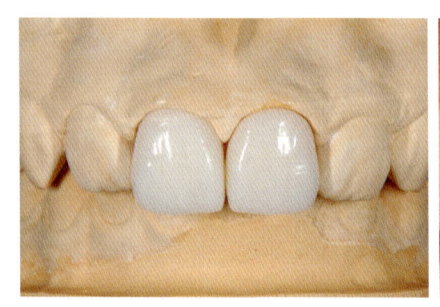
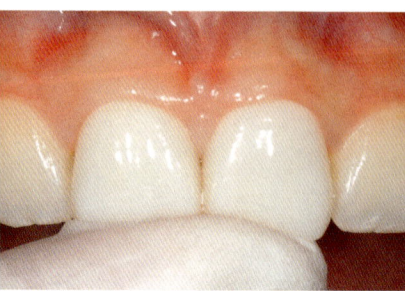
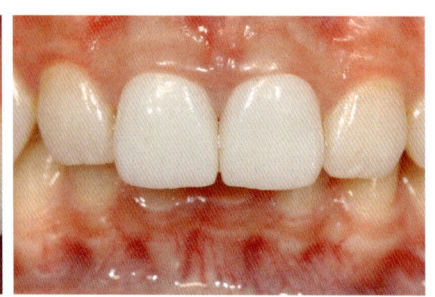

診断用ワックスアップの形態を模写したプロビジョナルレストレーションが完成した．

プロビジョナルレストレーションの試適を行う．歯肉を圧迫し貧血帯の出現が見られたが数分で回復することが確認できたため，生体に為害性がないと考えた．

完成したプロビジョナルレストレーションを仮着した．歯科汎用アクリル系レジンではないので長期に渡る経過観察に適していると考えている．

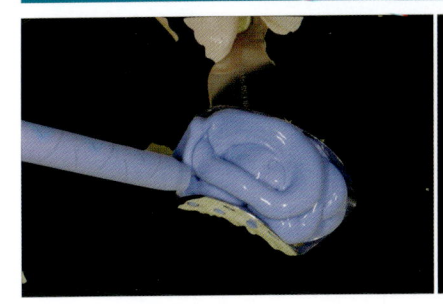 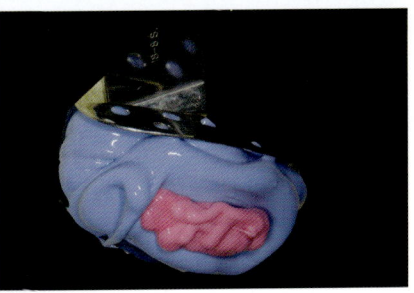

印象採得（1回法）

ヘビーボディをトレーに盛り，中央に窪みをもたせ2次印象材のスペースを考慮する．2回法に比較し簡便ではあるもののスピード感が必要である．

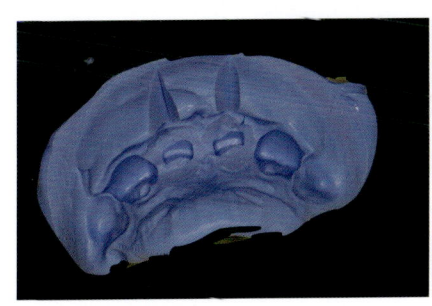 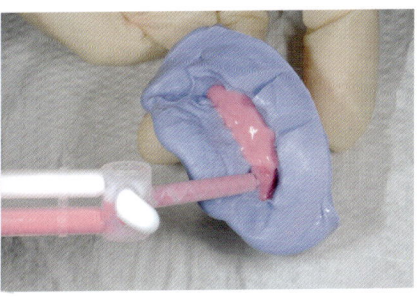

印象採得（2回法）

ヘビーボディのみで全体の印象採得を行い，硬化後，2次印象材の遁路を明確にして2次印象材を流し込む．時間的な余裕が十分にあることから当院では主に2回法で印象採得を行っている．

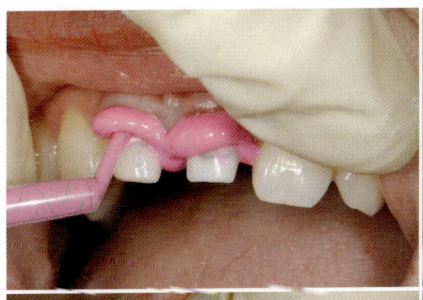 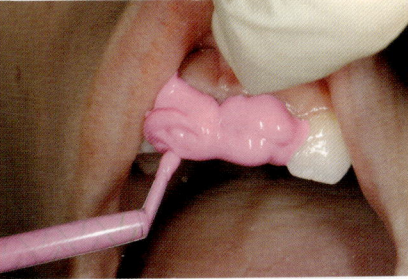

特にフィニッシングラインに気泡が入らないように丁寧に印象採得を行う．トレーの選択も精度に大きく影響を及ぼす．

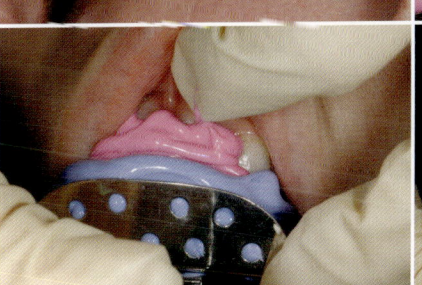 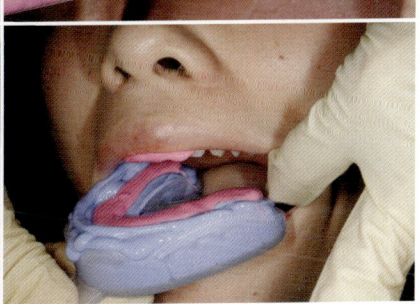

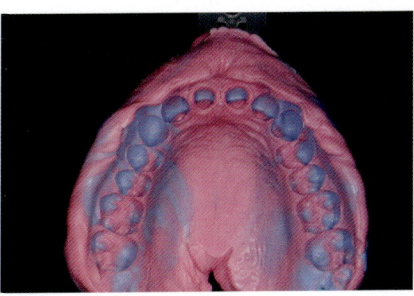 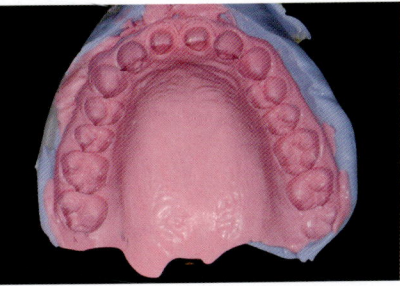 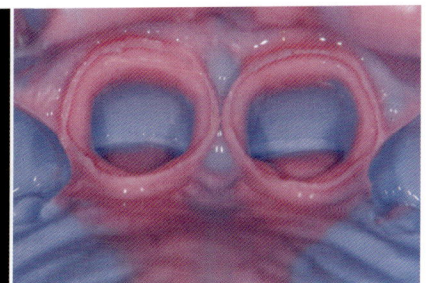

近年は1回法で用いる印象材が各社より販売され使用されている．しかしながら図から見てとれるように2回法であれば印象面全体に流動性の高いタイプが広がる．支台歯においてはフィニッシングラインは流動性の高いタイプで縁下まで印象採得されているものの，支台歯上部においてはヘビーボディの印象材の露出が認められる．筆者はできれば流動性の高いタイプで支台歯の全体が印象されることが望ましいと考えている．

10 最終模型チェック

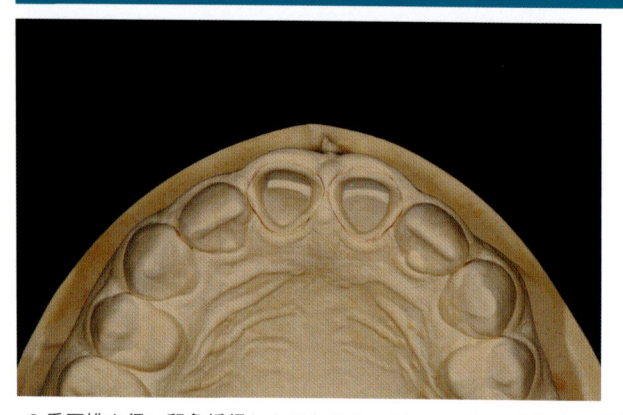
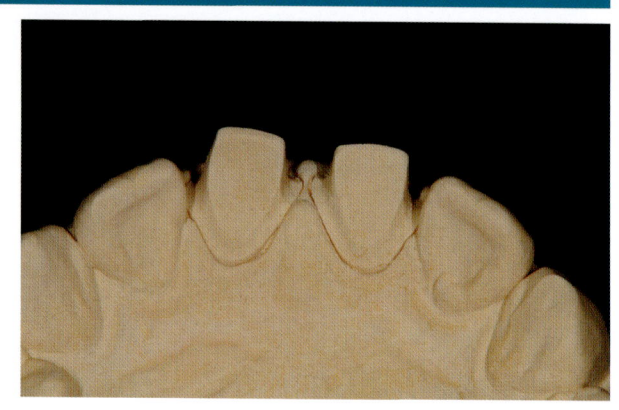

2重圧排を行い印象採得したことから，フィニッシングラインが明瞭であるとともに一定の幅で形成が終えられたことが見てとれる．しかし歯列弓形態と側切歯の位置的な関係により形成用バーの挿入方向が規制され，特に上顎右側中切歯の遠心軸面の近心傾斜が強くなったことが窺われた．フィニッシングラインの一定な幅を考慮するのか，軸面の傾斜を優先するのかは今も悩むところではあるが，今回の症例においては歯冠長が認められ接着面積が十分であると考えられたことから P.19 の支台歯形成となった．

11 技工

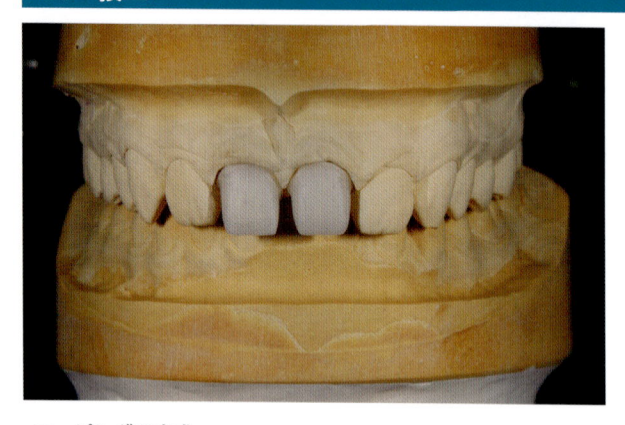
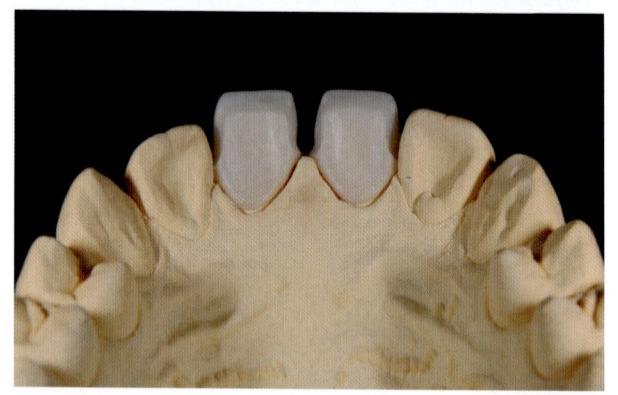
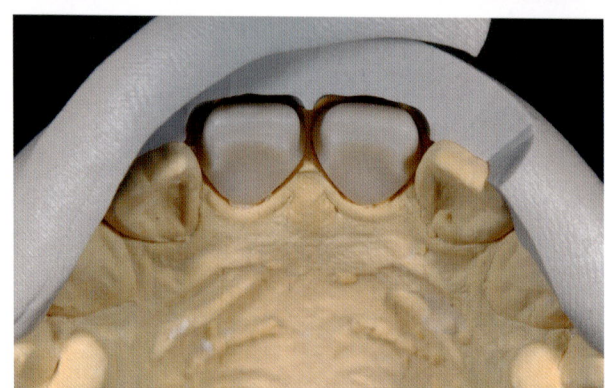

コーピングの完成
支台歯色の色調から比較的透明性の高い 0.5 mm のコーピングを用いた．対合関係より舌面にクリアランスの少ない部分が認められたことから，舌側は無垢のジルコニアが露出するベニアアタイプのカットバックとなっている．

12 治療

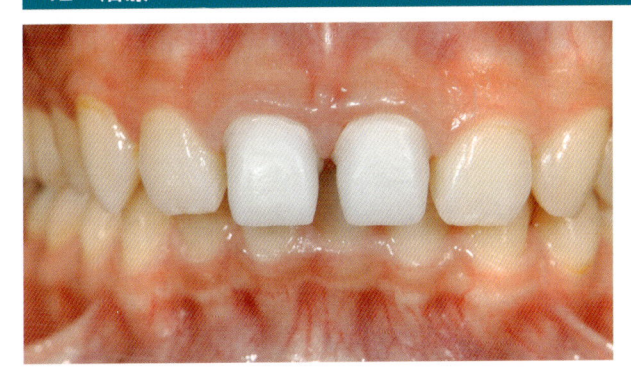

コーピングの試適
口腔内にコーピングの試適を行う．３Ａの探針にて歯頸部のフィットを確認する．両中切歯ともにステップもなく全く問題がない状態であった．

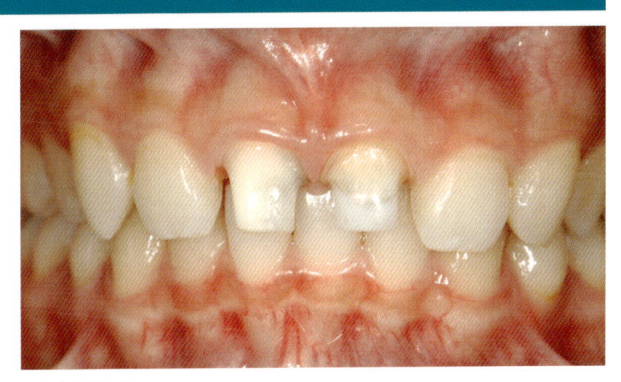

支台歯形成
術前の歯肉の炎症もおさまり健康な状態となった．支台歯は失活歯であったためレジンコアにて支台築造を行った．また隣接面は歯肉縁下 0.5 mm，口蓋側は歯肉縁，唇側は歯肉縁下 1 mm と考えて形成している．

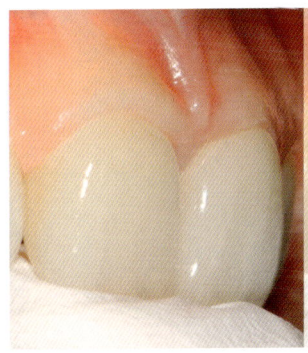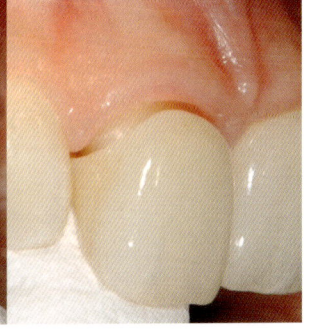

試適
辺縁歯肉の確認，貧血帯の消失の確認，歯肉内縁がセラミックスにて確実に維持されていることを確認する．適切な形態が付与されていることが確認できた．

歯肉も健康な状態であることが確認され，補綴物においても適切にコントロールできている．

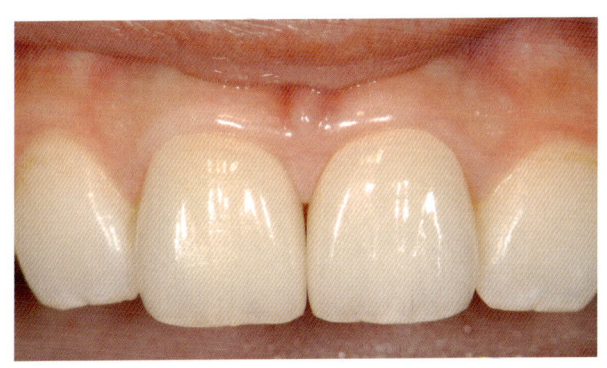

接着
歯肉圧排を行い，歯肉縁下にセメントの流れ込みがないように注意する．接着には S-PRG フィラーが入った接着性レジンセメントを用いた．

13 完成

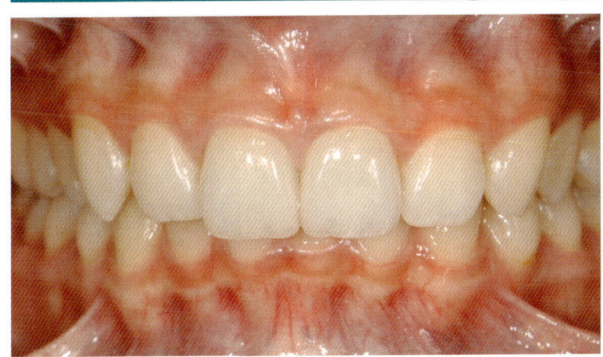

接着後
錯視効果を利用した補綴物を作製．

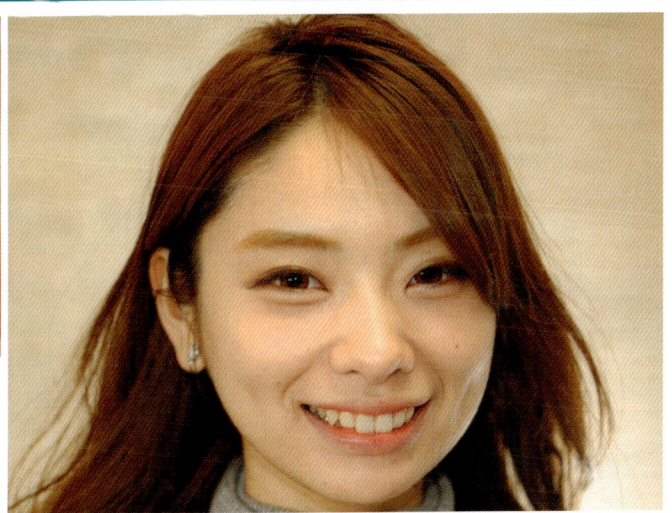

装着後の顔貌

2 資料の分析と治療ゴールの設定

■ はじめに

　診査・診断の項目は，審美的な診査から機能的な診査まで多岐にわたる．仮に患者に機能的な問題があり，その問題が解決されないまま審美修復治療を行ったとしても，その治療の永続性は望めない．前歯部は審美性が求められると同時に，前方運動や左右側方運動においてはアンテリアガイダンスのハンドルの役割を果たすため，機能的な問題がないかを診査・診断し，問題があればその改善策を治療計画に組み込むことも，審美修復治療においては重要となるのである．

　そのため，患者が審美的改善を主訴として来院したとしても，機能的に問題がないか，しっかりと診査する必要がある．

　そして資料の分析を行った後，その改善案を模索するのだが，その際に重要となるのが「診断用ワックスアップ」である．診断用ワックスアップは，治療のゴールを視覚的に具現化するとともに，そのゴールが実現可能なものか，そしてゴールに向かうためにはどのような治療を行えばよいのかを診査・診断するとともに，患者に治療計画を説明し，了解を得るためのコミュニケーションツールでもある．

■ 資料の分析

　まず必要な資料を**図1**に示す．この後，模型診査を行うが，咬合平面の傾きを咬合器上にトランスファーする必要があるため，筆者はエステティックジグを用いている（P.11）．

　次に，前歯部の分析を行う（**図2**）．この分析において最も重要なことは，「顔貌―口唇との関係―口腔内全体―一歯」と大きいところから観察していくことである．最初から一歯単位の分析を行うと，「木を見て森を見ず」となってしまう．顔貌と調和した前歯部，唇と調和した前歯部であってはじめて，審美と呼べるのである．

- ● 顔貌写真
  （瞳孔線，左右対称性，正中，上顔面・中顔面・下顔面のバランス）
- ● 側貌写真
- ● 口腔内写真
  （正面観，左右側方面観，上下顎咬合面観，前方運動，左右側方運動）
- ● デンタルX線写真，パノラマX線写真
- ● 歯周組織検査

図1　必要な資料.

① 瞳孔線と上顎中切歯切端の位置・方向の確認
② 口角の位置の確認
③ スマイルラインと中切歯切端の位置確認
④ 口唇と中切歯切端の位置関係
⑤ 側貌から見た中切歯切端の位置
⑥ 中切歯切端の位置の決定
⑦ 辺縁歯肉の位置・形態確認
⑧ 下顎前歯切端の位置の確認
⑨ 犬歯尖頭の位置の決定
⑩ 白銀比・黄金比率の確認
⑪ 左右の中切歯の形態決定（比率）
⑫ 側切歯の切端・形態の決定
⑬ ラインアングルの確認
⑭ 固有唇面の確認
⑮ 表面性状・色調の確認

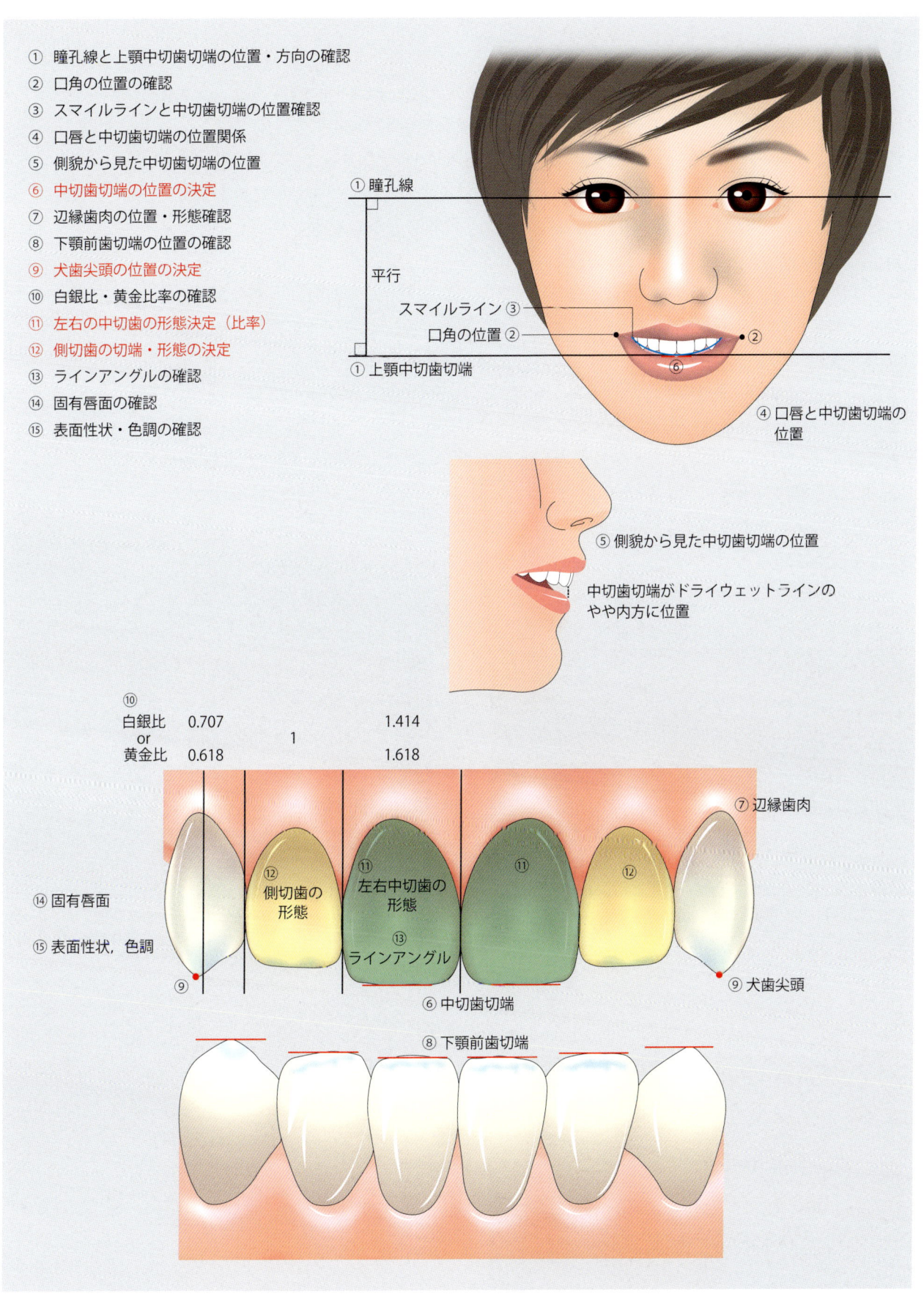

① 瞳孔線

平行

スマイルライン ③
口角の位置 ②

① 上顎中切歯切端

② ② 口角の位置 ②

⑥

④ 口唇と中切歯切端の位置

⑤ 側貌から見た中切歯切端の位置

中切歯切端がドライウェットラインのやや内方に位置

⑩
白銀比　0.707　　　　　　　1.414
or　　　　　　1
黄金比　0.618　　　　　　　1.618

⑦ 辺縁歯肉

⑭ 固有唇面

⑮ 表面性状，色調

⑫ 側切歯の形態

⑪ 左右中切歯の形態

⑪

⑫

⑬ ラインアングル

⑨

⑥ 中切歯切端

⑨ 犬歯尖頭

⑧ 下顎前歯切端

図2　資料分析の項目．

■ 治療ゴールの把握　診断用ワックスアップの作製

　資料を分析し，どのように改善を図るかを具現化するために模型上で診断用ワックスアップを作製する．これは歯科医師自身が作製しても構わないし，歯科技工士に依頼しても構わないが，まずは審美的，機能的に理想的な歯冠形態の回復を図る．

　図3は，前歯部の審美障害を主訴に来院された患者である．上顎左側中切歯には不適合修復物が装着されており，歯冠形態に問題が認められ，切端ライン，歯頸ラインも不揃いである．充塡部の変色も著しい．

　この症例に対して，2 1|1 2 の診断用ワックスアップを作製した（**図4**）．各歯の長径，幅径や歯列のバランス（黄金比，白銀比），治療範囲，使用するマテリアルの検討，支台歯形成デザイン，概ね予想される費用，などをここから読み取ることができる．

　また，|1 の歯頸部には歯肉のリセッションが認められ，歯頸ラインが揃っていない．この部位に結合組織移植を行うのか，わずかに矯正的挺出を行うのか，1| の臨床的歯冠長延長術を行って 1|1 の歯頸ライン，歯冠長を揃えるのか，はたまた歯頸ラインの不揃い，1|1 歯冠長の違いを許容してこのまま補綴するのか，といった検討を行い，治療計画の方向性を決めた上で患者に説明を行う．

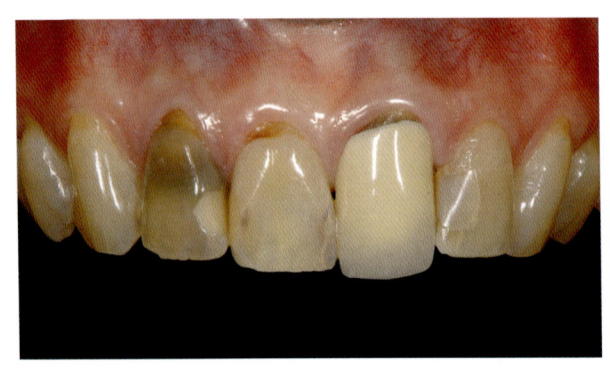

図3　正面観．上顎左側中切歯の歯冠形態，切端の位置，2 1|1 の歯肉のリセッション，不適合修復物，充塡部の変色，|2 の変色など問題点が多く認められる．

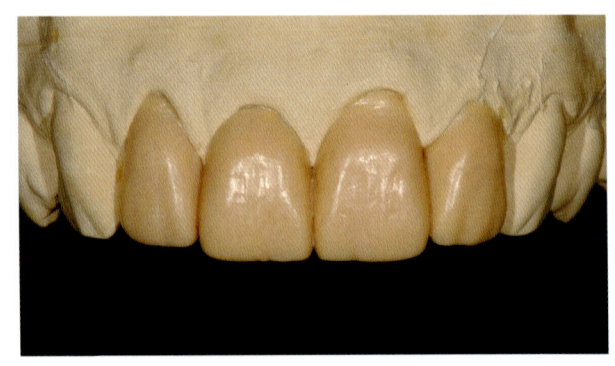

図4　診断用ワックスアップ．ここから歯冠形態，サイズ，歯列のバランス，治療の範囲などさまざまな情報を読み取ることができ，治療のゴールを想定することができる．

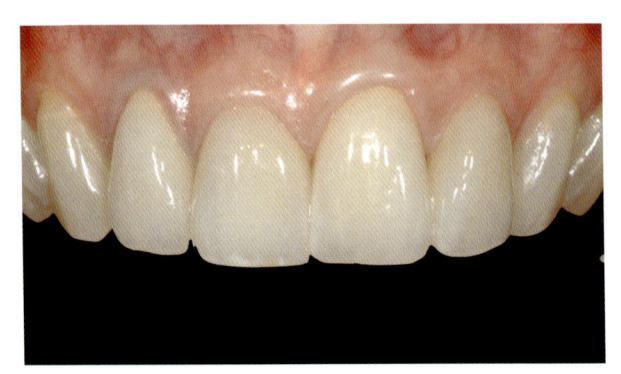

図5　最終補綴物装着時．

■ 症例

では次に症例を通して，資料の分析と治療ゴールの設定について見ていきたい．

患者は30代の男性で，前歯部の審美的改善を主訴に来院された（**図6**）．

顔貌正中と口腔内の正中はわずかにずれが認められる．両側中切歯の歯冠長がやや短いため，スマイルラインが乱れている．

次に口腔内の分析を行う（**図7**）．⌊1 には捻転が認められ，近心には変色したレジン充塡が認められる．歯冠は短く，縦横比も悪い．1⌋ は遠心に変色したレジン充塡が認められ，歯冠は短く，縦横比も悪い．歯頸ライン，切端ラインともに不揃いである．

下顎は歯列不正が認められ，⌈1 は唇側転位している（**図8**）．歯肉に炎症症状が認められるため，歯周初期治療を行いながら，資料の分析，治療計画を検討していくこととした．

まずスマイルデザインを用いて，歯冠形態，歯冠の縦横比率，配列のバランスを見ていく（**図9**）．スマイルデザインがない場合は，模型を計測して数値を算出する．

計測の結果，1⌋ の比率は129％（横の方が長い），⌊1 は95％（ほぼ正方形）であった．理想的には85％であり，非常にバランスが悪い．この原因には，3つ理由が考えられた．一つ目は，1⌋ 遠心，⌊1 のレジン充塡により横幅が広くなっている，二つ目はパラファンクションにより 1⌊1 の切端が咬耗しており歯冠長が短くなっている，三つ目は，1⌊1 のaltered passive eruption（受動的萌出不全）により臨床的歯冠長が短いことが推測された．

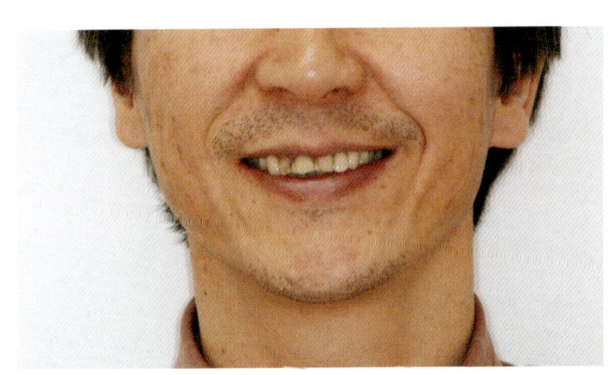

図6　30代，男性．前歯部の審美修復を主訴に来院された．

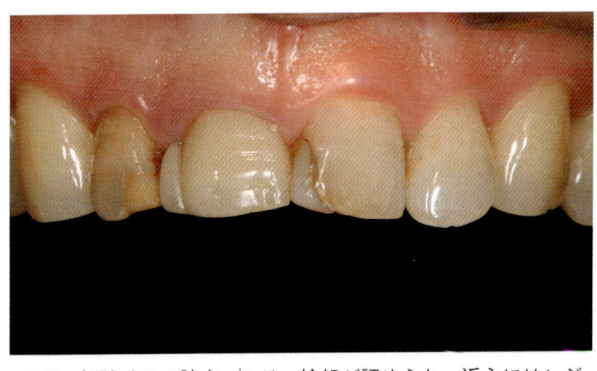

図7　初診時の口腔内．⌊1 は，捻転が認められ，近心にはレジン充塡がされていた．1⌋ は歯冠長が短く，遠心側にポンティックが装着されていた．

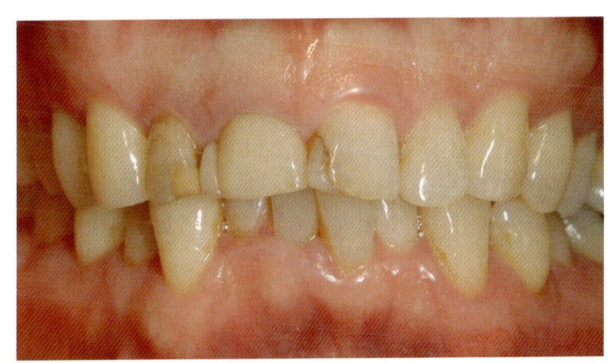

図8　下顎は歯列不正が認められ，⌈1 は唇側転位している．歯肉に炎症症状が認められるため，歯周初期治療を進めながら，治療計画を検討していくこととした．

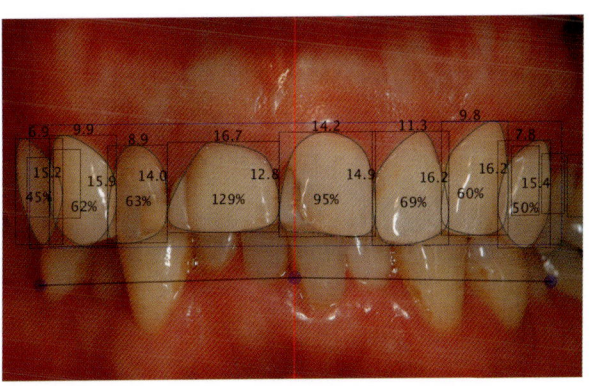

図9　スマイルデザインによる歯冠の分析．歯冠の長さ，比率，配列のバランスを分析する．特に 1⌊1 の歯冠形態が悪く，ここをどう改善するかがこの症例のポイントとなる．

また資料分析表に則って，各種項目の分析を行った（**図10**）．

●診断用ワックスアップの作製

　上下顎には歯列不正が認められるため，まず歯の位置異常を改善して補綴治療を行う計画を検討したが，患者から矯正治療の同意が得られなかった．

　そのため，現在の歯の位置で治療を進めることとなった．このように妥協的な計画を立てざるを得ない場合には，すべての項目で満点を取ることはできないため，治療の優先順位を付けることが重要である．そこで筆者は，

・切端の位置の改善

・歯の形態改善，縦横比の改善

・歯肉位置の改善

　を目標とした．そのための計画として，切縁に関しては干渉しない範囲で歯冠を延長して切端ラインを整える．歯肉の位置は，2 1|1 部に臨床的歯冠長延長術を行うことで歯肉

資料分析結果

①瞳孔ラインと上顎中切歯切端の位置・方向の確認　不良

②口角の位置の確認　不良

　　　　　　　　　　　左右差あり

③スマイルラインと中切歯切端の位置確認　不良

④口唇と中切歯切端の位置関係　不良

⑤側貌からみた中切歯切端の位置　不良

⑥中切歯切端位置の決定

　　　左側側切歯より若干長めに設定

　　　運動時に干渉の内容を確認

⑦辺縁歯肉の位置・形態確認

　　　歯肉の位置・形態の変更が必要，左側側切歯・犬歯を基準にする

⑧下顎前歯切端の位置の確認

　　　下顎前歯に捻転・傾斜あり，クリアランスに問題出る可能性がある

⑨犬歯尖頭の位置の決定　修復しない

⑩白銀比・黄金比率の確認　不良

⑪左右の中切歯の形態決定（比率）

　上下的に　切端の位置を干渉しない左側側切歯より若干長めに設定

　　　　　　　長径幅径比率を85％に決定

⑫側切歯の切端・形態の決定　左側側切歯を参考にする

⑬ラインアングルの確認　現状，確認できない

⑭固有唇面の確認　大きめの固有唇面を目指す

⑮表面性状・色調の確認　患者希望は他の歯との調和

図10　図2に示した各項目を本症例に落とし込んで分析していく．スマイルデザインとの分析を合わせて，診断用ワックスアップに反映させる．

ラインを整え，その結果として歯の形態改善，縦横比の改善が図れると考えた．そこでこの計画をもとに，診断用ワックスアップを作製した（**図11**）．切端側と歯頸側の両方をわずかに延長させることにより，1|1 の歯冠形態の改善および縦横比が改善させていることがわかる．

この診断用ワックスアップを患者に見せて計画を説明し，同意を得た．このように治療ゴールを明確にし，患者の同意を得た上で確定的処置へと移行する．

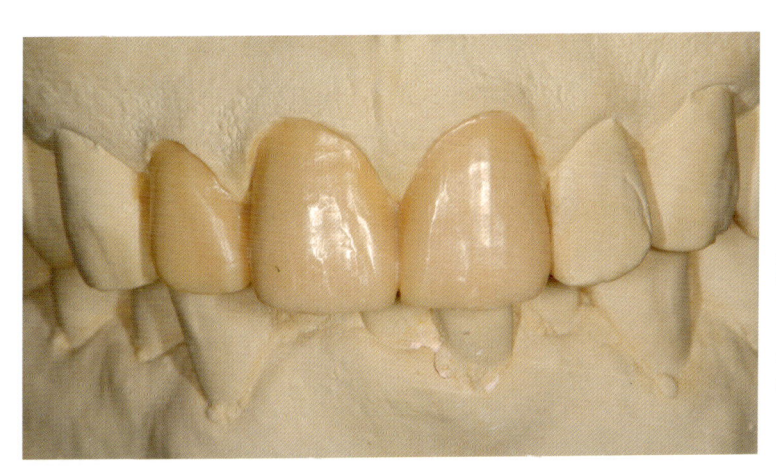

図11　診断用ワックスアップ．矯正治療は拒否されたため現状の歯の位置での補綴治療となった．2 1|1 の補綴治療および臨床的歯冠長延長術により，ここまで改善できることがわかった．歯頸ラインの調和，切端ラインの調和，歯冠形態のバランスなど，問題点が改善されている．

●治療の流れ

まず診断用ワックスアップの印象を採り，歯周外科用ステントを作製する．骨頂までの距離を確認した上で生物学的幅径を侵襲しない位置に歯頸ラインを設定し，臨床的歯冠長延長術を行う（**図12**）．乳頭部に縫合糸の圧がかからないように縫合している（**図13**）．

2 1| の失活歯にはレジンコアを装着し，|1 は近心面に充塡されていたレジンの除去，再充塡を行った後，ラミネートベニアの形成を行った（**図14**）．

シリコン印象の2回法にて印象採得を行い（**図15**），最終補綴物を装着した（**図16～18**）．

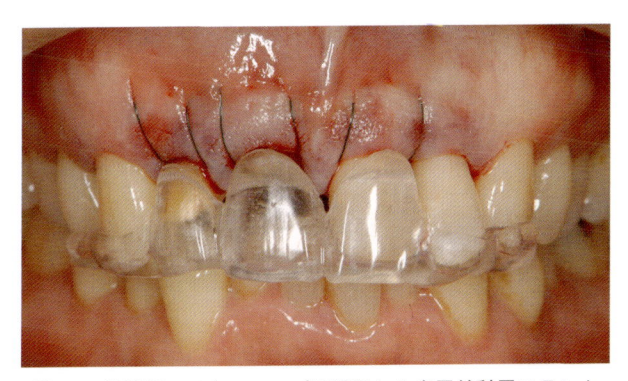

図12　診断用ワックスアップを模写した歯周外科用ステントを用いて，臨床的歯冠長延長術を行う．

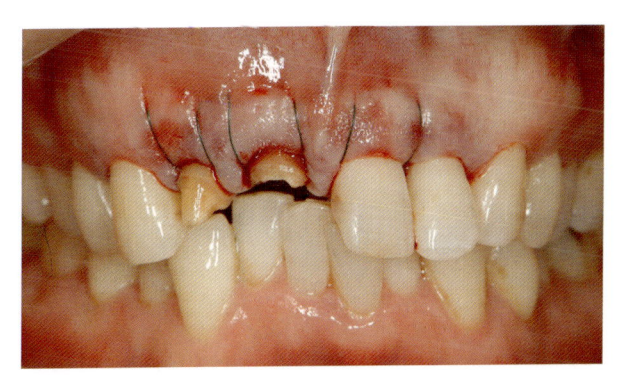

図13　乳頭部に縫合糸の圧がかからないように縫合する．

25

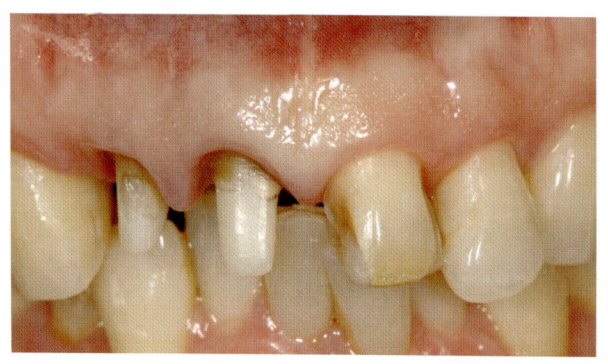

図14　失活歯にはレジンコアを装着し，左側中切歯の近心面は術前のレジン充填を除去し，再レジン充填を行った後にラミネートベニアの形成を行った．

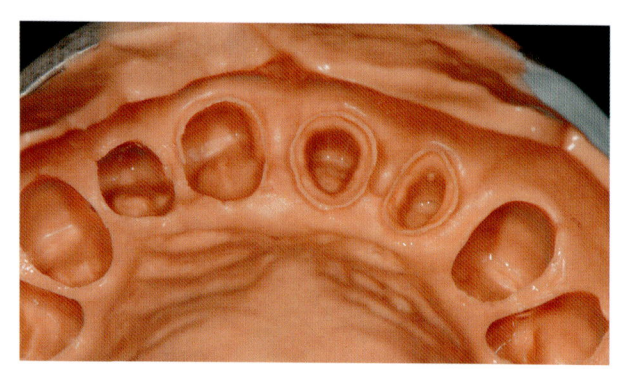

図15　シリコン印象の2回法で印象採得を行う．

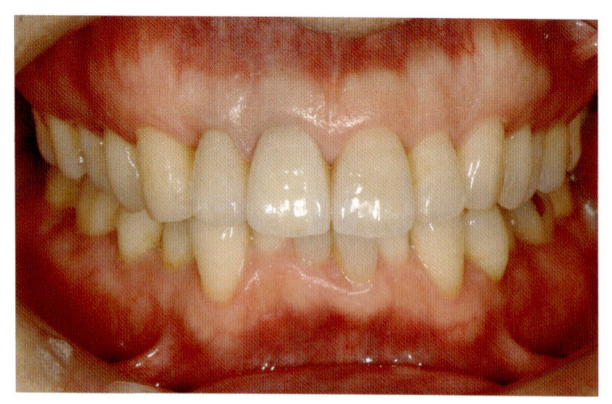

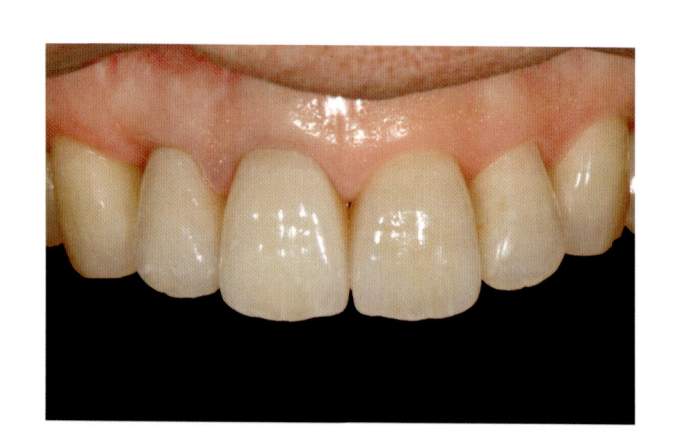

図16，17　最終補綴物装着時．

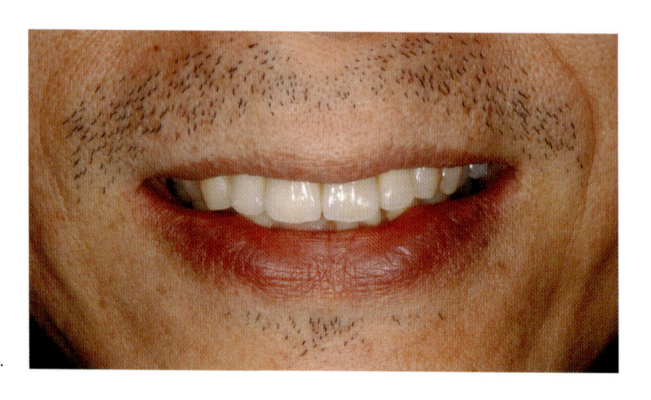

図18　口唇との関係．スマイルラインも良好である．

　本項では，資料の分析と治療ゴールの設定について記した．まず診査・診断および資料分析により現状を把握した上で問題点を抽出し，その問題点をどのように解決するか，診断用ワックスアップを用いながら試行錯誤する．そして患者に納得していただいた上で確定的な治療へと移行する．ここでゴールがあいまいなまま治療を進めてしまうと，侵襲の増大，治療期間の長期化，患者満足度の低下を招き，さらに術者自身どうすればよいかわからない，といった状況にもなりかねない．

　急がば回れ，という言葉もあるように治療に近道はなく，着実に資料採得，診断用ワックスアップ，治療計画の立案，と一歩ずつ治療を進めた方が，結果としてゴールまで無駄なく短期間で治療を終えられるものである．

■ 次世代の資料分析と治療ゴールの設定

これまでの診査・診断は模型を作製して行い，診断用ワックスアップを作製して治療ゴールを検討してきたが，デジタル機器の発展により，こうした診査・診断，治療ゴールの設定もデジタル化されてきた．ここでは Planmeca Romexis Smile Design（Planmeca 社）を用いた資料分析と治療ゴールの設定について紹介したい．

まず口腔内写真をソフトにインポートする（**図 19**）．ここで歯冠幅径や配列のバランスなど現状の把握と実測値を算出する（**図 20**）．本症例では 1|近心にレジン充填が施されているが，充填部をコンピュータ上で消去していき（**図 21**），以前の中切歯を再現する（**図 22**）．患者に確認したところ，以前はこのような形態であったが，正中離開を改善するためにレジン充填を行ったとのことだった．この状態から両側中切歯の近心立ち上がりのカントゥアを調整していき，術後のイメージを分析，作製した（**図 23，24**）．このイメージをオーラルスキャナーで撮影した画像に重ね合わせ，修復物を削り出すことも可能である（**図 25〜27**）．このように，口腔内スキャナー，歯科用 CT，MRI，デジタル咬合器，CAD/CAM 等を組み合わせて資料分析，治療ゴールの設定，そして補綴物の製作を行う時代がすでに来ている．

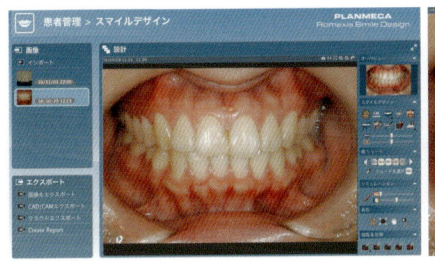

図 19　デジタルカメラで撮影した患者のスマイル画像を「Planmeca Romexis Smile Design」（Planmeca 社）にインポートし，治療後の状態をシミュレーションする．

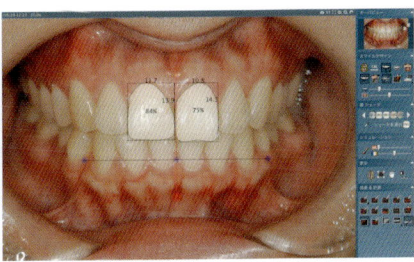

図 20　現状の把握と実測値の算出を行う．

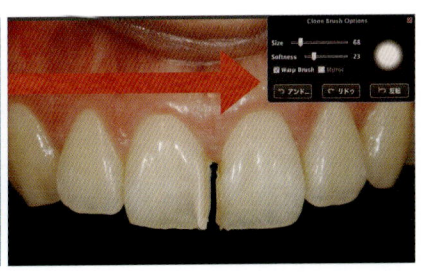

図 21　以前の中切歯を再現する（Clone Brush Options の画像処理中）．

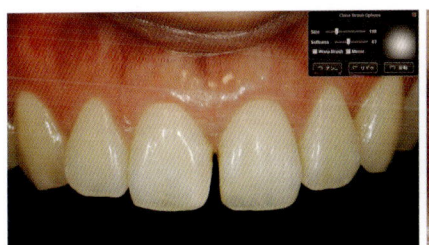

図 22　以前の中切歯の再現（完成）．

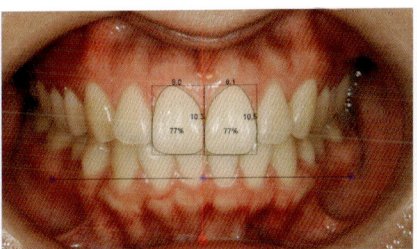

図 23　術後のイメージ像を分析する．

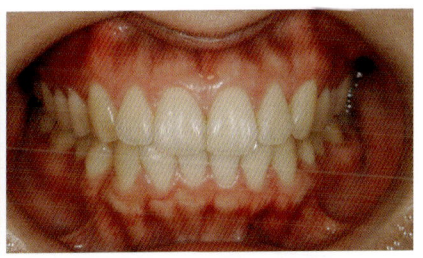

図 24　術後のイメージ像を作製する．

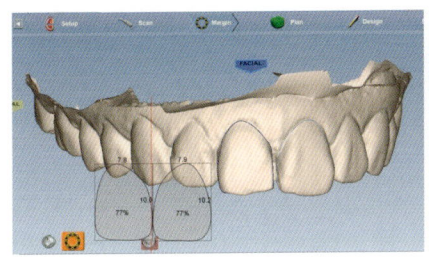

図 25　Smile Design による術後のイメージ像をオーラルスキャナーで撮影した画像に重ね合わせる．

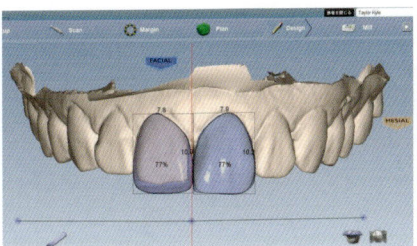

図 26，27　多方向より重ね合わせの確認を行い，修復物の削り出しに移行する．

3 日本人の歯の特徴

■ 日本人の歯冠サイズ

　審美修復治療に限らず，日本人に対する補綴治療の難易度が高い理由の一つには，歯のサイズが小さく，エナメル質も薄いことが挙げられる．

　臨床実感としても，歯が小さいことを認識されている先生方も多いと思われるが，日本人の歯は実際に小さいのだろうか？

　図1は，Hanihara ら（Hanihara, T., Ishida, H. : Metric dental variation of major human populations. *Am. J. Phys. Anthropol.*, **128**（2）：287-298, 2005.）が世界の人種の頬側歯冠直径を調べた研究である．日本人は，東南アジアの人々とは概ね同等のサイズだが，アメリカ大陸，オセアニア地域，アフリカ諸国の人々より小さい．

　またエナメル質の厚みに関して，福島の研究（福島正義：変色歯治療の過去, 現在, 未来. *Niigata Dent. J.*, **39**（2）：101-115, 2009.）によると上顎中切歯歯頸側から 1 mm の地点では 0.45 mm，中央で 0.77 mm，切縁側で 0.98 mm（**図2**），梅原らの研究（佐藤　亨, 梅原一浩, 中澤　章, 腰原　好：日本人前歯におけるエナメルの厚さに関する研究. 接着歯学, **15**（3）：262-272, 1997.）でも上顎中切歯唇面で 0.5 mm〜1.1 mm（**図3**）と概ね同等の数値を示している．エナメル質の範囲内での接着が望ましいラミネートベニアにおいては，形成量は極力薄くする必要があろう．

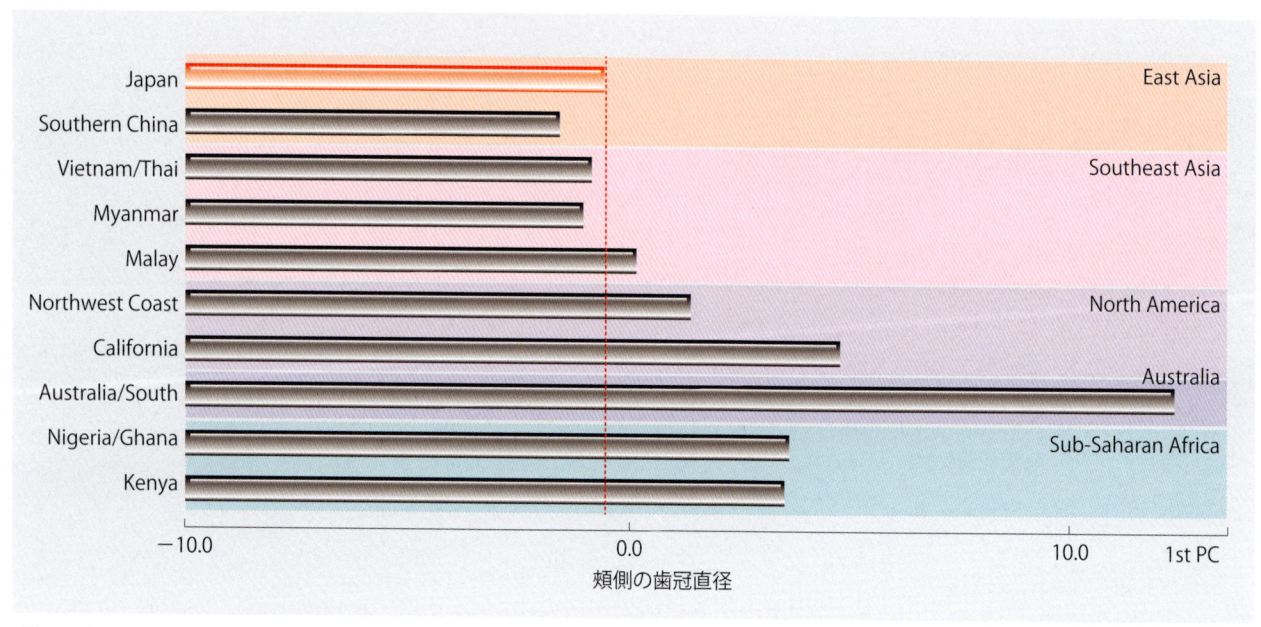

図1　各国の頬側歯冠直径の比較（Hanihara, T., Ishida, H. : Metric dental variation of major human populations. *Am. J. Phys. Anthropol.*, 128（2）: 287-298, 2005.より改変）.

		中 切 歯	側 切 歯	犬 歯
切 縁 側		0.98	0.94	1.28
中 央		0.77	0.80	1.32
隣接面中央		0.66	0.58	1.06
歯頸側	2mm	0.51	0.43	0.54
	1.5mm	0.46	0.37	0.51
	1mm	0.45	0.33	0.45
	（5歯平均）			（mm）

図2　日本人の上顎前歯唇側エナメル質の厚み（福島正義：変色歯治療の過去，現在，未来. *Niigata Dent. J.*, 39（2）：101-115，2009. より）.

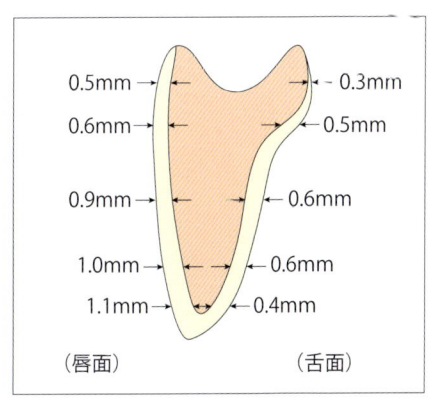

図3　上顎中切歯のエナメル質の厚み（佐藤　亨，梅原一浩，中澤　章，腰原　好：日本人前歯におけるエナメルの厚さに関する研究. 接着歯学，15（3）：262-272，1997. より）

　歯のサイズが小さいとエナメル質も薄く，さらに露髄のリスクも高まる．生活歯で補綴治療を行う場合，支台歯形成には細心の注意を払い，複数回に分けて症状を確認しながら行う必要がある．さらに，オールセラミック修復に欠かせない接着においては，エナメル質との接着力は確立されているものの，象牙質への接着はいまだに不確定要素があるため，できればエナメル質の範囲内，もしくは可及的にエナメル質が広く露出した状態で接着を行いたい．そのため，海外の成書等で紹介されている支台歯形成量をそのまま日本人に適応することは難しいのではないだろうか．そのあたりの支台歯形成の注意点については，P.104〜に詳述している．

日本人の歯の大きさ

　ではまず，日本人の平均的な歯の大きさについて把握しておきたい．日本人固有の歯冠の長径や幅径を計測した論文は少なく，また時代による変化も考えられるため，筆者らで研究を行った．

天然歯形態を把握する 第1報 前歯部における歯冠長径および幅径からの考察

島田卓也　貞光謙一郎ほか

歯科審美　25（1）　18-24　2012

　被検者は実験に同意の得られた 22〜40 歳の女性で，著しい歯の捻転や転位，傾斜，歯間離開がなく，矯正治療の既往がない正常咬合の 100 名を対象とした．

　シリコン印象材にて連合印象を行った精密印象に超硬石膏にて模型を作製し，その模型を歯科用 CT にて計測した．

　結果を**図4**に示す．上顎 6 前歯の近遠心的最大幅径および唇舌的最大幅径は藤田（歯の解剖学，金原出版）の平均値に近い値を示したが，歯冠長径は短い値を示した．

　また上顎 6 前歯の幅径を長径で割った縦横比は 0.83〜0.86 で，歯種間に有意差は認められなかった（**図5**）．

筆者らが計測した前歯部歯冠長径および近遠心的幅径

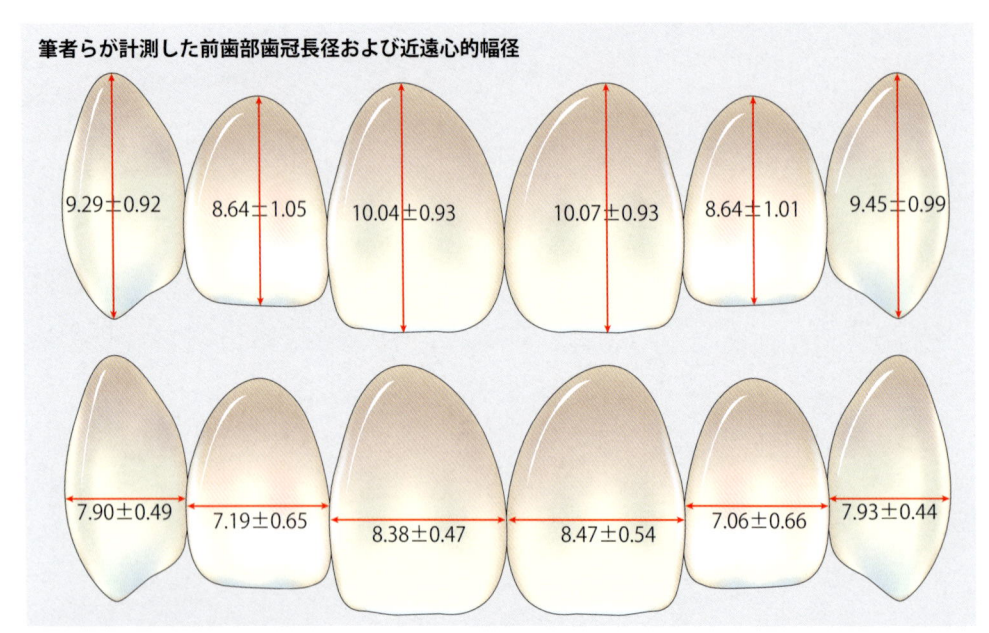

図4　筆者らが計測した前歯部歯冠長径および近遠心的幅径．

幅径を長径で割った縦横比（上）および唇舌的幅径（下）

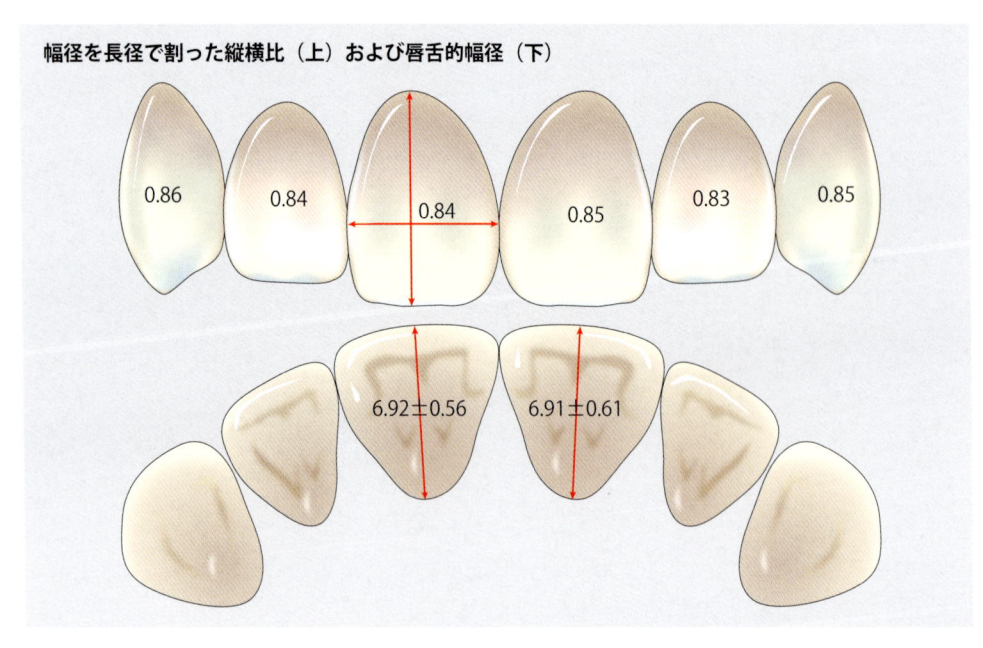

図5　幅径を長径で割った縦横比（上）および唇舌的幅径（下）．

■ 6 前歯のバランス

　以上の数値を元に，診断用ワックスアップやプロビジョナルレストレーション，最終補綴物の製作に活かすわけだが，ここで注意しておきたいことは，「解剖学的歯冠幅径の比率」（**図6**）と，「視覚的歯冠幅径の比率」（**図7**）は異なるという点である．

　解剖学的な比率ももちろん重要なのだが，臨床的には，「他者が患者の正面から口元を見た時に審美的なバランスになっているかどうか」が最も重要である．そのため，診断用ワックスアップの作製においては，個々の数値のみらなず，<u>正面から見たときのバランス</u>にも気を配る必要があろう．

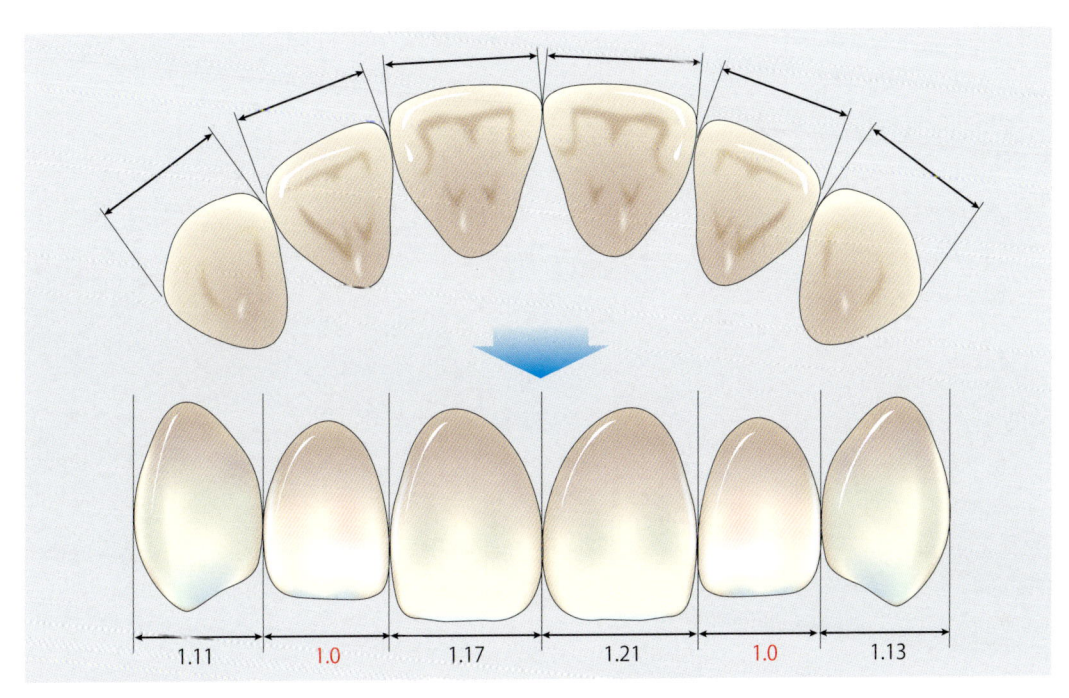

図6　解剖学的歯冠幅径の比率．

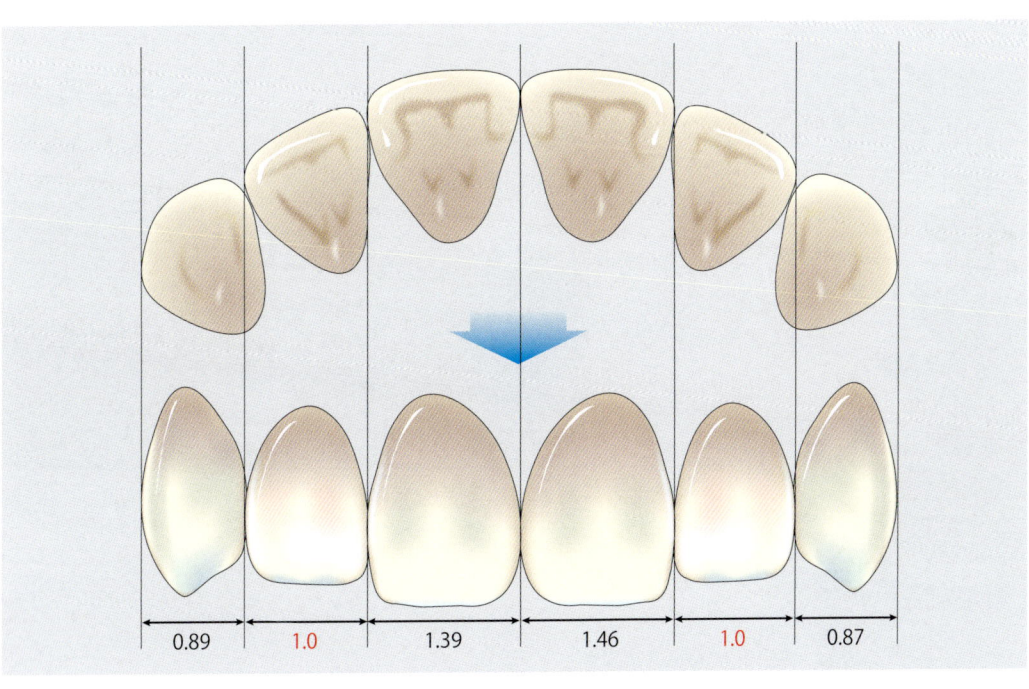

図7　視覚的歯冠幅径の比率．

■ 日本人に適した比率—白銀比—

あらためて「視覚的歯冠幅径の比率」（**図7**）を見てみると，意外なことに気付く．これまで，前歯の配列は「黄金比」（golden ratio）の【1：1.618】が審美的であるとされていた（**図8**）．

しかし我々の計測では，側切歯と中切歯の幅径比率が【1：1.4】となる．実はこの値は，「白銀比」（silver ratio）の【1：1.414】と近似しているのである（**図9**）．

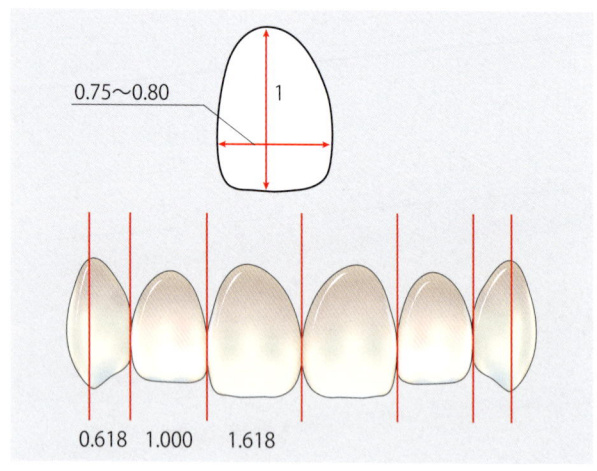

図8　黄金比による歯の比率.

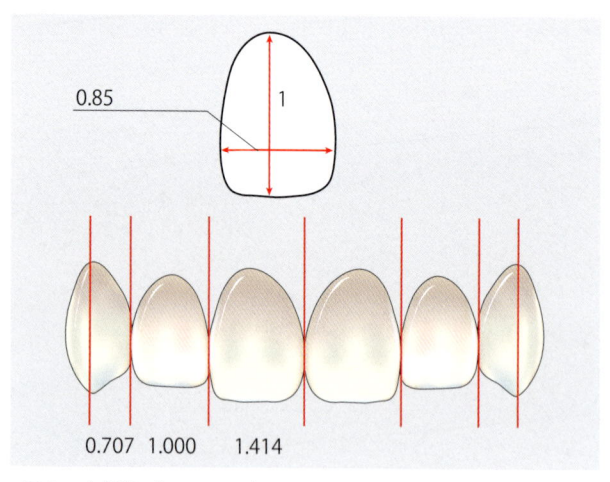

図9　白銀比（1：1.414）.

この白銀比は，大和比（やまとひ）とも呼ばれ，日本では古くから美しい比とされており，法隆寺の五重塔や慈照寺の銀閣などの歴史的建造物（**図10**）や菱川師宣の「見返り美人図」（**図11**），東京スカイツリー（**図12**）などにも見られる．

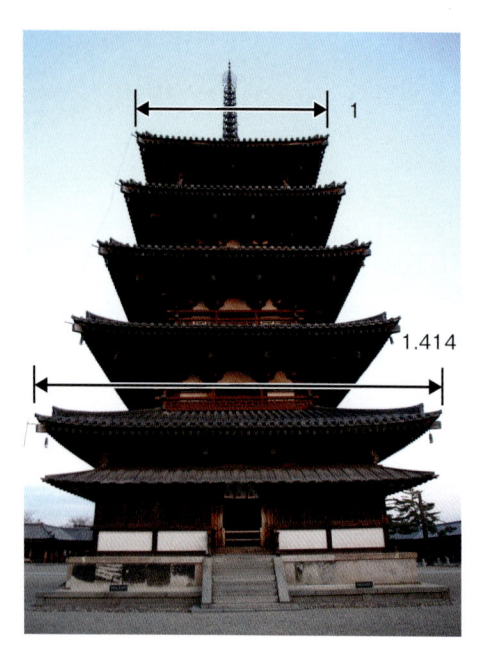

図10-1　法隆寺五重塔.

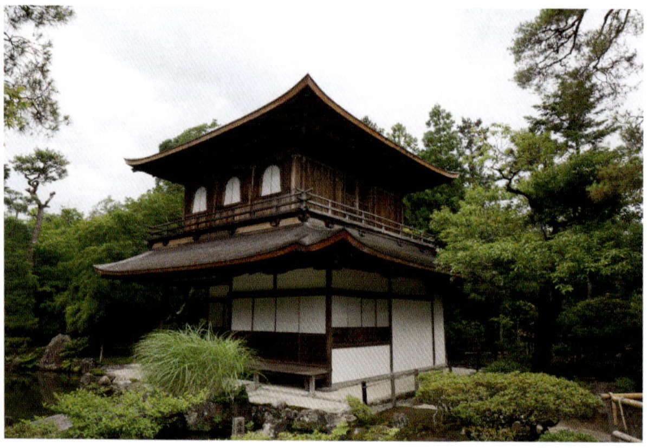

図10-2　銀閣（慈照寺）．2階と1階の横幅の比率が1：1.414である.

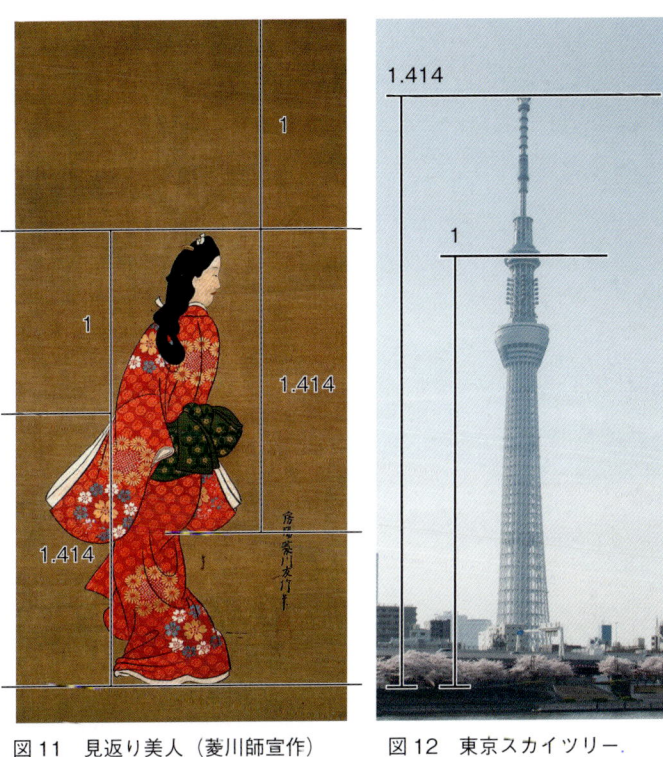

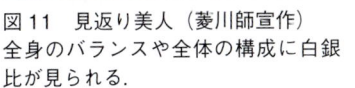

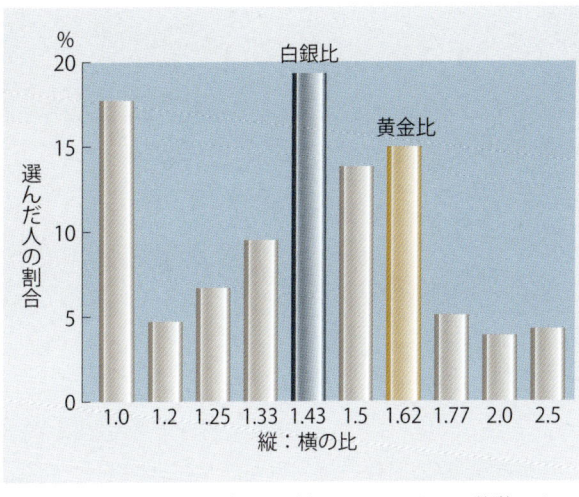

図13　日本人の好む比（牟田　淳：アートのための数学．オーム社，2008．より）．白銀比の近似値が最も好まれている．

図11　見返り美人（菱川師宣作）
全身のバランスや全体の構成に白銀比が見られる．

図12　東京スカイツリー．

　さらに近年の研究では，「日本人が好む比は白銀比である」（牟田　淳：アートのための数学．オーム社，2008）（**図13**）とのデータや，顔の比率も白銀比が好まれるという統計がある．

　これらのデータや筆者らの「視覚的歯冠幅径の比率」を勘案すると，6前歯の比率を白銀比で提案する（**図14**）のも有効ではないだろうか．

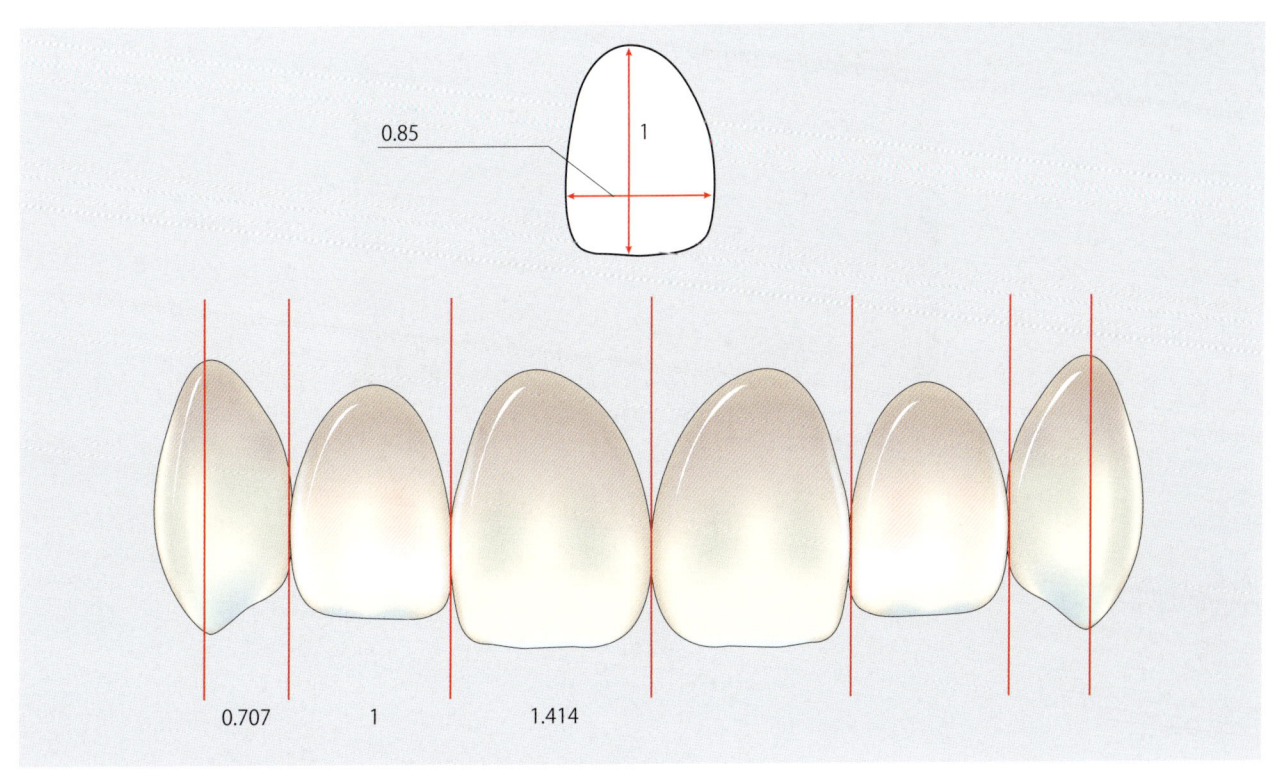

図14　筆者らが提唱する白銀比による上顎前歯の比率および縦横比．

臨床的指針① 白銀比による修復

　図15は，前歯部の審美改善を主訴に来院された患者である．側切歯と中切歯の比率を測定したところ，1：1.25であり，側切歯の幅が視覚的に広く，比率が悪い．このような場合，側切歯を狭める，中切歯を広げる，といった対応が考えられるが，本症例では歯の位置やスキャロップフォーム自体はそれほど悪くないため，現在の歯冠サイズを極端に変更することは望ましくない．

　そこで，側切歯に錯視効果を与えて比率を整える診断用ワックスアップを作製した（**図16**）．6前歯のバランス，歯肉レベルの左右差，歯冠幅径に配慮して配列している．

　最終補綴物の比率は，1：1.47となっており，白銀比に近似した値となっている（**図17**）．
（本症例はP.75に詳説している）

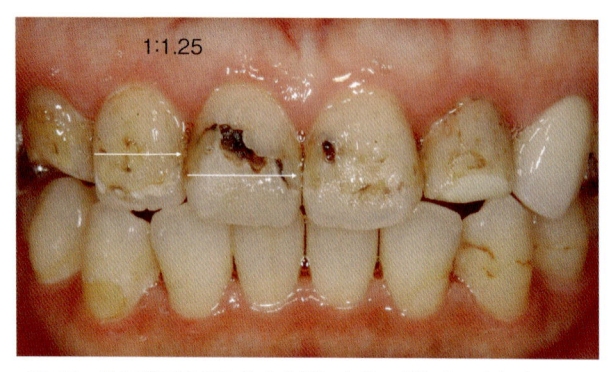

図15　前歯部の審美改善を主訴に来院．側切歯：中切歯＝1：1.25であり，側切歯の幅が広い．

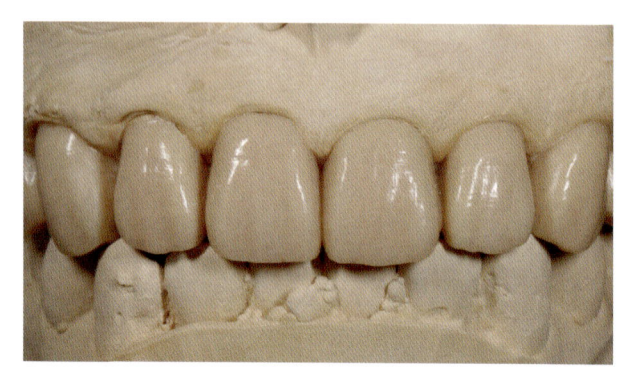

図16　側切歯に錯視効果を与えて診断用ワックスアップを作製．

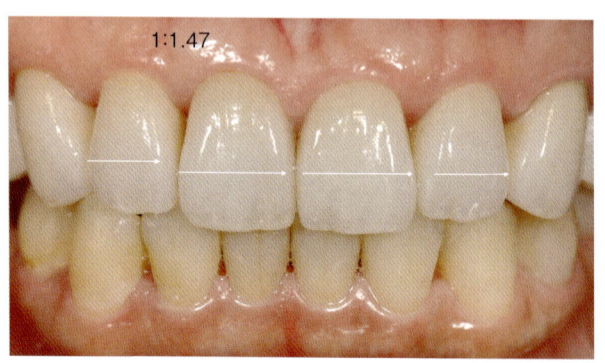

図17　側切歯の遠心の立ち上がりを絞り，錯視効果により側切歯の幅を視覚的に狭めた．

臨床的指針② 黄金比による修復

　本症例は残存歯の形態から移行的に診断用ワックスアップを作製し，ワックスアップを口腔内に装着した（**図18**）．側切歯対中切歯の比率は1：1.45と白銀比に近似している．

　黄金比で作製したワックスアップと比較検討したが，患者は黄金比による修復を望まれ，プロビジョナルレストレーションを装着した（**図19**）．最終的に，この1：1.68の比率で最終補綴物を装着し（**図20**），高い満足を得ることができた．

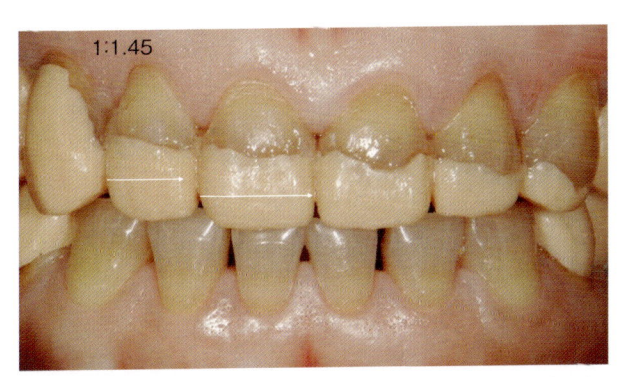

図18　残存歯の形態から移行的に診断用ワックスアップを作製．1：1.45と白銀比に近似している．

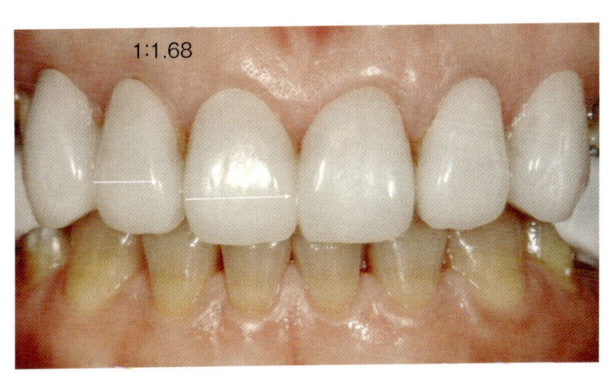

図19　患者は黄金比による修復を望まれた．黄金比のプロビジョナルレストレーションを装着．

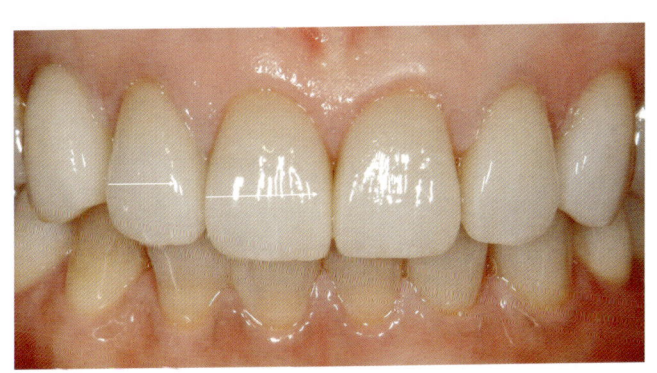

図20　黄金比の最終補綴物を装着して高い満足を得ることができた．

白銀比か黄金比か

　白銀比と黄金比を比較すると，黄金比の方が中切歯にインパクトがあり，筆者の臨床実感としては，高い審美性を望んでいる患者は黄金比を選択されることが多い．

　図21の症例は，白い中切歯を望んで来院された患者である．矯正治療を行い歯列を改善した後，自然感のある白銀比でワックスアップを行ったが（**図22**），患者は大きな白い歯を望んだ．そこで黄金比に変更して満足を得た症例である（**図24**）．

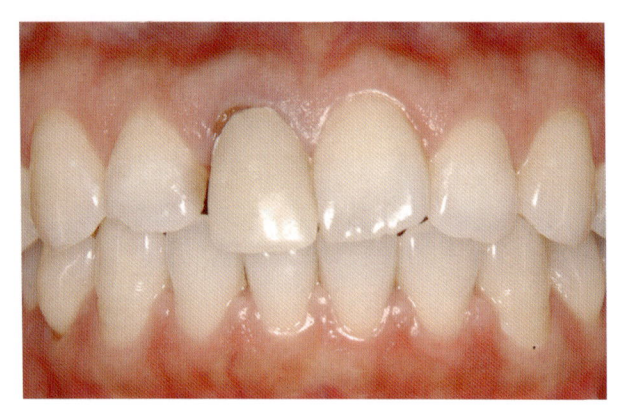

図21　白い中切歯を望んで来院された.

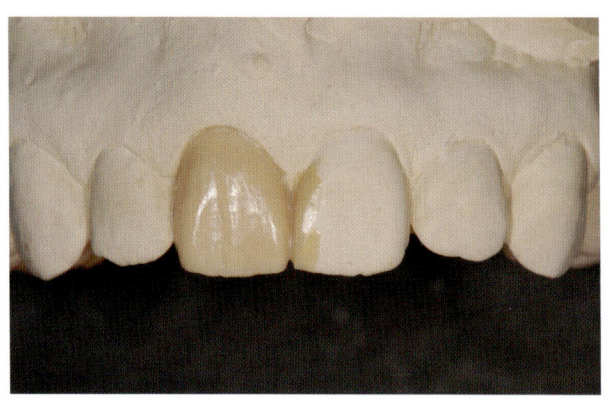

図22　自然感のある白銀比でワックスアップを行ったが，患者は大きな白い歯を望んだ.

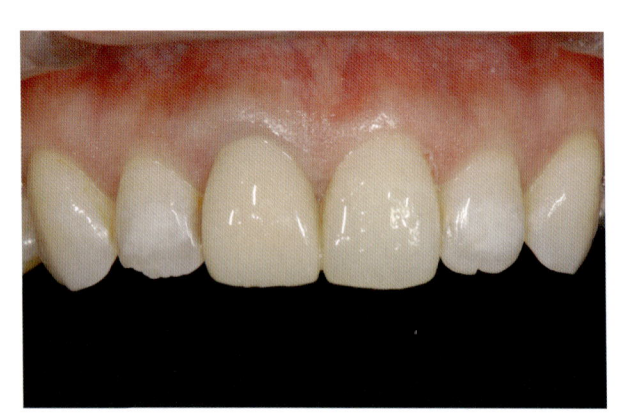

図23　白銀比にてプロビジョナルレストレーションを作製.

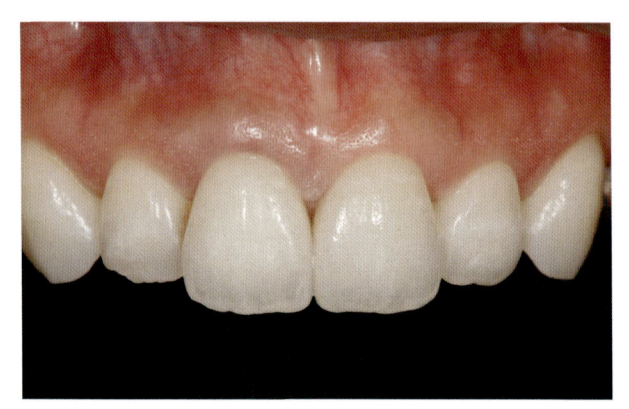

図24　黄金比の最終補綴物装着時. 中切歯にインパクトがあり，患者は満足された（臨床的指針㉚　P.222～）.

　しかし，P.31のデータのように，日本人の天然歯は白銀比が多い（**図25**）. 最終的には患者との相談になるが，天然歯を生かした自然感のある修復を望まれる場合は白銀比，現在の歯に満足せず，大きく印象を変えたいと望まれている患者には黄金比を提案するようにしている.

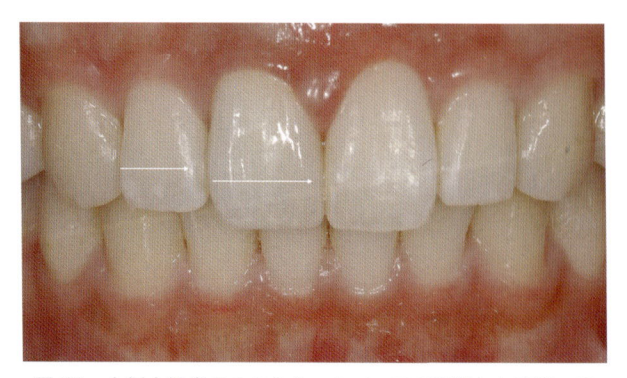

図25　右側中切歯のみラミネートベニアで修復した症例. 天然歯は白銀比である（臨床的指針㉙　P.215～）.

白銀比からも黄金比からも逸脱している場合

　このように，術前の歯の位置に問題がない場合や矯正治療を受け入れていただける場合，6前歯すべての補綴が可能な場合，などは白銀比・黄金比を術者がコントロールすることができるが，歯の位置が悪いのに矯正治療ができない場合，限局した補綴治療しかできない場合などうまく前歯の比率がとれない場合は，錯視効果を利用して審美性を獲得するようにしている．

臨床的指針③　錯視効果を応用した修復

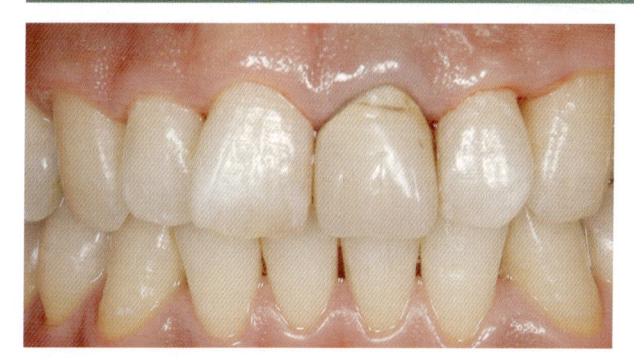

図26　左側中切歯の審美修復を望んで来院．

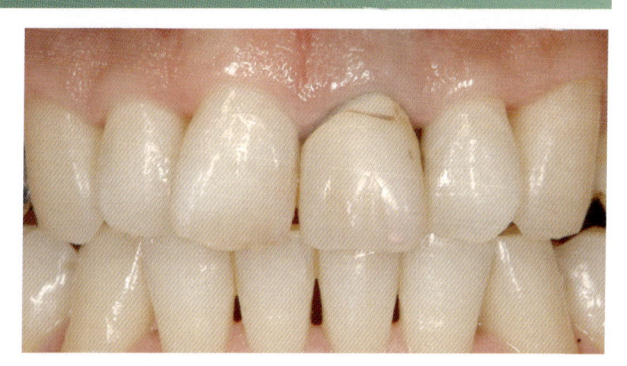

図27　初期治療終了後，歯肉の状態は改善された．

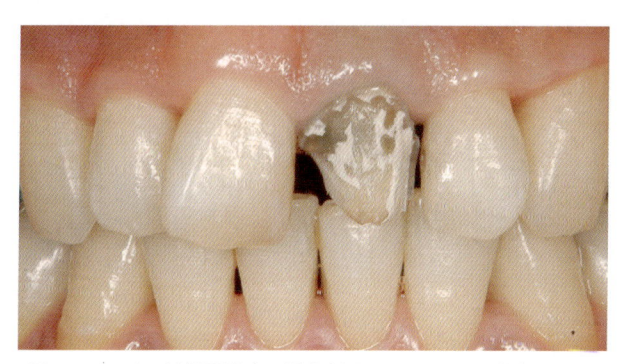

図28　レジン前装冠除去．近心軸面はテーパーの付与が大きく，遠心の軸面は少なく，唇面は3面形成がされていない．また補綴スペースが不足していた．

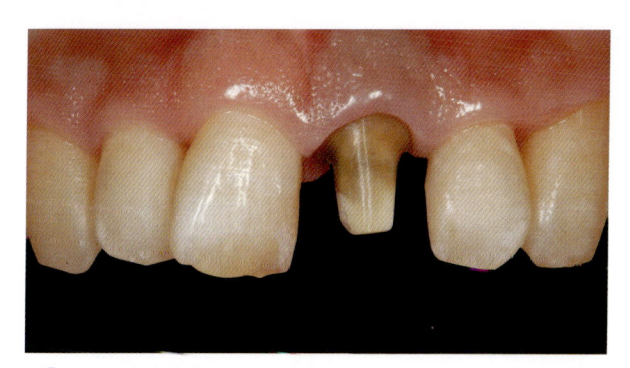

図29　支台歯形成終了時．変色していたことから，なるべく補綴スペースをとれるように形成を行った．また，近心の形態を反対側と調和させるために，近心は少し深めの形成を行っている．

●臨床的指針③　錯視効果を応用した修復

　患者は39歳，男性，|1 の審美修復を望んで来院された（**図26**）．歯科への来院は久しく，大きな齲蝕歯は認められないものの清掃状態は不良で隣接面を含んだ小さな齲蝕が認められた．

　歯科衛生士による初期治療により歯肉の状態は改善が見られた（**図27**）．|1 には過去の治療によるレジン前装冠が装着されているものの幅径は右側と比較して広く，切端ラインは正中と調和しているものの右側とは調和が認められない．唇面においては稜線と隆線が明確でなく，色調も相違が認められる．

　冠の除去を行うと，以前の支台歯形成の確認ができた（**図28**）．近心軸面はテーパーの付与が大きい，遠心の軸面は少ない，唇面は3面形成がされていない，補綴スペースが不足している，といった問題点が認められた．

37

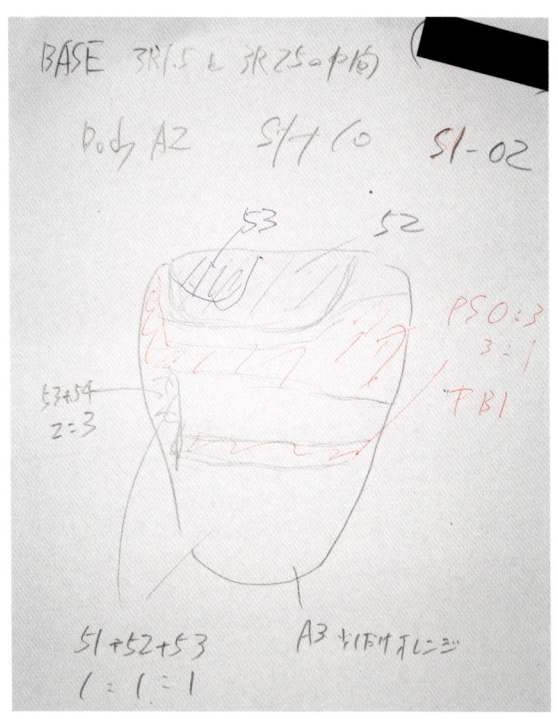

図30　歯科技工士とともにシェードテイキングを行う．使用予定の陶材の種類を記載しシェード採得を終えた．

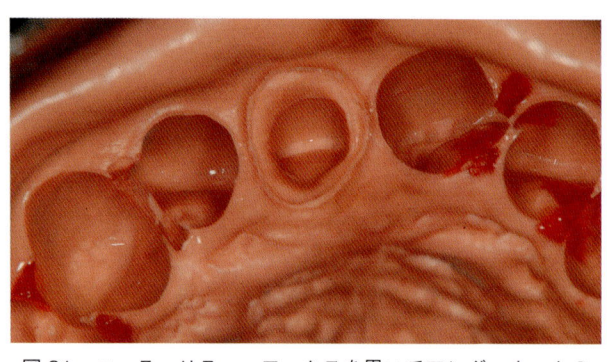

図31　ユーティリティーワックスを用いてアンダーカットの封鎖を行い，2重圧排後にシリコン印象材の2回法にて印象採得した．

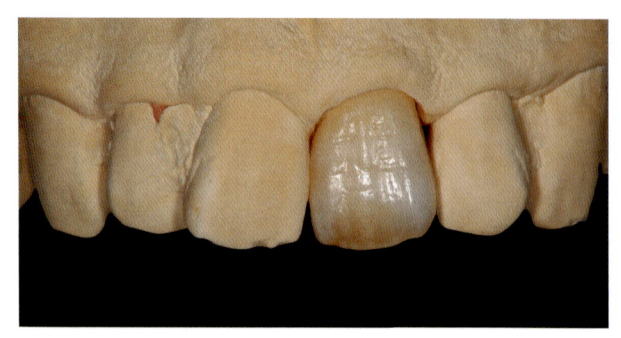

図32　完成した最終補綴物．表面性状が反対側同名歯と異なるため，表面性状の表現を少しおとした．

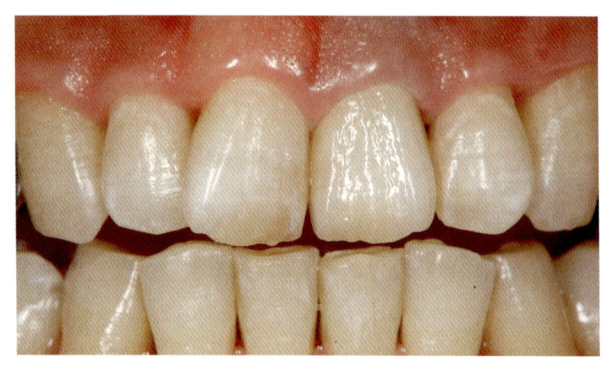

図33　試適時．切端の鼓形空隙や移行面のコントロールの若干の修正を行う．

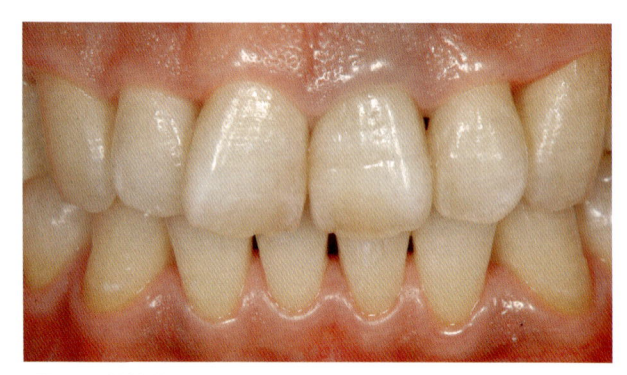

図34　接着性レジンセメントにて接着した．

　支台歯に変色が認められることから，なるべく歯肉縁深くまで形成を行う．特に近心は右側との調和を図るため，歯科技工士が補綴物を作製しやすいよう縁下の形成に注意をはらった．また失活歯であることから補綴のスペースはできるだけ確保するように注意した（図29）．

●シェードテイキング

　歯科技工士に医院まで足を運んでいただき，色調の採得を行う．一般的に使用されている階色をもったVITAシェードを参考にVITA3D-マスターを使用し，明度や色相もシェード採得を行った．また，デジタルカメラにて撮影後にボディーシェードはA2であること，歯頸部付近にA3を用いること，使用する予定の陶材の種類を記載しシェード採得を終えた（図30）．

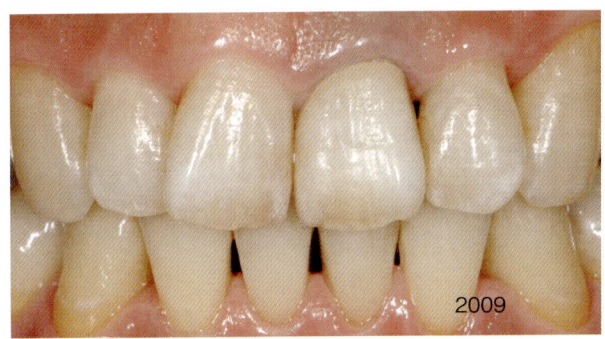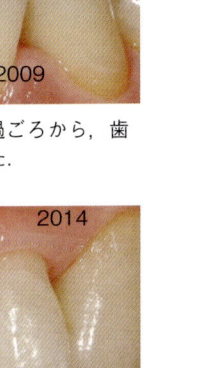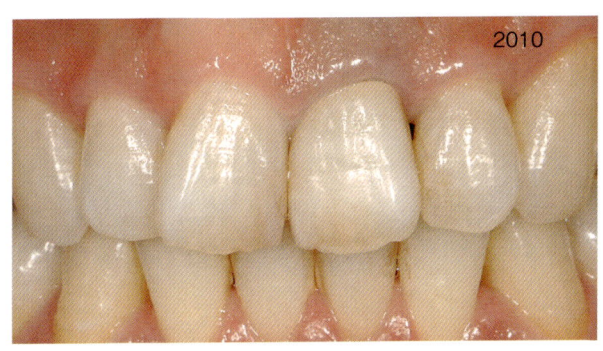

図35 術後経過も良好だったが，術後6年経過ごろから，歯頸部の根面の露出が認められるようになってきた.

図36 7年後，定期的に咬合調整により対応する.

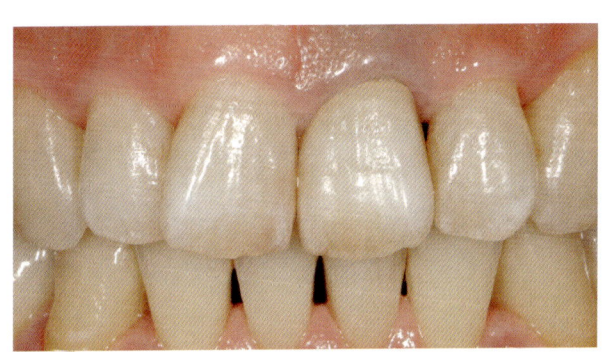

図37 術後11年目，最も露出が認められる.

図38 術後13年では，安定傾向を示している. 原因としては，下顎前歯の突き上げによるものと思われる.

●印象採得

印象採得時にはアンダーカットによる印象の歪みを防止するため，ユーティリティーワックスを用いてアンダーカットの封鎖を行う. 2重圧排後にシリコン印象材の2回法にて印象採得した（**図31**）.

●最終補綴物装着

完成した最終補綴物は，歯の表面性状が表現され色調再現は問題なかったが，反対側の右側中切歯と調和させるために表面性状の表現を少しおとした（**図32**）.

次に切端の鼓形空隙や移行面のコントロールの若干の修正を行い（**図33**），接着性レジンセメントにて接着した（**図34**）.

術後経過も良好であり患者も満足している. しかし，術後6年経過ごろから，歯頸部の根面の露出が認められるようになってきた（**図35**）. 定期的に咬合調整により対応するものの（**図36**），術後11年目に最も露出が認められ（**図37**），術後13年では落ち着いているようである（**図38**）. 原因としては，下顎前歯の突き上げにより根面が露出したようだが，現在は安定傾向を示している. また表面性状と色調は術後10年以上を経ても調和しており，問題は認められない. 陶材焼付鋳造冠を用いた修復であれば，術後6年ごろより歯頸部の黒変が気になっていたかもしれない. しかしながら，術後13年経過した今でも審美性を保っており，これはオールセラミックスの利点であると言える.

●歯は立体 ―ラインアングルの確認―

中切歯単独歯の修復では，反対側の天然歯の形態を模写する必要がある. 特に，唇側面

と隣接面の隅角部であるラインアングルが重要である．近心と遠心のラインアングルを根尖方向に仮想線として伸ばし交差した点が天然歯では一致するとも言われている．また切端部の形態や表面性状の模写も重要である（**図 39**）．

　本症例では，左側中切歯のみの修復であることから極力右側中切歯と対称の形態にすることが重要だが，右側中切歯に捻転が見られるため，単純に左右対称とするのではなく，多少のアレンジを加えながら違和感のない形態にする必要がある．術前は（**図 40**），右側中切歯に捻転が見られる．遠心のラインアングル（①）は明確に確認可能である．②で囲まれた部位が固有唇面となるが，左側中切歯には③，④が近遠心のラインアングルであろうか，明確な指標が見当たらない．また左右の歯肉縁の形態にも不調和が見受けられる．

　補綴物除去後の形成は支台歯形成とは言い難いものであり，支台歯色が悪くマスキング効果が必要であるため，歯肉の形態変更を考え，縁下への形成となった．

　術後は（**図 41**），右側中切歯をうまく模写できたと思われる．特に遠心のラインアングルを左右対称に作製し，固有唇面を反対側に合わせることで錯視効果を利用して調和を図った．また歯の横走隆線も表現され切端部の色調も模写されている（技工担当：（株）ファイン　上原芳樹氏）．

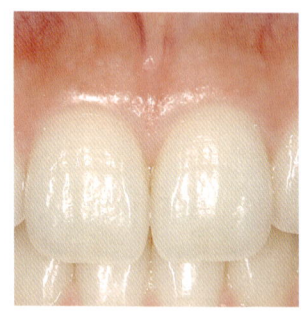 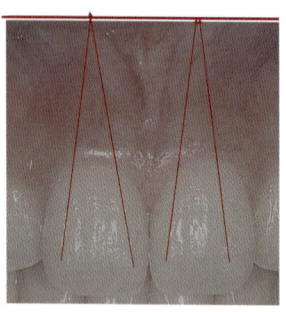

図 39　中切歯単独歯の修復では，唇側面と隣接面の隅角部であるラインアングルが重要である．近心と遠心のラインアングルを根尖方向に仮想線として伸ばし交差した点が天然歯では一致するとも言われている．

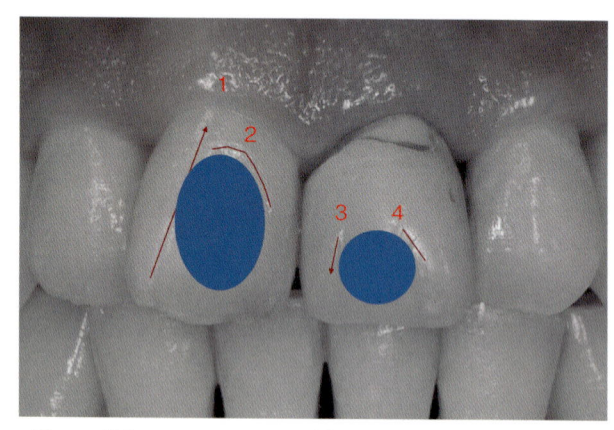

図 40　遠心のラインアングル（①）は明確に確認可能である．②で囲まれた部位が固有唇面となるが，左側中切歯には③，④が近遠心のラインアングルであろうか，明確な指標が見当たらない．また左右の歯肉縁の形態にも不調和が見受けられる．

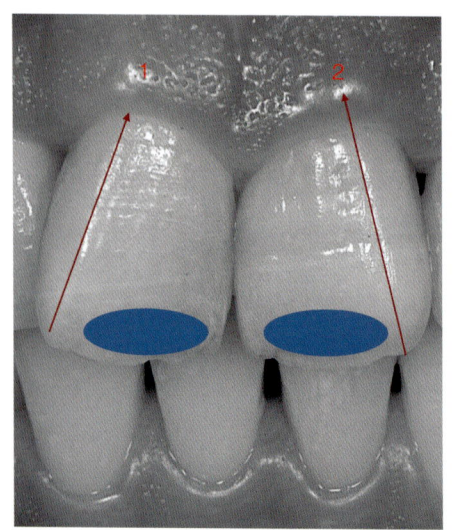 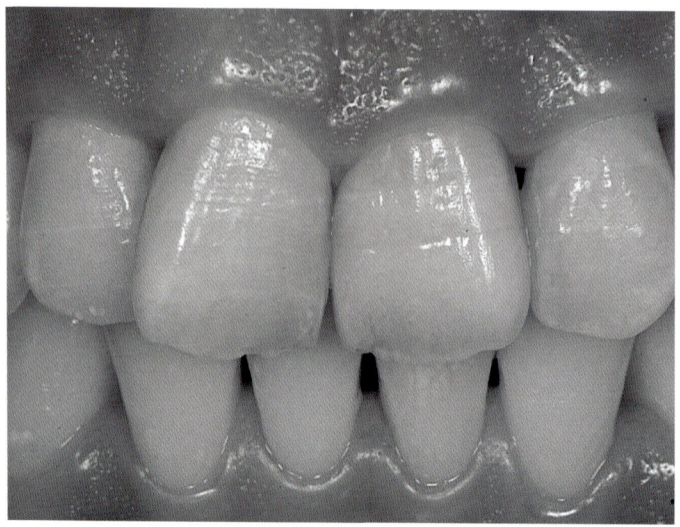

図 41　術後は遠心のラインアングルが右側と調和し，歯の横走隆線も表現されている．

臨床的指針④　固有唇面の対称性

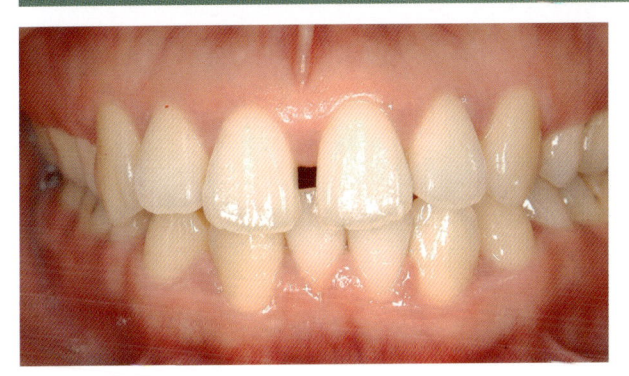

図42　正中離開の改善を主訴に来院.

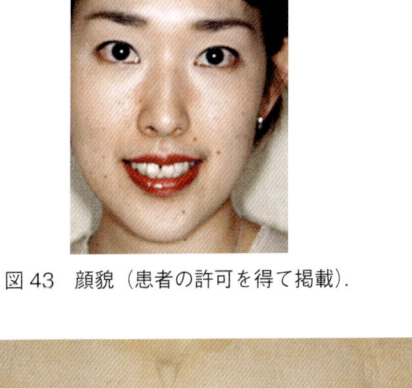

図43　顔貌（患者の許可を得て掲載）.

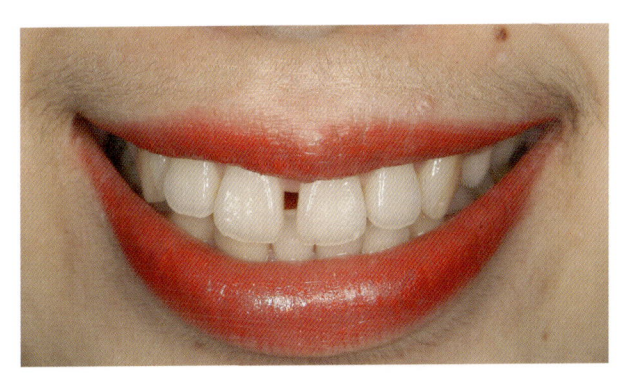

図44　口唇との関係. 正中は左側中切歯近心と思われる.

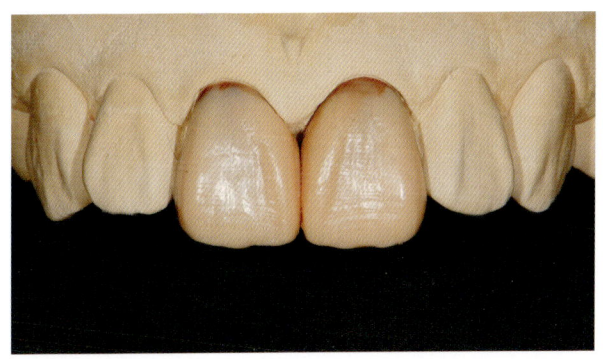

図45　診断用ワックスアップの作製. 1|1 ラミネートベニアにて正中離開を封鎖しつつ, 左右対称の修復治療が行えることがわかった.

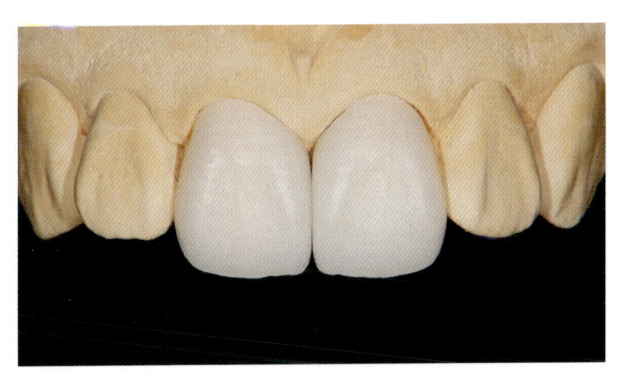

図46　Empress によりラミネートベニアを作製.

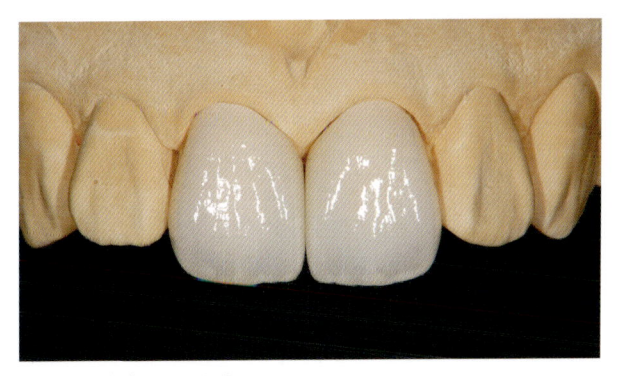

図47　完成したラミネートベニア.

● 臨床的指針④　固有唇面の対称性

　患者は 2003 年に来院された 20 代の女性, 客室乗務員の面接時に正中離開の是正を求められたため来院された（図42, 43）. 過去に矯正歴はあるものの歯列不正が認められる. また歯肉には炎症が認められ, ホームケア・オフィスケアともに不良であった.

　中切歯間の空隙は広く, また下顎前歯部の切端の位置よりオールセラミックスの支台歯形成を行えば, 抜髄処置が必要となることが考えられる. 正中は左側中切歯近心であると思われる（図44）.

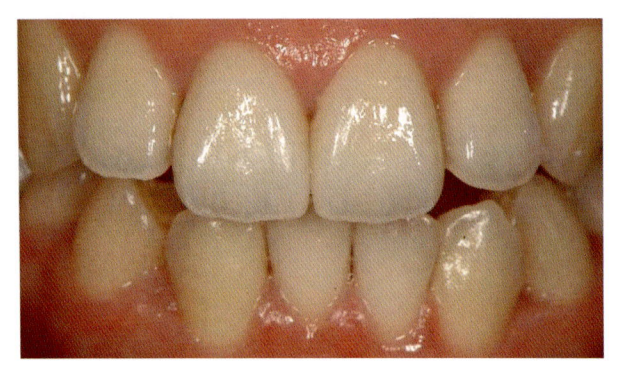

図48　透明色のセメントにて接着した.

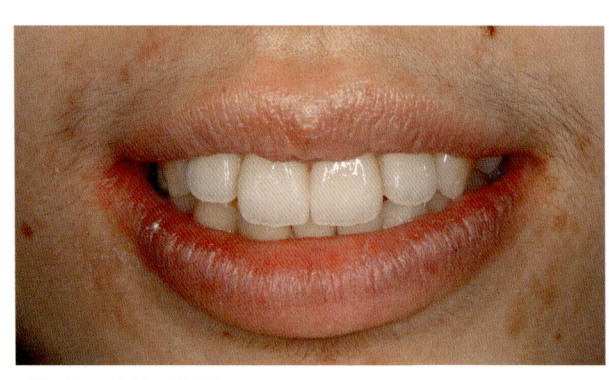

図49　口唇との関係.

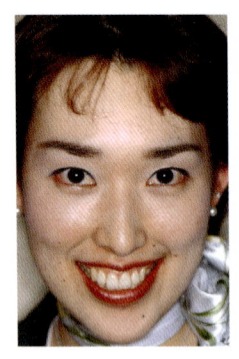

図50　患者の高い満足を得ることができた.

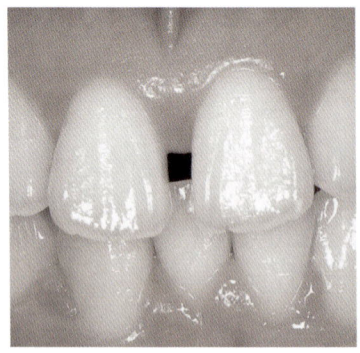
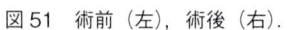
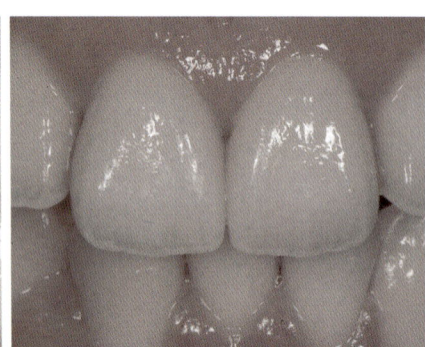

図51　術前（左），術後（右）.

●治療計画

　矯正治療等により現在の歯の位置を変更することはできなかったため，現在の位置で補綴治療を行い審美的改善を図ることとする．顔貌と口腔内の情報より診断用ワックスアップを作製し（**図45**），ラミネートベニアによる修復治療を行うこととした（**図46**）．Empressにて最終補綴物の製作を行い（**図47**），透明色のセメント（Variolink II　トランスペアレント）にて接着した（**図48**）．顔貌，口唇との関係からも審美的な修復ができ，患者の高い満足を得ることができた（**図49，50**）．

●歯は立体　―固有唇面の確認―（**図51**）

　中切歯2本の修復であり，極力左右対称に作製したいと考えるが，空隙幅は広く，適切な形態がとれるか疑問であった．そこで診断用ワックスアップで近遠心のラインアングルを明確にし，固有唇面を左右で同様に作製することで左右対称の審美的な歯に仕上がった（技工担当：（株）ファイン　桜井保幸氏）.

■ まとめ

　黄金比や白銀比という審美の基準を参考にすることは非常に重要である．そこで各患者個々に見合った比率を考え，患者と相談しながら治療を進めていくべきである.

　またこの比率から逸脱した歯に関しては，歯は立体であることを念頭に置いた上で，近遠心のラインアングル，固有唇面の対称性を考慮して形態をコントロールすることが重要となる.

学術的考察

日本人の歯とそのルーツ

金澤英作

日本歯科医学会誌　65（8）　1003-1012　2012

　上顎切歯の舌側面に深い舌側面窩がある．この窪みは日本人や中国人など東北アジア人の特徴でもある．東南アジアの人ではこの窪みの程度がもう少し弱く，ヨーロッパ人などではもっと程度が低くなり，窪みが全くない人も多くいるという．これは歯冠の両側の辺縁隆線が極めて高度に発達したものとみることができる．

　日本人の78.9％にこのシャベル型切歯が見られるが（**図52**），実はこのシャベル型の形態はCAD/CAMが読み取るのが非常に苦手な形態でもある（**図53，54**）．そのため，舌側面のシャベル型形状がきつい場合には，CAD/CAMではなくプレスセラミックスを用いる，という選択も考慮する必要がある．

地域	形質：シャベル型
ヨーロッパ	7.6%
東アフリカ	9.6%
南アフリカ	11.0%
日本	78.9%
イヌイット	72.7%
北アメリカインディアン	83.7%
東南アジア	37.2%
ポリネシア	29.7%
オーストリア原住民	6.5%

図52　地域別のシャベル型切歯の割合（金澤英作：日本人の歯とそのルーツ．日本歯科医学会誌，65（8）：1003-1012，2012．より）．

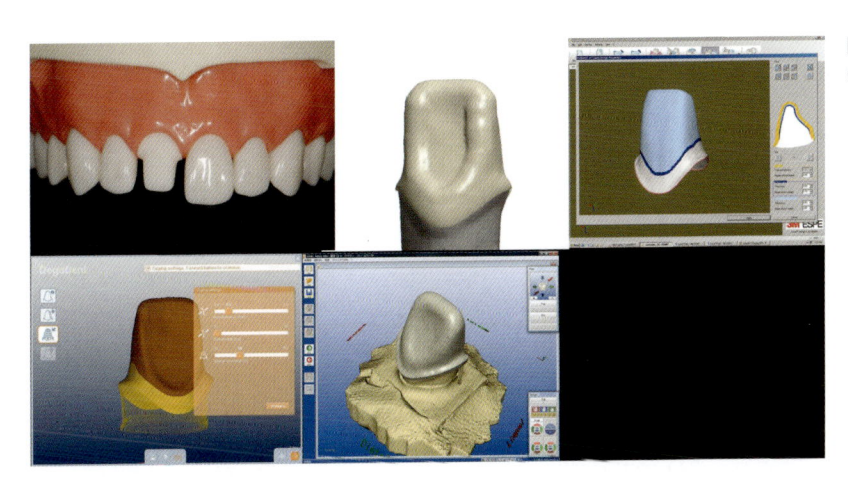

図53　シャベル型切歯をCAD/CAMが読み取るのは困難である．

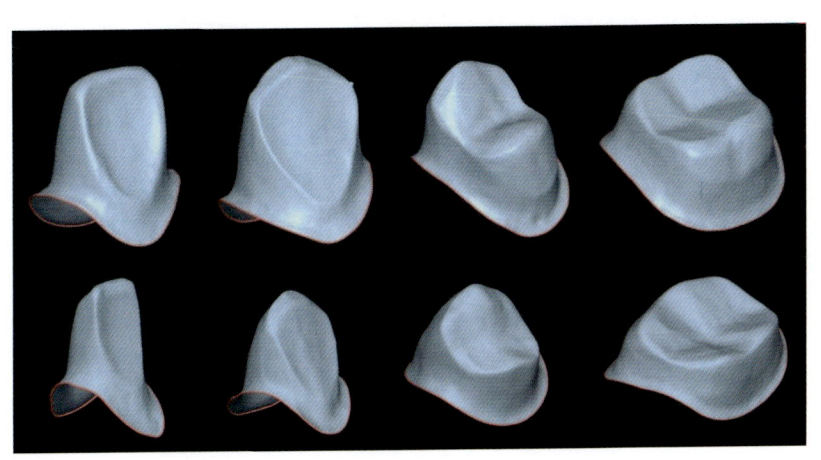

図54　鋭利な部分は丸めなければならない．

学術的指針
天然歯の色調を把握する

木村拓郎　貞光謙一郎　安光崇洋ほか

歯科審美　25（1）　10-17　2012

■ 日本人の歯の色調

　審美修復治療において，歯の形態と同様に重要なのが歯の色調である．エナメル質が薄いと言われる日本人の歯の色調にはどのような特徴があるのだろうか．そこで筆者らは，日本人の歯の色調調査を行った．

　シェード採得には VITAPAN classical SHADE（VITA）を用いた視覚的評価が行われているが，客観的に評価を行うため非接触型測色器を用い，年齢別に歯の測色を行った．

　被検者には本研究の主旨と内容の十分な説明後に承諾を得た貞光歯科医院・木村歯科医院に来院した 11 歳から 79 歳までの 118 名（10 代：8 名，20 代：37 名，30 代：31 名，40 代：19 名，50 代：7 名，60 代：6 名，70 代：10 名）とし，被検歯は上顎右側中切歯とした（欠損あるいは修復歯の場合は上顎左側中切歯とした）．計測はシェードパイロット（DeguDent 社）を用い，歯面全体を測色部位とした．

●結果（図 55）

　系統別（Vita Shade）では，上顎中切歯の天然歯の色調は A 系統（65.3％），D 系統（20.3％），C 系統（12.7％），B 系統（1.7％）であった．

　A 系統全体では A1，A2，A3 で 81.8％を占めた．また A1 は 20〜40 代でしか認められず，A4 は 40〜70 代でしか認められなかった．

　D 系統全体では D3 だけで 79.2％を示し，10〜60 代の幅広い年代で認められた．C 系統においては C3 が最も多く認められ，B 系統はどの年代においてもほとんど認められなかった．

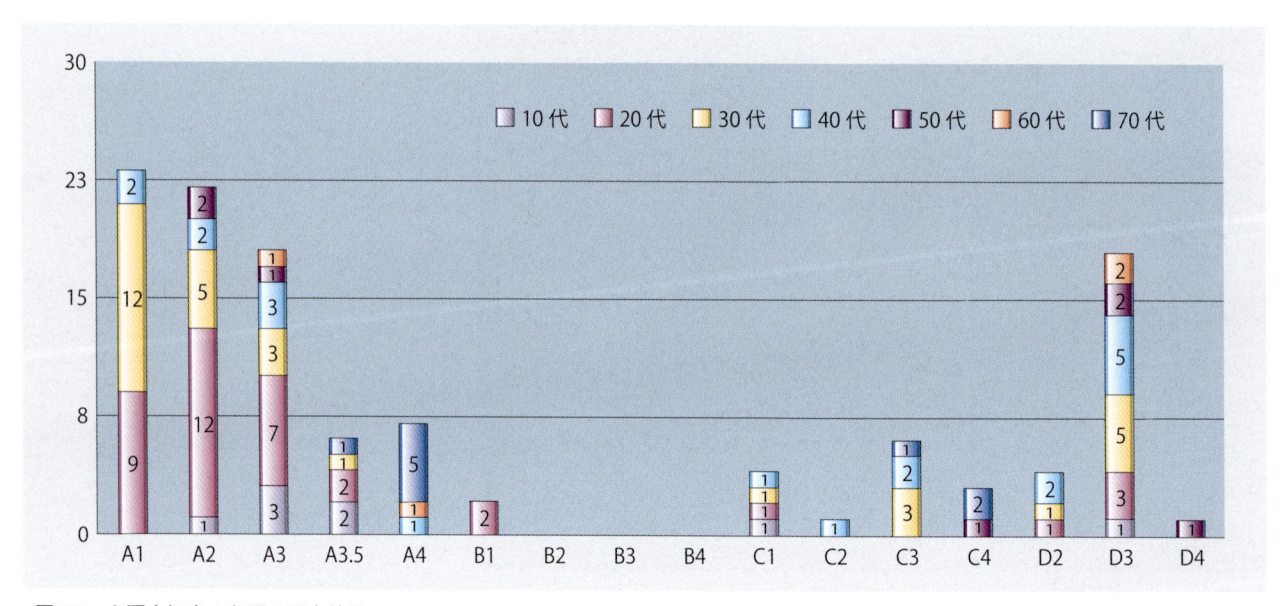

図 55　上顎中切歯の色調の調査結果.

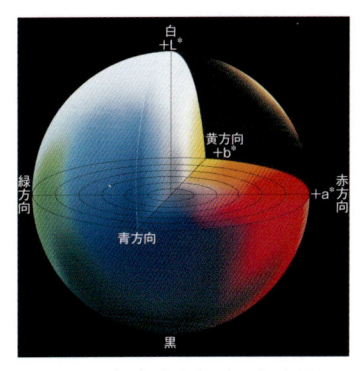

図56 L*a*b*表色系の色空間イメージ.

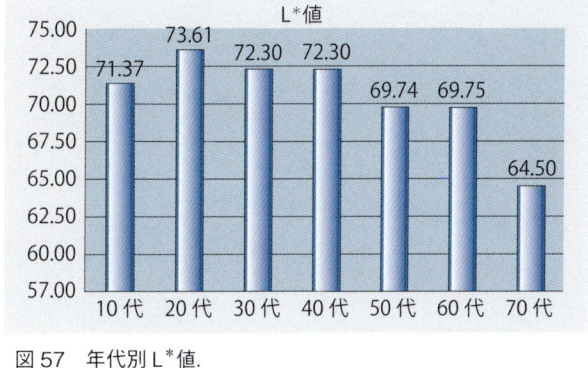

図57 年代別L*値.

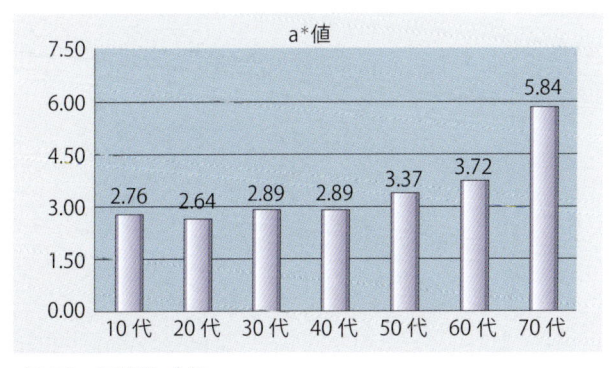

図58 年代別a*値.

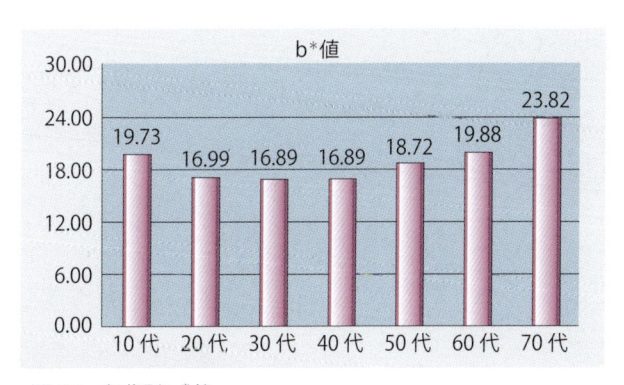

図59 年代別b*値.

● L*a*b*表色系（図56）でみる天然歯の年代別の色調

L*値

10代から20代にかけてわずかに増加後に加齢的に減少の傾向が認められ，特に70代には減少が著しく，70代のL*値は60代を除く各年代のL*値と統計的な有意差が認められた（図57）.

a*値

a*値は10代から20代にかけて減少し，両者のa*値は統計的有意差が認められた.

また a*値は20代以降に増加傾向が認められ，特に70代で著しく増加し，70代のa*値は他の年代と統計的有意差が認められた（図58）.

b*値

b*値は10代から20代にかけて減少したが，20代から40代までに変化は少ないものの加齢的に増加傾向が認められ，70代では著しい増加傾向が認められた（図59）.

※ L*a*b*表色系は物体の色を表わすのに用いられる表色系である．明度をL*，色相と彩度を示す色度をa*，b*で表わす．a*は赤方向，−a*は緑方向，b*は黄方向，−b*は青方向を示す．数値が大きくなるに従って色鮮やかとなり，中心にいくに従ってくすんだ色になる.

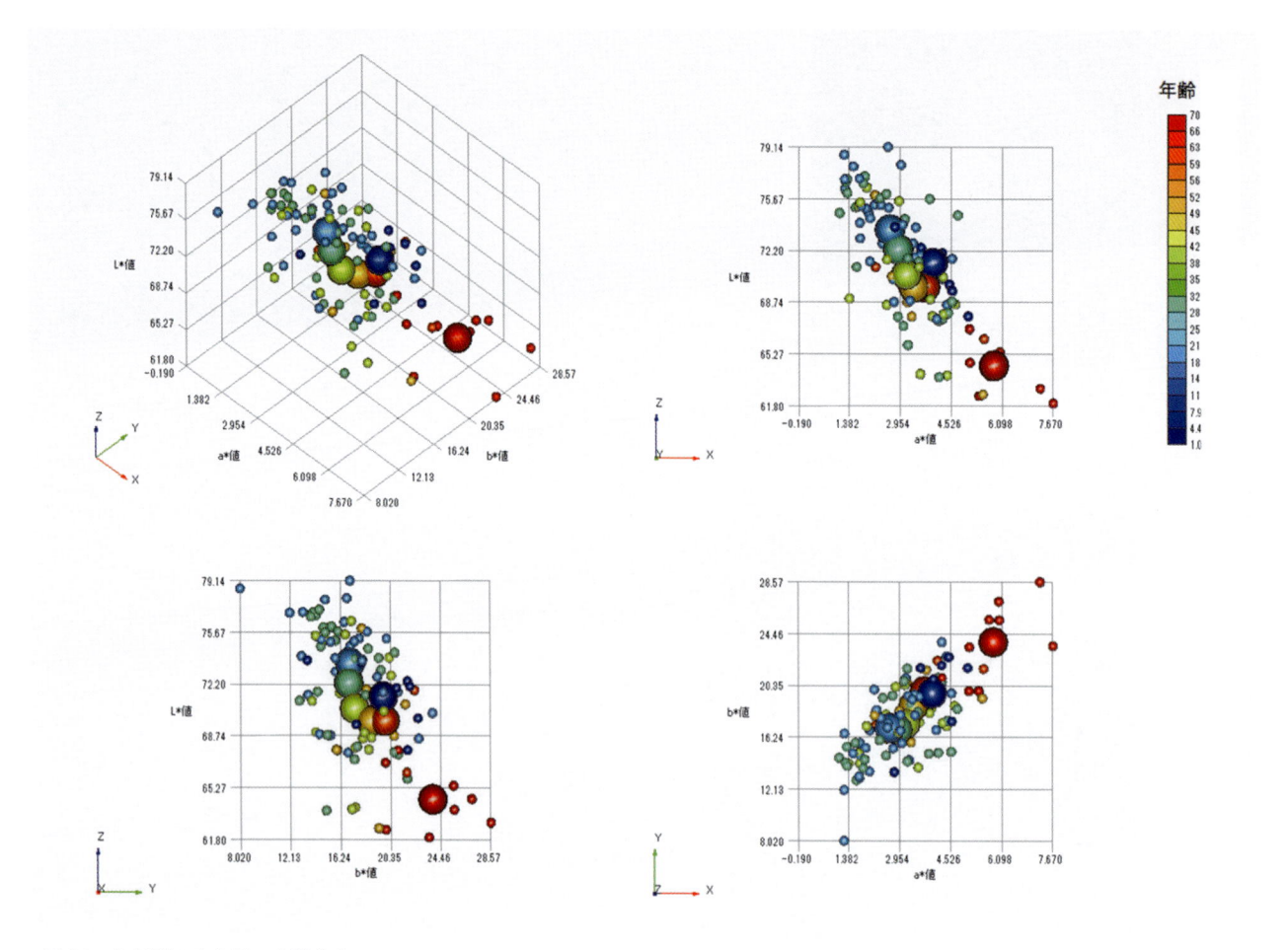

図60　年齢別の表色系の空間分布.

●年齢別の表色系の空間分布

　全被験者のデータを年代別に色分けし，L*a*b*表色系の空間座標にプロットした．

　Z軸をL*値，X軸をa*値，Y軸をb*値とし，小球体は個人，大球体は年代別の平均値を示している（**図60**）.

　増齢的に色調は10代を除いてL*値の減少に対してa*値，b*値とも増大傾向を示し，a*値対b*値においても増大傾向が示され，3次元的に一定の規則性が認められる．

●結論

・系統別（Vita Shade）でみる上顎中切歯の天然歯の色調はA系統（65.3%），D系統（20.3%），C系統（12.7%），B系統（1.7%）であった．

・増齢に伴いL*値は減少，a*値，b*値は増加する傾向が認められた．

臨床的指針⑤　調査結果をシェード採得に生かす

　シェードガイドは（**図61**），A系統がReddish-Brown（赤茶系），B系統がReddish-Yellow（赤黄系），C系統がGrey（灰色系），D系統がReddish-Grey（赤灰系）となり，明度順での配列順も添付文書に掲載されている．

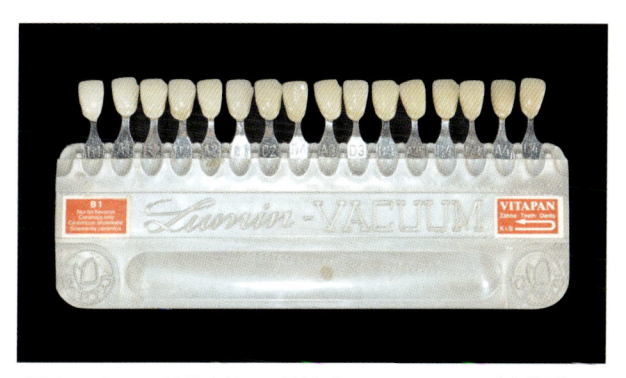

図61　シェードガイド．A系統がReddish-Brown（赤茶系），B系統がReddish-Yellow（赤黄系），C系統がGrey（灰色系），D系統がReddish-Grey（赤灰系）．

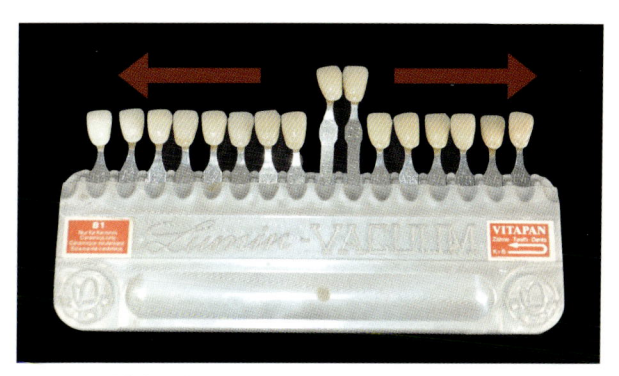

図62　明度順にならべたシェードガイドでA3とD3を基準とし，オレンジ系か灰色系か判断する．

　我々のデータから考察すれば，日本人の上顎中切歯の色調は赤茶系と赤灰色系で85.6%となり，シェード採得時には「A系統であるかD系統であるか」の採得を行う必要がある．

　D系統に関しては，D3だけで79.2%を占めることから，D系統の指標はD3としたい．そこで明度順に並んだシェードガイドで明度の似たA3とD3でオレンジ系の歯か灰色系の歯であるかを目視で決定する（**図62**）．

　年齢と共に明度が落ち，a^*値も増すことを考えれば，患者の年齢（40歳以上であるか否か）を参考にA3，D3よりも明度が高いかどうかを比色する．

まとめ　シェード採得の手法と理解

① 65%はA系統である

② 85%はA系統＋D系統となる

③ A2またはA3の選択は非常に無難な選択である

④ D系統ではD3が79%，灰色がかった比色ではD3の選択となる

⑤ 明度順にならべたシェードガイドでA3とD3で目視する（**図62**）．
　　オレンジ系か灰色系かの意識をもつとよい．

⑥ 年齢も考慮し，A3とD3よりも明度が高いか低いかを検討する

⑦ シェードを決定する

図63　シェード採得時のポイント．

4 日本人の歯の特徴に適したマテリアルセレクション

■ はじめに

　1997 年当時，筆者はオールセラミックスを臨床応用し始めたが，臨床での選択基準やオールセラミックスの特性を把握することができなかった．オールセラミックスは現在では大きく 4 つに分類されているが（**図 1**），それらの学術的な指針を示したいと考え，オールセラミックスに関する研究を始めた．

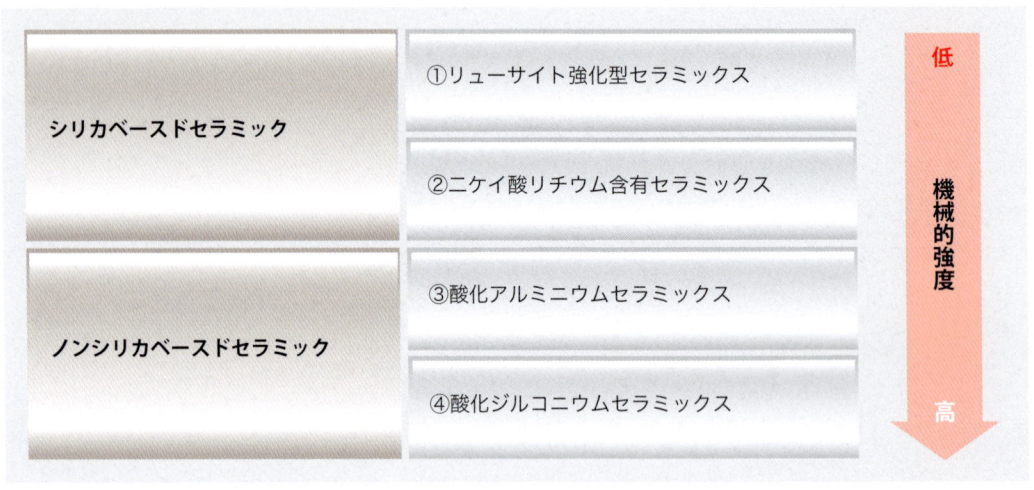

図1　オールセラミックスの分類.

学術的指針 1

オールセラミックスの色調に関する研究—IPS Empress の作製技法およびセメントによる色調の相違について—

羽田詩子　貞光謙一郎ほか

補綴誌　48　703-712　2004

　まずはプレスセラミックス作製技法の相違（**図2**）が最終修復物に及ぼす影響を考えたが，実験より作製技法の違いにより注意しなければならない要件が理解できた．また半透明性の特徴を持つオールセラミックスはセメントの影響を受けることから，トライインペーストにて色調を確認し，セメント色で色調補正しなければならないと感じた．

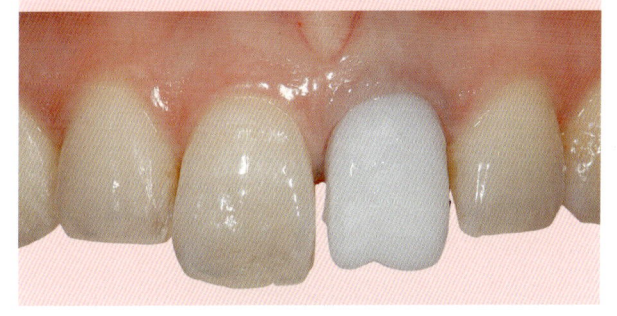

A　　レイヤリングテクニック
積層技法
象牙質色のインゴット上にパウダーを築盛・焼成する技法

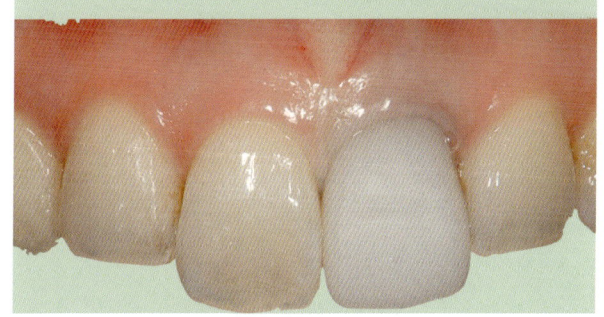

B　　ステイニングテクニック
表面ステイン技法
基本的には色調を持たないインゴット上に象牙質およびキャラクター色のステインを塗布・焼成する技法

図2　プレスセラミックスの作製技法による分類．

学術的指針 2

オールセラミックレストレーションの色調に関する報告—前歯審美修復症例—

貞光謙一郎　羽田詩子ほか

歯科審美　30（3）　20-25　2010

　セメントにより色調補正をしないといけないと考えらものの　学術的な考察より（**図3**），接着後にセメントの色調変化が起こるかもしれないこと，薄いセメントの色調がどれだけ修復物の色調に影響を与えるのかという疑問の解決に努めた．

　この学術的指針より2年後に行った実験的な指針においても「セメントの色調に経年的な変化が認められないこと」，そして「修復物はセメントの影響を強く受けること」が明らかとなった．

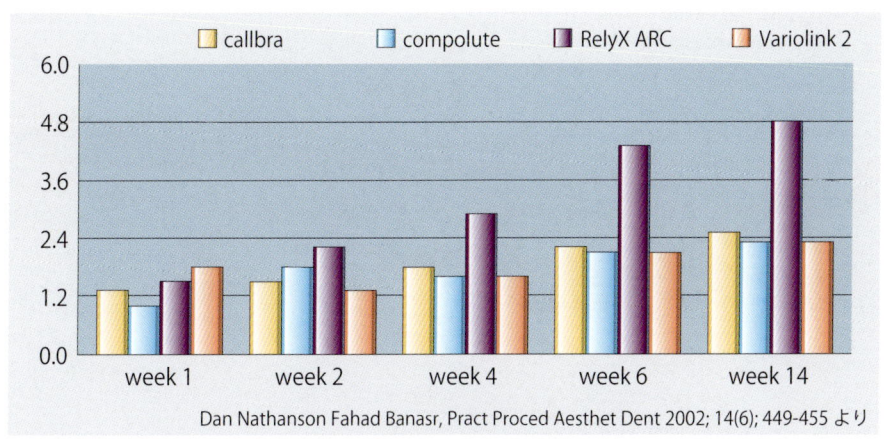

Dan Nathanson Fahad Banasr, Pract Proced Aesthet Dent 2002; 14(6); 449-455 より

図3　デュアルキュア型レジンセメントで装着した修復物の色調安定性．

オールセラミックスの色調に関する研究

第3報　支台歯色の影響

羽田詩子　貞光謙一郎ほか

日本補綴歯科学会学術大会プログラム・抄録集　巻112th 119 2004

　次に支台歯色の影響を観察すると，支台歯の条件（変色，築造材料）等に大きく受ける結果となった．

　結論として，オールセラミックスの色調は「支台歯・セメント・セラミックス」があいまって完成するものであり，歯科医師はこの3つを考え入れ審美修復を行わなければならないという結論となった（図4）．

　つまり支台歯においては支台歯形成と支台歯色，セメントにおいてはセメント色と接着，セラミックスにおいては材料の相違などの要件を考慮して審美修復を行わなければならないと言える（図5）．

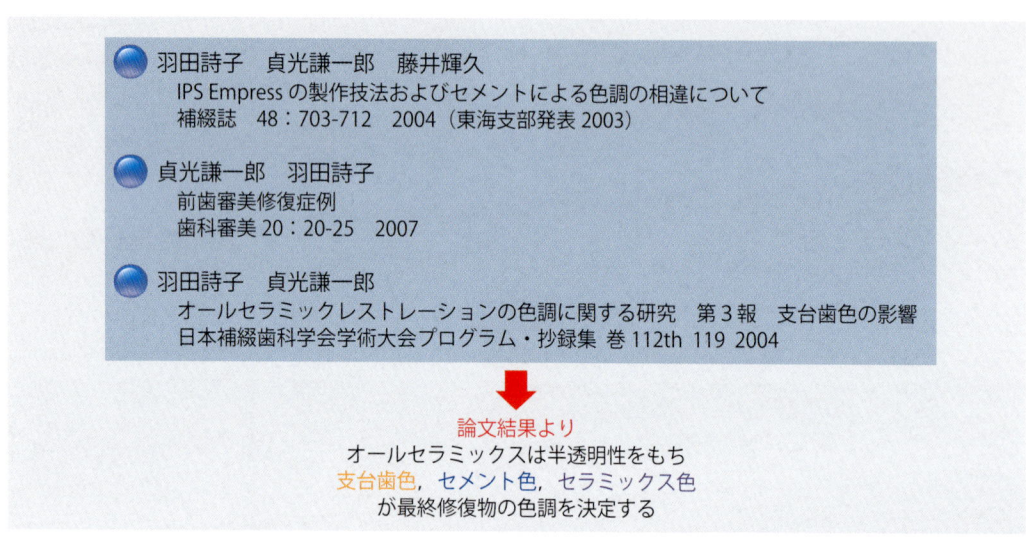

図4　これまでの論文の考察を行う.

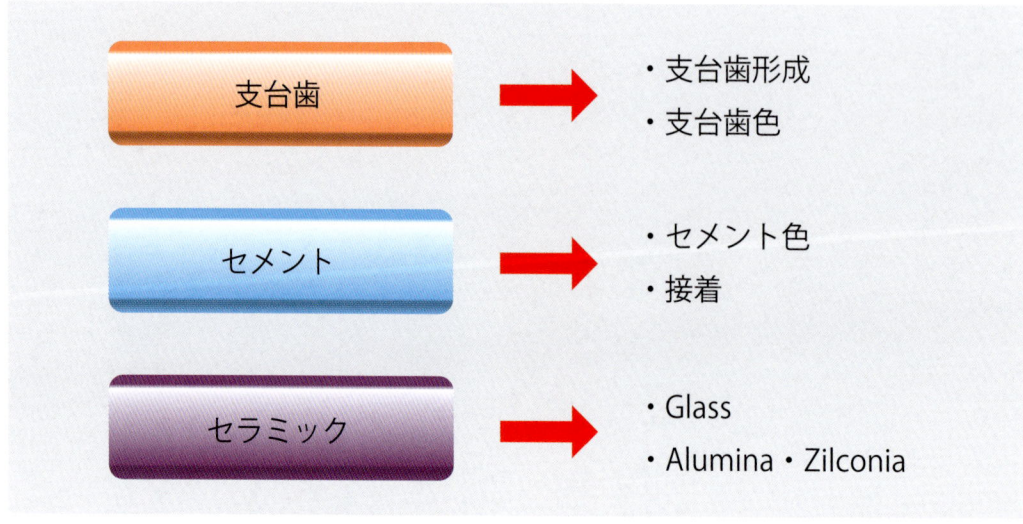

図5　オールセラミックス修復成功の要件.

■ オールセラミックスの登場

陶材焼付鋳造冠は金属の強度と陶材の審美性をうまく利用し，修復冠として現在も幅広く用いられている．

しかし金属を用いることから前歯部の審美的な領域では歯の本来の透明感を表現することが難しかったり，長期間の使用により歯肉に黒変が生じたりということも見受けられた．筆者の医院でも修復治療に用いていたが，半透明性と透明が混在する天然歯に対して金属でコーピングを作製し，金属色を遮蔽するためにオペークを用いて限られたスペースで天然歯の色調を再現することは，熟練した歯科技工士でないと難しいように思われた．

1990年代になると臨床で応用が可能なオールセラミックスが数々登場してきた（**図6**）．登場初期には，陶材を遠心力または圧力によって鋳型に注入し，鋳造後に結晶化を行うキャスタブルセラミックが発売されたものの，強度に問題があり臨床でうまく用いることができなかった．しかしその後，あらかじめ結晶化されたセラミックスのインゴッドを加熱し，軟化した後にロストワックスした鋳型に加圧・注入して修復物を作製するプレスセラミックス・Empressの登場により，オールセラミックスは，クラウン・インレー・アンレー・ラミネートベニアなどに臨床応用されることとなった．

リューサイト強化型のEmpress I は曲げ強度が110MPであり単冠のみの使用用途であったが，その後，二ケイ酸リチウムで強化されたEmpress II（曲げ強度400MP）が登場し，ブリッジにも応用が可能となり使用用途が格段に増したことを覚えている．

加熱加圧成形により作製したクラウンをステイン焼成してステインテクニックで色をつけるEmpress I，クラウンをカットバックした後に歯冠色陶材を築盛するレイヤリングテクニックが用いられるEmpress II，そしてCAD/CAM用セラミックスのプロセラ（アルミナ）など，臨床で用いることができるセラミックスが多く登場してきたが，その反面，それらをどう使い分けるか困惑したのも事実である．そこでそれらオールセラミックス材料を見つめ直す目的で実験を行った．

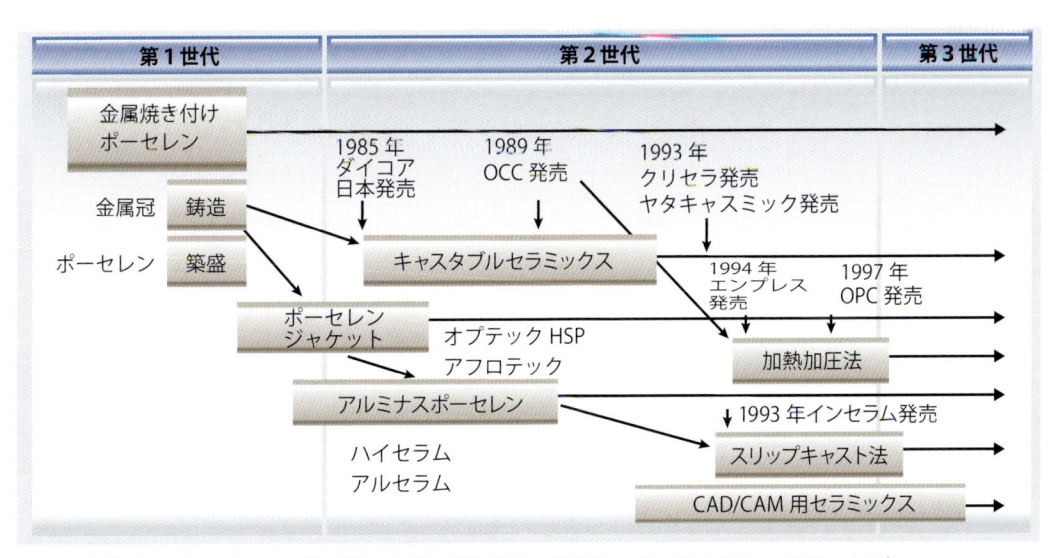

図6　歯科用セラミックスの変遷（堤　定美，関野雅人：補綴誌，**43**：194-202，1999．より）．

学術的指針

オールセラミックスの色調に関する研究—IPS Empress の作製技法およびセメントによる色調の相違について—

羽田詩子　貞光謙一郎ほか

補綴誌　48　703-712　2004

■ セラミックの作製技法が臨床上でいかに色調に影響を及ぼすか？

　1990 年中盤より登場した Empress は，その透明感ある色調が素晴らしく，経験の浅い歯科技工士でも天然歯同様の色調再現をした修復物の製作が可能となり，臨床で数多く応用されるようになってきた.

　当時はステインタイプとして使用する Empress I とレイヤリングタイプとして使用する Empress II があり，症例によって使い分けを行おうと考えて利用してきたが，文献で述べられる使用方法と筆者らの使用方法に相違があったことから，色調再現ということを主に臨床応用を考察した

●目的

　一般的には前歯にはレイヤリングテクニック，臼歯にはステインテクニックが応用されているが，その詳細は不明である．そこで製作方法およびセメントの相違が臨床上いかにオールセラミックの色調に影響を及ぼすか検討を行った.

●研究方法

　患者は，当時 27 歳，女性，以前 1|1 近心より深在性の齲蝕が認められたことからレジン充填を施術したものの（**図 7-1**），1 年後に疼痛を訴え来院された.

　根管処置後にレジンコアにて修復し（**図 7-2**），形成後に形成量の確認のため，形成前に採得しておいた印象を試適して形成量の確認を行った（**図 7-3**）．プロビジョナルを作製後（**図 7-4**），シリコン印象材の 2 回法（**図 7-5**）にて試料作製を行った.

●試料の作製

　形成した支台歯に Empress のステイニングテクニック（**図 7-6**），Empress II のレイヤリングテクニック（**図 7-7**）により 2 種類のオールセラミッククラウンを作製した.

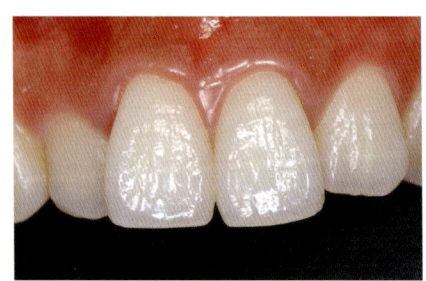
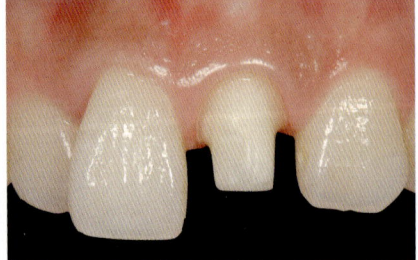
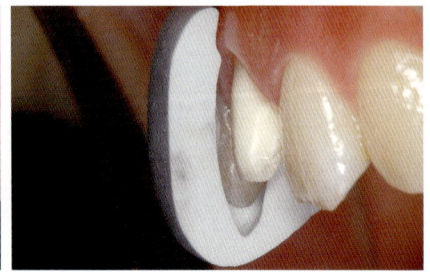

図 7-1　上顎両側中切歯の近心面に大きな齲蝕が認められたため，直接覆罩しレジン充填を行った（2002 年）.

図 7-2　1 年後，疼痛を訴え，根管治療を行った後，レジンコアを装着.

図 7-3　シリコンコアを用いて形成量の確認を行う.

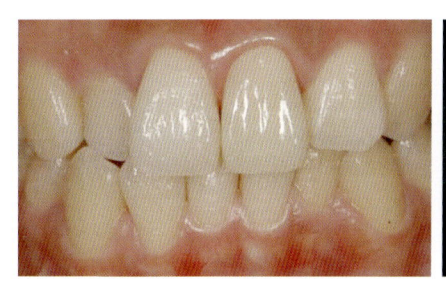

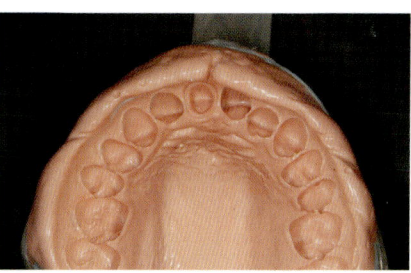

図7-4　プロビジョナル作製.

図7-5　シリコン印象材の2回法で印象採得.

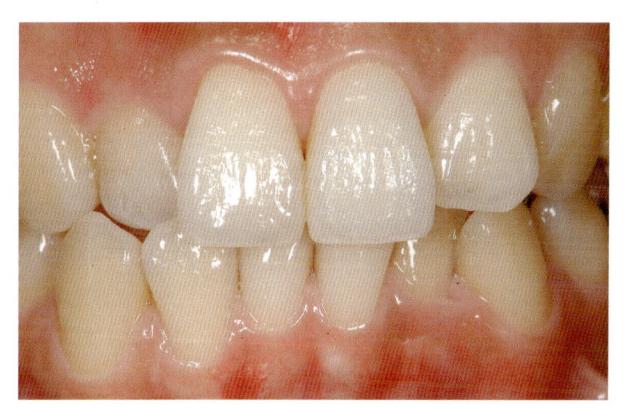

図7-6　Empress のステイニングテクニックで作製したクラウン.

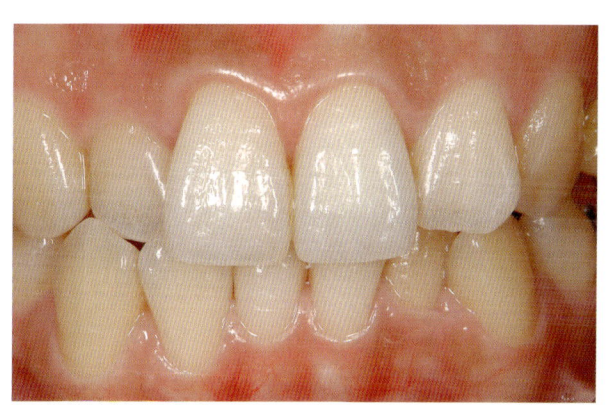

図7-7　Empress Ⅱ のレイヤリングテクニックで作製したクラウン.

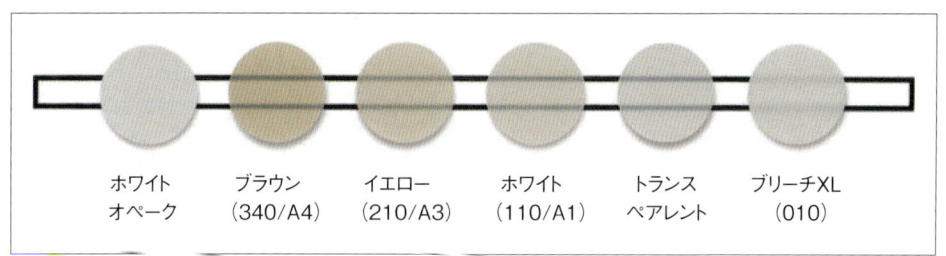

| ホワイト
オペーク | ブラウン
（340/A4） | イエロー
（210/A3） | ホワイト
（110/A1） | トランス
ペアレント | ブリーチXL
（010） |

図7-8　VariolinkⅡ のトライインペーストの色調.

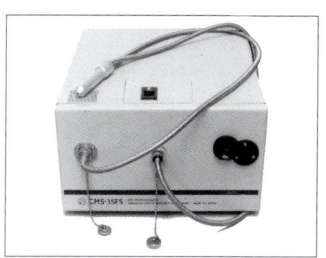

図7-9　高速分光光度計 CMS-35FS（村上色彩研究所）.

　セメントは Emprss System の VariolinkⅡ（Ivoclar Vivadent）のトライインペーストのうち，Transparent，Opaque-white，White，Yellow の4色を使用した（**図7-8**）．測定装置は高速分光光度計 CMS-35FS（村上色彩研究所）を用いた（**図7-9**）．当時，歯の比色計として発売されているものは少なかったが，接触性の分光光度計ではあるものの高性能である本機にて測定を行った．

●測定方法

└1 に Empress クラウンをそれぞれ装着し，VariolinkⅡ の各種トライインペーストを介在させ「歯頸部・中央部・切端部」の3点を各3回測定し，その平均値を採用した．

　また，Empress クラウン単体とダイ模型に装着した状態においても計測を行った．

　Emprss の製作方法およびセメントによる色調の変化を CMS-35FS により測色・分析した結果，次の知見を得た．

① 症例によってはステイニングテクニックを前歯クラウンに用いることは有効である

② カラーセメントによる色調の調整が可能であることが窺われる

③ オペーク色のセメントは支台歯の色調を遮蔽し，同時に特有の色調をクラウンに反映する

④ レイヤリングテクニックで作製したクラウンはセメントの影響は受けにくく，ステイニングテクニックで作製したクラウンは，セメントの影響を受けやすい傾向があった

⑤ オールセラミックを選択し，作製技法，セメントを決定するにあたり，支台歯の条件が重要であるため，検討が必要である

学術的指針後の症例の経過

初診時には上顎両中切歯の近心面に大きな齲蝕が認められたことから患者の年齢を考慮し直接覆罩しレジン充塡にて施術した（**図7-1**）ためであろうか，1年後に ⌊1 が，2年後には ⌊1 が失活となってしまった．右側は天然歯質の多くの残存がしていたことからラミネートベニアにて修復を行った．2004年には左右の修復が終了し（**図7-10**），現在，定期的にリコールにて観察をしている．

術後1年後には非常に安定しているように見られたが，4年後には少々，セラミック表面の滑沢性が失われてきたように感じられたため（**図7-11**），歯磨剤の指導を行い，歯ブラシの硬さの変更も行った．6年後（**図7-12**）は，4年経過後と大きな変化は認められなかったものの，8年後には一層滑沢性が失われた感が認められた（**図7-13**）．9年後にはスプーンを噛んで切端が破折したが，鋭利な部分のみ修正し，再修復は行っていない（**図7-14**）．11年経過後も大きな問題はなく（**図7-15**），本人も満足している状況である．表面性状の変化は反省しなければならない点と考えている．

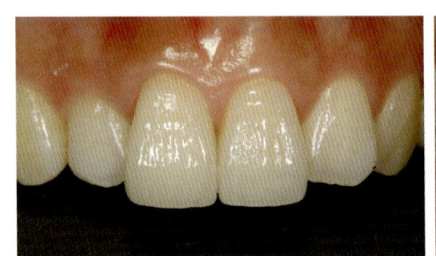

図7-10　1|1 の修復終了時.

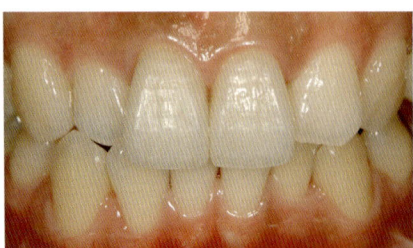

図7-11　4年後.

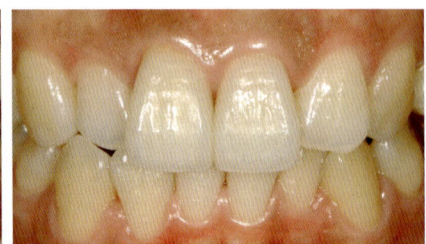

図7-12　6年後.

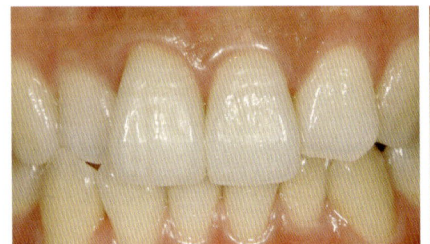

図7-13　8年後, 滑沢性が失われた感がある.

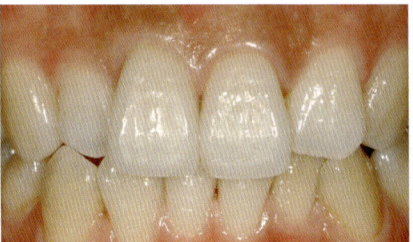

図7-14　9年後.

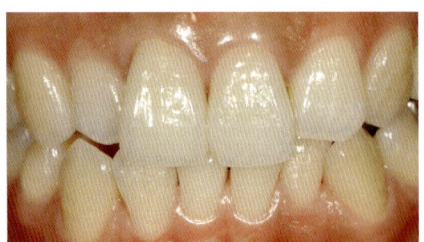

図7-15　11年後.

学術的指針

オールセラミックレストレーションの色調に関する報告 —前歯審美修復症例—

貞光謙一郎, 羽田詩子ほか

歯科審美　30 (3) 20-25 2010

■ **有色の接着剤の色調は経時的に変化が認められるか？**

　セラミックスの色調に関する研究より，「オールセラミックスの接着の際には接着剤のトライペーストを用いて色調の確認をした後に接着を行わなければばらない」，と話していると「色調を持った接着剤で接着を行えば経時的に色調の変化を起こすのではないか？」「セラミック接着の際の被膜厚さを考えれば，そんなに色調の変化はあるのか？」と意見をいただくようになってきた．そこで色調についてもう少し考察することとした．

　患者は，30代，女性．前歯部の冷水痛の改善および審美修復を主訴として来院された（図8-1，2）．

　2 1|2 の齲蝕は深く，齲蝕除去後，根管治療を行い，レジンコアを装着した（図8-4）．2 1|2 は有色のセメントを用いてオールセラミッククラウンを装着した（図8-7）．

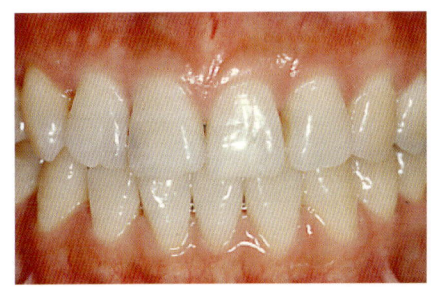
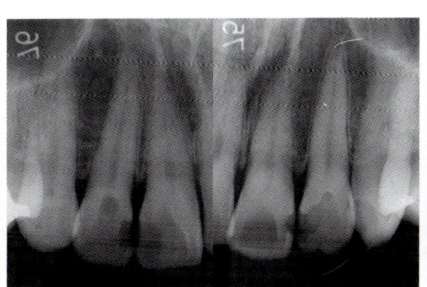

図8-1, 2　2 1|2 の齲蝕は深く，1 近心はレジン充填で済みそうに思われた．

図8-3　診断用ワックスアップを印象し，石膏におこす．

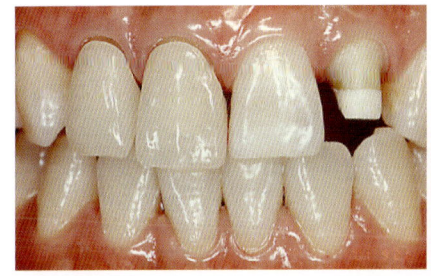
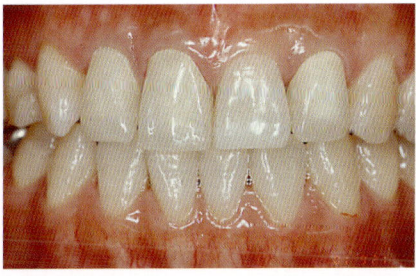
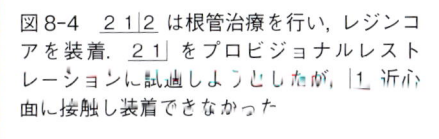

図8-4　2 1|2 は根管治療を行い，レジンコアを装着．2 1 をプロビジョナルレストレーションに試適しようとしたが，1 近心面に接触し装着できなかった

図8-5　1 近心を研磨し，装着．2 の支台歯色の透過，1|1 間の歯肉形態の不調和が認められ，支台歯形成を検討する必要がある．

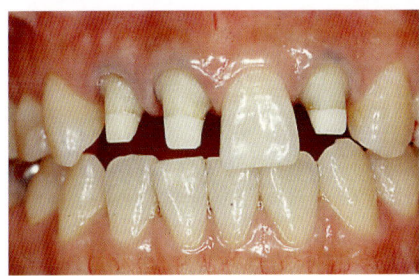
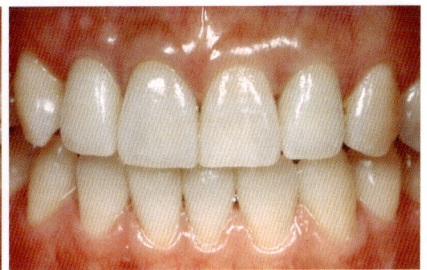

図8-6　2 は切端を口蓋側方向に削除した．1 の近心は可能な限り縁下に形成し，反対側同名歯と調和した補綴物形態を付与することとした．

図8-7　最終修復物装着時（技工担当：（株）Dental Blaze・日下部　裕氏）．

●方法

　測定装置は高速分光光度計 CMS-35FS（村上色彩研究所）を用い，1（天然歯の色調）と 1 の術直後と術後2年後の色調を観察した．

結　論

① 左側中切歯は明度・彩度とも歯頚部，中央，切端部の値が類似していた

② 明度，彩度，色差から上顎右側中切歯および側切歯は 2 年経過しても天然歯に類似していた

つまり天然歯である左側中切歯の色調と修復歯は接着時，色差が認められることはなく，

また 2 年経過後も色調の変化は認められなかった

実験的・臨床的指針⑥　接着剤の経時的な色調変化

　接着剤は経時的に色調の変化を起こすということから文献検索を行った（P.49 図 3）．しかしそれらの文献は，接着材料を硬化させ水中に保管して経時的な色調変化を確認するものであり，元来の接着剤の使用方法とは異なる．

　そこでオールセラミックスよりも薄く接着剤の色調の影響を受けやすいと考えられるラミネートベニアにて色調の経時的変化を観察してみた．

　患者は 40 代の男性，前歯の審美修復を主訴として来院された（**図 9-1**）．患者とのインフォームドコンセントより，両側中切歯をラミネートベニア修復，失活歯である側切歯はオールセラミックスで修復することとした．

　診断用ワックスアップではエナメル質にラミネートベニアを接着することを目標に中切歯は付加的にワックスアップを行うように歯科技工士に指示した（**図 9-2**）．

　診断用ワックスアップをグラスバイトにて印象採得し（**図 9-3**），グラスバイトの中にBeautiCoat を流し込んだ後に口腔内に圧接する（**図 9-4**）．

　歯肉部まで流れ出た BeautiCoat は探針で除去し，次にグルーブを付与後（**図 9-5**），グルーブの除去を行う（**図 9-6**）．歯面に残存した BeautiCoat は超音波スケーラーで除去し形成を終えた（**図 9-7**）．中切歯はラミネートベニア形成，側切歯はレジンコアでオールセラミックス形成を行った（**図 9-8**）．

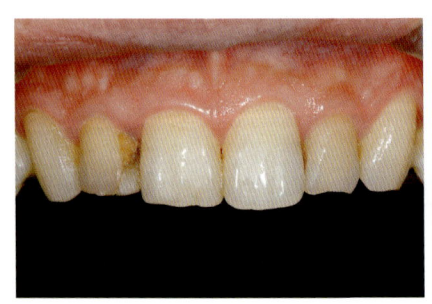
図 9-1　審美修復を主訴として来院.

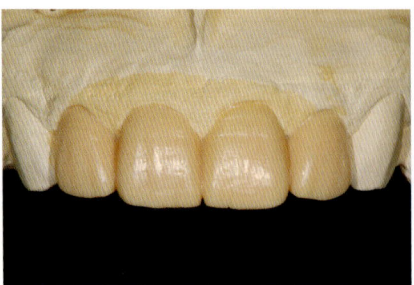
図 9-2　診断用ワックスアップ. 1|1 ラミネートベニア，2|2 オールセラミッククラウンを計画.

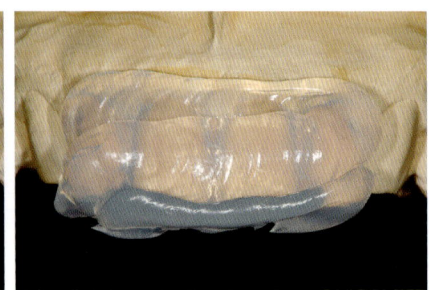
図 9-3　診断用ワックスアップをグラスバイトにて印象採得する.

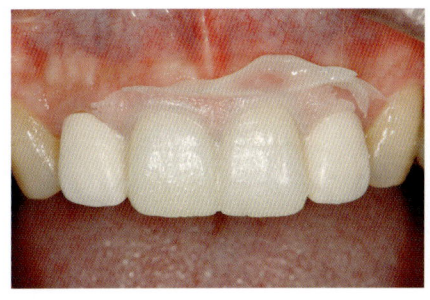
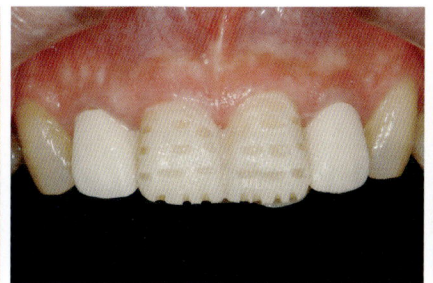
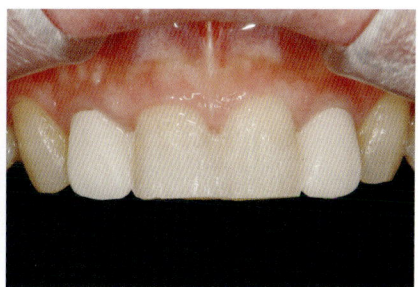

図9-4　グラスバイトの中にBeautiCoatを流し込み，口腔内に圧接.

図9-5　グルーブを付与.

図9-6　グルーブを除去.

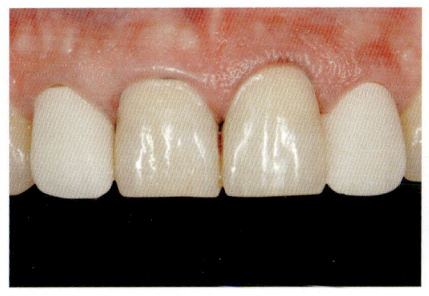
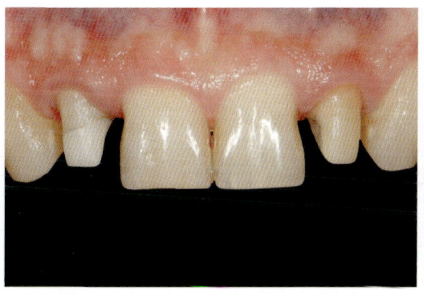
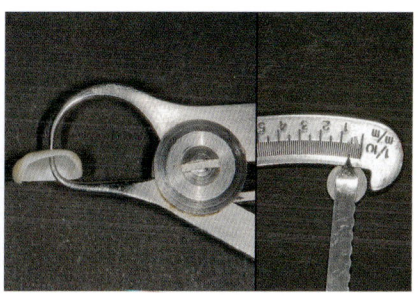

図9-7　歯面に残存したBeautiCoatは超音波スケーラーで除去し形成終了.

図9-8　中切歯はラミネートベニア形成，側切歯はオールセラミックス形成を行った.

図9-9　できあがったラミネートベニアは最薄部が0.6 mm，全体として0.8 mmであった.

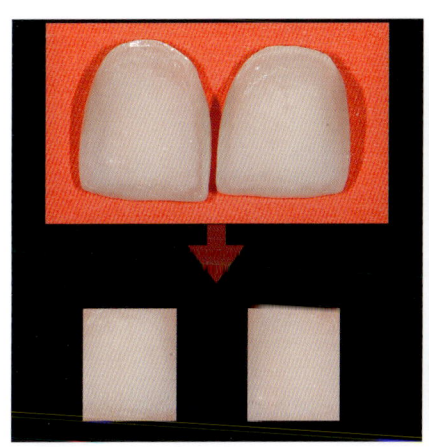
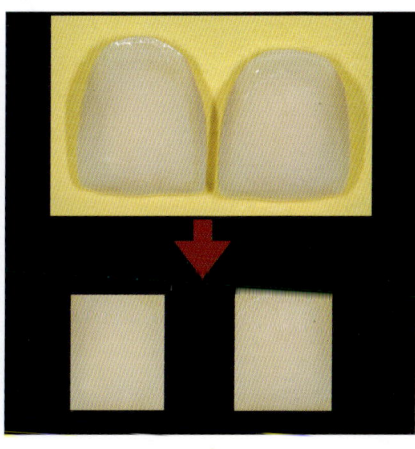
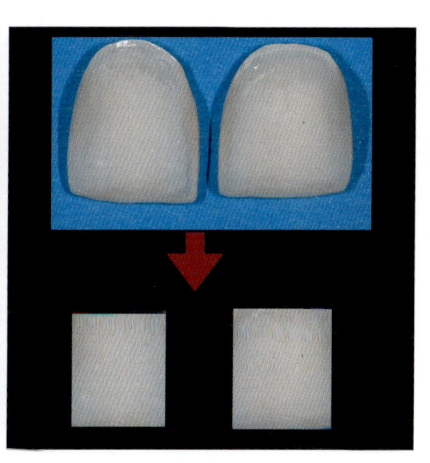

図9-10　できあがったラミネートベニアを色紙の赤色紙・黄色紙・水色紙の上におき，パーソナルコンピューター上で中央をピックアップしてみたところ，明らかに各色合いが透過していることが確認できる．つまり支台歯色と接着剤の色調が最終的な歯の色調に反映されている.

　できあがったラミネートベニアは最薄部が0.6 mm，全体として0.8 mmであった（**図9-9**）．できあがったラミネートベニアを色紙の赤色紙・黄色紙・水色紙の上におきパソコン上で中央をピックアップしてみた（**図9-10**）．すると明らかに各色合いが透過しており，支台歯色と接着剤の色調が最終的な歯の色調に反映されることがわかる.

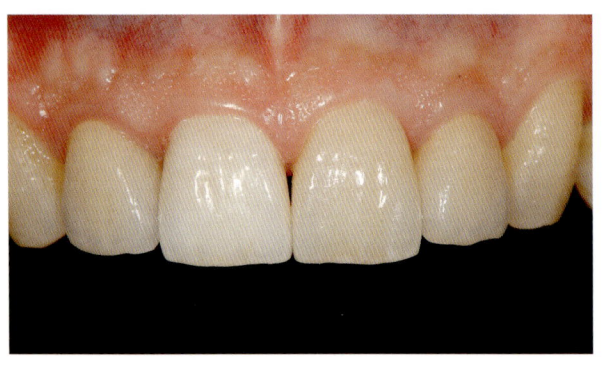

図9-11　右側にVariolinkⅡのトラインペーストのホワイトオペーク，左側にはブリーチホワイトを用いて試適したところ，大きく色調が異なった.

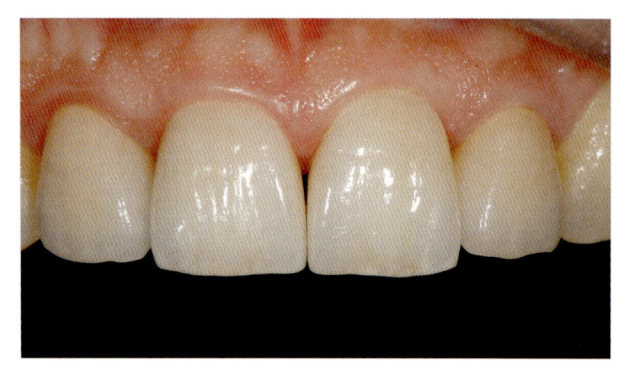

図9-12　両側ともにブリーチホワイトにて接着.

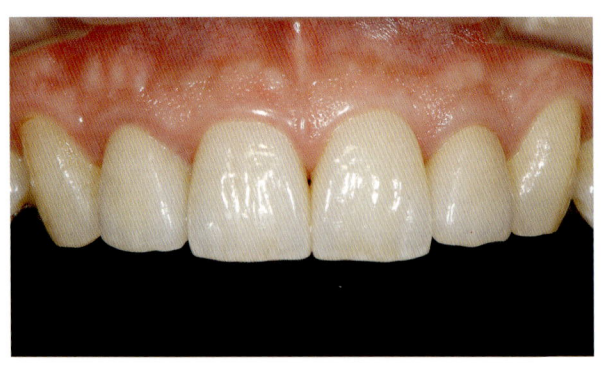

図9-13　装着から2カ月後，両側中切歯間の歯肉形態は安定している.

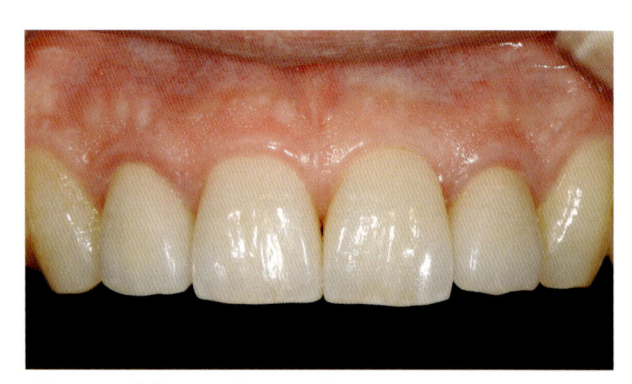

図9-14　装着から1年9カ月後.

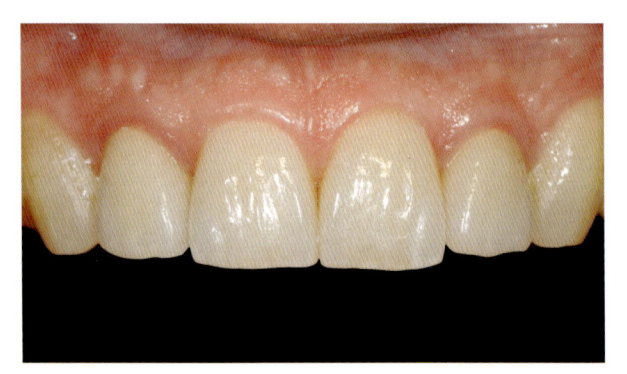

図9-15　装着から2年8カ月後.

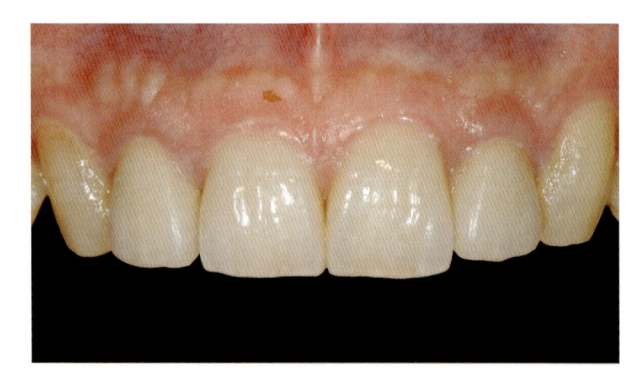

図9-16　装着から7年9カ月後.

　また右側にVariolinkⅡのトラインペーストのホワイトオペーク，左側にはブリーチホワイトを用いて試適したところ，大きく色調の変化が認められた（**図9-11**）．最終的には，両側ともにブリーチホワイトのペーストがもっとも良好な色調を呈したことから，両側をブリーチホワイトにて接着した（**図9-12**）．

　装着から2カ月後には両側中切歯間の歯肉形態も安定している（**図9-13**）．定期的に来院されてはいるものの仕事が忙しくブラッシングが安定しないのだが，色調は安定しているように思われる（**図9-14〜16**）．

●結果

術前の色調をシェードパイロットにて比色し，Lab表色系にて色調の変化を経時的に確認した．来院時の1年後までの比色値を術直後の比色値と比較し，色差を確認したが，ΔEは両中切歯で最大1.65，最小は0.41であり平均は0.90で色差はないと考えてよいと思われる．また，40カ月後までの術前との色調変化の表からも色差は認められなかった（図10-1，2）．

接着の変色に関する文献では，接着剤を硬化させ水中に保存して色調の変化を確認するという文献があるが，通常の使用方法とは異なるため，実験結果が臨床にそのまま反映されるかは疑問である．

今回，接着して密閉された状態では学術的な所見，実験的な所見においてもセメントの色調変化は認められなかった．臨床においては，歯科医師が接着剤の色調を吟味しなければならない．

		3カ月後	3カ月半後	8カ月後	1年後
1|	L値	65.95 → 67.11	65.15 → 65.04	65.15 → 64.37	65.13 → 67.23
	a値	4.23 → 4.45	4.43 → 5.1	6.34 → 3.52	4.52 → 4.1
	b値	17.78 → 17.1	16.91 → 17.45	16.78 → 16.45	16.99 → 16.77
	△E値	0.88	0.88	1.18	1.15
|1	L値	66.23 → 67.71	66.19 → 65.94	66.22 → 64.98	66.23 → 67.22
	a値	4.36 → 4.44	4.16 → 4.49	4.29 → 4.22	4.51 → 4.42
	b値	17.4 → 16.69	17.19 → 17.14	17.34 → 17.41	17.57 → 17.44
	△E値	1.65	0.41	1.25	1

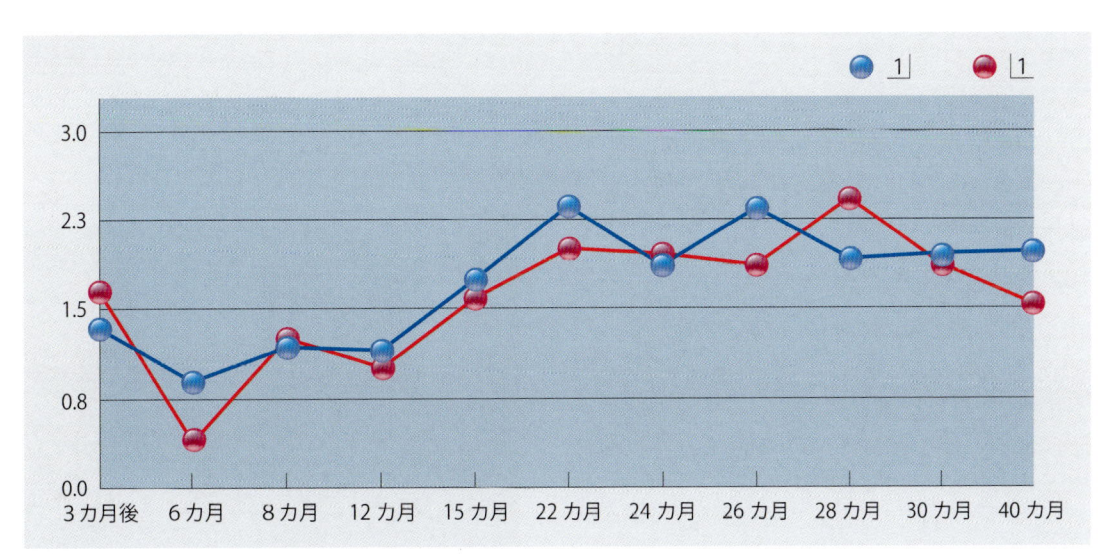

図10-1，2 　1|，|1 の経年的な色差の変化．変化はほとんど認められず，接着して密閉された環境ではセメントの色調は変化しないと考えられた．

学術的指針

オールセラミックスの色調に関する研究

第3報　支台歯色の影響

羽田詩子　貞光謙一郎ほか

日本補綴歯科学会学術大会プログラム・抄録集　巻 112th 119 2004

■ セラミックス材料の特徴を把握する—各種セラミックス材料の光透過性の特徴を考察する—

セラミックス材料は光を透過することから今までの陶材や金属冠とは考え方を変えなければならない点があることは実験でも臨床でも確認ができた.

オールセラミックス材料は，アルミナ（酸化アルミニウム），マグネシア（酸化マグネシウム），シリカ（二酸化ケイ酸）が主成分であり，シリカベースドセラミックスであるかノンシリカベースドセラミックスであるかで大きく二分され，またそこから細分化されている（図1）. 我々臨床家は，そのそれぞれの特徴を理解し臨床応用するため，各種セラミックスの色調の把握をしなければならないと考えた.

被検体としては当時，臨床で数多く応用されていた Empress（リューサイト強化型），EmpressⅡ（二ケイ酸リチュウム含有），Procera（アルミナ）を用いて実験を行った.

●方法

$\underline{1}$ にオールセラミックス形成を行い，0.5 mm コーピングを Empress，EmpressⅡ，ProceraAllceram で作製する. そして支台歯色とコーピングの比色を高速測色分光光度計（村上色彩技術研究所）を用い測色した（図11）.

●結果と考察

・単体の L＊値より，明度の高い方から EmpresⅡ＞Procera＞Empress であった
・3単体の b＊値より，Empress，EmpressⅡはマイナス（青方向）であるのに対して，Procera はプラス方向（黄色方向）であった
・支台歯色を反映する順序は，Empress＞Procera＞EmpressⅡ であった

実験当時はジルコニアを臨床応用しておらず，3種の材料の比較となった.「Procera は不透明である」ということが臨床医の間ではまことしやかに話されていたが，我々の実験結果では EmpressⅡ が最も支台歯色を反映しないという実験結果となった.

目視で確認をしても測定結果と同様であった. EmpressⅡは明度は高く青色方向に向いているということ，プロセラは黄色方向に向いているということから，こうした特徴を理解し症例に応じて使用することが望ましいと考えられた.

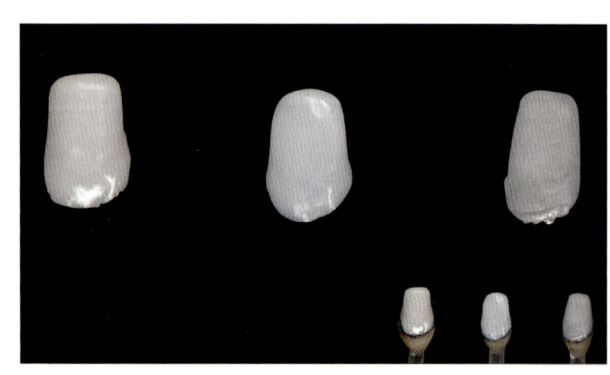

図11　左から Procera，EmpressⅡ，Empress

支台歯色と支台築造材料の選択

臨床的指針⑦　材料選択の考慮不足により審美修復とならなかった症例

　患者は20代の女性，齲蝕治療を主訴として来院された．ブラッシングは不良で全顎的に歯肉に炎症が認められたことから（図12-1），ブラッシング指導と初期治療を行ったが（図12-2），不適合修復物により 2| の炎症の消失が見られないことから，陶材焼付鋳造冠の除去を行った（図12-3）.

　支台歯色は不良で歯根の深くまでメタルコアが装着されていた．コア除去による歯根破折の可能性が考えられたことから，メタルコアの状態で再形成を行い，プロビジョナルを装着し（図12-4），歯肉の炎症の消退を待つこととした（図12-5）.　炎症の消失後，Empressを用いて最終修復物を装着した（図12-6）.

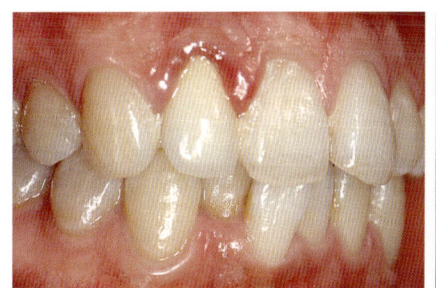

図12-1　齲蝕治療を主訴として来院. 全顎的に歯肉の炎症が認められる.

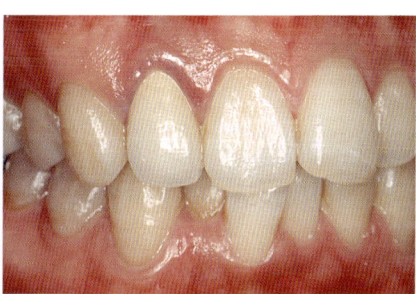

図12-2　ブラッシング指導と初期治療を行ったが， 2| の炎症は改善しなかった.

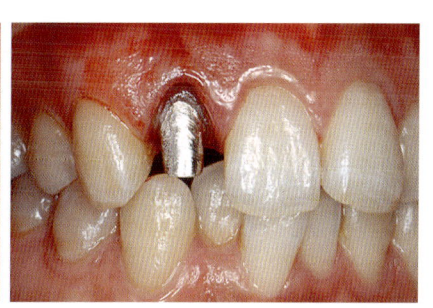

図12-3　陶材焼付鋳造冠を除去.

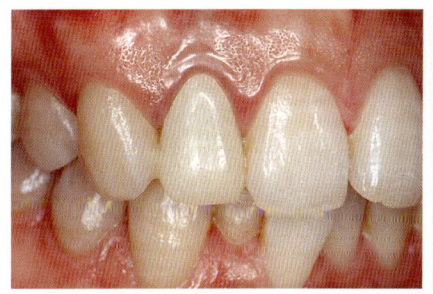

図12-4　プロビジョナルレストレーション装着.

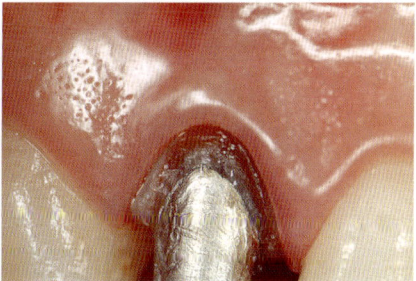

図12-5　プロビジョナルレストレーションにて経過観察を行い, 炎症の消退を待つ.

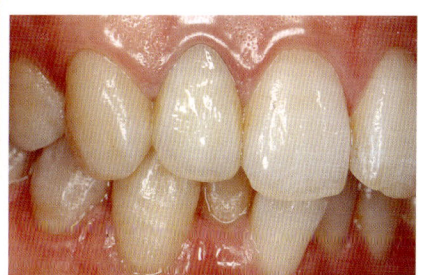

図12-6　最終修復物を装着（Empress）.

●結果

　Empressを装着したが，歯頸部では支台歯色のメタルが反映し，審美的であると言い難い症例となった．2001年当時はEmpressを主に臨床に用いていたが，「支台歯形成」「接着剤の選択」「材料選択」いずれもが考慮不足であり，反省している.

●結論

・支台歯形成の不良.

・接着剤の選択　支台歯色を遮蔽しようとオペークホワイトを使用したが，支台歯形成不良により歯頸部色が遮蔽できず，歯冠部にセメント色の影響が残り全体に白色傾向が強くなってしまった.

・支台歯色を遮蔽できるような材料選択をするべきであったと考える.

実験的指針　支台歯色とセラミックス材料の関係

　右側中切歯の支台歯に関して支台歯色を6タイプ，材料を6タイプ設定し，検証を行った.

●支台歯色（図13）

　実際の支台歯色を想定し，「A1のレジンの支台歯」「A3のレジンの支台歯」「ゴールドの支台歯」「金銀パラジウム合金の支台歯」「支台歯色の色調を強調した黒色の支台歯」「支台歯色の色調を強調した赤色の支台歯」の計6色の支台歯色の想定を行った.

●材料

　材料には，リューサイト強化型のセラミックスの代表として「Empress Esthetic Line」，二ケイ酸リチウム強化型セラミックスの代表として「EmpressⅡ」，アルミナの代表として「Procera」，ジルコニアの代表として「Zeno」と「LAVE FS2」「LAVA FS3」を採択した.

●結果（図14）

　A1とA3の支台歯色は（図14-1，4），Empress Esthetic Line以外は大きな差が認められなかった.

　金と銀色の支台歯においては（図14-2, 3），双方とも色調に影響を及ぼすことが確認できた.

　赤色の支台歯におけるコーピングが最も支台歯色を反映しているが（図14-5），EmpressⅡは薄く赤色が抜けているものの遮蔽性は強い.

　黒色の支台歯においても支台歯色の反映は強い（図14-6）．Procera は切端側で支台歯色の反映が大きい.

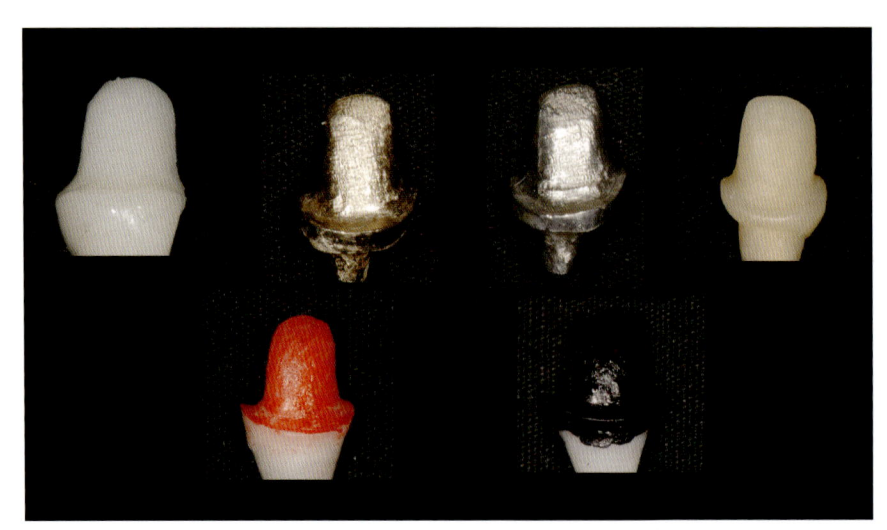

図13　作製した支台歯（上段左より：A1，ゴールド，金銀パラジウム合金，A3，下段左より：赤，黒）.

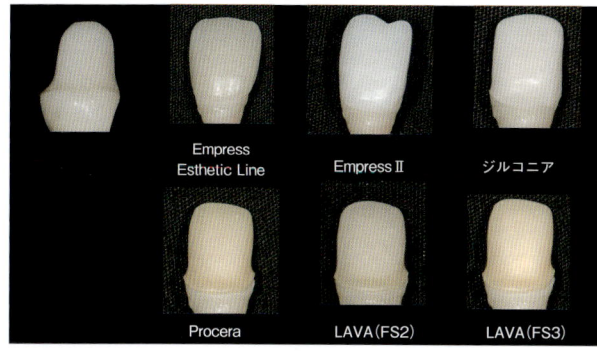

図 14-1　A1 色のレジン支台歯に装着.

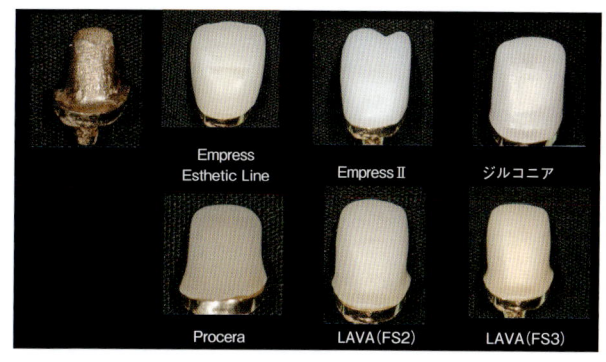

図 14-2　ゴールドの支台歯に装着.

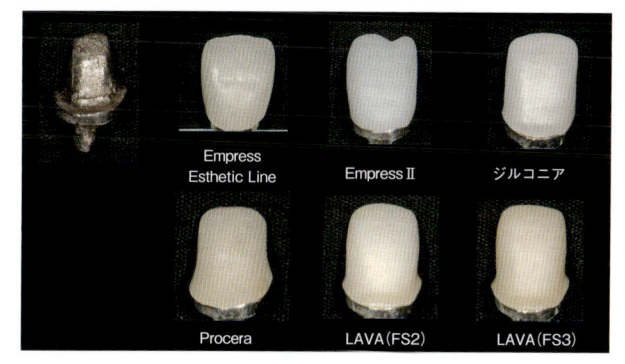

図 14-3　金銀パラジウム合金に装着.

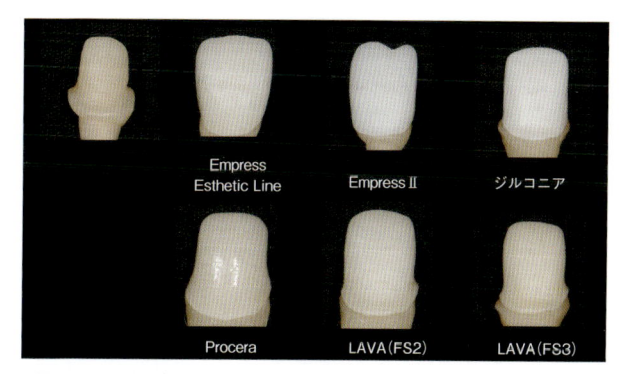

図 14-4　A3 色のレジン支台歯に装着.

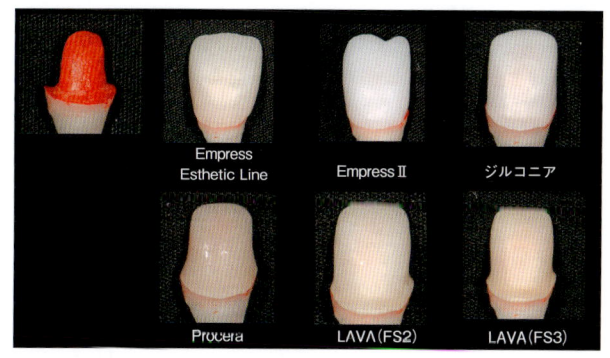

図 14-5　赤色の支台歯に装着.

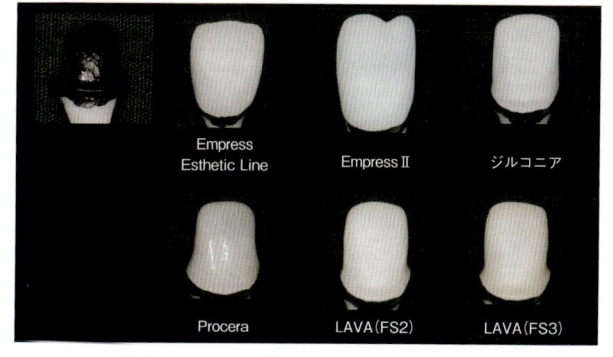

図 14-6　黒色の支台歯に装着.

● 考察

　赤色と黒色の支台歯は臨床的には考えられないが，Empress II は遮蔽性が強いことが確認された.

　A1 と A3 の支台歯の観察から，支台歯色が本来の歯の色調と同様の色調であれば，材料の色調，透過性といった特徴が，そのまま反映されやすいように思われた.

　金属の支台歯においては，ゴールドは支台歯の影響が少なく，臨床においてセラミックスを用いても比較的問題ない支台歯色と思われる. 反面，銀色は大きな影響を与えるためセラミックスの応用は望ましくないと考えられた.

63

臨床的指針⑧ 修復材料を吟味した症例

　患者は30代の女性で左側中切歯の前装冠の変色と前歯部の審美修復を主訴として来院された（**図15-1**）．左側中切歯の修復のみで審美修復が可能であろうということから左側中切歯の材料について考えてみた．

　前装冠を除去すると，不適切な支台歯が確認された（**図15-2**）．失活歯であるならば削除量が少ないと思われる．感染根管処置後，コア形成を行う．支台歯色が悪いことから歯肉縁下にフィニッシングラインを設定した（**図15-3**）．

　ファイバーポストを挿入したレジンコアを間接法にて作製し（**図15-4**），支台歯形成を行い（**図15-5**），二重圧排後，印象採得を行った（**図15-6**）．

　コーピングの透過性を検証するため，「Empress Esthetic Line」「Empress Ⅱ」「ジルコニア」「Procera」の4種類のコーピングを作製した．

　Empress Esthetic Line は特に歯頸部色の色調を反映し，このままステイニングを施しても，審美的な修復物になるとは思えない（**図15-7**）．

　Empress Ⅱ（**図15-8**），およびジルコニアコーピング（**図15-9**）は，歯頸部の色調をうまく遮蔽し，歯肉色まで健全な色調に改善されたように観察される．

　Procera においては（**図15-10**），歯頸部色を遮蔽しているものの黄色味を帯びているような感があった．さらに Empress Esthetic Line にステイニングを行い，ブリーチホワイトのトライインペーストを用いて試適した（**図15-11**）．ステイニングを行っているものの，透明性の高い Empress Esthetic Line は歯頸部と半透明性のレジンコア材の色調を反映し，歯を暗く見せてしまうことが窺える．またレジンコア材は半透明のものであれば透過性があり，色調のコントロールが困難となる．

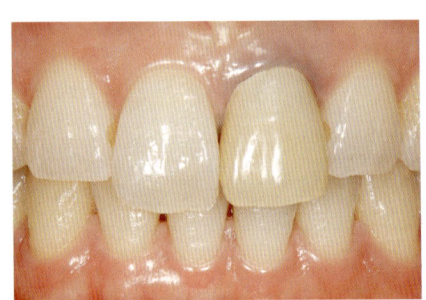

図15-1　左側中切歯の前装冠の変色と前歯部の審美修復を主訴として来院．

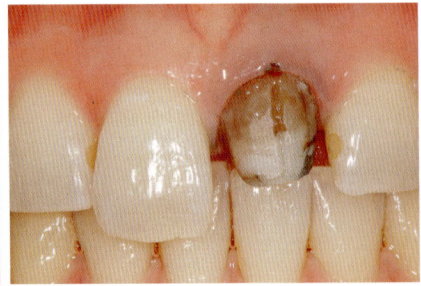

図15-2　前装冠を除去すると不適切な支台歯が確認される．

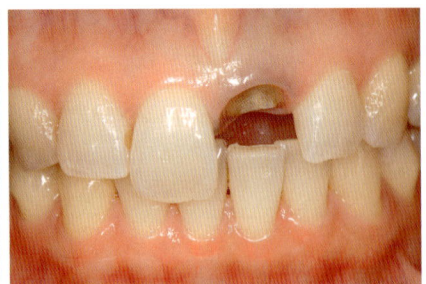

図15-3　支台歯色が悪いことから歯肉縁下にフィニッシングラインを設定した．

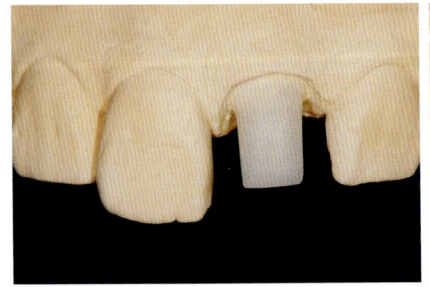

図15-4　ファイバーポスト併用のレジンコアを作製．

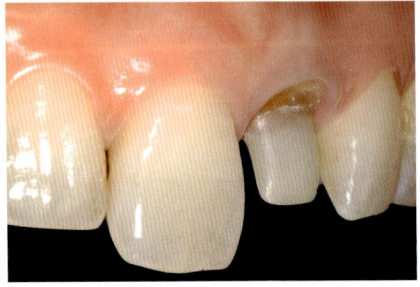

図15-5　レジンコアを装着し，支台歯形成を行う．

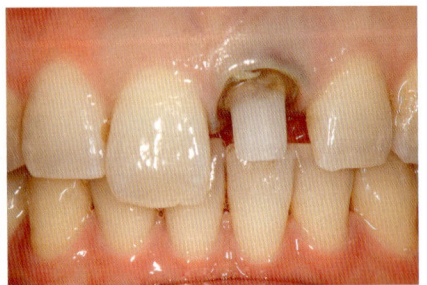

図15-6　二重圧排後，印象採得を行った．

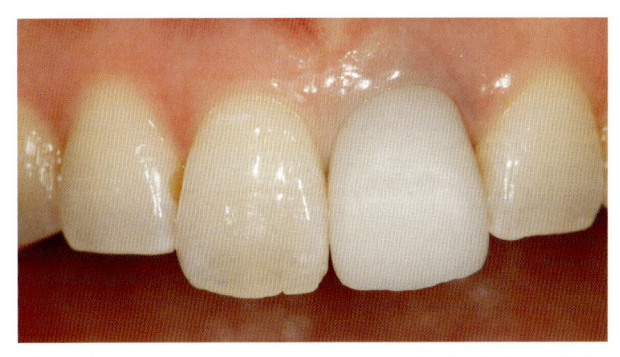

図15-7 Empress Esthetic Line のコーピング装着時. 支台歯色の反映が見られる.

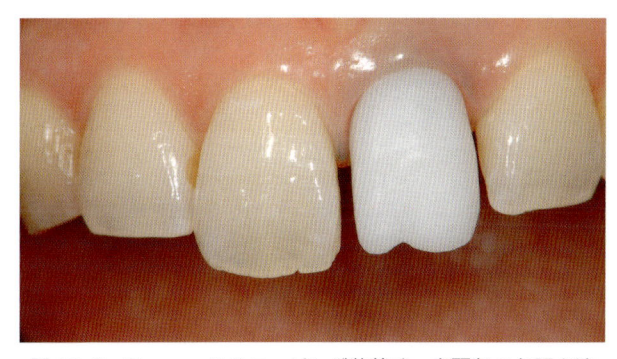

図15-8 Empress Ⅱ のコーピング装着時. 歯頸部の色調を遮蔽している.

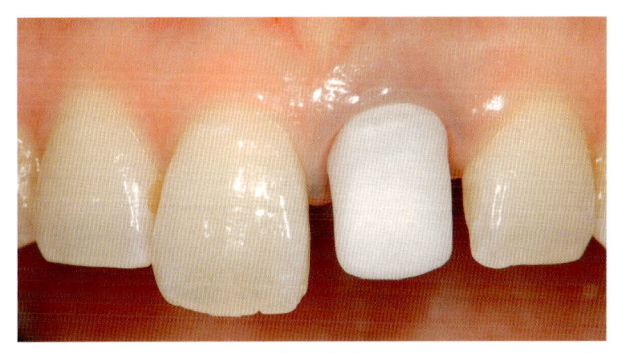

図15-9 ジルコニアコーピング装着時. 歯頸部の色調を遮蔽し, 歯肉色まで健全な色調に改善されている.

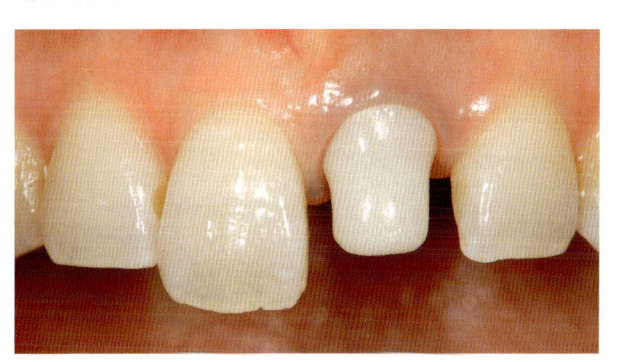

図15-10 Procera コーピング装着時. 歯頸部色は遮蔽しているものの, やや黄色味を帯びている.

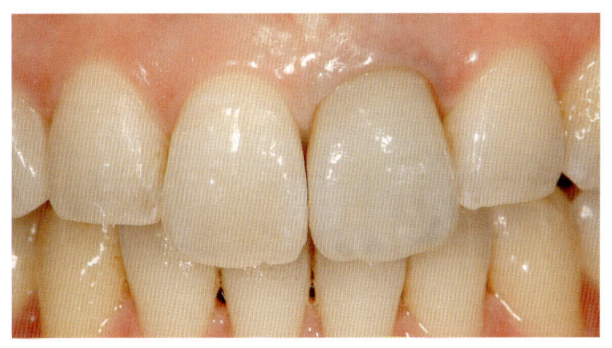

図15-11 Empress Esthetic Line にステインを施し, ブリーチホワイトのトライインペーストを用いて試適.

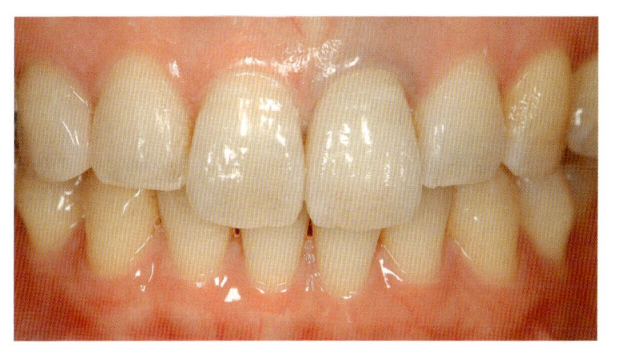

図15-12 ジルコニアコーピングを用いた最終修復物装着時.

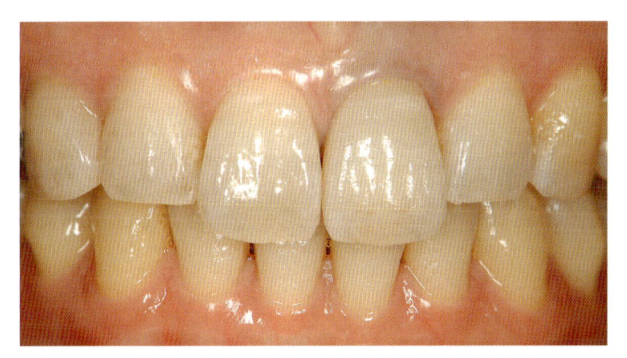

図15-13 術後3年後の状態. 大きな変化は認められない.

　最終的には歯頸部の変色をより遮蔽する効果の大きいジルコニアコーピングを用いて最終修復物とした（**図15-12**）. 術後3年後の状態でも大きな変化は認められない（**図15-13**）.

65

実験的指針　セメントの影響

セラミックスは光透過性が高いことからステインテクニックで作製された Empress は特にカラーセメントの影響を受けることが示唆された．そこで臨床的に色差が感じられるか実験を行った．

●方法

Empress を用い，<u>3 2 1|1 3</u> に厚さ 0.8 mm のセラミックスを作製した（図 16）．

A3 のダイ模型を作製し，Variolink II のトライインペーストのうち，「Transparent」，「Opaque-white」，「White（A1）」，「Yellow（A3）」，「Brown（A4）」，「BleachXL」の 6 色を使用した（図 17）．

ダイ模型にトライインペーストにて各ベニアを仮着し，Nikon D200（ソニックテクノ社製）で撮影し，その写真を 20 名の歯科医師に観察してもらい色差が見られるか判定していただいた（図 18）．

●結果

表 1 に各セメント間で色差があると認めた合計人数と 5 歯のセラミックスの平均値（人数）を示す．

「BleachXL」と「Opaque-white」，「Brown（A4）と Opaque-white」の色調差は，<u>2</u>を除いて 20 名の歯科医師が色差を認めた．また「Opaque-white」と他のセメントに関しても 18 名以上の歯科医師が色差があると感じた．また「Transparent」と「A4」は 5 名であり，色差なしと感じる歯科医師が多かった．また，「Transparent」と「White（A1）」に関しては歯種による差が大きく認められた．

●結論

・Opaque-white は他のセメント色と大きな色差が認められる．
・Bleach XL と有色のセメントには若干の色差があると思われる．

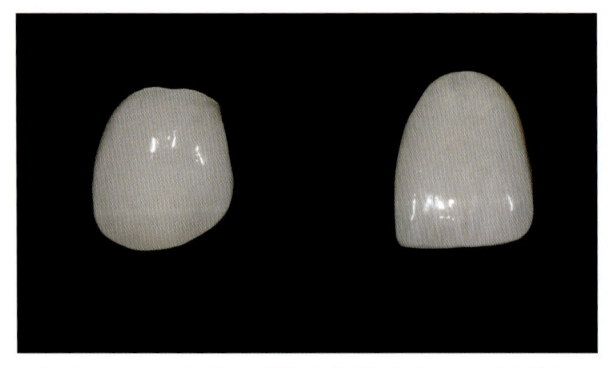

図 16　Empress を用い，前歯 5 歯の厚さ 0.8 mm のセラミックスを作製．

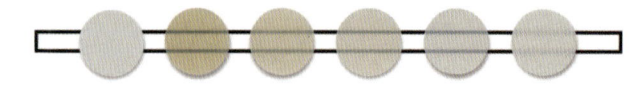

| ホワイト
オペーク | ブラウン
（340/A4） | イエロー
（210/A3） | ホワイト
（110/A1） | トランス
ペアレント | ブリーチXL
（010） |

図 17　Variolink II のトライインペースト．

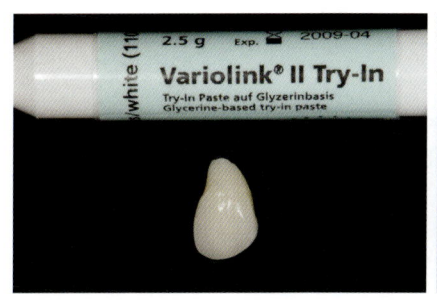

図 18-1　White（A1）を使用.

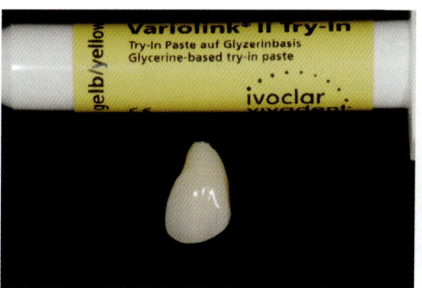

図 18-2　Yellow（A3）を使用.

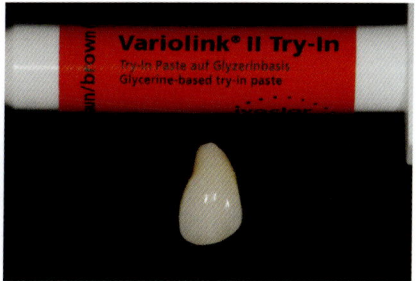

図 18-3　Brown（A4）を使用.

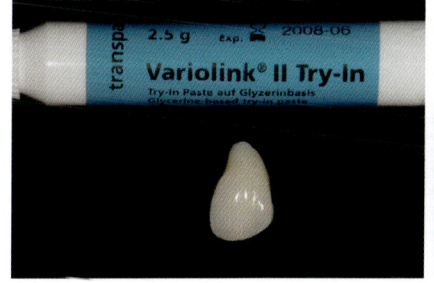

図 18-4　Transparent を使用.

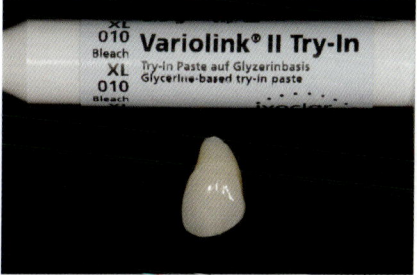

図 18-5　BleachXL を使用.

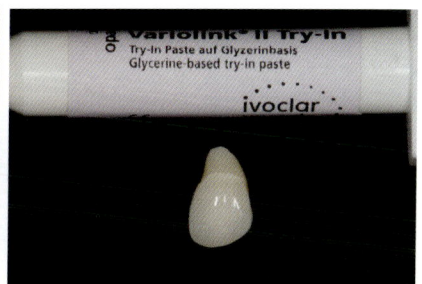

図 18-6　Opaque-white を使用.

表1　各セメント間で色差があると認めた合計人数と5歯のセラミックスの平均値（人数）.

	1	3	1	2	3	平均値
TR-A1	16	19	17	0	4	11.2
A1-A3	10	9	7	13	10	9.8
TR-A3	18	10	10	8	8	10.8
A4-BL	10	16	18	18	17	15.8
BL-op	20	20	20	19	20	19.8
A4-ope	20	20	20	19	20	19.8
A1-A4	10	3	12	6	4	7
TR-A4	4	9	1	4	7	5
A1 BL	18	11	10	16	13	13.6
TR-BL	11	18	11	9	15	12.8
A1-op	19	18	20	19	19	19
TR-op	19	19	19	19	19	19
A3-A4	7	13	15	10	10	11
A3-BL	13	16	13	15	13	14
A3-op	15	18	20	19	20	18.4

TR：Transparent　op：Opaque white　BL：Bleach

臨床的指針⑨　セメントの選択

　患者は 1| の変色の改善を主訴に来院された（**図 19-1**）．形態に大きな問題はなく術後の形態変更を望まないことから，術前の研究用模型からシリコンパテによるノートブックを作製し，形成の過不足がないようにノートブックの試適を繰り返しながら形成した（**図19-2**）．修復物は，Empress にて作製した．0.8 mm ほどの厚みで，赤色の紙上では赤色を反映している（**図 19-3**）．

　口腔内にて各種トライインペーストにて試適を行う（**図 19-4**）．臨床的指針⑥（P.58）で示したのと同様に Opaque-white ではセメント色が強く反映している．また今回の症例に関しては，A1，A3，A4 のセメントは色調に違いが認められなかった．

　ShadeEye NCC により測色したところ（**図 19-5**），左側の天然歯と比較し Opaque white は明度に大きな差が認められた．Bleach XL では若干の上昇，有色のセメントでは明度差はあまり認められなかった．

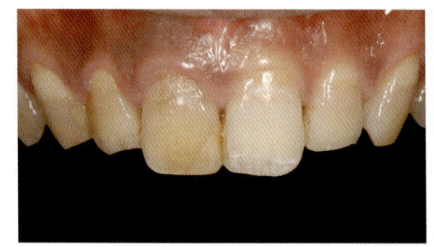
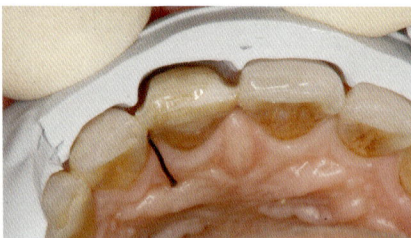
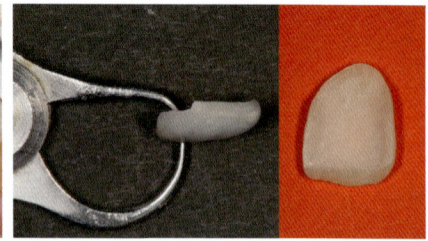

図 19-1　1| の変色の改善を主訴に来院.

図 19-2　ノートブックを用いて形成を行う.

図 19-3　Empress で製作した修復物の厚みは 0.8 mm ほどで，赤色が透過している.

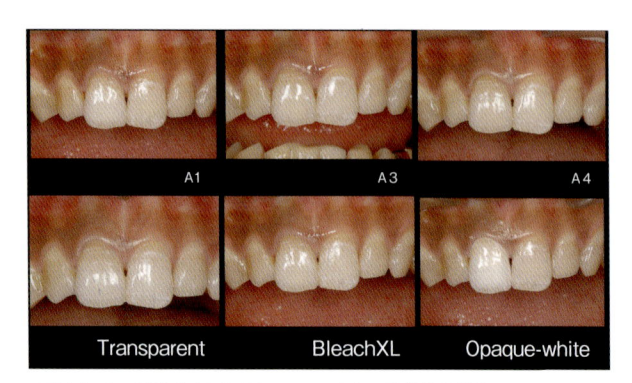

図 19-4　各種トライインペーストにて試適を行う.

	L*	a*	b*
天然歯	73.82	2.44	25.44
A1(White)	71.71	2.35	10.58
A3(Yellow)	71.6	2.42	11.08
A4(Brown)	71.62	2.28	10.82
Opaque White	85.13	0.65	51.15
Trance parent	71.38	2.0	8.8
Bleach XL	75.3	2.0	8.52

図 19-5　ShadeEye NCC により測色したところ，左側の天然歯と比較して Opaque white は明度に大きな差が認められた.

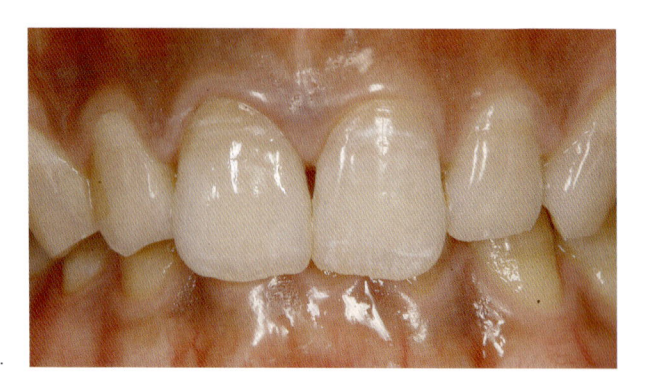

図 19-6　A3 で装着した.

実験的・臨床的指針より

　透明のセメントを用いたとしても，左右同様に作製したセラミックス修復でも厚みや材料の関係から同じ色調のセメントが適しているとは限らず，トライインペーストによる比色が必要である．

　有色のセメントの場合はあまり違いが認められない．オペークホワイトのセメントは大きく明度が変わるため，修復物作製前に歯科技工士と相談し，そのうえで使用した方が賢明である（臨床的指針⑦ P.61〜）．これは，2004年当時の結論であるが，他の症例（臨床的指針㉙ P.215〜）からも同様の実感を得た．

　以上の結果が，ベニアセメント（P.192〜参照）の作製のベースとなった．

学術的指針

ラミネートベニアの形成および色調再現を再考する

貞光謙一郎　　　　　　　　　　　　　　　　　　　　補綴臨床　40（6）　616-626　2007

経過症例からラミネートベニア修復を再検討する

貞光謙一郎　　　　　　　　　　　　　　　　　　　　補綴臨床　49（2）　188-195　2016

■ 材料の特徴を考慮した症例

　患者は50代の女性，前歯部の審美修復を主訴として来院された（**図20-1**）．2 1|2 には陶材焼付鋳造冠が装着されていた．冠の除去を行ったが 2| のメタルコアは太く長かったことから除去せず，1| と |2 はコア除去後に根管治療を行い，間接法のレジンコアにて築造を行った（**図20-2**）．また，|1 はラミネートベニアで対応することとした（**図20-3**）．

　漂白は望まれなかったことから，他の天然色調に調和した色調とすることとした．

●支台歯条件の違い

　2| はゴールドコア，1|，|2 はレジンコア，|1 は天然歯と支台歯条件が異なる．第3報の学術的な指針（P.60）を考慮して材料選択を行うべきであると考えた．

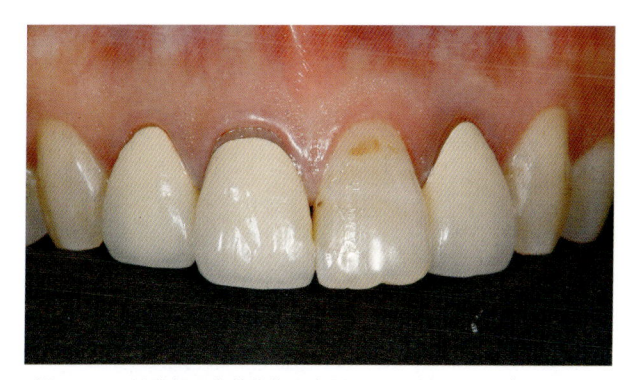

図20-1　前歯部の審美修復を主訴として来院．2 1|2 に陶材焼付鋳造冠が装着されていた．

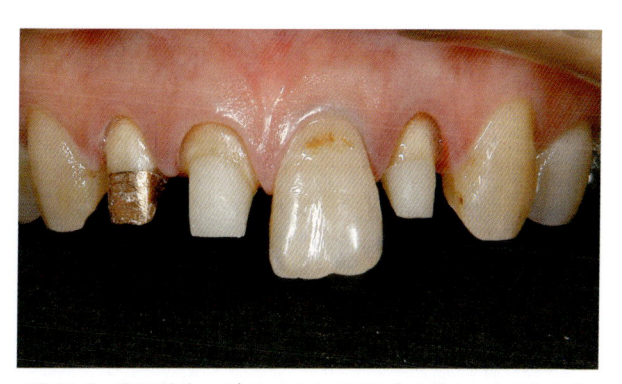

図20-2　冠の除去．2| のメタルコアは太く長かったことから除去しなかった．1| と |2 はコア除去後に根管治療を行い，間接法のレジンコアにて築造を行った．

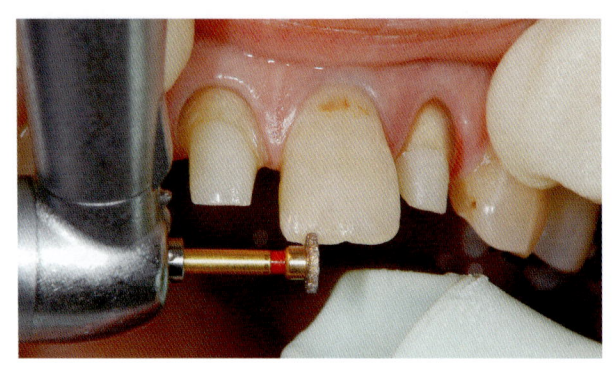

図20-3 ⌊1 はラミネートベニアで対応することとした.

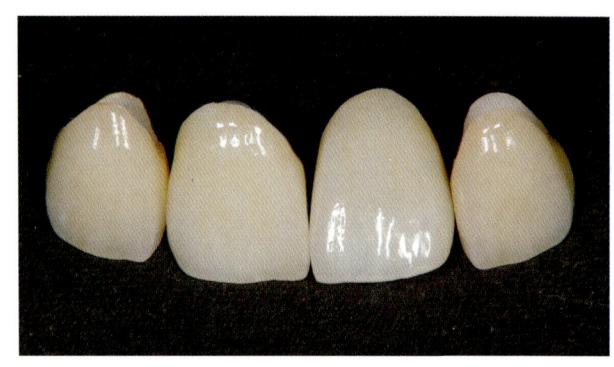

図20-4 完成した最終修復物.

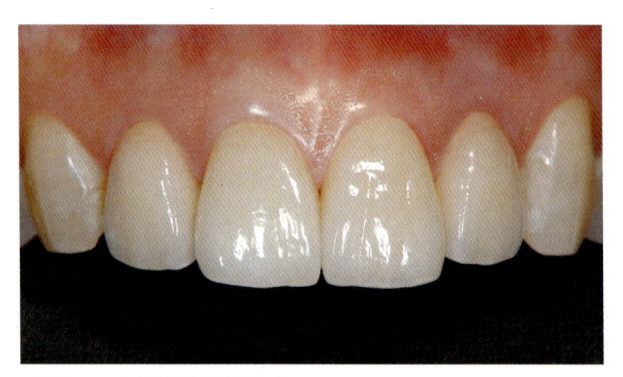

図20-5 最終修復物装着時.

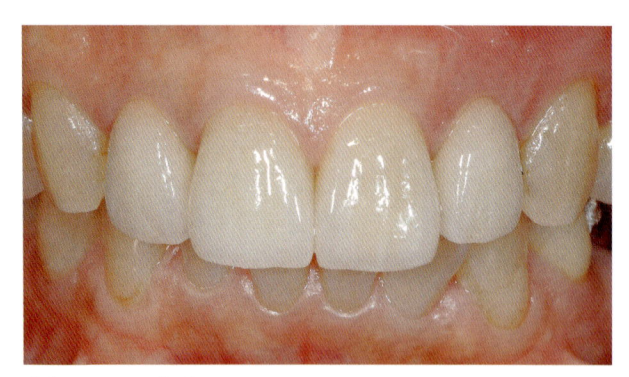

図20-6 11年後.

●治療

⌊2 はゴールドコアであることや犬歯の色調と 2⌋2 を一対と考えプロセラ（アルミナ），⌊1 は EmpressⅡ，⌊1 は EmpressⅠを選択した．完成物を観察するとベニアは背面の色調を大きく反映することが確認できることから（**図20-4**），両中切歯に関してはトライインペーストにて色調を確認し，接着を行う．

装着後，患者の満足を得られ（**図20-5**），現在も定期的にメインテナンスに通院していただいている（**図20-6**）．

以上のように，材料の特徴を把握して臨床に用いなければならないのだが，ジルコニアの登場により，さらに比較検討を行うこととなった．

実験的指針　ジルコニア　CAD/CAM の適合精度と透過性

協力：岡田泰典先生

●適合精度

CAD/CAM を導入した当初は，通法にしたがって形成し，シリコン印象材で印象してコーピングの試適を行うも，陶材焼付鋳造冠のメタルコーピングの適合精度には達しておらず苦慮していた．

その後，フィニッシングラインの適合性の問題は減ってきたものの，「内面の適合性」には疑問をもっていた．そこで 2007 年，中切歯の支台歯模型から各社にコーピングの作製を依頼し，マージンの適合状態を調べてみた．結果としては各社とも良好な適合状態とは言い難かった（**図 21**）．

その後，CAD/CAM 機器の発展に伴い，2007 年当時と同じ模型を用いて 2014 年に各社にコーピング作製を依頼したところ，精度は格段に向上していた（**図 22**）．

2007 年当時の切削用のバーのサイズ（1〜1.2 mm）を考えれば，適合が不適であることが理解できる．2014 年にはスキャニングの精度，削り出しの機械的精度の向上とともに，バーサイズも 0.3〜0.6 mm 程度と小さくなったため，良好な適合が得られるようになったと考えられる．

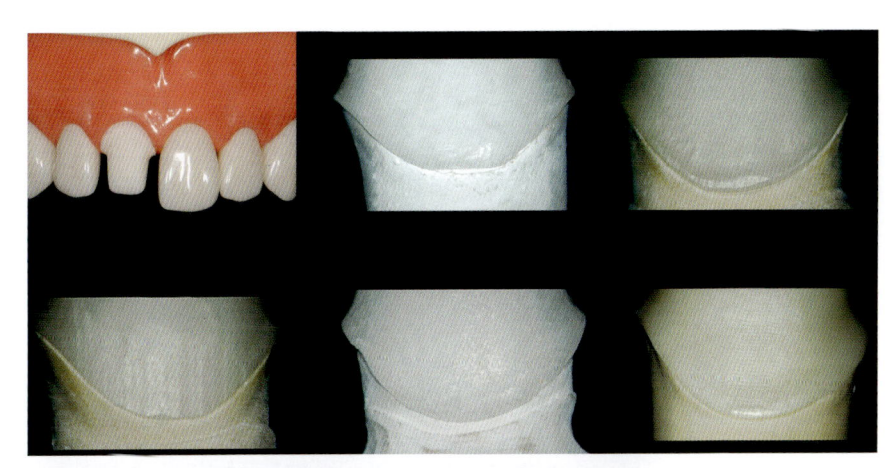

図 21　2007 年，各社にコーピングの作製を依頼したが，良好な適合状態とは言い難かった．

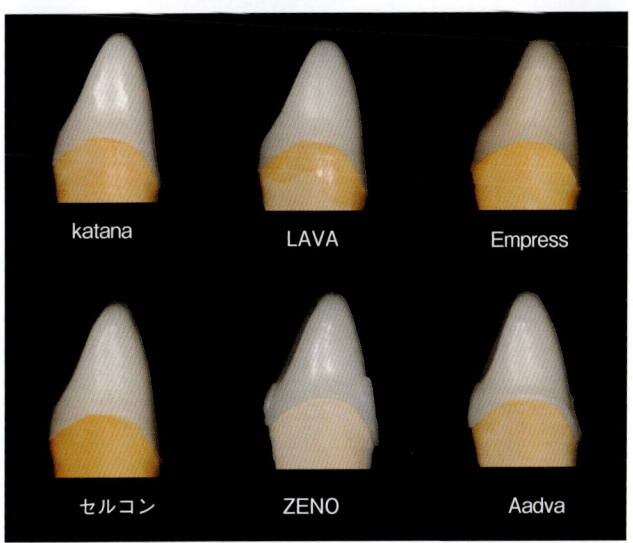

図 22　2014 年では CAD/CAM の適合精度は向上した．

●光透過性

2007年当時，ジルコニアは「白いメタル」と呼ばれてはいたが，メタルとは異なり，ある程度の透過性は認められていた（**図23**）．

その後，2014年の実験においては，透過性は向上したと言われているものの，ガラスセラミックス（Empress）の方が光透過性は優れているという結果であった．また，視覚的にも分光光度計の計測においてもジルコニアのメーカー間には大きな透過性の違いは認められない（**図24〜28**）．現在では，高透光性ジルコニアの開発も進んでおり，強度と透過性を兼ね備えたジルコニアの開発に期待したい．

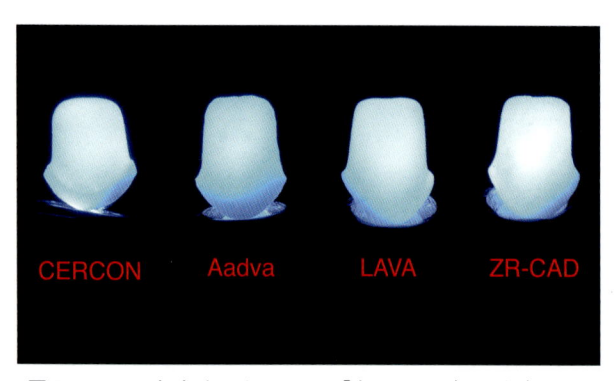

図23 2007年当時，ジルコニア「白いメタル」と呼ばれてはいたが，メタルとは異なり，ある程度の透過性は認められていた．

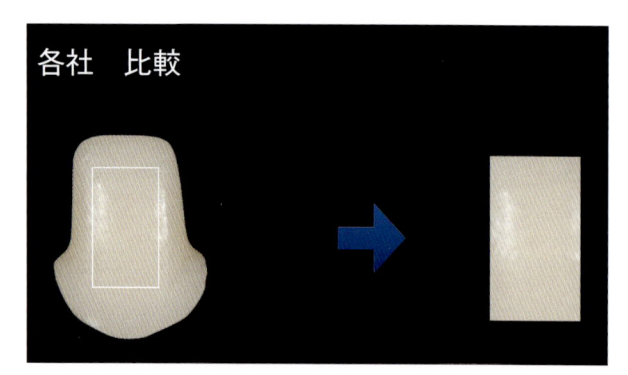

図24 各社コーピングの透過性比較を行う．

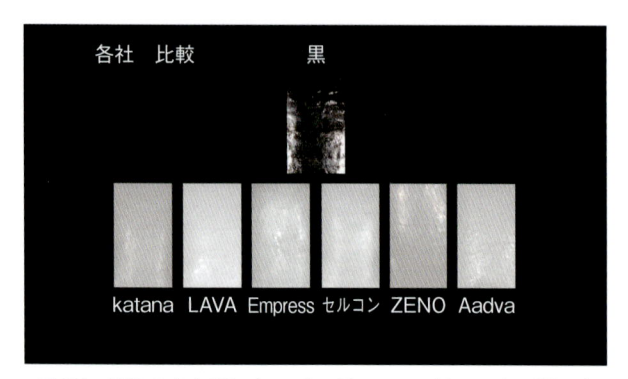

図25 黒色の支台歯において，ジルコニアはメーカー間で大きな透過性の違いは認められない．

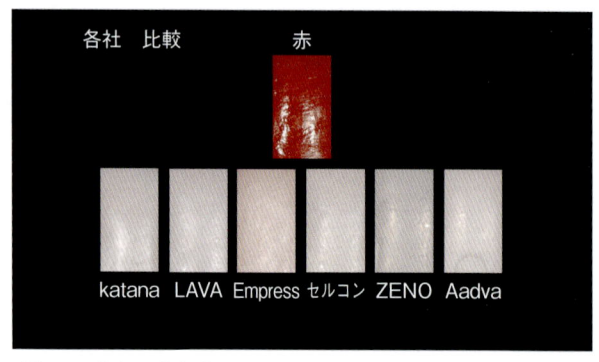

図26 赤色の支台歯においても，ジルコニアはメーカー間で大きな透過性の違いは認められない．

図27 測色計による比較でも，メーカー間に差は認められなかった．

ΔE	katana	LAVA	セルコン	Empress	ZENO	Aadva
katana		0.94	3.13	9.7	1.45	1.97
LAVA	0.94		2.36	9.21	1.25	1.49
セルコン	3.13	2.36		8.38	3.21	3.17
Empress	9.7	9.21	8.38		8.85	8.6
ZENO	1.45	1.25	3.21	8.85		0.48
Aadva	1.97	1.49	3.17	8.6	0.48	

図28 Empressとは色差が認められたが，ジルコニア間では差はほとんど認められなかった．

●スキャニングの弱点

　支台歯形成に対する所見を各メーカーにいただき，スキャニングしにくい形態を調べたところ，「舌側の窪みの部分がうまく読み取れない」との所見をいただいた（図29, 30）.

　P.43 にも記したが，日本人の約80％に舌側面にシャベル型の窪みがあり，CAD/CAM はこの日本人特有の歯の窪みを読み取ることが苦手なのである．とはいえこの窪みを切削してしまうと歯質残存量が減少し，この窪みを残したままだと適合に不安が残る．修復物作製の際にはこの点を考慮して CAD/CAM を利用しなければならない.

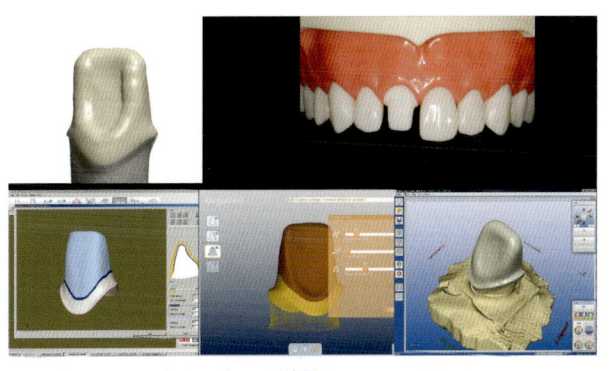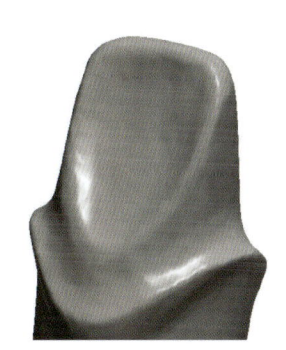

図29, 30　日本人に多い舌側面のシャベル型の窪みは，CAD/CAM が読み込むことが難しい形態である.

学術的指針
ガラスセラミックコア材の表面処理がレジンセメントの接着強さに与える影響
羽田詩子　貞光謙一郎ほか　　　　　　　　　　　　　補綴臨床　44（1）　108-115　2011

ガラスセラミックコア材の酸処理条件の比較
羽田詩子　貞光謙一郎　　　　　　　　　　　　　　　歯科審美　20（2）　105-112　2008

ガラスセラミック材料の接着

　ガラスセラミック材料は，臨床で多く利用されているが（図31），確実な接着を得るためにはどのような表面処理が必要なのか，検証を行った.

　セラミックス表面の未処理面（図32）と比較し，フッ化水素酸処理後に流水で流し，超音波洗浄したものは表面が確実に処理され（図33），マイクロテンサイル接着試験においても接着強さが高かった．またリン酸でエッチングしただけのものは，未処理面と大きな違いは認められなかった（図34）.

　また臨床上の注意点としてトライペースト使用後の除去が挙げられるが，表面や深部に入り込んだ微細な反応析出物や残留物の除去には超音波洗浄が有効であることから，図35の手順で行う.

　また日本ではフッ化水素酸はチェアサイド用の歯科材料として使用できないことから（図36），モノボンドエッチ＆プライム（Ivoclar Vivadent）（図37）の使用が推奨されているが，筆者は学術的指針からフッ化水素酸処理を行っている.

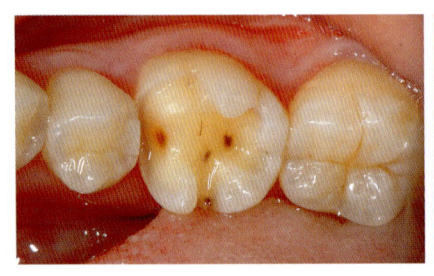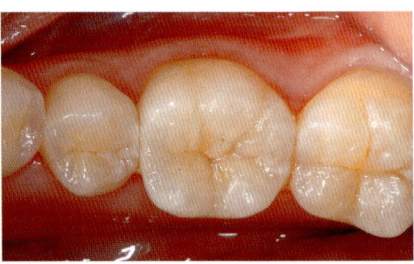

図31　シリカベースセラミックスの確実な接着には，セラミック修復物への表面処理が必要不可欠である．

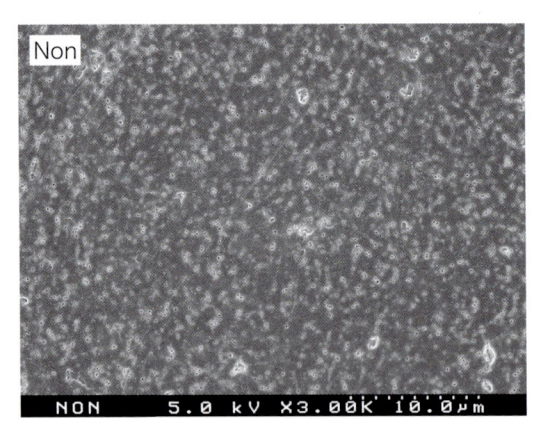

図32　セラミックス表面の未処理面．

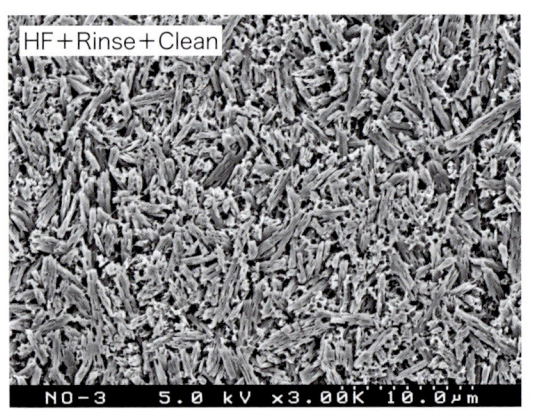

図33　フッ化水素酸処理後，流水＋超音波洗浄．

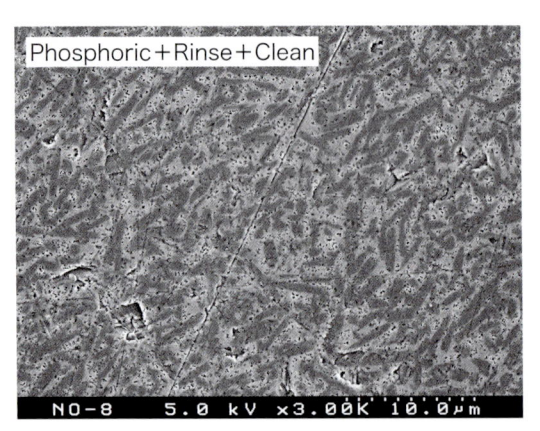

図34　リン酸エッチング．未処理面と大きな違いは認められなかった．

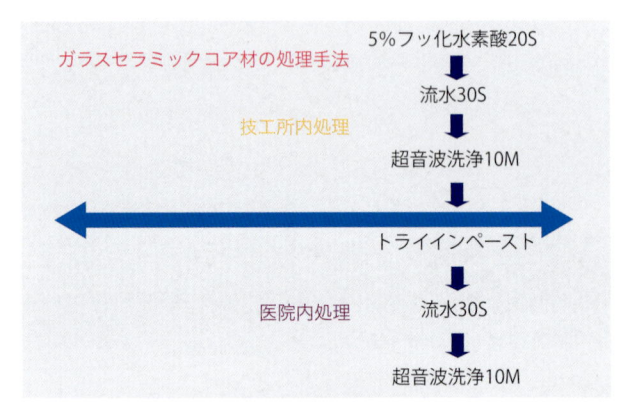

図35　ガラスセラミックスの処理手法．

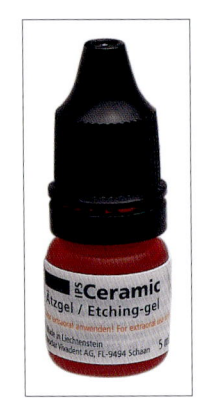

図36　フッ化水素酸はチェアサイド用の歯科材料として使用できない．IPS Ceramic Etching Gel（Ivoclar Vivadent）．

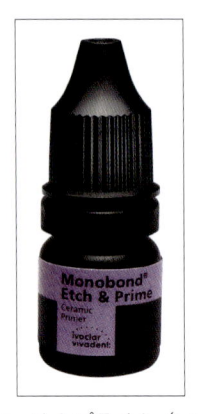

図37　モノボンドエッチ＆プライム（Ivoclar Vivadent）の使用が推奨されている．

5 オールセラミック修復の流れ

　第2項（P.20～）では，資料の分析と治療ゴールの設定について記したが，これらをいかにして診療の中に取り入れ，具現化していくか．それには，資料の分析をもとに診断用ワックスアップを作製して治療ゴールを明確にし，そしてそれを具現化するためにプロビジョナルレストレーションに反映させていくことが重要である．

　さらにそのプロビジョナルレストレーションを最終補綴物に反映させるために，ラボではどのような工程でセラミック修復物が作製されているか．この流れを知ることでラボへ伝達すべき情報も明確になり，コミュニケーションは円滑になるだろう．

オールセラミック修復の流れ

　患者は30代の女性，前歯を綺麗にしたいとの主訴で来院された（**図1**）．

　患者は，上顎犬歯から反対側同名歯までの6本の修復を望まれていたが，左側犬歯は失活歯であり他の5歯は生活歯であった（**図2**）．

　左側犬歯は根管処置が行われ，レジンジャケット冠が装着されていた．また前歯部の隣接面および切端にはレジン充塡が施術されていた．唇側面，舌側面には深い齲蝕が認められたが，疼痛は発現していない．

　前歯部の齲蝕を除去した後，どの程度，歯質が残るのかによっても治療計画は変わるため，まずは感染歯質を除去した後，最終的な治療計画を立案することとした．

1. 資料採得
2. 初期治療
3. 診断用ワックスアップ
4. 支台歯形成
5. プロビジョナルレストレーション
6. 技工操作
7. 装着

1　資料採得

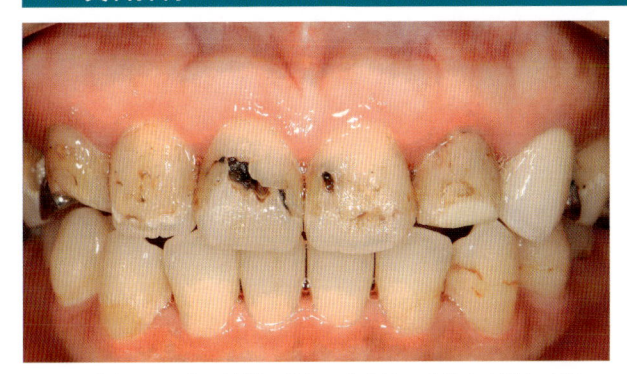

図1　患者は30代の女性，前歯の審美性の改善を主訴に来院．

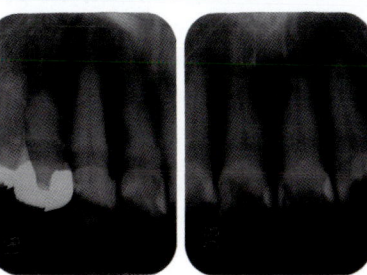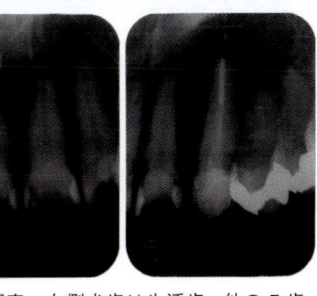

図2　前歯部デンタルX線写真．左側犬歯は失活歯，他の5歯は生活歯であった．

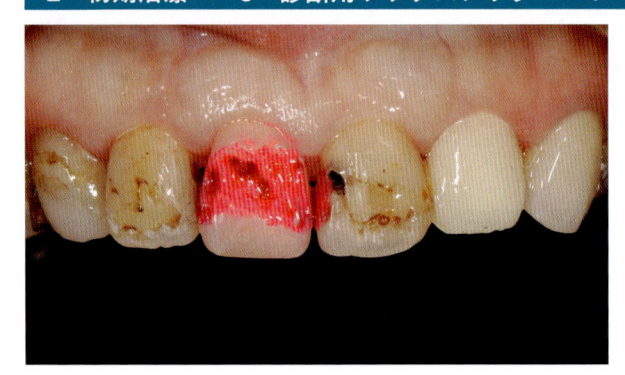

図3 齲蝕検知液にて染め出しを行う.

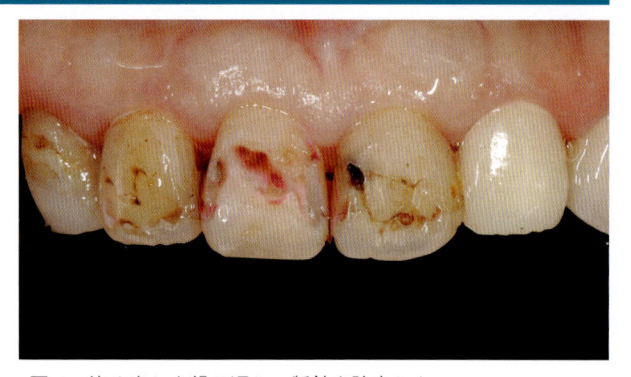

図4 染め出しを繰り返し，齲蝕を除去した.

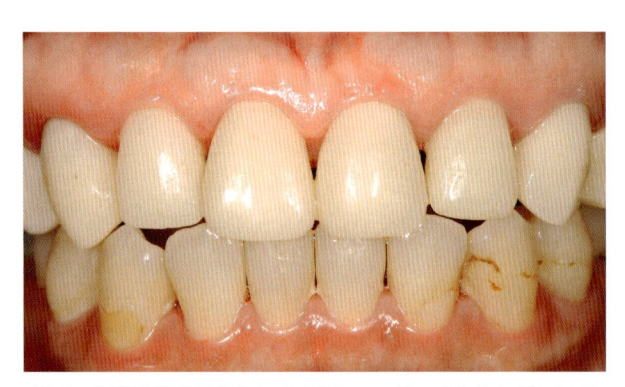

図5 歯髄保護を目的とし S-PRG フィラーを含むレジンにて充填を行い，チェアサイドにてプロビジョナルレストレーションを作製し，装着する.

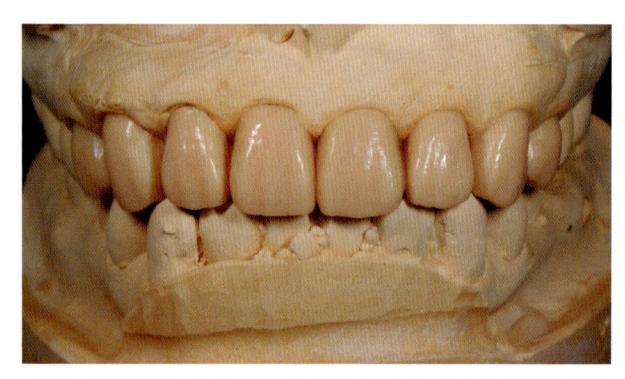

図6 診断用ワックスアップ．歯肉レベルの左右差や幅径に問題があったが，6前歯のバランスを考慮して違和感のないように白銀比にて配列している.

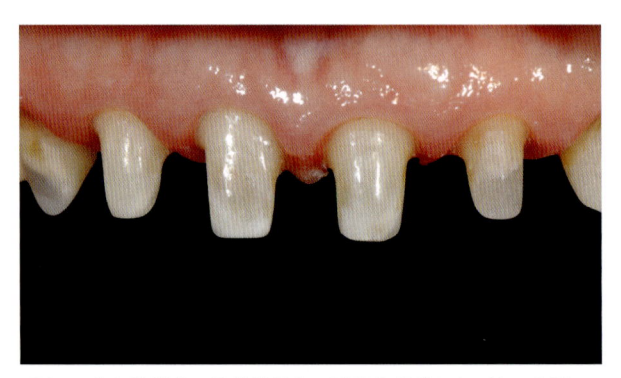

図7 支台歯形成．最終補綴物の形態を考慮しながら，歯髄の保存とマテリアルの厚みを両立できるように配慮する.

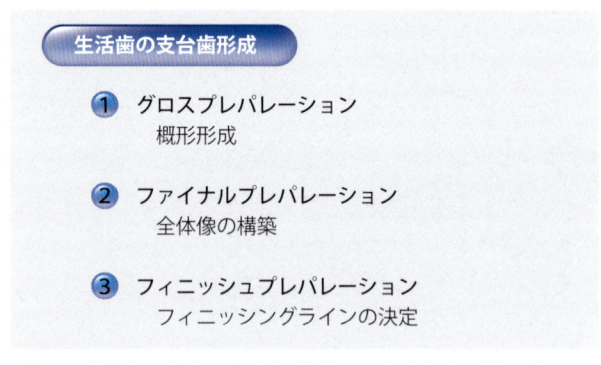

生活歯の支台歯形成

① グロスプレパレーション
概形形成

② ファイナルプレパレーション
全体像の構築

③ フィニッシュプレパレーション
フィニッシングラインの決定

図8 生活歯に対する支台歯形成は少なくとも3回に分けて行っている.

●治療の流れ

感染歯質を的確に除去することを目的とし，齲蝕検知液にて染め出しを行い（**図3**），染め出しを繰り返し，齲蝕の除去を行った（**図4**）．切削した歯質には歯髄の保護を目的としS-PRG フィラーを含むレジンにて充填を行う．チェアサイドにてプロビジョナルレストレーションを作製し，装着する（**図5**）.

並行して歯科技工士に診断用ワックスアップの作製を依頼した．歯肉レベルの左右差や幅径の問題があったがバランスのよいワックスアップができた（**図6**）．この6前歯のセラミッククラウンの計画に了解を得て，支台歯形成を行った（**図7**）．上顎左側犬歯はファイバーポスト併用の直接法にて支台築造を行っている.

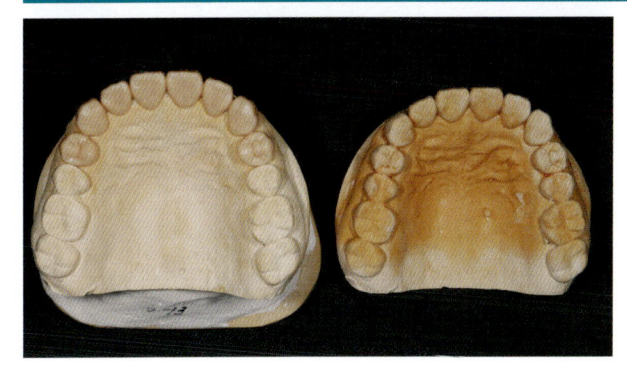

図9 診断用ワックスアップをアルジネートにて印象採得し，石膏模型を作製.

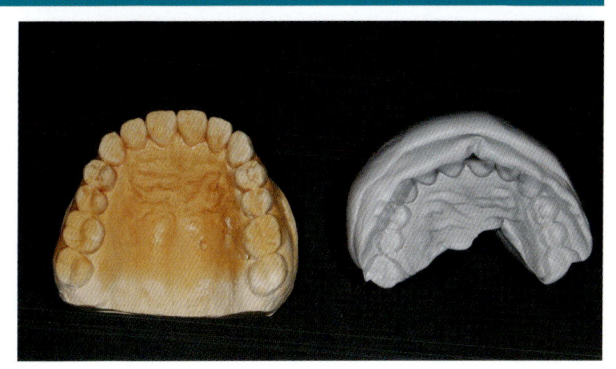

図10 シリコン印象材のヘビーボディで前歯部の印象採得を行う.

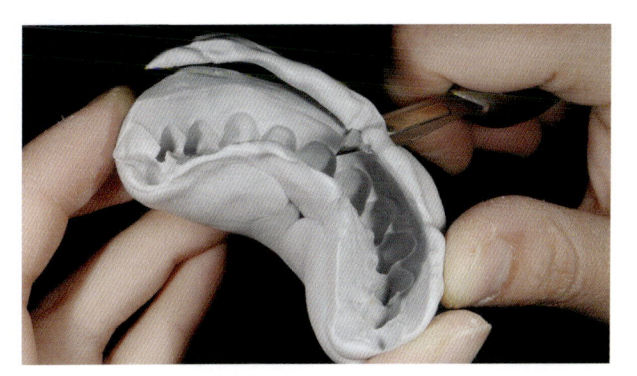

図11 余剰のシリコンは丁寧にカットする.

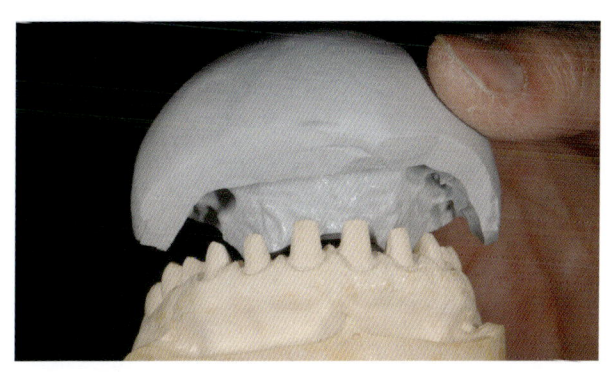

図12 形成した模型にシリコン印象材を試適し，確実に模型に戻ることを確認する.

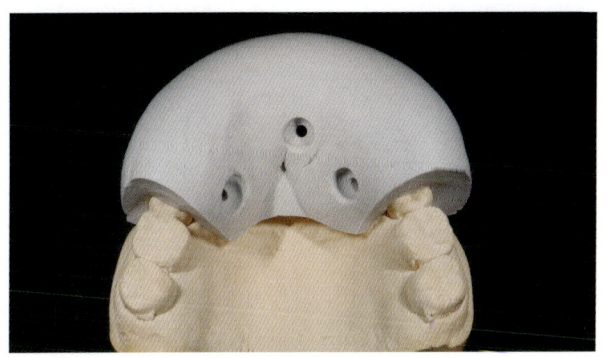

図13 舌側にはレジン塡入用のホールを形成する.

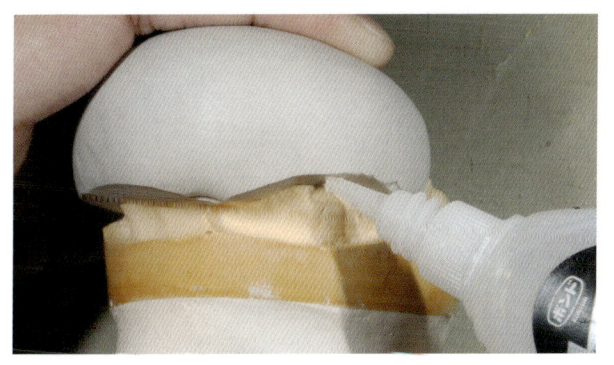

図14 模型上に塡入したレジンがむやみに流出することを防止するため，接着剤を模型とシリコンの辺縁に流し込む.

　プロビジョナルレストレーションを作製するため，診断用ワックスアップをアルジネートにて印象採得し，石膏模型に置き換える（**図9**）．次にシリコン印象材のヘビーボディを用い，前歯部の印象採得を行う（**図10**）．余剰のシリコンは丁寧にカットする（**図11**）．
　形成した模型にシリコン印象材を試適し，確実に模型に戻ることを確認する（**図12**）．舌側にはレジン塡入用のホールを形成し（**図13**），模型上に塡入したレジンがむやみに流出することを防止するため，接着剤を模型とシリコンの辺縁に流し込む（**図14**）．

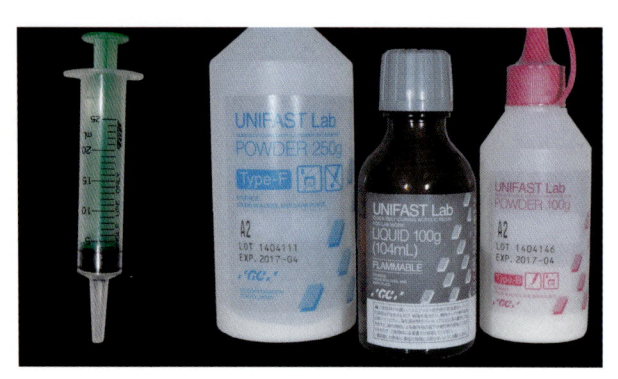

図15 プラスティックシリンジ（左）と歯科汎用アクリル系レジン（右）.

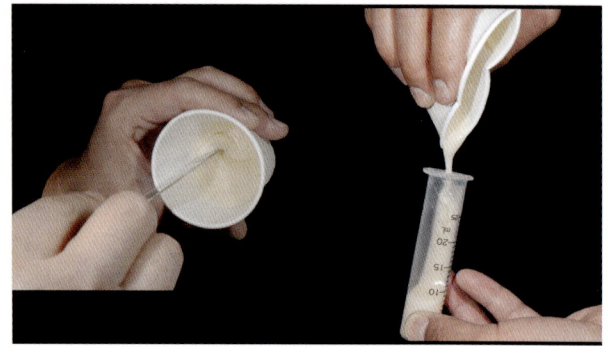

図16 紙コップ内で練和し（左），プラスティックシリンジ内に流し込む（右）.

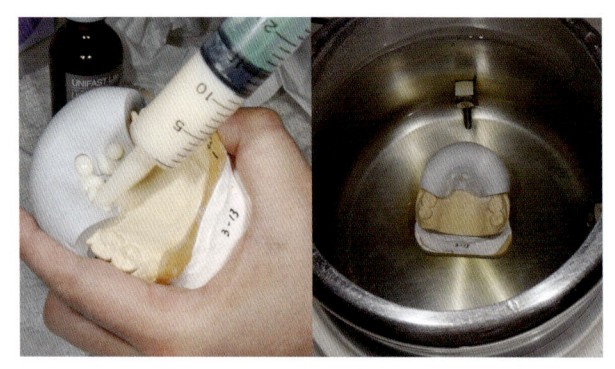

図17 そしてシリコン印象材の流し込み孔よりレジンの流し込みを行い，他の孔よりレジンが出てくることを確認し（左），圧力釜にて硬化を行う（右）.

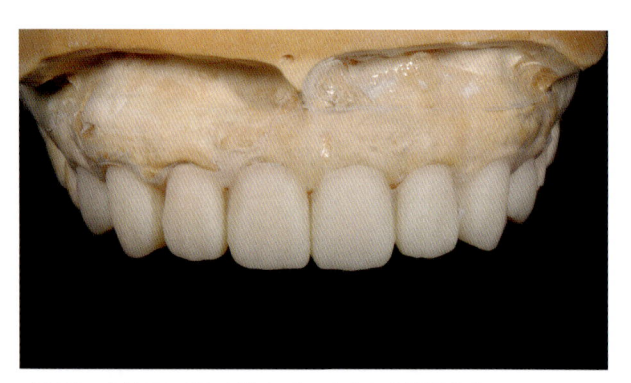

図18 全体にレジンが流れていることを確認する.

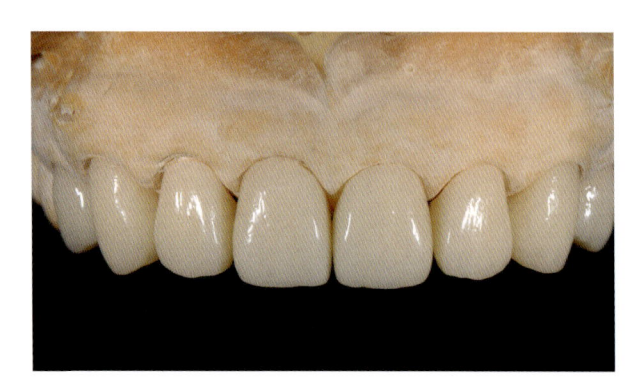

図19 余剰分を除去して研磨し，完成.

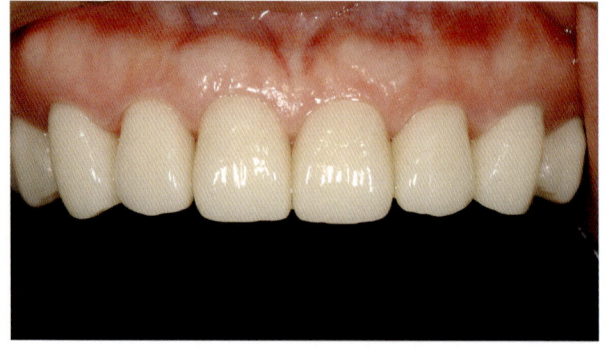

図20 口腔内に装着．このプロビジョナルレストレーションを使用していただき，審美性，機能性，歯周組織との調和等を確認する．問題がなければ，最終補綴物の作製へと移行する.

　用意したプラスティックシリンジと歯科汎用アクリル系レジン（**図15**）を紙コップ内で練和し，プラスティックシリンジ内に流し込む（**図16**）．そしてシリコン印象材の流し込み孔よりレジンの流し込みを行う．他の孔よりレジンが出てくることを確認し，圧力釜にて硬化を行う（**図17**）.

　全体にレジンが流れていることを確認し（**図18**），余剰分を除去し，研磨する（**図19**）．プロビジョナルレストレーションを装着し，口腔内での状態を確認していく（**図20**）.

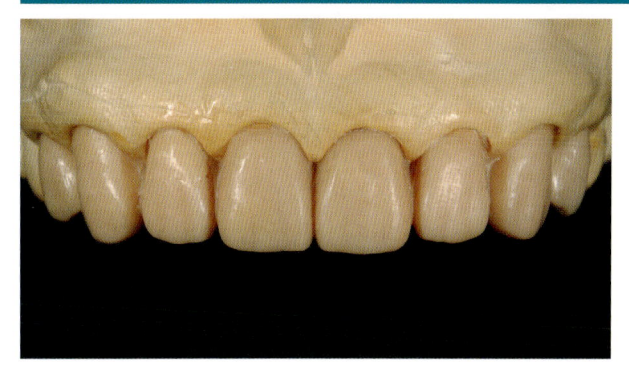

図21　ワックスアップを行う.

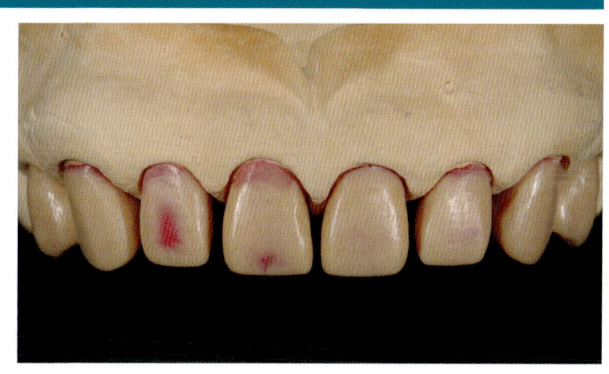

図22　カットバックし，コーピングの状態を作製.

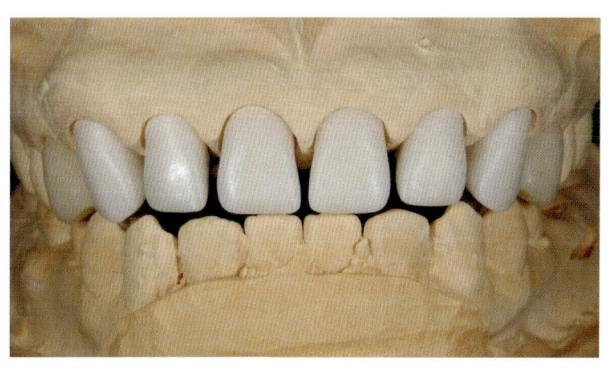

図23　コーピングの完成.

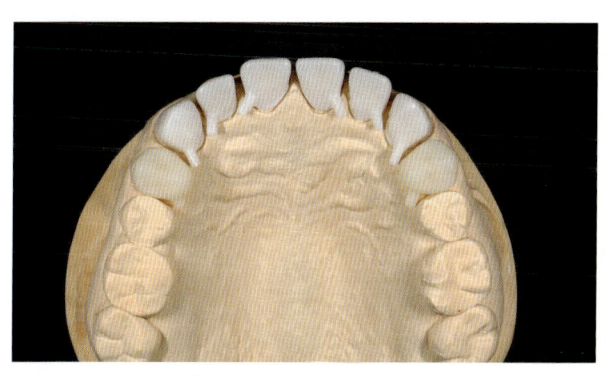

図24　舌側には仮着用のノブを作製.

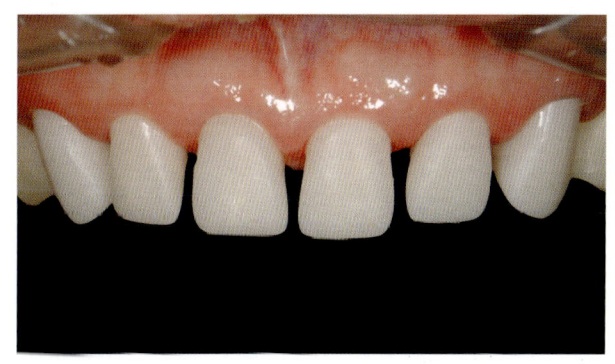

図25　コーピングの口腔内試適. 3 Aのエクスプローラーで適合度を確認.

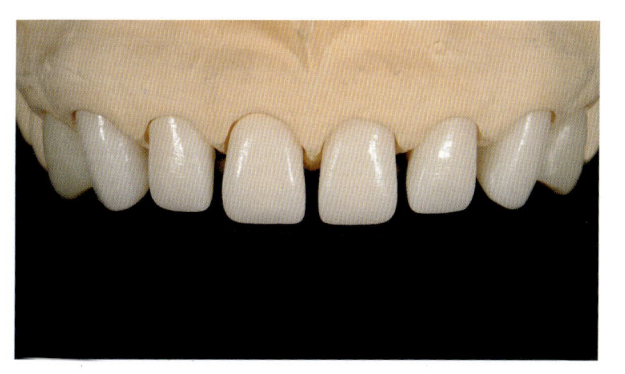

図26　コーピングにステインを行う.

●技工操作（技工担当・（株）ファイン　横川修平氏）

　プロビジョナルレストレーションを観察し，機能運動と調和，歯周組織の安定，清掃状態，審美性，下顎とのカップリング状態などを確認していき問題がないことから，最終補綴物の製作へと移行する.

　①ワックスアップを行う（図21）
　②カットバックし，コーピングの状態を作製（図22）
　③コーピングの完成. 舌側には仮着用のノブを作製（図23, 24）

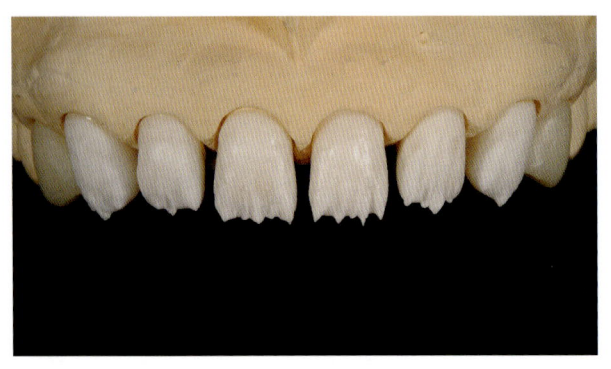

図27 オペーシャスデンティンの築盛を行い，歯の骨格を作製.

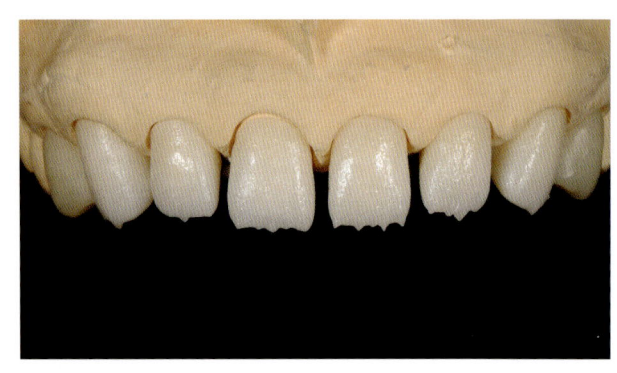

図28 焼成後.

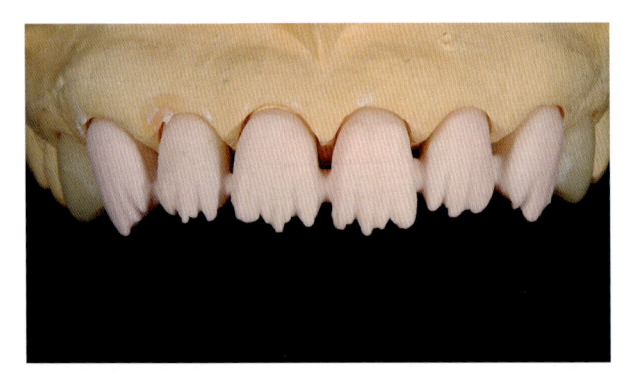

図29 象牙質の築盛.

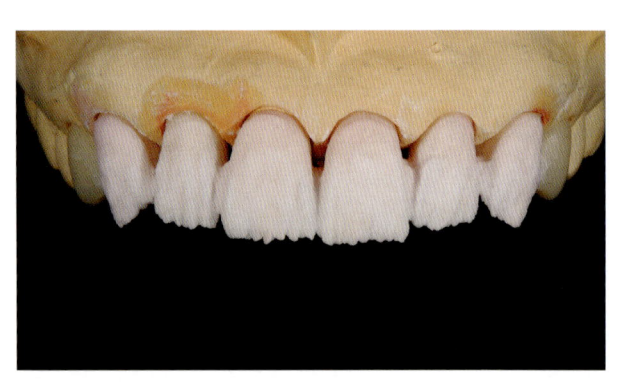

図30 エナメル，マメロンを築盛し，キャラクタライズ（個性）を付与していく.

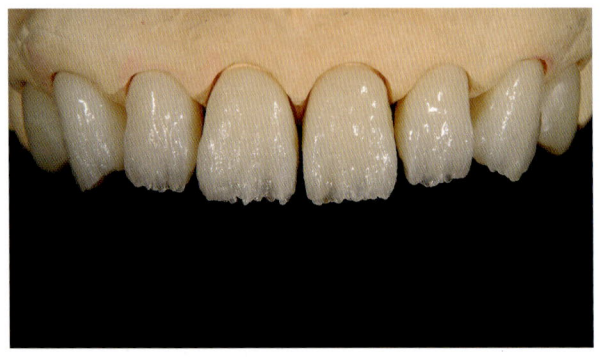

図31 焼成後.

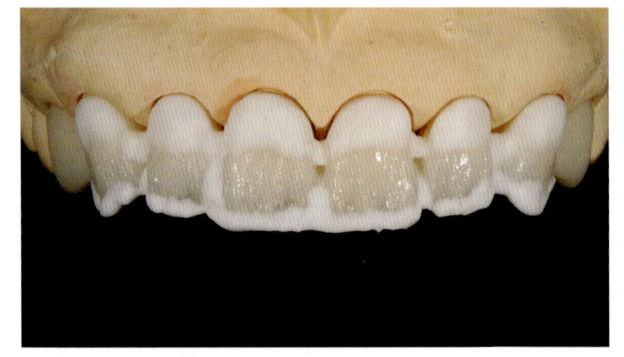

図32 切端のエナメル質の回復とサービカルトランスの付与.

④コーピングの口腔内試適．3Aのエクスプローラーで適合度を確認（**図25**）

⑤コーピングにステインを行う（**図26**）

⑥オペーシャスデンティンの築盛を行い，歯の骨格を作製（**図27**）

⑦焼成（**図28**）

⑧象牙質の築盛（**図29**）

⑨エナメル，マメロンを築盛し，キャラクタライズ（個性）を付与していく（**図30**）

⑩焼成（**図31**）

⑪切端のエナメル質の回復とサービカルトランスの付与（**図32**）

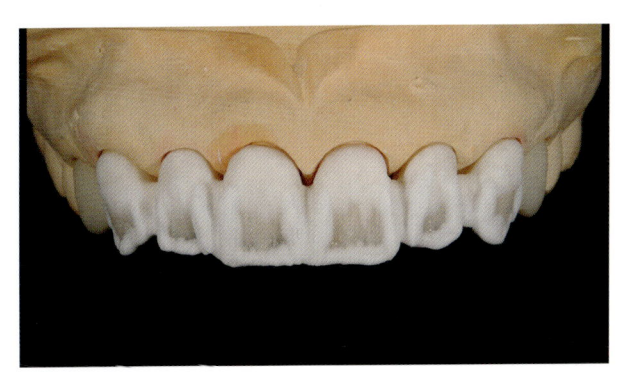

図33 稜線と隆線の確立.

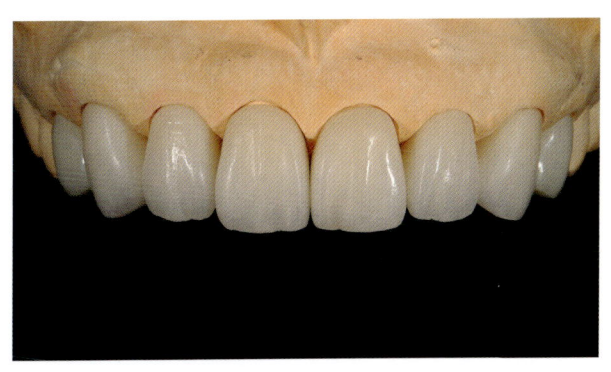

図34 焼成後,形態修正.

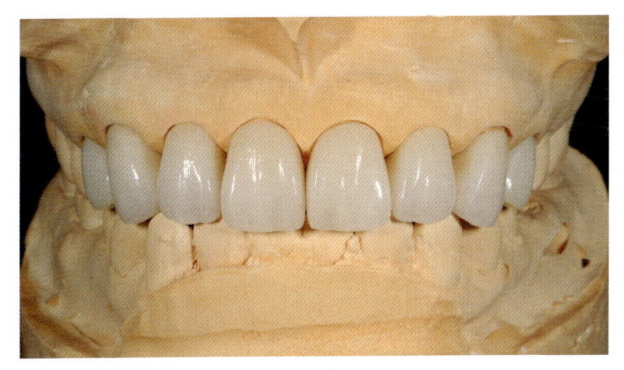

図35 グレーズ後,つや出しを行い完成.

7 装着

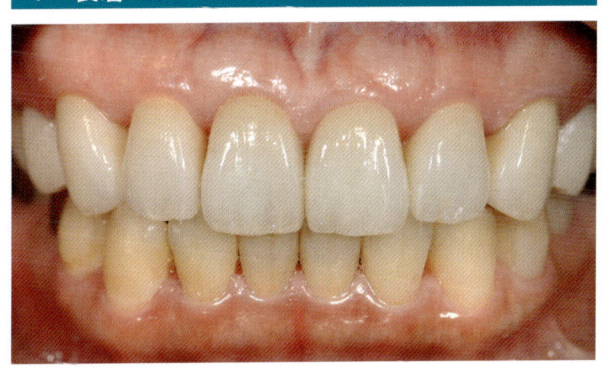

図36 口腔内に装着.

⑫稜線と隆線の確立(**図33**)

⑬焼成後,形態修正(**図34**)

⑭グレーズ後,つや出しを行い完成(**図35**)

口腔内に試適,仮着を行い,その後,接着性レジンセメントにてセットした(**図36,37**).

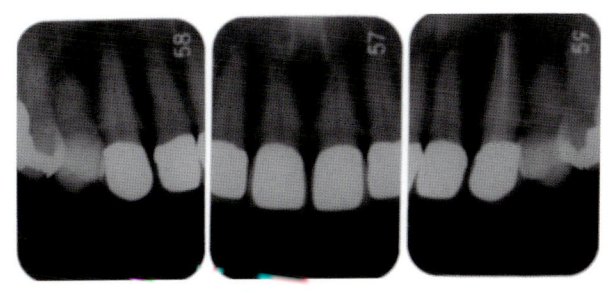

図37 同,デンタルX線写真.

患者は深い齲蝕があったが,日常生活で痛みを感じることなく,治療中も無麻酔にて切削が可能であった.そのため,生活歯にもかかわらず十分な削除量をとることができた.

基本的には,1回の支台歯形成で印象採得までいくことはほとんどなく,①グロスプレパレーション(概形形成),②ファイナルプレパレーション(個人にあわせた削除量),③フィニッシュプレパレーション(フィニッシングラインの決定)と少なくとも3回に分け形成を行いたいと考えている(**図8**).

またプロビジョナルレストレーションは,可及的に最終補綴物に近似した形態を目指し,シリコンを用いて診断用ワックスアップをレジンに置き換えるようにしている.このプロビジョナルレストレーションのステージにおいて審美性,機能性,歯周組織との調和,マージンからの立ち上がりの形態等を確認し,必要に応じてプロビジョナルレストレーションの修正を行い,良好な経過を観察した後で最終補綴物の製作に移行するようにしている.

6 オールセラミック修復の応用症例

オールセラミックスを応用する際には，十分なマテリアルスペースが確保できない場合，歯軸傾斜の改善，正中離開の封鎖など，さまざまなシチュエーションがあり，それに対応しなければならない．本項では，そのようなオールセラミックスの応用について症例を通して考えてみたい．

症例1　完全に舌側クリアランスのとれない症例

患者は 20 代の男性，1| の「詰め物が脱離してから冷水痛が認められる」ことを主訴として来院された（**図1**）．以前より 1| の近心よりレジン充塡にて治療されており，|1 はレジン充塡材料の破折，1| は 2 次齲蝕により充塡材料が脱離したものと考えられる（**図2**）．

1| は感染象牙質が多量に存在するとともに自発痛も強かったことから，初診時に抜髄処置を行った．|1 の近心面にはレジン充塡処置を行い，1| はプロビジョナルレストレーションを装着した（**図3**）．

下顎の前歯部はやや唇側に出ており，切端は上顎中切歯の歯頸部近くに噛み込みこんでいる．上顎中切歯の唇舌側の幅径は薄く，プロビジョナルレストレーションを装着しても唇舌径が薄いことがわかる（**図4**）．歯肉縁より若干深めにコア形成を行ったが，形成後もクリアランスが少ないことが認められる（**図5**）．

通法どおり支台築造を行い，セラミックを装着することは，クリアランスが不足しており難しいと考えられる．患者には矯正も含めて包括的な治療も勧めたが，現状での修復を望まれた．

●治療計画

現状の環境では，セラミックの十分な厚みを確保することが困難である．そこでセラミックスを用いたポストクラウンによる修復を考えた．まずは歯科技工士がワックスアップを行い，そこからカットバックしたものを鋳造してポストクラウンを作製した（**図6**）．舌面はスプーン状が強く，またポスト長は根管の 1/2 ほどとなった．

口腔内に試適をしたが適合精度は高く，臨床的に全く問題ないものであった（**図7**）．写真より，積層する部位のクリアランスが十分にとれていることが確認できる（**図8**）．

再度シェード採得を行い，色調を歯科技工士に伝達し（**図9**），最終補綴物が完成した（**図10**）．最終補綴物を装着する（**図11**）．舌面にはコーピングが露出していることがわかる（**図12**）．口唇との調和も良好である（**図13**）．

術後 1 年（**図15**），術後 4 年（**図16**）が経過しているが，問題なく順調に推移している．

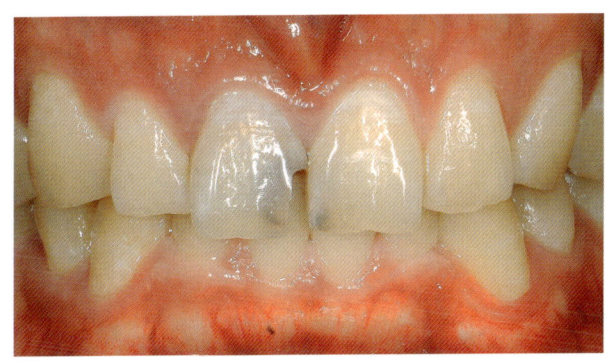

図1 患者は20代の男性，$\underline{1}$の詰め物が脱離し，冷水痛を訴えて来院.

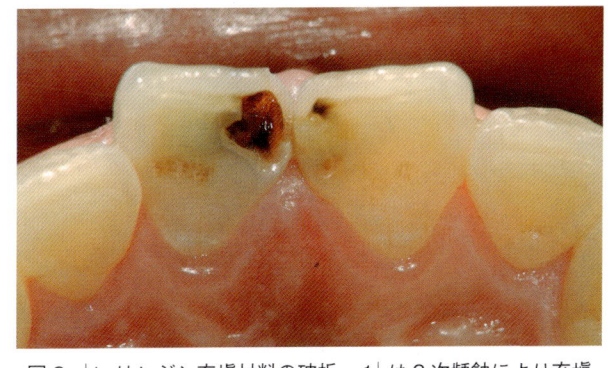

図2 $\underline{1}$はレジン充填材料の破折，$\underline{1}$は2次齲蝕により充填材料が脱離したものと考えられる.

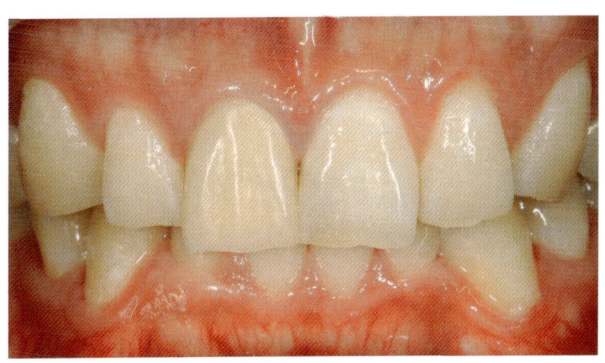

図3 $\underline{1}$は感染象牙質が多量に存在し，自発痛も強かったことから，初診時に抜髄処置を行った．$\underline{1}$の近心面にはレジン充填処置を行い，$\underline{1}$はプロビジョナルレストレーションを装着した.

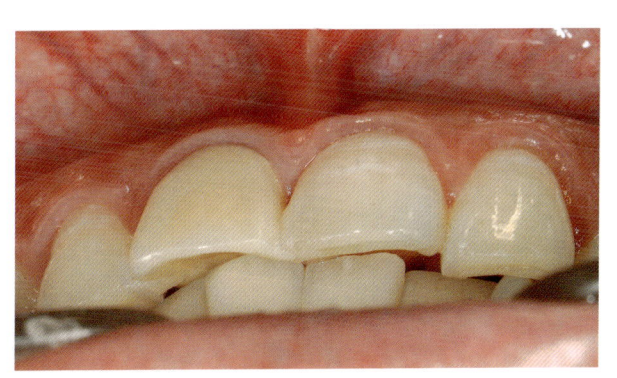

図4 下顎前歯部はやや唇側に出ており，切端は上顎中切歯の歯頸部近くに噛み込みこんでいる．プロビジョナルレストレーションの唇舌径も薄く，マテリアルスペースが不足している.

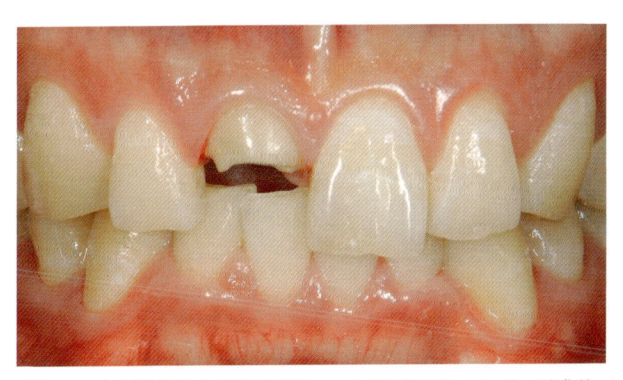

図5 $\underline{1}$は歯肉縁より若干深めにコア形成を行ったが，形成後もクリアランスが少ない.

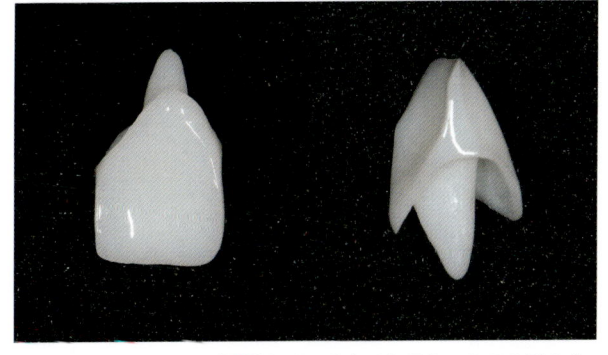

図6 クリアランスが不足している中でセラミックスの厚みを確保するため，ポストクラウンを作製した.

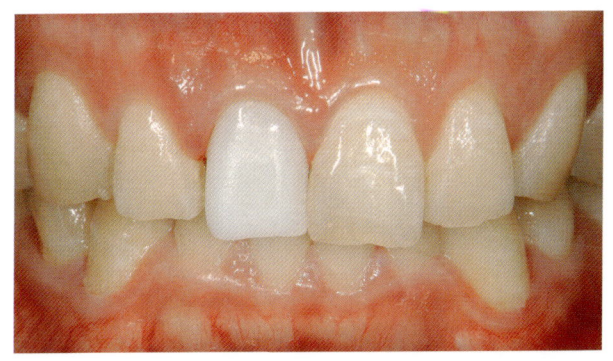

図7 試適を行う．適合精度は高く，臨床的に全く問題ないものであった.

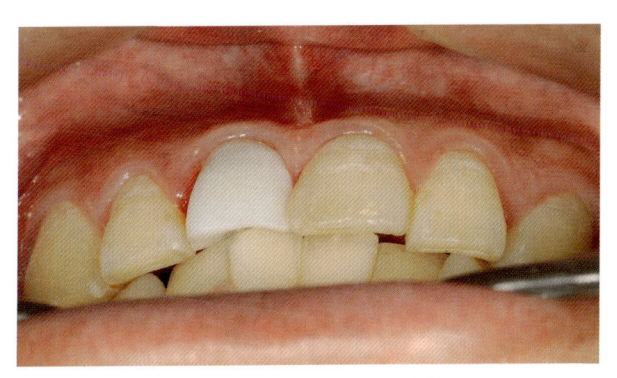

図8 下顎との関係においても，積層する部位のクリアランスが十分にとれていることが確認できる.

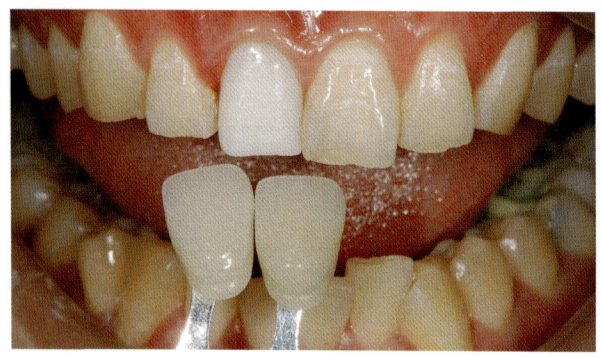

図9 再度シェード採得を行う.

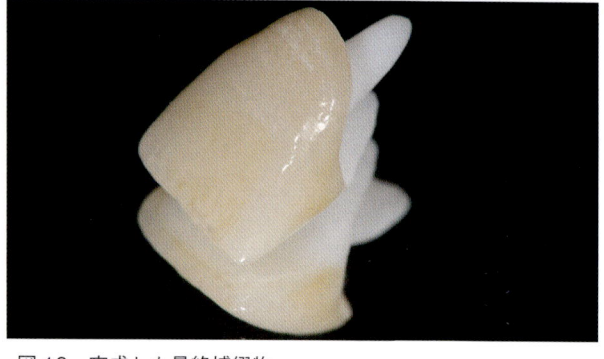

図10 完成した最終補綴物.

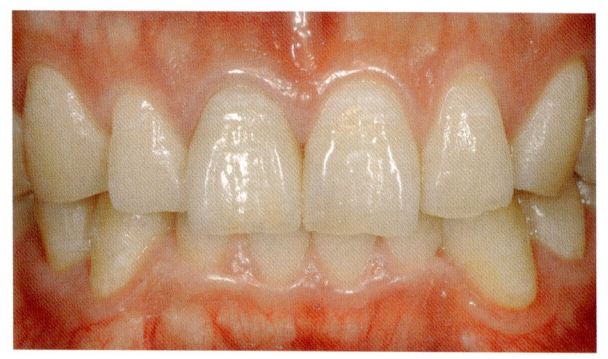

図11 最終補綴物の装着.

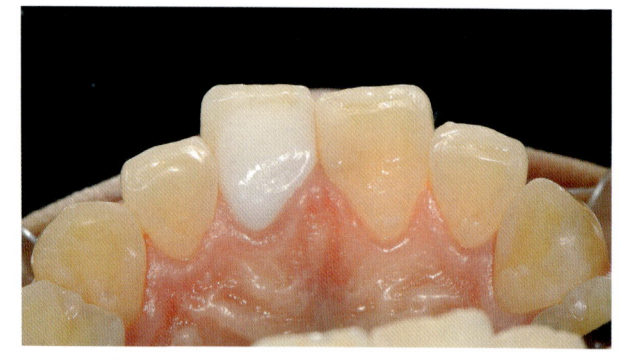

図12 咬合面観. 舌面は切端部と隣接面以外はコーピングが露出している.

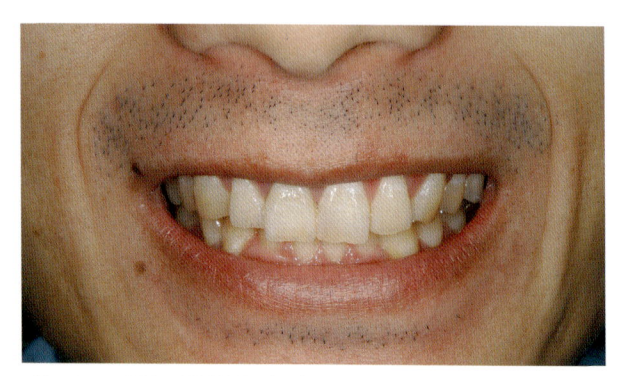

図13 口唇との関係も調和がとれており, 良好である.

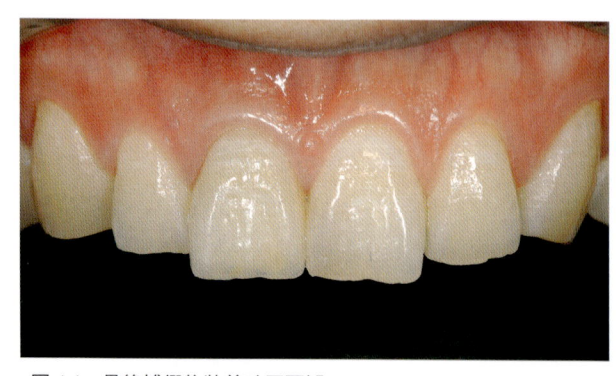

図14 最終補綴物装着時正面観.

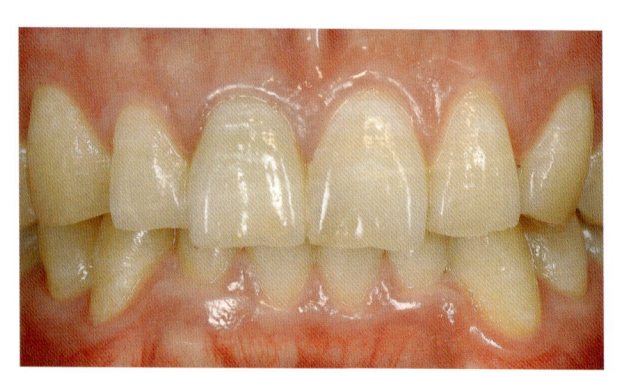

図15 術後1年経過時.

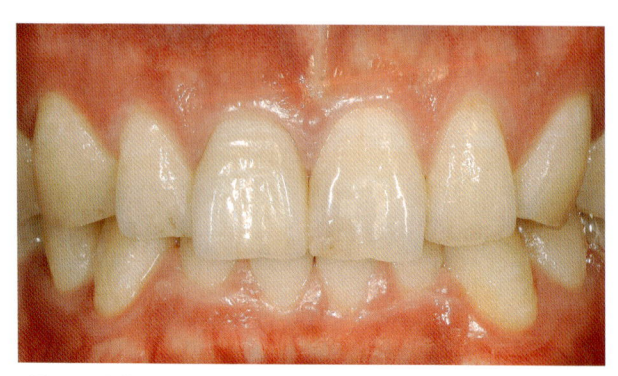

図16 術後4年経過時.

症例 2　舌側クリアランスのとれない症例

　患者は 20 代の女性，$\underline{1|}$ の根尖部に痛みがあり来院された（**図 17**）．根管処置の後，セラミック修復を行うこととした．

　$\underline{1|}$ はレジンコアにて支台築造を行う（**図 18**）．しかし，$\overline{1|}$ は唇側転位しており，舌側のクリアランスを大きくとれば支台歯の厚みがとれない．

　そこで，作製したコーピングの唇面には陶材を築盛し，舌面はコーピングのみのデザインとし，修復物の舌側の厚みは最小限にした（**図 19**）．コーピングの厚みは 0.5 mm である（**図 20**）．

　コーピングは陶材焼付鋳造冠と同様にカットバックを行い，舌側には築盛を行わずに接着した（**図 21**）．**図 22** は術後 6 年目の状態であるが，特に問題なく良好に経過している．

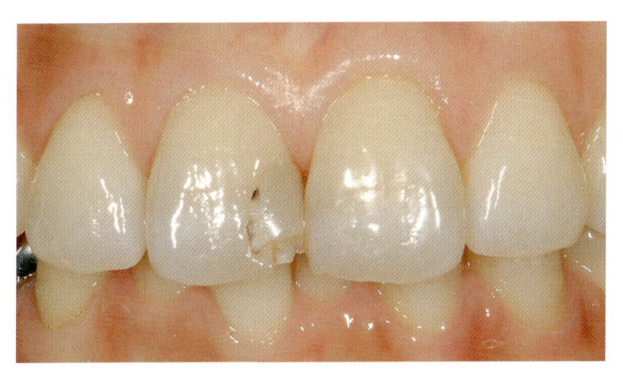

図 17　患者は 20 代の女性，$\underline{1|}$ 根尖部の痛みで来院．根管処置を行い，セラミック修復を計画した．

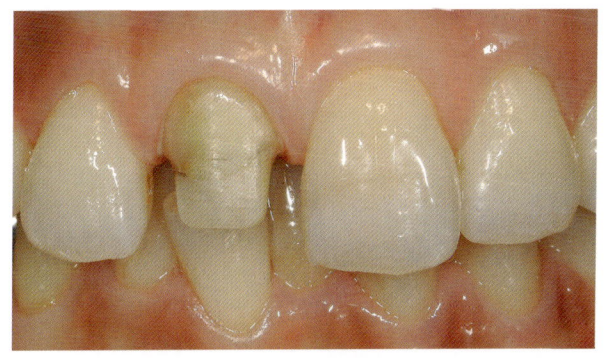

図 18　$\underline{1|}$ はレジンコアによる支台築造．しかし，$\overline{1|}$ は唇側転位しており，舌側のクリアランスが不足している．

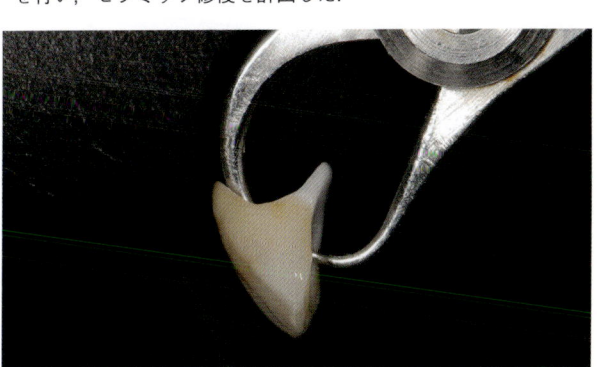

図 19　そこで舌面はジルコニアコーピングを露出させるデザインとした．

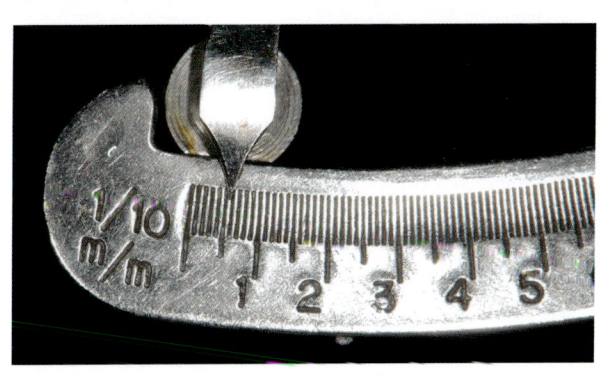

図 20　コーピングの厚みは 0.5 mm と非常に薄いが，ジルコニアなので強度は問題ないと考えた．

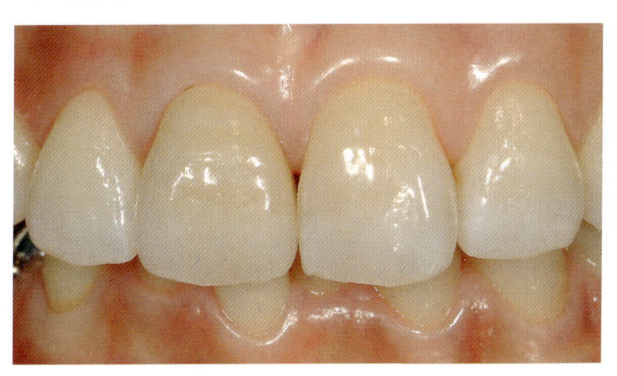

図 21　唇側には陶材を築盛し，最終補綴物を接着した．

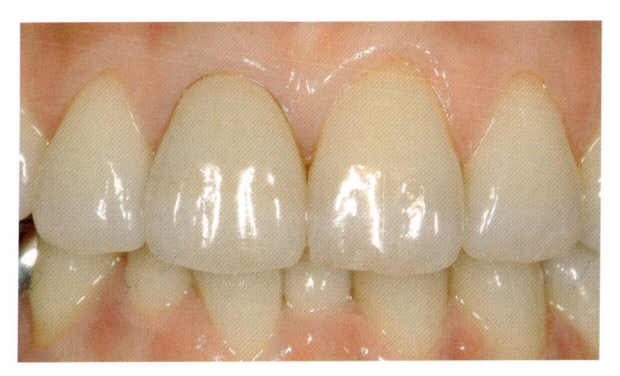

図 22　術後 6 年目の状態だが，良好に経過している．

症例3　歯軸傾斜改善症例

　患者は34歳の女性，前歯部の色調と突出の改善を主訴として来院された（**図23**）．$\underline{1}$ は失活が原因で変色していると考えられた．また $\underline{1}$ は近心に小さなレジン充填が認められるものの生活歯である．

　顔貌所見より（**図24**），主訴の $\underline{1}$ の色調および両側中切歯の質感も気にかかる（**図25**）．側方面観では，本人も気にされているように著しい突出感が認められる（**図26**）．

　下顎前歯部も突出しており，$\underline{1}$ の切端は破折が認められる．上顎中切歯の最薄部は2.2mmで唇舌的な厚みが薄い（**図27**）．

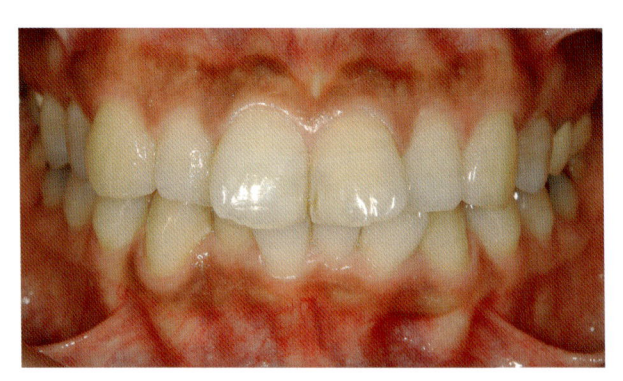

図23　患者は34歳の女性，前歯部の色調と突出の改善を主訴として来院．

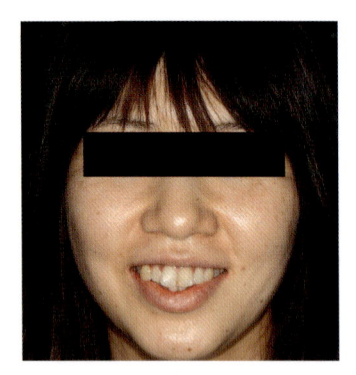

図24　主訴の $\underline{1}$ の色調および両側中切歯の質感に違和感がある．

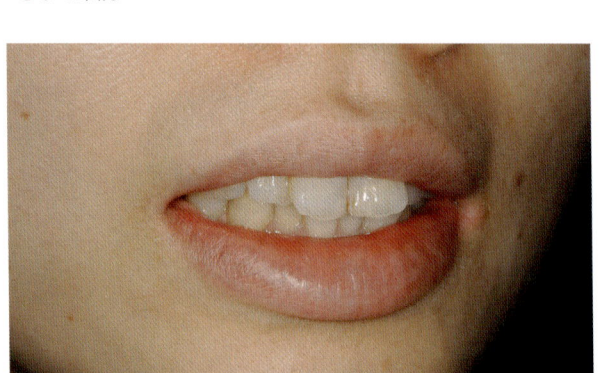

図25　口唇との関係．

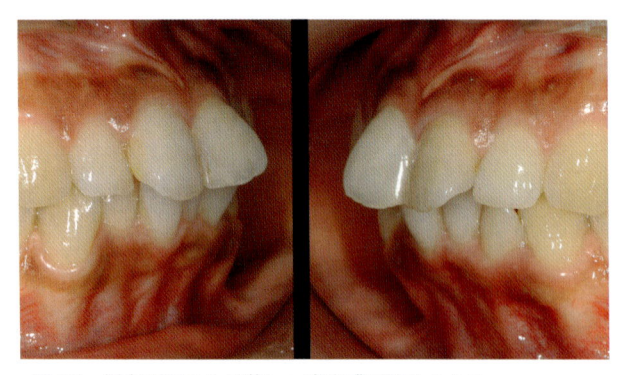

図26　側方面観からは著しい突出感が認められる．

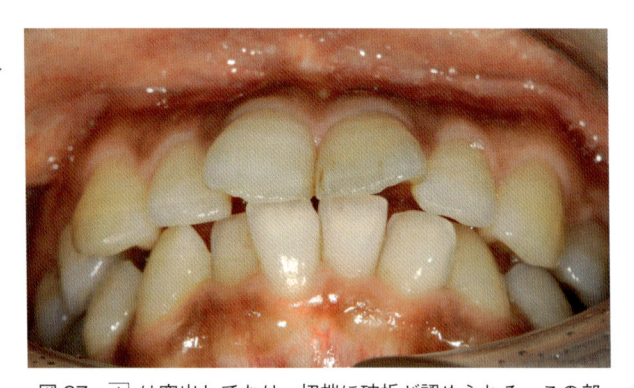

図27　$\underline{1}$ は突出しており，切端に破折が認められる．この部位の影響により上顎前歯を内方に入れるのが困難なことが予想される．

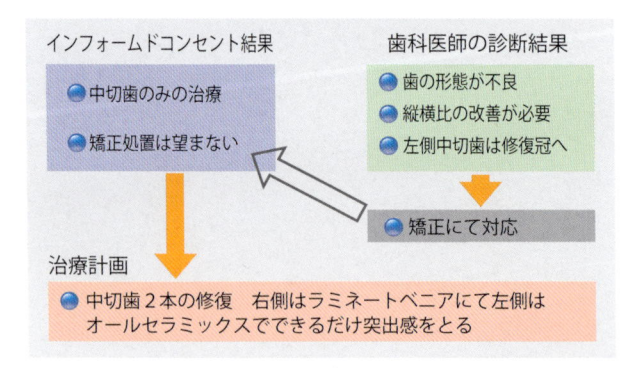

図28　患者は矯正治療を拒否したため，右側は生活歯でラミネートベニア修復，左側はオールセラミックスの補綴を行い，なるべく前突感を改善することを計画した．

●治療計画の立案とインフォームドコンセント

上顎中切歯は捻転しており，矯正治療を行い，左側中切歯をオールセラミッククラウンとする提案を行ったが，患者は矯正治療を拒否された．患者は両側中切歯のみの修復で前突感と色調の改善を望まれたことから，右側は生活歯でラミネートベニア修復，左側はオールセラミックスでの修復を検討した（**図28**）．

●診断

スマイルデザインソフト（Planmeca 社）を用いて診断を行う．上顎中切歯の縦横比は93％であり，比率は不良である（**図29**）．そこで縦横比を85％とし（**図30**），色調をA1として確認を行う（**図31**）．また口唇との関係もシミュレーションした後（**図32**），患者に提案して了解を得た．

歯科技工士に情報を伝達し，診断用ワックスアップの作製を行った（**図33**）．この診断用ワックスアップをスマイルデザインソフトにて確認し（**図34**），プロビジョナルレストレーションを作製した（**図35**）．わずかに 1」が大きいが，1」はラミネートベニア，⌐1 は失活歯のオールセラミックスであり，修復物の作製に対する自由度が異なることから現状の形態で進めることとした．

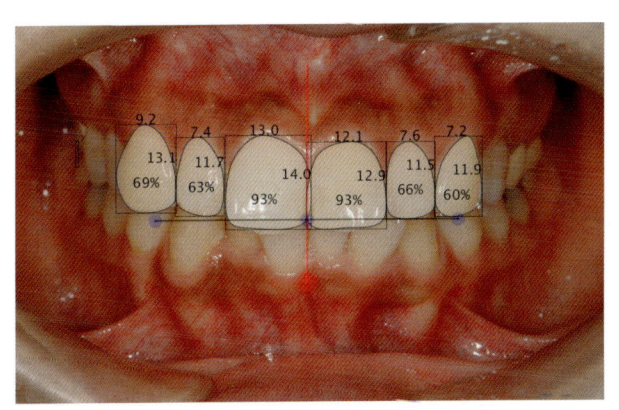

図29　スマイルデザインソフトを用いて診断を行う．上顎中切歯の縦横比は93％で比率が不良であった．

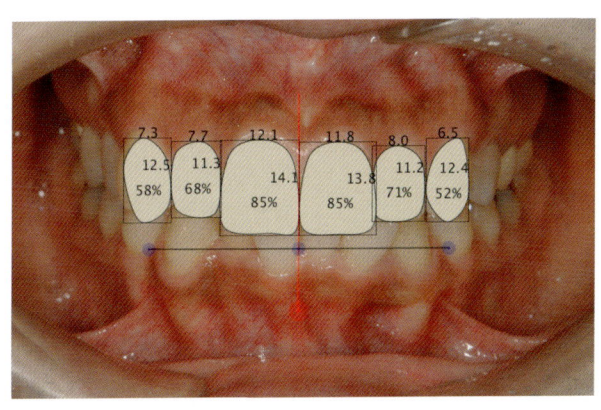

図30　1|1 の縦横比を85％とし，6前歯のバランスを整える．

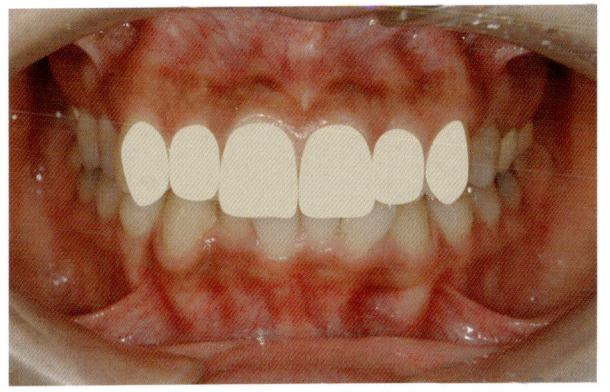

図31　色調を A1 として確認を行う．

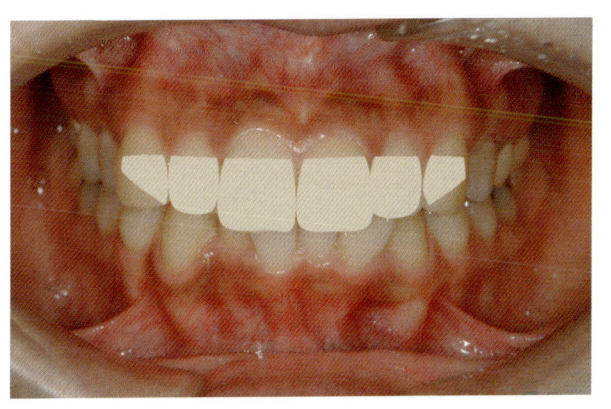

図32　また口唇との関係もシミュレーションする．

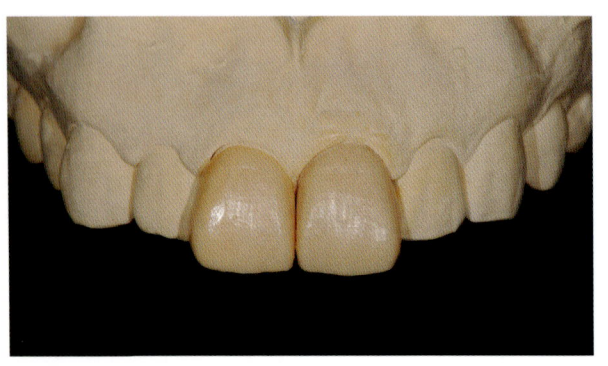

図33 この計画を患者に提案し，了解を得た後，歯科技工士に診断用ワックスアップの作製を依頼した．

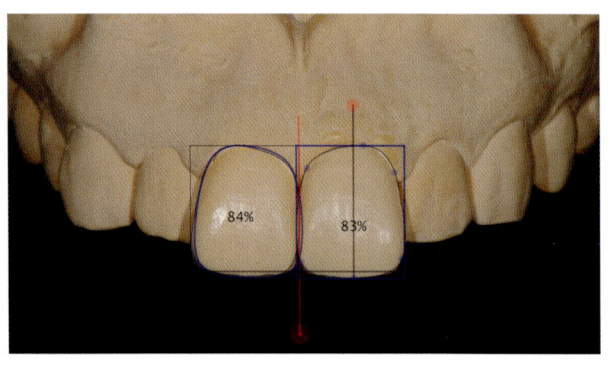

図34 この診断用ワックスアップをスマイルデザインソフトにて確認する．

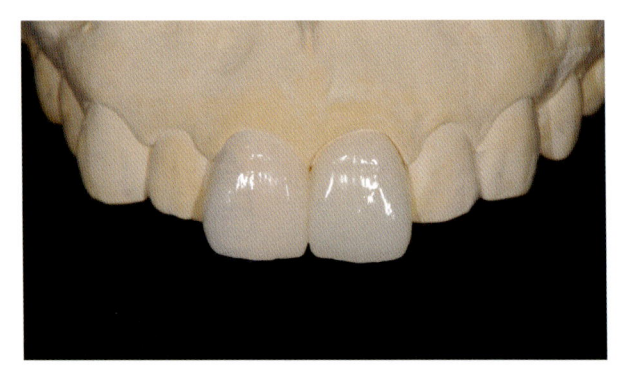

図35 作製したプロビジョナルレストレーション．

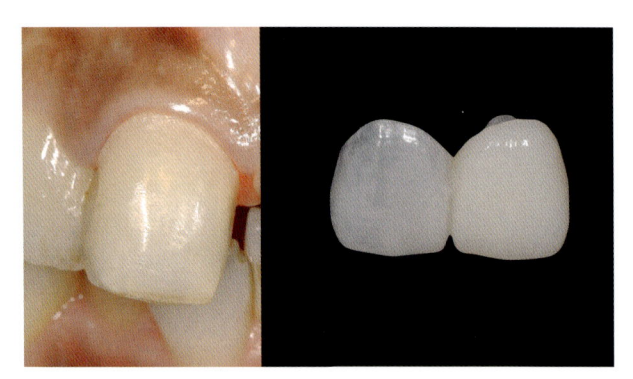

図36 _1_ のラミネートベニアの支台歯形成（左）とプロビジョナルレストレーション（右）．

●治療の流れ

_1_ のラミネートベニアの支台歯形成を行う．遠心の隅角部分と遠心のラインアングルの上部より形成を進めた（**図36**）．

チェアーサイド SEM 観察システムを用いて唇側形成面を確認したところ，象牙質の露出は認められず，エナメル質での安定した接着が得られることがわかった（**図37，38**）．

作製したプロビジョナルレストレーションを口腔内にセットする（**図39**）．正面からの確認では縦横比に問題はないものの，側切歯が舌側に転位していることから視覚的には大きく見える（**図40**）．また右側遠心部には若干の突出が認められた（**図41**）．患者からは，もう少し突出感を抑えてほしいとの要望であった（**図42**）．

しかし，これ以上の切削は疼痛発現や抜髄の可能性があることを説明したが，患者は抜髄となっても突出感を改善した補綴物を望まれた．そこで歯科技工士とともに歯列弓に調和するように補綴物を作製するために削除しなければならない歯質量を検討し，模型上に印記した（**図43**）．

患者には抜髄処置が必要なことを告げ，歯髄処置が可能な最小限の削除量で根管の処置を行った（**図44**）．歯質の残存量が多くとれたことからファイバーポストは用いずに光重合型の支台築造レジンにて築造を行った（**図45**）．

右側は遠心部3面目をできるだけ口蓋側方向に形成し，左側遠心部の切端は削除して形成を終え，歯科技工士と検討した通りの支台歯形成となった（**図45**）．

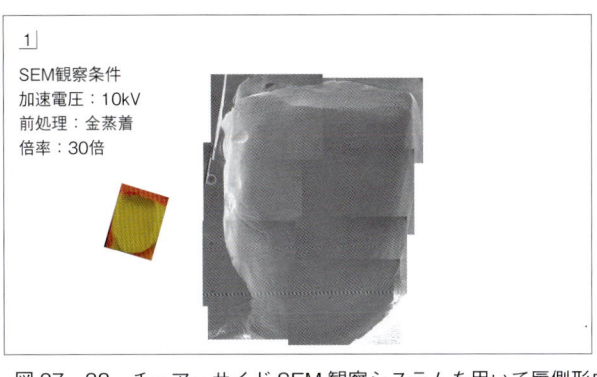

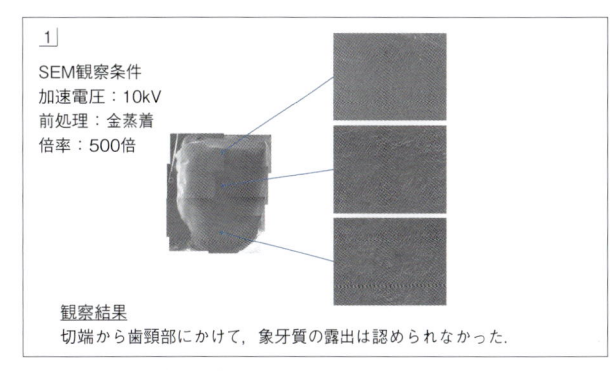

図37，38 チェアーサイド SEM 観察システムを用いて唇側形成面を確認したところ，象牙質の露出は認められなかった．

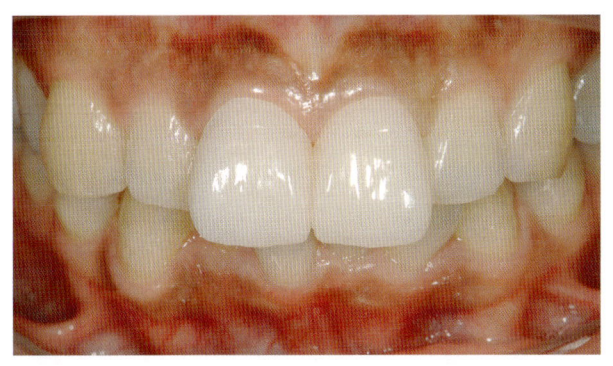

図39 プロビジョナルレストレーションを口腔内にセットした．

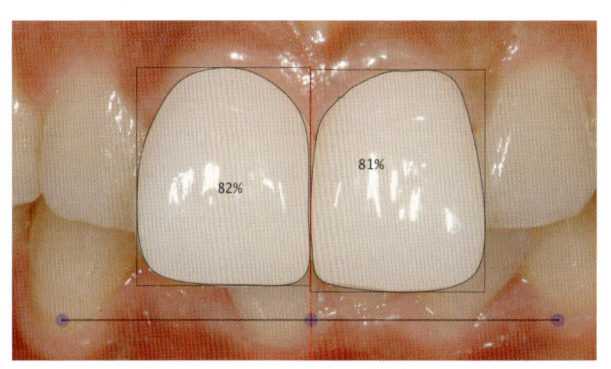

図40 正面からの確認では縦横比に問題はないが，側切歯が舌側に転位していることもあり，中切歯が大きく見える．

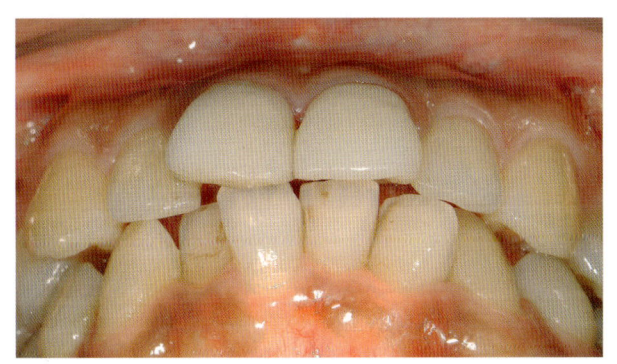

図41 嵌合状態を確認すると，1| 遠心部には若干の突出が認められた．

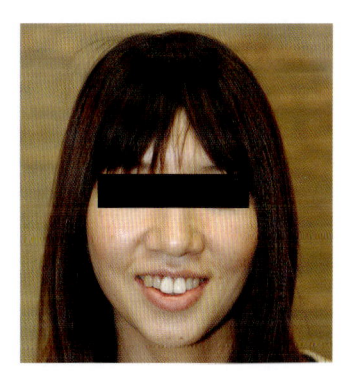

図42 顔貌からも突出観が認められ，患者からも突出感をもう少し改善してほしいとの要望であった．

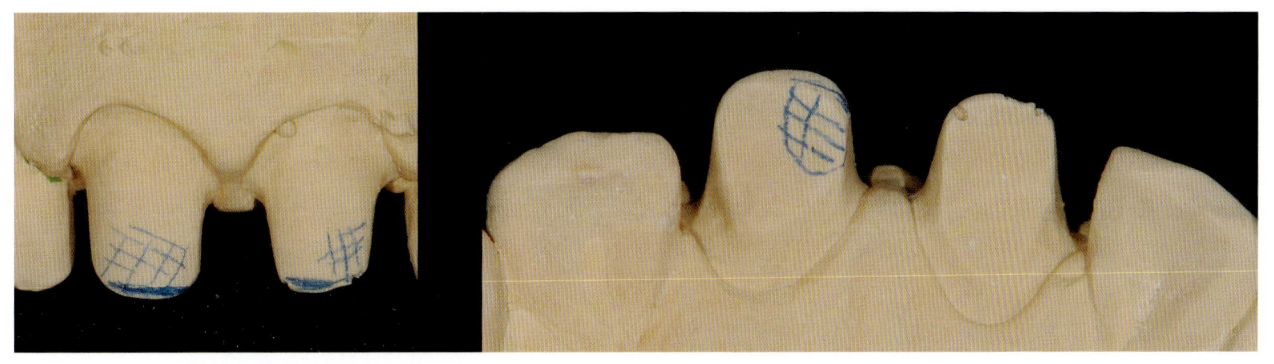

図43 これ以上の切削は抜髄の可能性があるが，患者は抜髄となっても突出感を改善したいと望まれた．そこで歯科技工士とともに削除しなければならない歯質量を模型上に印字した．

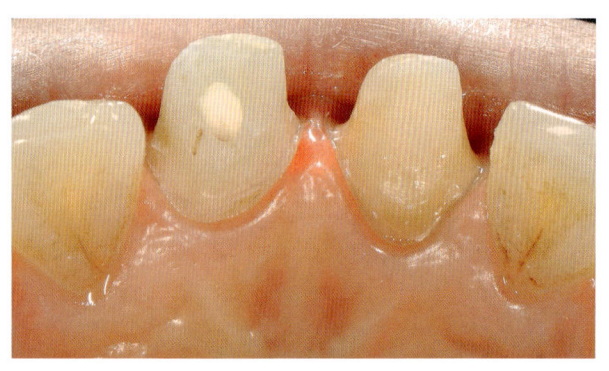

図44　なるべく最小限の削除量で根管処置を行った.

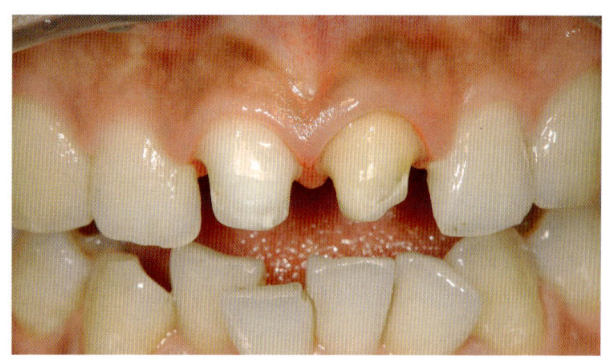

図45　ファイバーポストは用いずに光重合型の支台築造レジンにて築造を行った.

●最終補綴物

　プロビジョナルレストレーションにおいても問題は認められなかったことから，最終補綴物の作製へと移行する．1⌐ の支台歯はやや変色していることから，変色を遮蔽しつつ両側中切歯の色調を合わせるため，ジルコニアを選択した（**図46，47**）.

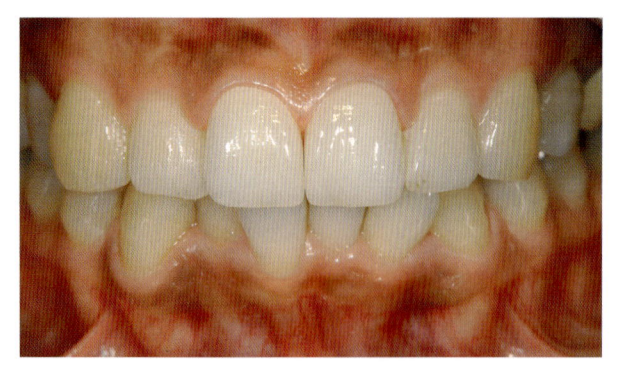

図46　支台歯はやや変色していることから，変色を遮蔽しつつ両側中切歯の色調を合わせるため，ジルコニアを選択した.

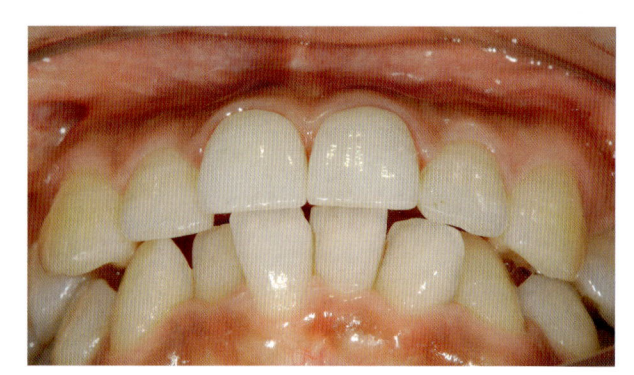

図47　嵌合状態も良好で，前突感が改善されている.

●考察

　術前と術中では，左側中切歯は内側に入ったものの，右側中切歯は大きな変化が認められなかった（**図48-1，2**）．1⌐ は生活歯でのラミネートベニア修復を目指したが，突出感が改善できず，苦渋の選択だが抜髄してセラミッククラウンとした（**図48-3**）．結果としては，突出を改善し，上顎歯列弓に整合性ある修復ができたため，患者の満足を得ることができた（**図49**）．またスマイルデザインソフトによる分析では，東洋人に見合った縦横比となっている（**図50**）.

　歯軸傾斜の大きな改変に関しては，歯科技工士と綿密にコミュニケーションをとり，削除部位と範囲を明確にし，さらに抜髄のリスク等を患者に説明して治療を進めることが重要であると考える．角度補正は 20°ほどは可能であることが示唆された（**図51**）.

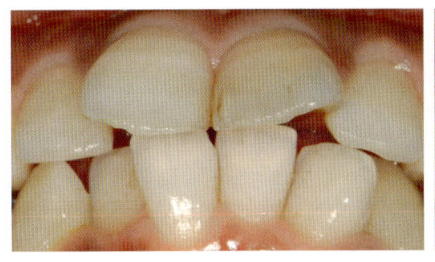
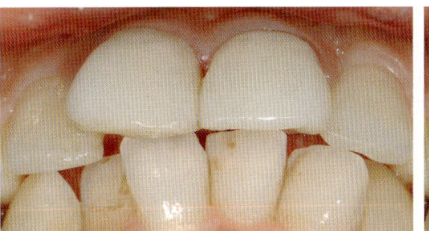
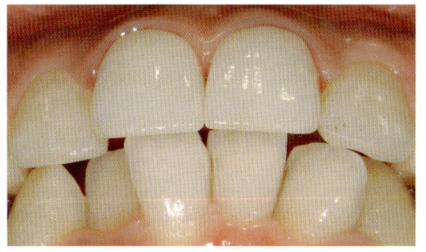

図 48-1〜3　嵌合状態の変化．左：術前，中央：1| ラミネートベニアのプロビジョナルレストレーション装着時，右：最終補綴物装着時．

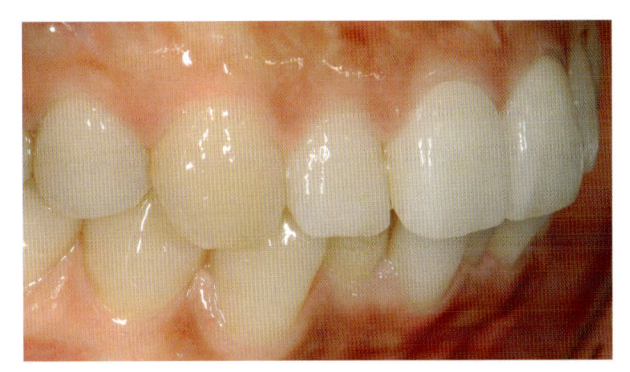
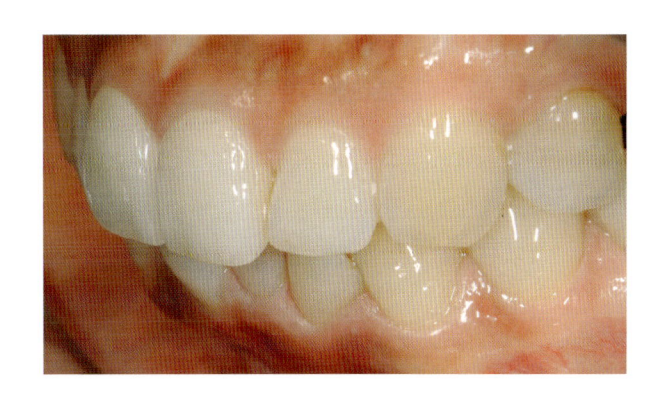

図 49-1，2　左右側方面観．前突感が改善された．

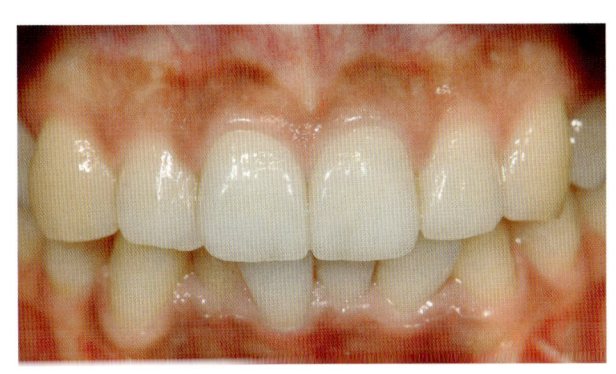
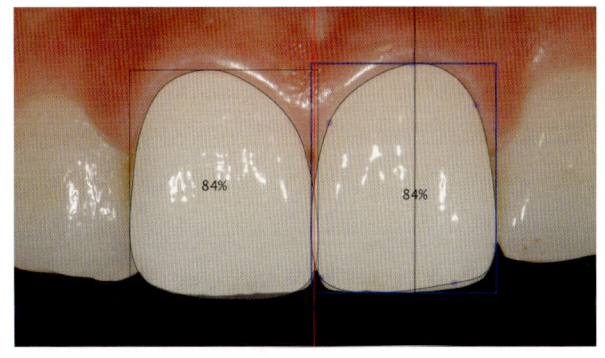

図 50-1，2　最終補綴物装着時．スマイルデザインソフトによる分析では，日本人に見合った縦横比となっている．

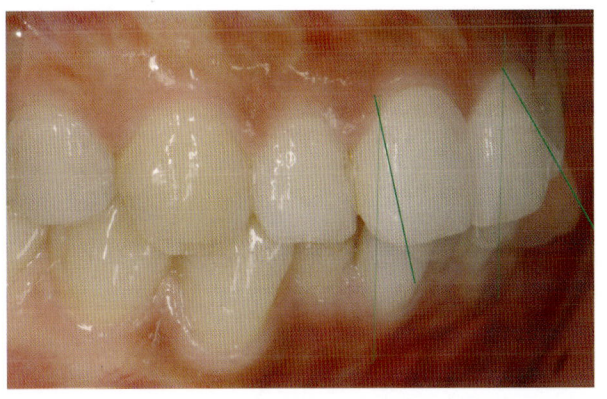
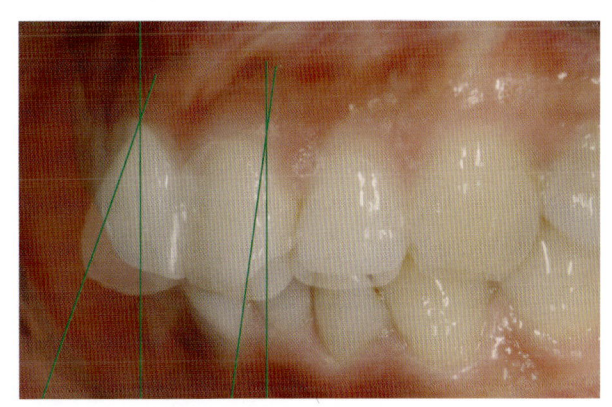

図 51-1，2　術前術後の重ね合わせ．歯軸傾斜の角度補正は 20° ほどは可能であることが示唆された．

症例4　ブラックトライアングル閉鎖症例

　患者は20代の女性で，前歯部の審美修復を主訴として来院された（図52）．1| は失活歯であり大きく変色し色調に不調和をきたしている（図53）．切縁側1/3には不適合なレジン充塡が認められ，辺縁部より漏洩が確認される（図54）．口唇からの観察においても 1|1 の歯間乳頭部にブラックトライアングルが認められる（図55）．

　1| は天然歯であることから切削せずにブラックトライアングルを消失させたいと考えた（図56）．

　1| の近心歯頸部からのレジン充塡を施術することも考えたが，P.140 で示す症例のようにレジン充塡材料による歯肉縁下から立ち上げた充塡材料の永続性には多少疑問が残る．そこで，1| の近心を縁下まで形成し（図57），プロビジョナルを装着して歯肉の形態変化によりブラックトライアングルが閉鎖することを期待した（図58）．

　プロビジョナルをセットし（図59），セットから18日後，歯肉形態に変化が認められブラックトライアングルは閉鎖している（図60）．歯肉形態の変化を確認後，最終補綴物を装着した（図61）．その後も問題なく順調に推移している（図62，63）．

●考察

　ブラックトライアングルの閉鎖に関しては，MI を考慮してレジン充塡で施術してきたが，湿潤状態の歯肉縁下からの充塡処置には疑問が残る（P.140 参照）．そのため，できれば支台歯形成と補綴物形態により閉鎖することが望ましいと考えている．

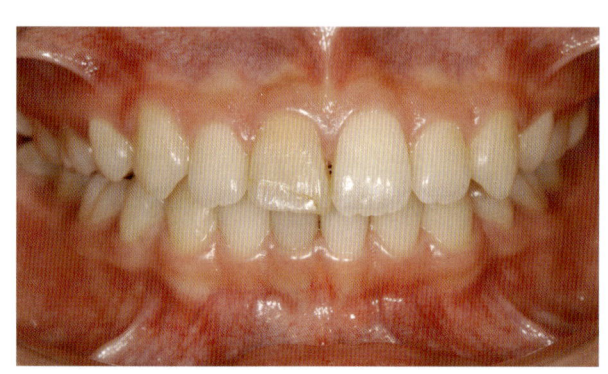

図52　前歯部の審美修復を主訴に来院.

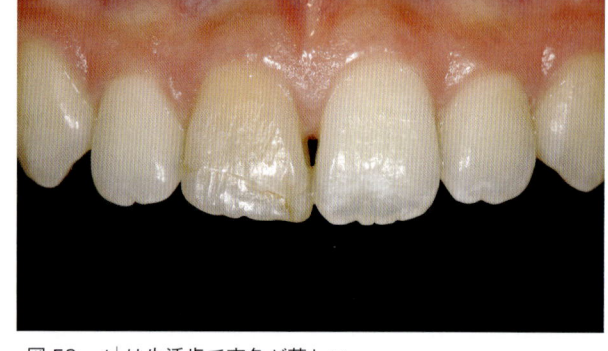

図53　1| は失活歯で変色が著しい.

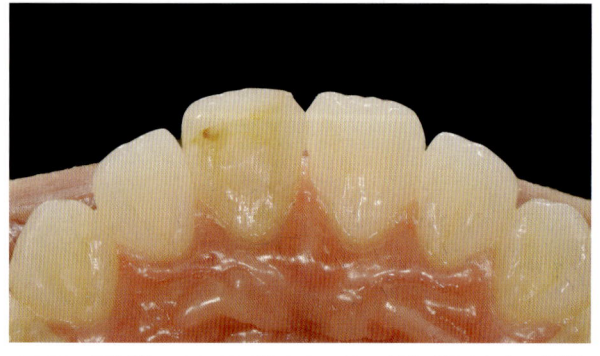

図54　切縁側1/3には不適合なレジン充塡が認められ，辺縁部より漏洩が確認される.

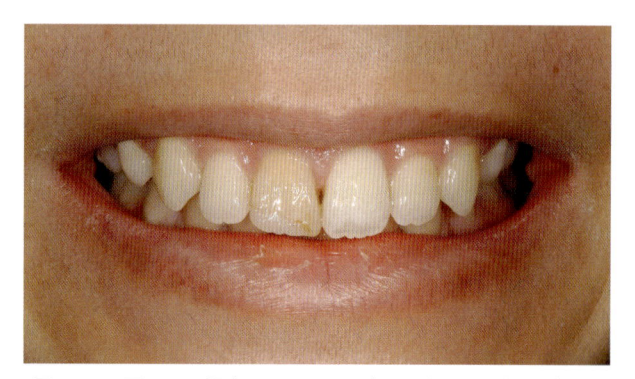

図55　口唇からの観察においても 1|1 の歯間乳頭部にブラックトライアングルが認められる.

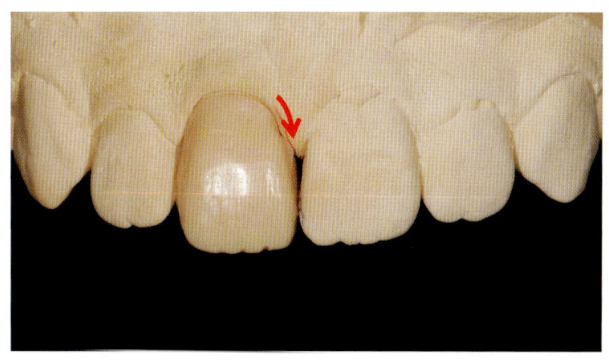

図 56　診断用ワックスアップ．￤1 は天然歯であることから切削せずに 1￤ の補綴治療のみでブラックトライアングルを消失させたいと考えた．

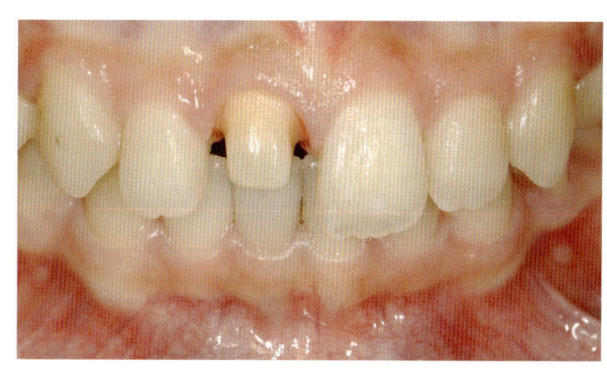

図 57　支台歯形成．1￤ 近心を縁下まで形成し，立ち上がりの形態から移行的にブラックトライアングルを閉鎖させる．

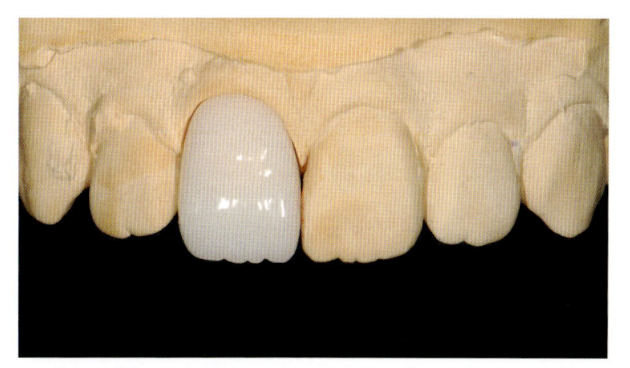

図 58　プロビジョナルレストレーション．

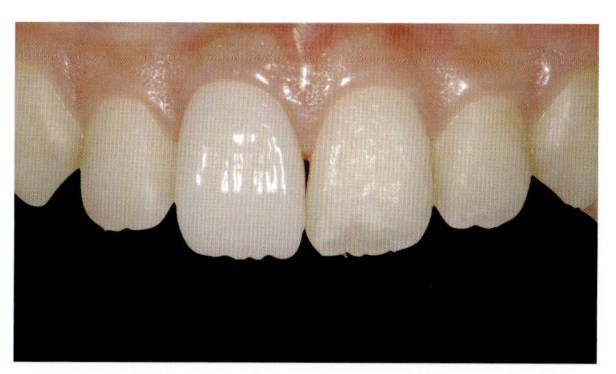

図 59　プロビジョナルレストレーション装着時．この時点ではわずかに空隙が認められる．

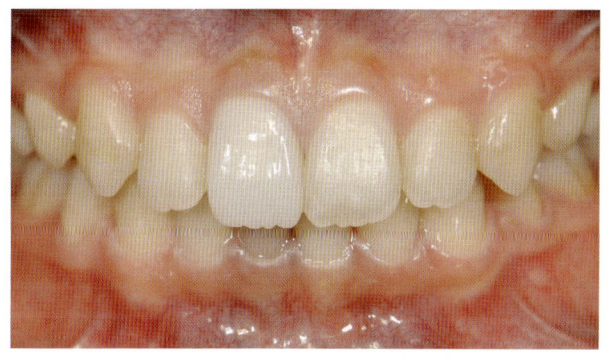

図 60　装着から 18 日後．歯肉形態に変化が認められ，空隙が閉鎖した．

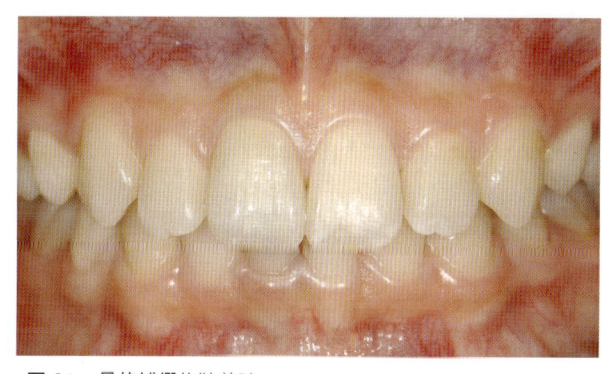

図 61　最終補綴物装着時．

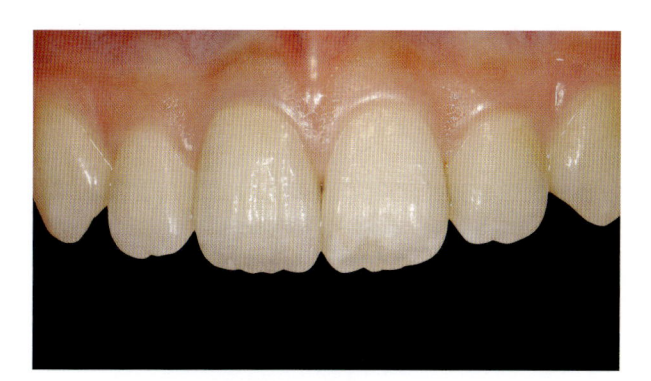

図 62，63　その後も問題なく経過している．

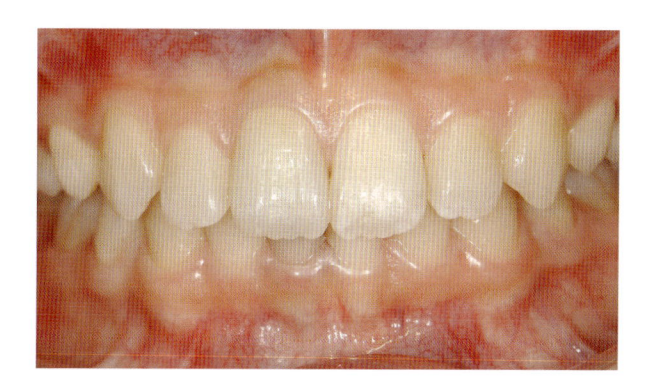

症例5　MIを考慮したセラミック修復症例

　患者は11歳で，事故により 1| を破折，他院にて応急処置を受けた後，治療を望まれて来院した． 1| は歯頸部より3分の1程度の位置で破折が認められ，破折面上にはレジン充塡が施されていた（図64，65）．

　まずレジン充塡を除去し，再根管治療から根管充塡を行った． 1| 遠心部は歯肉縁下まで破折した様子が窺われ，バイトが深く補綴物の装着が困難であると考えられる（図66）．患者が若年者であること，またできるだけ最小限の切削で修復を終えたいとの希望から，唇側面の歯質をわずかに研磨した状態で印象採得を行い（図67），プレスタイプのセラミックスを作製し，口腔内で試適した（図68）．

　審美的に不良であることから支台歯を若干削除し（図69），再度，プレスセラミックスにて補綴物を作製した（図70）．

　歯根の方向に忠実に，また反対側を模倣した形態をとったため正中には空隙が存在したが（図71），混合歯列弓であることからあえてこのままとした．装着から5カ月後には，正中の空隙が自然閉鎖されている（図72）．

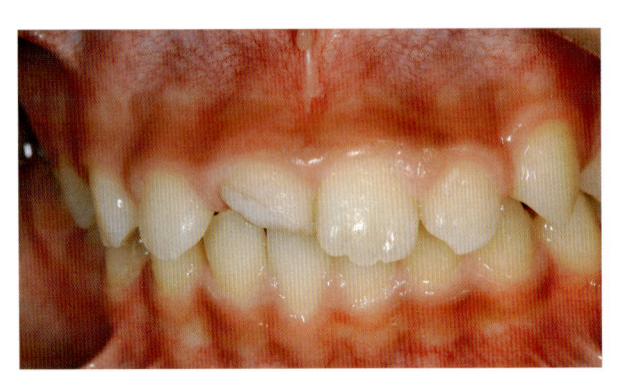

図64　患者は11歳，事故により 1| を破折，他院にて応急処置を受けた後，治療を望まれて来院.

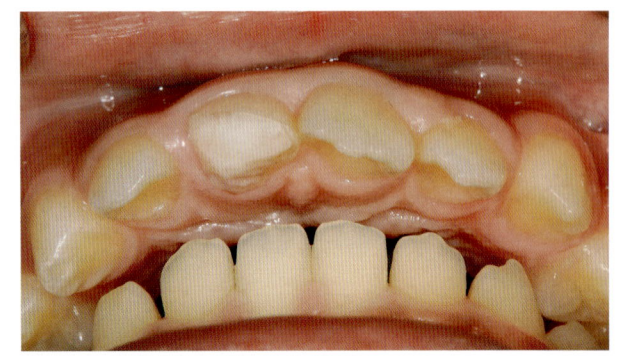

図65　 1| は歯頸部より3分の1程度の位置で破折が認められ，破折面上にはレジン充塡が施されていた.

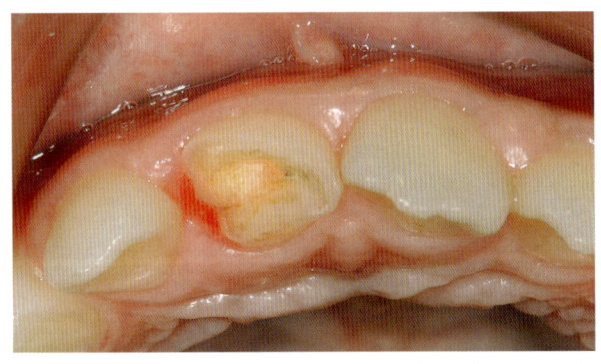

図66　 1| 遠心部は歯肉縁下まで破折した様子が窺われる．バイトが深く補綴物の装着が困難である.

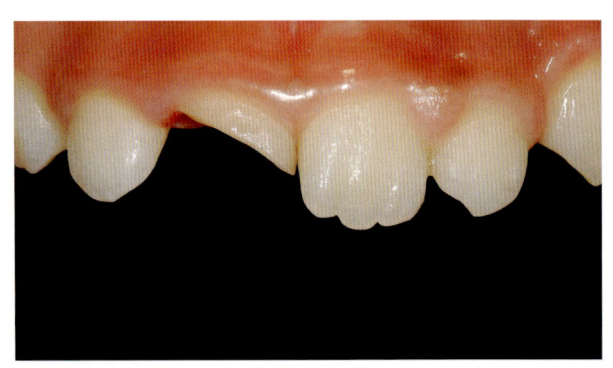

図67　唇側面の歯質をわずかに研磨した状態で印象採得を行う.

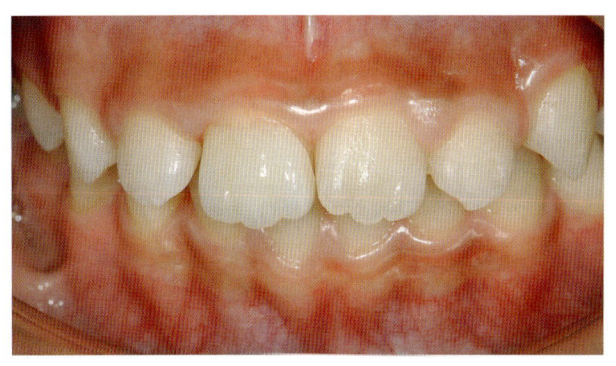

図68　プレスタイプのセラミックスを作製し，口腔内で試適．

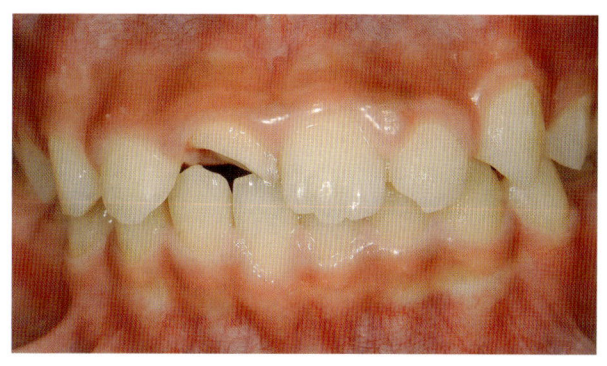

図69　審美的に不良であることから支台歯を若干削除して再度，作製する．

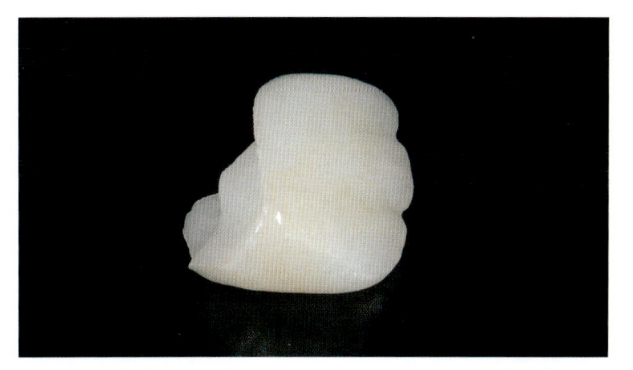

図70　再製作した再度，プレスセラミックスによる補綴物．根管を形成せず，接着にて修復．歯根の方向より忠実に歯冠部を再現した．

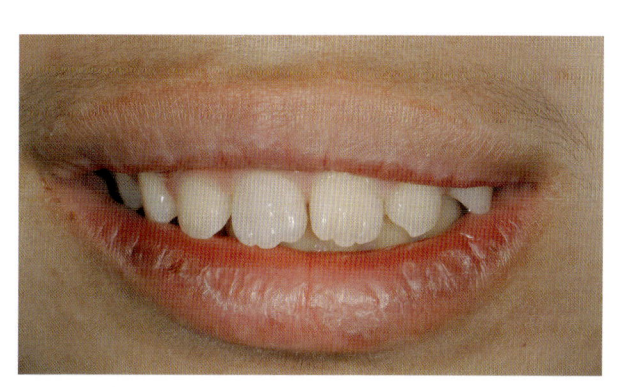

図71　装着時．この時点では若干，正中に空隙が認められるが，成長発育による自然閉鎖が予想されたため，このまま経過観察する．

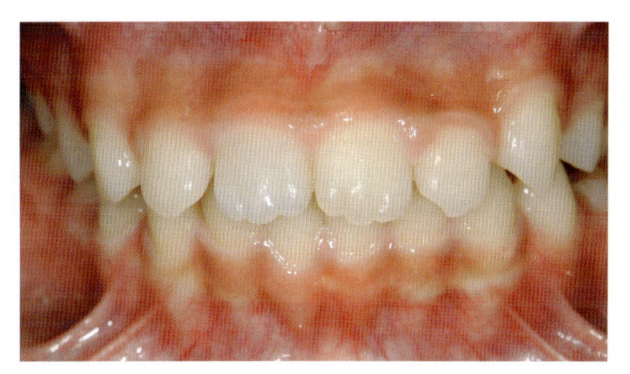

図72　装着から5カ月後には正中の空隙が自然閉鎖された．

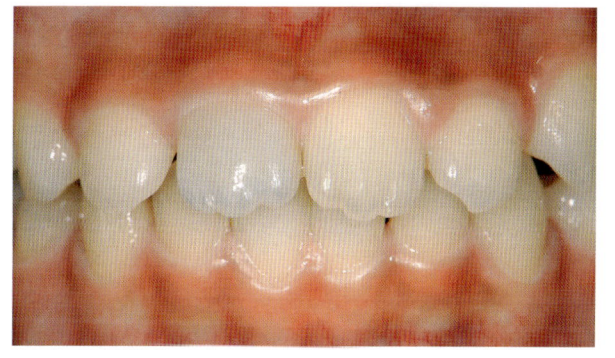

図73　術後1年経過時．歯肉と調和し，安定している．

●術後経過

　術後1年経過時では，歯肉と調和し，接着面積が少ないものの安定していることが窺われる（**図73**）．3年半後，近心のセラミックスの最薄部に破折が確認されたが，レジンで充填処置を行い，経過観察することとした（**図74**）．

　5年半後には完全に脱落したことから，支台築造の形成を行い（**図75**），間接法にてレジンコアの作製を行った（**図76**）．レジンコアの試適を行ったところ，下顎切歯の切端が噛み込んでおり，レジンコアの唇舌的な厚みがとれないことから（**図77**），ポストクラウンをプレスセラミックスにて作製した（**図78**）．補綴物は十分な適合精度をもち，歯肉と調和した良好な結果を得ることができた（**図79**）．

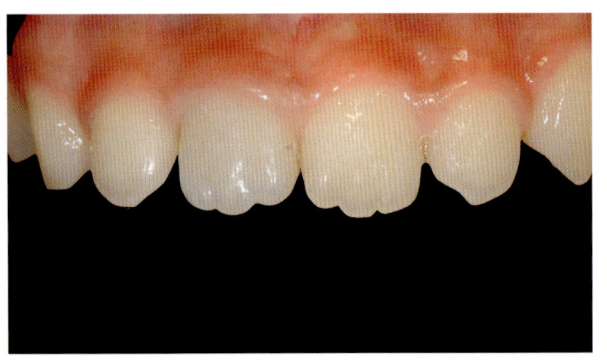

図74 術後3年半経過時. 近心のセラミックス最薄部に破折が確認されたが, レジンで充填処置を行い, 経過観察する.

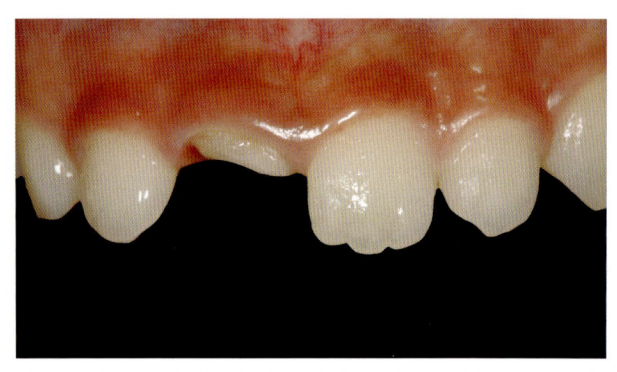

図75 術後5年半経過時に完全に脱落した. 支台築造の形成を行う.

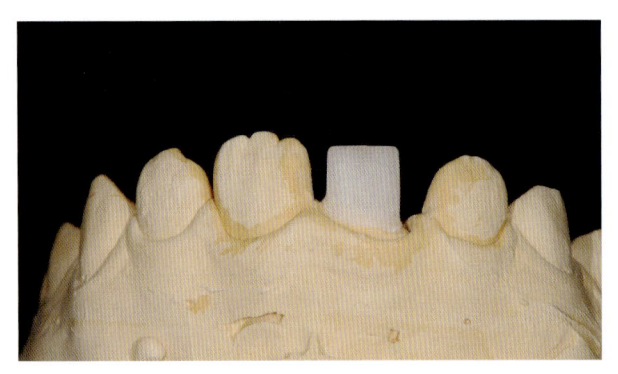

図76 間接法にてレジンコアを作製.

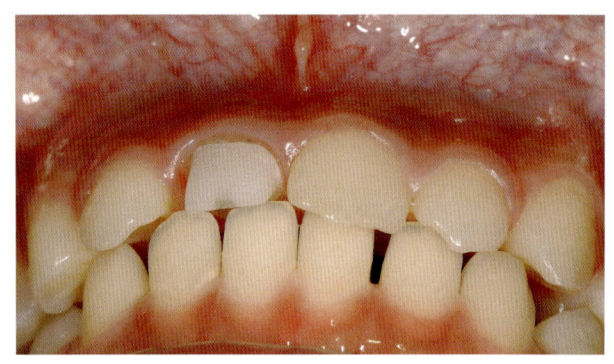

図77 レジンコアの試適. 下顎切歯の切端が噛み込んでおり, マテリアルスペースが不足している.

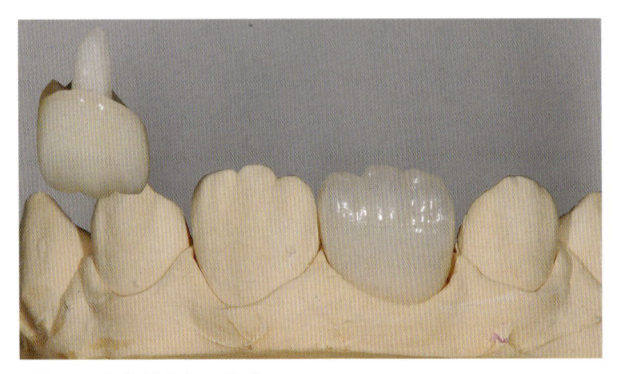

図78 最終補綴物の完成.

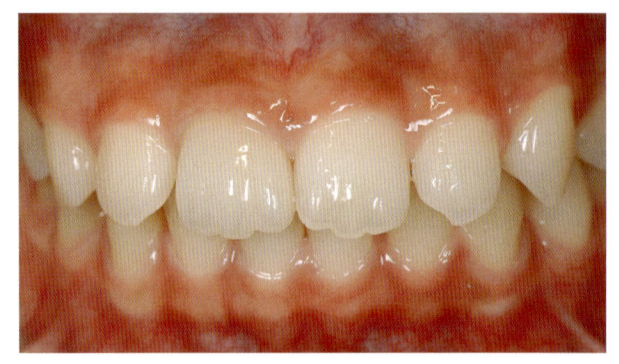

図79 最終補綴物の装着. 適合精度もよく, 歯肉と調和した結果を得ることができた.

■ まとめ

　初診時, 患者は11歳の小学生であったことから, 根管処置は行ったものの残存歯質に接着するという手法でセラミック修復を行った. リコール中も矯正治療を勧めるも金銭的な問題があり, 現状に至っている.

7 ホワイトニング

　ホワイトニングは施術の簡便さに加え，低侵襲で色調改善を行うことができ，近年では一般的な治療になってきた．

　ホワイトニングの効果については個人差や歯種による差があると考えられ，一般的にはシェードガイドを用いて色調改善を評価したり，デジタルカメラを用いて術前・術後の評価が行われている．しかし，これらはいずれも測定者の主観が伴うことから，客観的な数値評価も必要と思われる．そこで当院でホワイトニングを受けられた患者を対象に測色器を用いて数値的評価を行うこととした．

| 学術的指針 |
| 各種歯冠測色器の臨床に即した使用における精度と実用性の検証 |
| 貞光謙一郎　Quintessence of Dental Technology　33 (1)　53-60　2008 |

■ 実験1　術者の目視と測色器で比色に差が見られるか

　実験方法は，修復されていない健全な中切歯をもつ9名の被検者を採択した．

　中切歯の歯頸部（ベースシェード）を3つの測色器（接触型1器，非接触型2器）を用いて比色し，次にセラミック製作に熟達した歯科技工士3名がVITA社製Luminシェードガイドを用いて色調の採得を行った．

●結論（図1）

　非接触型の測色器は歯科技工士の目視とほぼ一致し，高い比色精度が窺われた．

　シェード採得の際には，歯科医師の目視と写真撮影画像だけでなく，測色器のデータを合わせて歯科技工士に送付すれば，より高いシェード再現が可能であることが窺われた．

歯科技工士と測色器の比色の差

被検者	測色者(器)　歯科技工士 J	歯科技工士 K	歯科技工士 L	接触型測色器	非接触型測色器 Sp	非接触型測色器 Cr
A	A2	A2	A2	B2	A2	A2
B	A1	A1	A1	A1	C1	C1
C	A3	A2	A2	A2	A3	A3
D	A3	A3	A3	B2	A3	A3
E	A1	A1	A1	A1	A1	A1
F	A2	A2	A2	B2	A2	A3
G	A4	A4	A4	A4	A4	A4
H	A1	A1	A1	B2	A2	A2
I	B3	B3	A3	B2	D3	A3

※図中 Sp は Degudent 製測色器「シェードパイロット "歯っかれルンダ"」「スペクトロシェードマイクロ」，Cr はオリンパス社製「クリスタルアイ」の略．赤色の文字は3人の歯科技工士と各測色器の比色結果と各測色器の比色結果が合致していたもの，黄色は1人の歯科技工士の比色結果と各測色器の比色結果が合致していたもの

図1　9名の被検者を対象に行った歯科技工士と3種類の測色器の測定結果（貞光謙一郎：各種歯冠測色器の臨床に即した使用における精度と実用性の検証．QDT，33（1）：53-60，2008．より改変引用）．

■ 実験2　測定再現性について

　実験方法は，歯科医師・歯科衛生士・歯科助手の3者が被検者18名の歯を測色し，術者ごとの測色再現性を考察した．

●結果・考察（図2）

　非接触型測色器においては術者ごとの色差や測定日時による色差はあまり認められなかった．

　接触型測色器は色差が大きな値となり，非接触型と比べて再現性が劣っていた．この原因としては接触型の測色器の場合，測定者により測定部位の規定があいまいで，同一部位への測色が行われていないことが窺われた．

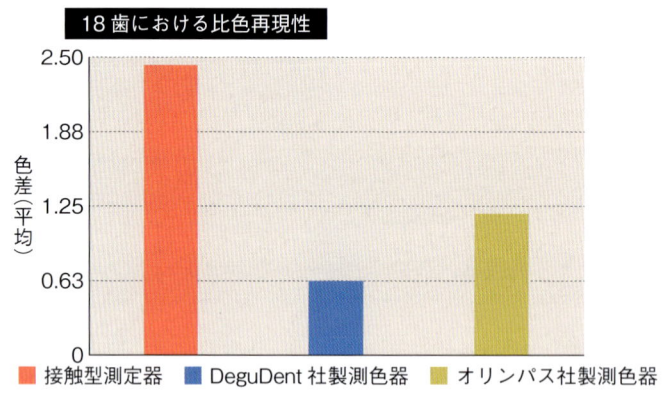

図2　歯科医師，歯科衛生士，歯科助手の3社が同一器機で測定を行い，測色器ごとの平均値を算出した．色差が大きいほど再現性が低いといえる（貞光謙一郎：各種歯冠測色器の臨床に即した使用における精度と実用性の検証．QDT, 33（1）：53-60, 2008. より）．

■ 実験1，2の結論

　非接触型測色器は歯科技工士の目視とほぼ一致し，高い比色精度が窺われた．そこで，歯科医師のシェードガイドによる測色，写真撮影画像，そして測色器のデータを併用すれば，さらに精度の高いシェード採得が可能となる．また科学的根拠や客観性の観点からも，測色器を用いたデータは重要であると考えている．

　近年，測色計と同等の機能が備わった口腔内スキャナーが各社より発売されはじめており，測色器を用いたシェード採得がさらに広まるものと期待している．

学術的指針

天然歯の色調を把握する　第2報　ホワイトニング（オフィス）による天然歯の色調変化

貞光謙一郎　木村拓郎　島田卓也ほか

歯科審美　27（2）　131　2015 事後抄録

被検者は貞光歯科医院にてホワイトニングを希望された患者で，本実験の主旨を理解していただいた患者24名を対象とした．

被検歯は上顎右側中切歯とし，修復や欠損が認められる場合は反対側同名歯を被検歯とした．またホワイトニングは患者の満足がいくまでとし，回数制限は行わなかった．

漂白材料はハイライト（松風），測色器はシェードパイロット（DeguDent）を用い，L＊a＊b＊表色系により分析を行った．計測部位は，歯面全体と歯冠を切端部・中央部・歯頸部に3分割した歯頸部とした．

●結果（図3）

1　漂白により色差3.3以上の変化を認める回数

歯面全体においては，漂白により24名中24名が色差3.3以上を変化を認め，そのうち23名が（95.8％）が3回以内で色差3.3以上を認めた．

歯頸部においては24名中22名が色差3.3以上を変化を認め，そのうち22名が4回以内で色差3.3以上の変化を認めた．

2　漂白と知覚過敏について

漂白を行っていくなかで，知覚過敏を訴えた患者が24名中5名認められたため，術中より知覚過敏抑制剤を用い，全員の症状の消失が認められた．

3　漂白における患者満足度について

計測結果より色差が出た時点で漂白の終了を望まれた被験者は24名中2名認められた．

満足度の得られた最小の色差は，歯冠全体で3.79，歯頸部で1.5，最大の色差は歯冠全体で11.70，歯頸部で11.77であった．

満足度の平均色差は，歯冠全体で6.24，歯頸部で6.16であった．

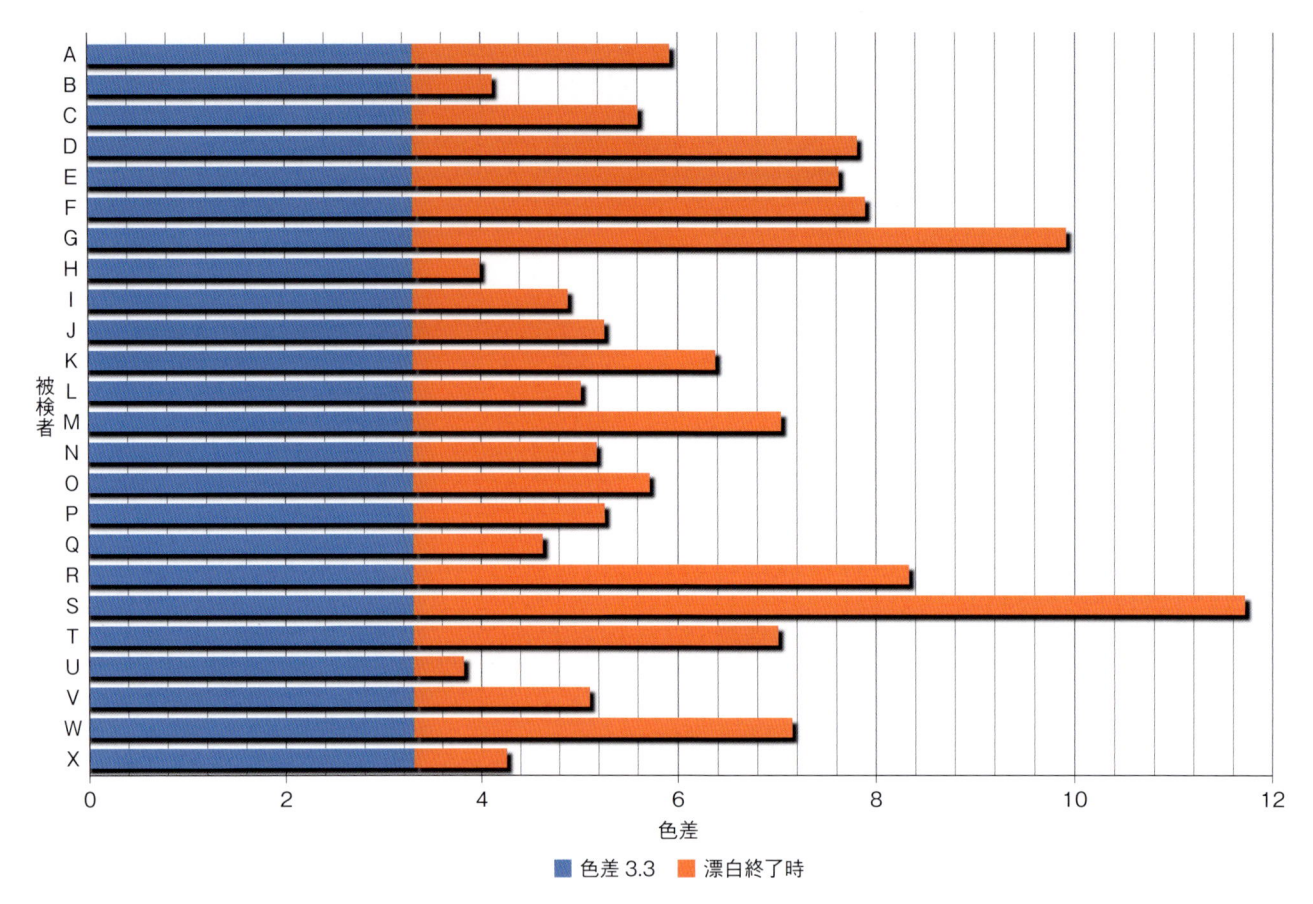

色差

■ 色差 3.3　■ 漂白終了時

・歯面全体においては
　24名中24名が色差3.3以上の変化を認めた
　そのうち，23名が3回以内の施術で色差3.3以上を認めた

・歯頸部においては,
　24名中22名が色差3.3以上の変化を認めた
　そのうち22名が4回以内の施術で色差3.3以上を認めた

・満足度の得られた色差

| 最小 | 歯冠全体 | 3.79 | 最大 | 歯冠全体 | 11.70 | 平均 | 歯冠全体 | 6.24 |
| | 歯頸部 | 1.5 | | 歯頸部 | 11.77 | | 歯頸部 | 6.16 |

図3　被検者24名に対するホワイトニング施術後の色差.

●考察

　漂白の施術後においては色差が認められることは非常に重要であるが，患者が効果を実感し満足を得ることが臨床的に重要であると考えられる.

　色差は3回ほどで認められることから漂白により効果が出ることが立証された．しかし患者の満足を得るためには，色差が6以上必要であると考えられた.

■ 無髄歯の漂白

無髄歯の漂白（**図4**）には，一般的にウォーキングブリーチ法が用いられている．これは過酸化水素（液）と過ホウ酸ナトリウム（粉末）を混和した薬液を用いる．

1 X線写真にて緊密な根管充填がなされているか確認する

2 髄角部が残らないように開拡を行い，唇側歯肉縁下2mm程度まで根管充填剤の除去を行う

3 窩洞内の清掃を行う．薬液を用い，スメア層の除去を行う

4 過ホウ酸ナトリウムの白色の結晶性の粉末と過酸化水素を混和する．混和した薬剤を髄腔内に充填した後，綿球を置き，ストッピングとレジンにて二重仮封を行う．隣在歯と色調が同等になるまで漂白を繰り返す（**図5**）

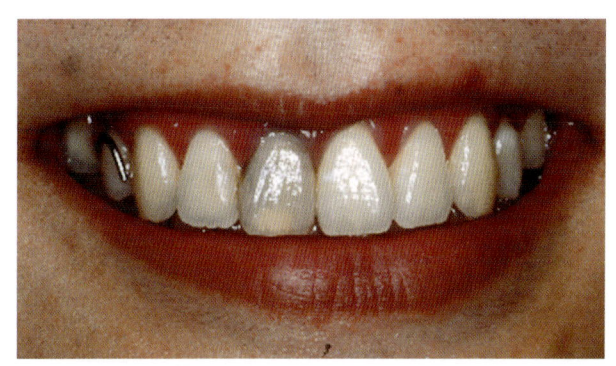
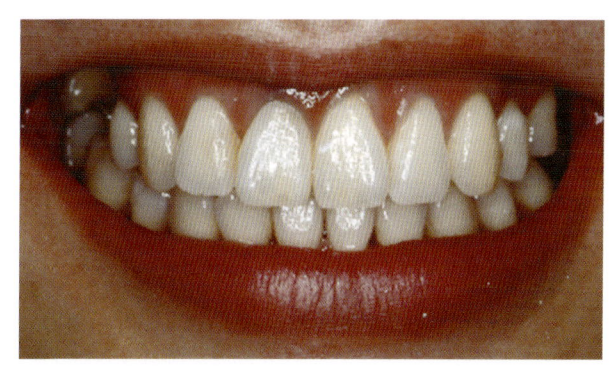

図4 無髄歯の漂白．変色が著しい ⌐1̲ だが，ウォーキングブリーチ法によって色調改善を図ることができた．

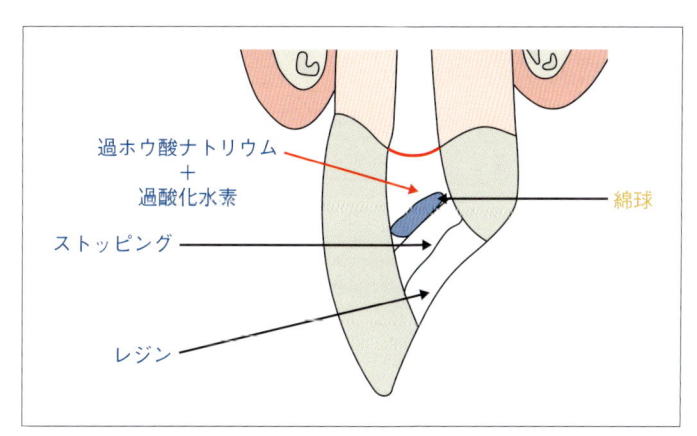

過ホウ酸ナトリウム
＋
過酸化水素

綿球

ストッピング

レジン

図5 ウォーキングブリーチ法の術式．

臨床的指針⑩　無髄歯の漂白症例

患者は20代の女性，上顎右側中切歯の審美障害を主訴として来院された（**図6**）．色調だけではなく，左右の歯冠サイズの違いも認められる．

左右の歯肉ラインに左右差が認められることから（**図7**），浸潤麻酔下で歯肉溝を測定し（**図8**），単純に歯肉切除を行っても問題がないことから，左側中切歯の歯肉形態を模倣するように歯肉切除する（**図9**）．

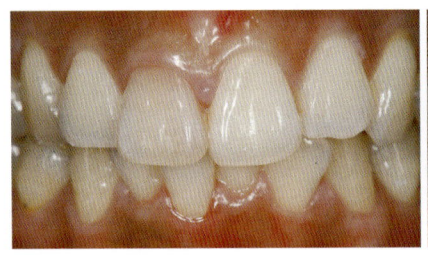

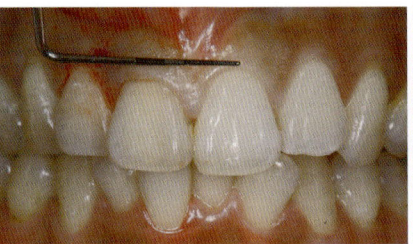

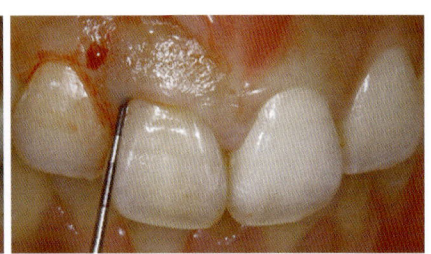

図6 <u>1</u>の審美障害を主訴として来院. <u>1</u> は失活により変色が認められる. 左右の歯冠サイズの違いも認められる.

図7 歯肉ラインに左右差が認められる.

図8 浸潤麻酔下で歯肉溝を測定.

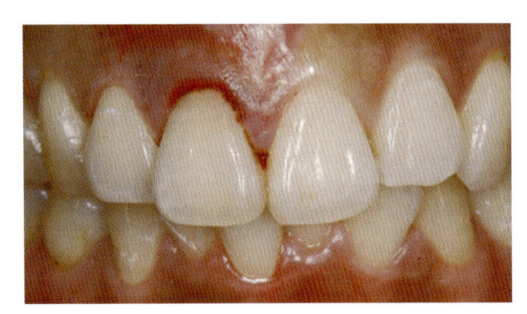

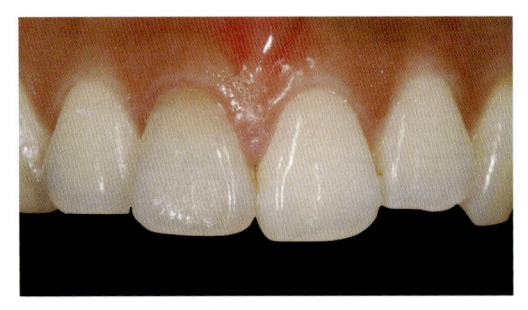

図9 <u>1</u>の歯肉形態を模倣するように歯肉切除する.

図10 無髄歯の漂白を行う.

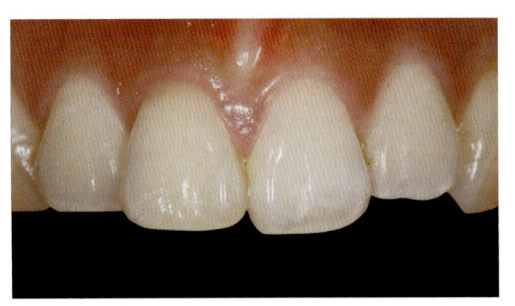

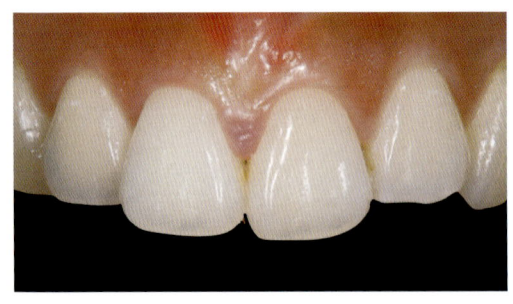

図11 施術から1カ月後. わずかに効果が認められるが, 色調に左右差がある.

図12 施術から3カ月後. 隣在歯よりも明度が上がった状態で漂白を終えた.

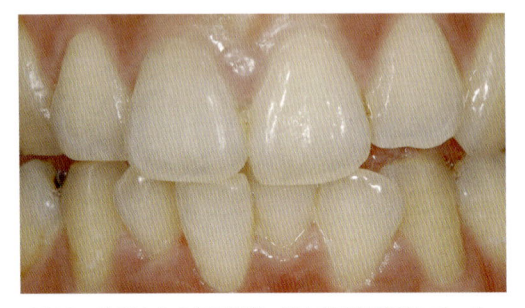

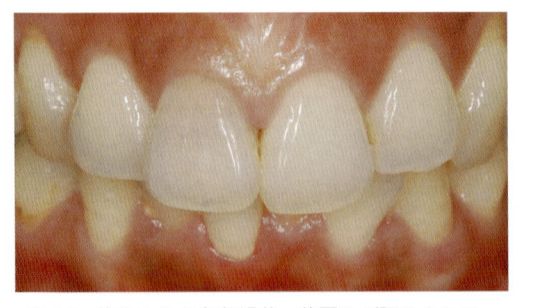

図13 施術から4年経過後. 漂白効果は継続している.

図14 施術から6年経過後. 後戻りが認められる.

　失活歯であることから, 無髄歯の漂白を行う (**図10**). 3カ月後には隣在歯よりも明度が上がった状態で漂白を終えた (**図12**).

　術後4年経過時では漂白効果は継続している (**図13**). 術後6年では, 後戻りが認められる (**図14**). 患者の生活習慣や個体差によって後戻りの期間は異なるが, 本症例では比較的長期にわたって漂白の効果が認められた.

Part 2

Practice for Esthetic Dentistry

1 オールセラミッククラウンの支台歯形成

■ 支台歯形成とは

　支台歯形成は，審美的要件，機能的要件，生物学的要件，構造力学的要件を満たした修復物を装着するため，歯を切削する行為である（**図1**）．そのため，最終修復物の形態を考慮して形成することはもちろんのこと，歯周組織との調和，審美性を再現するための修復物の厚み，修復物自体の強度といった点も考慮しなければならない．また MI の概念に則り，可及的に歯質を保存する形成も求められよう．

　さらに近年，CAD/CAM の普及に伴い，CAD/CAM に対応した形成も求められている．基本的には従来のセラミック修復の形成に準じているが，CAD/CAM の機械的特性により，「アンダーカットが読み込めない」「鋭利なエッジのある形成は丸める」「フィニッシングラインは一定の幅が必要」「Jマージンは作らない」といった点に考慮する必要がある．さらには，最終修復物はプレスセラミックスを用いるのか，ジルコニアコーピングに陶材を築盛するのか，フルカントゥアジルコニアを使用するのか，といったようにマテリアルによっても形成量は異なってくる．つまり，最終修復物の材料および形態を吟味した上で最終的な削除量の決定を行わなければならない．

● プレパレーションガイド通りの形成は可能か

　図2に，一般的なプレパレーションガイドを示す．確かに一つの目安としては参考になる数値なのだが，果たしてこの数値をそのまま日本人に当てはめることは可能だろうか．

- 適切な厚みを得られる削除量
- 明瞭でスムーズなフィニッシングライン
- アンダーカットがない
- マージンの連続性
- 補綴物と相似形

図1　支台歯形成の原則.

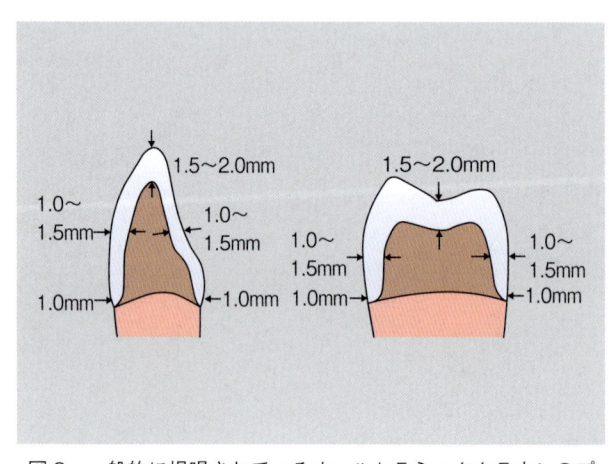

図2　一般的に提唱されているオールセラミッククラウンのプレパレーションガイド.

臨床的指針⑪　生活歯へのセラミック修復治療

初診時所見

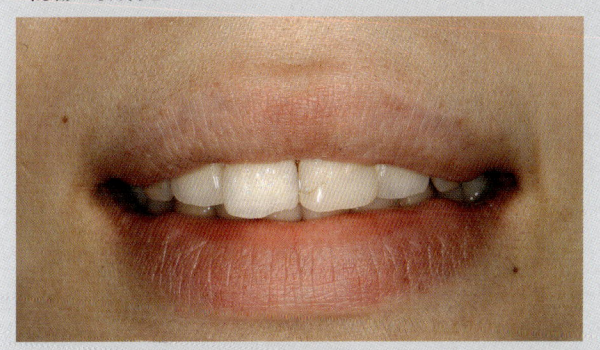

図3　1| のレジン充填の脱離を主訴として来院. 中切歯の長さには問題がない.

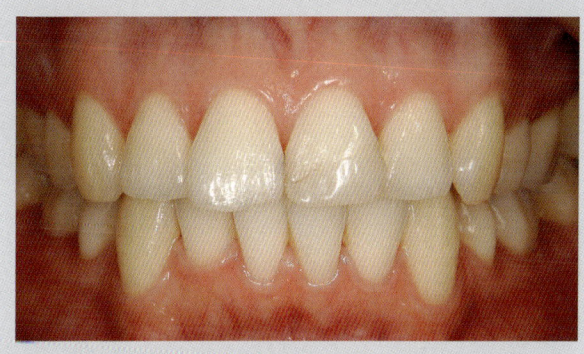

図4　1| の切端は幼少期に破折し, |1 は齲蝕からレジン充填に移行したとのことだった.

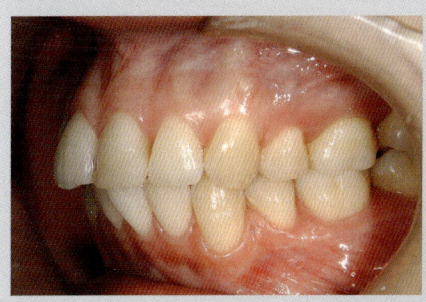 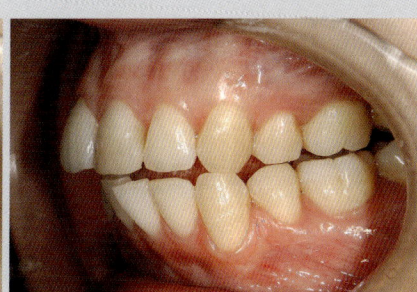

図5, 6　両側中切歯の切端が破折していることから, 偏心運動での干渉が疑われたが, 切端部の干渉は認められなかった.

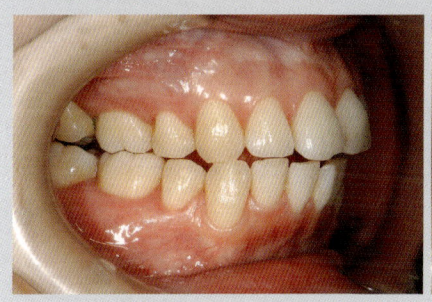 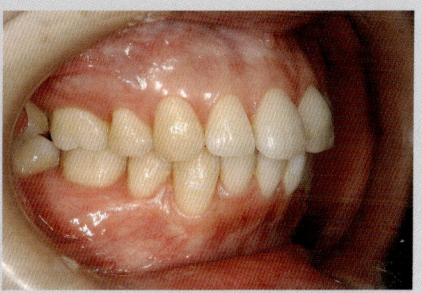

　患者は 20 歳女性, 1| のレジン充填の脱離を主訴として来院された. 口元の観察から, 中切歯の切端の長さには問題がないように思われた (図3). 1| の切端は幼少期に破折し, |1 は齲蝕からレジン充填に移行したとのことだった (図4). 1|1 の切端が破折していることから, 偏心運動での干渉がないか確認を行ったが, 切端部の干渉は認められなかった (図5, 6). 1|1 の切端部分は修復する側方運動時の誘導路となることが窺われた.

●治療方針の決定
　1| 切端の破折部位はエナメル窩洞内の破折であり, 患者とも相談し, 修復は行わないこととした. |1 は, 色調と形態に不備があるレジン充填が行われていたが, 脱離や破折を何度も繰り返していることから, 長期的な予後経過が見込まれる補綴を望まれた. そこでオールセラミッククラウンにて補綴治療を行う計画とした (図7, 8).

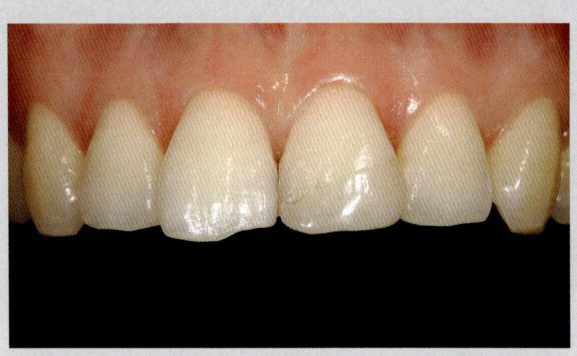

図7 `1` のレジン充填は脱離や破折を何度も繰り返していることから，オールセラミッククラウンにて補綴を行う計画とした．

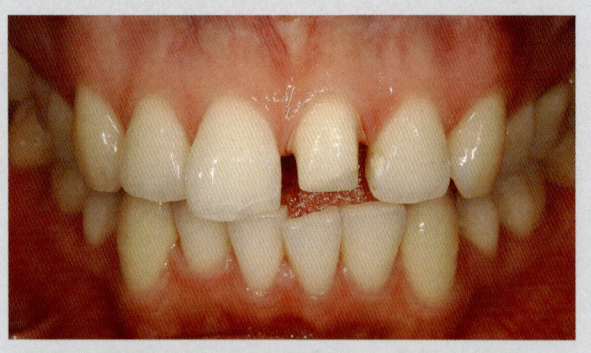

図8 術前の顔貌と口唇．

グロスプレパレーション

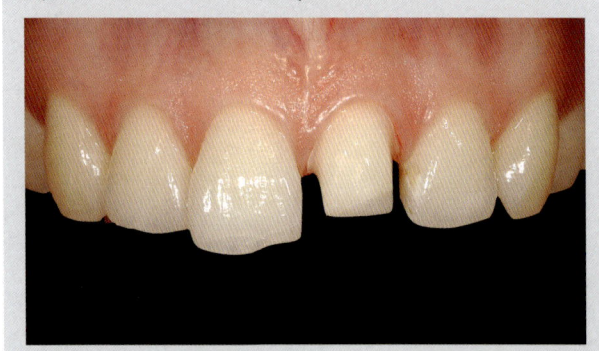

図9 浸潤麻酔下で概形形成を行う．この時点では遠心方向への傾斜と形成量が少ない．

ファイナルプレパレーション

図10 ３週間の期間を空け，再形成を行った．冷水痛があったことから最低限の形成量で補綴を行いたいと考えた．

フィニッシュプレパレーション

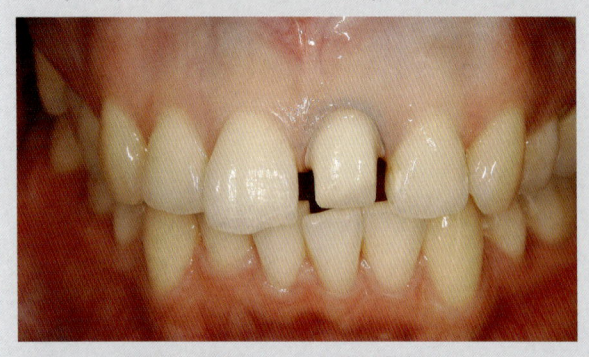

図11 ２週間ほど期間を空け，最終形成を行った．

●生活歯への支台歯形成

　既存のレジン充填を除去し，再レジン充填を行い支台歯形成を行う．若年者であることから，できるだけ生活歯で形成を終えたいと考えた．まず浸潤麻酔下にて概形形成を終えたが，この時点では遠心方向への傾斜と形成量が少ない（図9）．象牙質が露出すると歯髄まで感染が及ぶと考える「象牙質歯髄複合体」という考え方を尊重し，概形形成後，歯のシーリングコート剤であるハイブリッドコートを塗布し，歯髄保護と疼痛の防止に努めた．この日は術前に採得しておいた印象にレジンを填入し，プロビジョナルレストレーションを作製，装着した．

　３週間の期間を空け，再形成を行う（図10）．この間，冷水痛があったということから最低限の形成量で補綴を行うこととした．この時もハイブリッドコートを塗布している．

　そして２週間ほど期間を空け，最終形成を行った（図11）．最終形成後は最終修復物の接着力低下のおそれがあるため，ハイブリッドコートは塗布していない．

　以上のように生活歯へセラミッククラウンの形成を行うには，露髄しないように配慮しながらも，マテリアルの厚みを確保しなければならず，そのバランスに苦心しながら形成を行った．

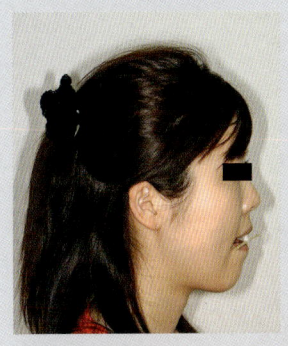
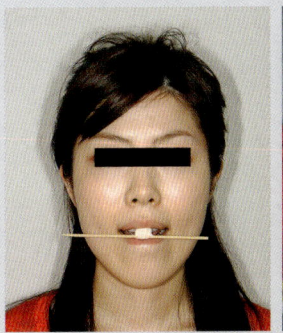
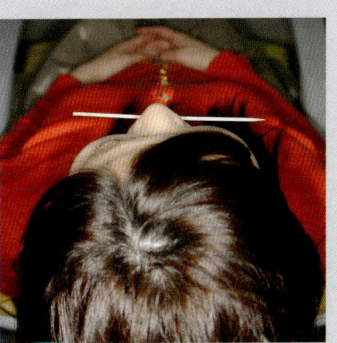

図12　瞳孔線と一致させたエステティックジグを採得し，修復物の作製を行う.

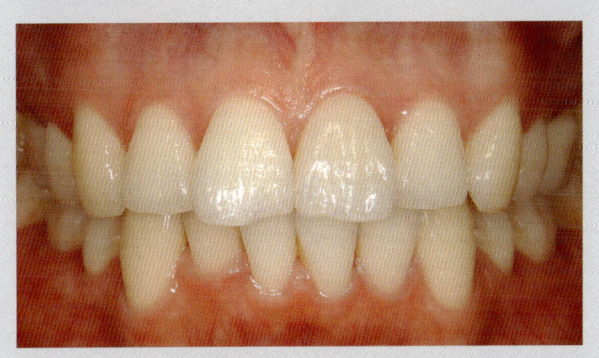

図13　Empress を装着した.

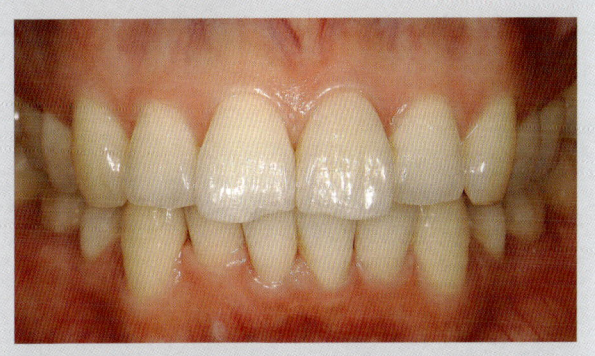

図14　術後6年経過時．変色，疼痛等もなく順調に経過している.

●最終修復物の製作

前歯部1本の修復であることから，瞳孔ラインと一致させたエステティックジグを採得し，修復物の作製を行う（**図12**）．最終修復物は，支台歯色が美しかったこと，積層するほどの形成量の厚みは不足していること，接着により歯質と一体化できる材料であることからプレスセラミックスである Empress を用いた．

接着剤は Variolink Ⅱ（トランスペアレント）を使用し，最終修復物を装着した（**図13**）．患者は疼痛を訴えることもなく，審美的な仕上がりに満足した．術後6年の状態でも大きな変化はなく，変色，疼痛等もなく順調に経過している（**図14**）．

●考察

若年者であることから，できるだけ生活歯で形成を行いたいと考えたが，冷水痛を訴えたことから，数回に分けて形成した．しかし，満足のいく形成量を得ることは難しかった．

歯自体のボリュームが乏しいこともあり，フィニッシングラインの幅は0.7 mm程度となっている（バーのサイズ A-12LL）．

●結論

・生活歯の形成は歯髄保護の観点より数回に分けて形成することが望ましい
・形成量，歯質の残存量，支台歯の色調を吟味して修復物の材料を決めなくてはならない
・生活歯は一般的なプレパレーションガイド通りに切削することは困難である

【学術的指針】

天然歯形態を把握する　第2報　支台歯形成の指標を模索

安光崇洋, 貞光謙一郎, 島田卓也, 櫻井健次, 木村拓郎

歯科審美　25（2）　114-121　2013

　本症例のように日本人の生活歯の歯を露髄しないように形成すると理想的な削除量は確保できず, 一般的なプレパレーションガイド通りに削ることは困難なのではないだろうか.

　そこで, 一般的なプレパレーション通りに形成すると, どのような支台歯形態になるか研究を行った.

　被検者は個性正常咬合を有する20〜40代の女性100名で, 咬耗や捻転や矮小歯などの形態異常歯は実験対象から除外した.

　被検者の上顎をシリコン印象材（インプリント3, ペンタボディとライトボディ；3M ESPE）を用いて連合印象を行う. 超硬石膏（ニューフジロックIMP；GC）にて模型を作製し, 歯科用CT（プロマックス3D；GC）で撮影し, 計測した.

●計測結果

一般的なプレパレーションガイドを参考に計測位置を決定した. 結果を図15に示す.

・計測位置1は, 単純に切端を2mm落としたと仮定した時の唇舌的な残存歯質の厚みだが, 切端を2mm落とすと残存歯質の厚みは平均2.41mmとなり, この後, 一般的なプレパレーションガイド通りに唇舌側から1mmずつ切削すると歯質は0.41mmしか残存しないことになる. つまり, 切端を2mm落とすと唇舌側はほとんど歯が残存しないことが示唆された.

・計測位置2は, 切端の厚みが1.5mmとなるように唇舌側からおのおの1mmずつ削合した. この時に残存する歯冠長と, 削合前の歯冠長の比率を算出した結果, 平均で49.25%となった. もともとの歯冠長の半分の長さである.

　飛奈らや玉澤らの文献を参考に「歯冠長の67%を切ると歯髄腔が存在する」と仮定して計測を行ったが, この計測位置で67%以上の歯冠長の残存が認められた歯は, 100歯中1歯であった. つまり, 切端の厚みを1.5mmとなるように唇舌側からおのおの1mmずつ削合すると, 非常に高い確率で露髄することが示唆された.

・計測位置3は, 切端の厚みが1mmとなるように唇舌側から1mmずつを削除したときに残る歯冠長と削合前の歯冠長の比率だが, 平均で59.93%であった. また67%以上の歯冠長の残存が認められた歯は100歯中19歯であった. 計測位置2よりは歯質が残存するが, やはり唇舌側より1mmの削除量をとることは難しいことが示唆された.

・計測位置4は, 切端の厚みが1mmとなるように唇舌側から0.75mmずつを削除したときに残る歯冠長と削合前の歯冠長の比率だが, 平均で68.10%, 67%以上の歯冠長の残存が認められた歯は100歯中61歯であった. この削除量であれば, 生活歯で形成できる可能性がある.

・計測位置5は, 切端の厚みが1mmとなるように唇舌側から0.5mmずつを削除したときに残る歯冠長と削合前の歯冠長の比率だが, 平均で77.86%, 67%以上の歯冠長の残存が認められた歯は100歯中94歯であった.

　この削除量であれば, 多くの症例で生活歯で形成が可能だが, その反面, マテリアルの厚みが薄くなってしまう. よって, もともとの歯冠外形よりも外側に出しても問題ない症例や, 薄いラミネートベニアなどが対象となると思われる.

・計測位置6は, 歯冠長径の比率が67%になるときの唇舌的な厚みを計測した. その結果, 平均で2.69mm±0.36mmとなった. 歯髄腔があると考えられる位置での頬舌径は平均2.69mmであり, ここから唇舌面に1mmずつ切削することは難しいと考えられる.

計測位置1

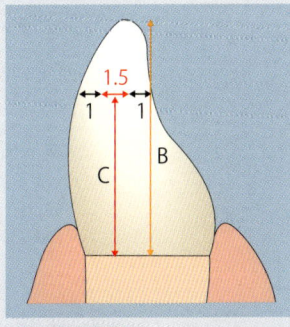

切端を 2mm 削除したと仮定した際の残存歯質の厚み

平均 2.41mm±0.93mm
最大 3.24mm
最小 1.72mm

計測位置4

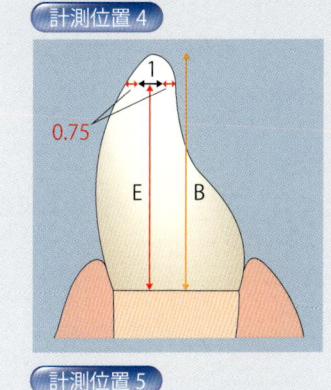

切縁の厚みが 1mm となるように唇舌側から 0.75mm ずつ削合した際に残存する歯冠長の全長に対する割合

平均 68.10%
最大 84.86%
最小 47.28%

計測位置2

切端の厚みが 1.5mm となるように唇舌側から 1mm ずつ削合した際に残存する歯冠長の全長に対する割合

平均 49.25%
最大 67.07%
最小 30.02%

計測位置5

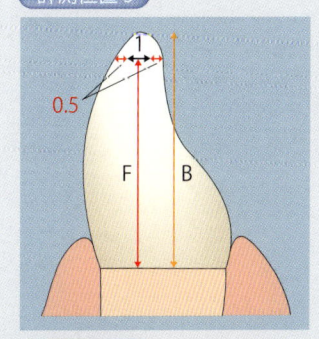

切端の厚みが 1mm となるように唇舌側から 0.5mm ずつ削合した際に残存する歯冠長に対する割合

平均 77.86%
最大 93.29%
最小 57.39%

計測位置3

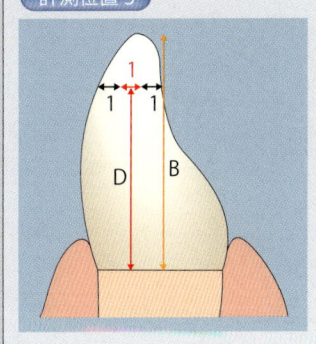

切端の厚みが 1mm となるように唇舌側から 1mm ずつ削合した際に残存する歯冠長の全長に対する割合

平均 59.93%
最大 80.42%
最小 37.48%

計測位置6

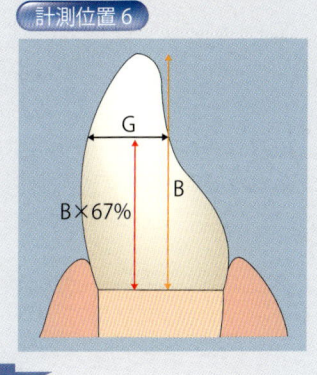

歯冠長の全長に対する割合が 67% となる際の唇舌的な厚み

平均 2.69mm±0.36mm
最大 3.52mm
最小 1.93mm

「歯冠長の 67% を切ると歯髄腔が存在する」と言われているが，露髄させないように生活歯で形成するためには，「計測位置4」「計測位置5」のように唇舌側からおのおの 0.5～0.75mm ずつの削合であれば可能かと思われる．ただし，0.5mm ずつ削合した場合にはマテリアルスペースが少なく，補綴物の製作は難易度が高いことが推測される．
　いずれにせよ，日本人の歯の厚みは菲薄であり，一般的なプレパレーションガイド通りに形成すると，有髄歯の場合，露髄する危険性が高いことが示唆された．

図 15　歯を削合した際，各計測位置での残存歯質の研究．

●まとめ

・切端から歯頸部方向に 2mm 削除した場合，支台歯に十分な厚みを確保できないことが窺われた．

・日本人の歯の厚みは菲薄であり，有髄歯において一般的なオールセラミック修復のプレパレーション通りに形成した場合，露髄する可能性が高くなる．

・日本人に適応した有髄歯の形成の場合，削除量は少なくなるため，その最終補綴物に必要なマテリアルスペースを吟味した上で削除量を決定しなければならない．

学術的考察

審美性を兼ね備えた前歯部修復の成功のために要件

坂口貴章

歯科技工　36（1）　46-57　2008

本文献では，上顎中切歯切端より3.5mm部で天然歯頬舌径を測定している．その結果（計測総数653歯），厚みの平均は2.74mmであった（図16）．

また，中切歯の修復歯（総数205歯）では，厚みの平均は3.54mmであった（図17）．

上顎中切歯片側が天然歯，片側が修復歯の患者44名の左右同部の唇舌径の測定した結果，天然歯の厚みは2.72mm，修復歯は3.49mmであり，その差は0.77mmであることが確認できたとし（図18），一般的なプレパレーションガイド（図2）に準じた形成を行えば，歯髄の保存が困難であると述べられている．

●まとめ

坂口の検証においては，下顎前歯の切端の位置を考慮に入れているのであろうか，上顎中切歯切端より3.5mmの位置を計測点としており，我々の実験とは異なる計測ポイントとなっている．

天然歯においては，年齢や性別が記載されていないものの，653歯のデータは信頼性の高いものである．

唇舌的な厚みの平均は2.74mmだが，最頻値は2.5mmであり（図16），データとして記載していないものの我々の実験結果と非常に近い数値になると思われる．また修復歯は形成量が少ないためであろうか，唇舌的な幅径が増すという状況が考えられる．

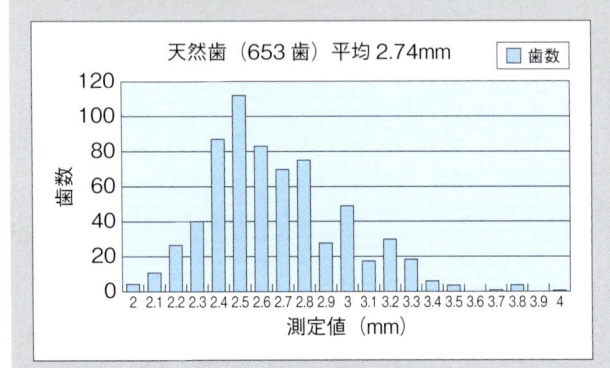

図16　上顎中切歯切端より3.5mm部での天然歯唇舌径の平均は2.74mm（坂口，2008より）.

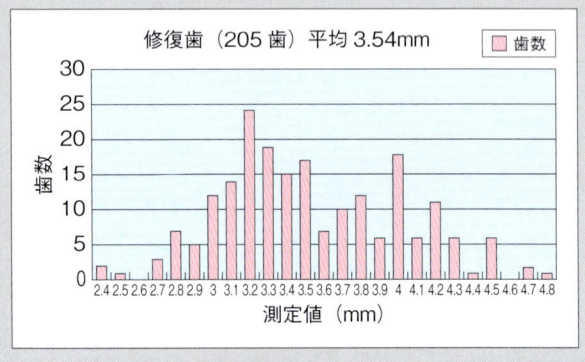

図17　修復歯唇舌径の厚みは平均で3.54mm（坂口，2008より）.

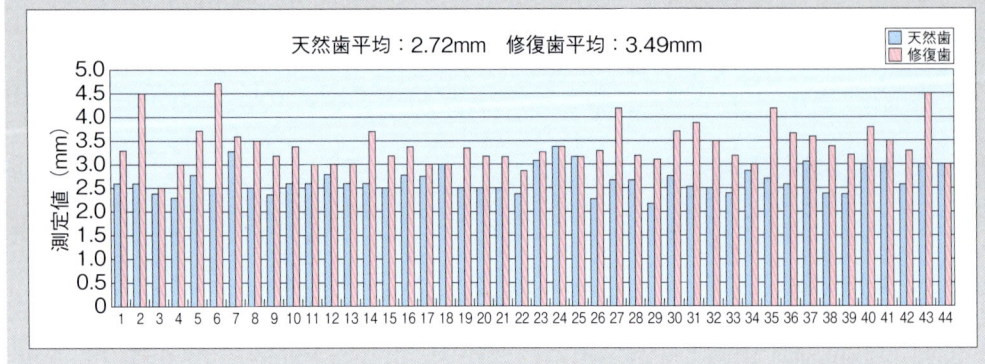

図18　上顎中切歯片側が天然歯，片側が修復歯の患者44名の左右同部の唇舌径は，天然歯で平均2.72mm，修復歯で3.49mmであり，その差は0.77mm（坂口，2008より）.

■ まとめ

　以上の文献からも，日本人の有髄歯に対して一般的なプレパレーションガイド通りの形成は非常に困難であると思われる．

　そこで形成に際しては，
・診断用ワックスアップ等により最終修復物の形態を模索する
・使用するマテリアルに必要とされるスペースが確保できるか検討する
・そこから逆算して，形成の範囲，形成の量を確認する
　ことが重要である．

　臨床的指針，学術的指針から，生活歯においては全周で 0.75 mm の削除量を目安とした形成が可能である．この削除量から考えると，レイヤリングのオールセラミックスでの作製は難しく，筆者の場合，プレスセラミックスにてステイン法で作製し，接着性レジンセメントで接着することが目標となる．また形成に際しては，数回に分け形成を行い，様子を窺いながら形成すること望ましい．象牙質が露出した場合には，コート剤で象牙質を保護しながら形成を行うが，フィニッシュプレパレーションの後は最終修復物への接着阻害のおそれがあるので塗布は行わない．

支台歯形成で使用する器具

●歯科用タービン

　できるだけブレのないタービンを使用することが望ましい（図19）．また，タービンヘッドは小さい方がよい．特に最後方臼歯の遠心面においてはタービンのヘッドが上顎歯列弓に干渉し，遠心面軸面に傾斜がついてしまうおそれがある．S-Max pico（NSK）は，通常のタービンと比較して視野を確保しやすい（図20）．

●支台歯形成用バー

　歯のボリュームの小さい日本人の歯は，バーのサイズにも配慮する必要がある．筆者は日向和田（株）に形成用バーを作製していただき，セットとして利用している（図21）．各バーの特徴は以下の通りである．

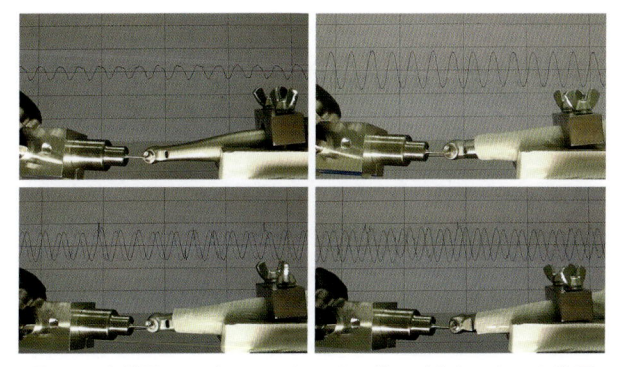

図19　歯科用タービンはできるだけブレが少ないものを使用する．

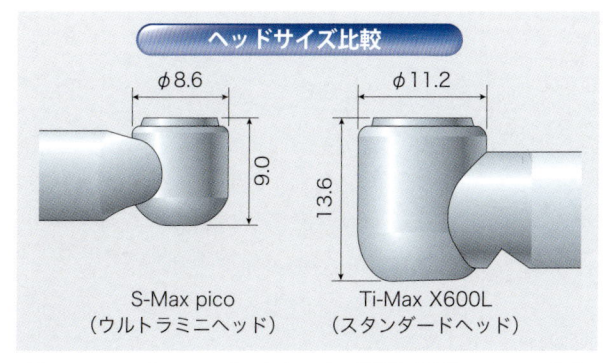

図20　タービンヘッドは小さい方が視野が確保できる．筆者は現在，S-Max pico（NSK）を使用している．

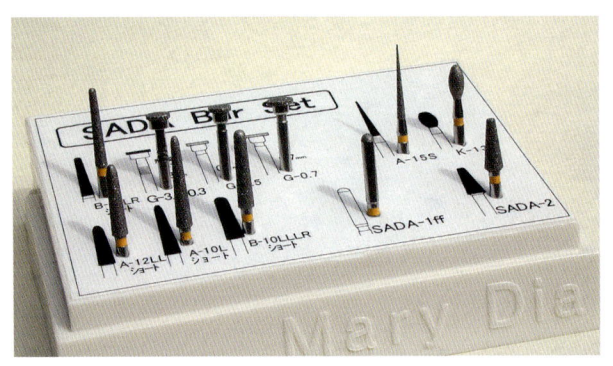

図21　筆者が日向和田に作製していただいた形成用バー
（SADA Bur Set）.

SADA-1

　直径が 1.8 mm，先端が若干フラットに作製されており，当バーで形成すればフィニッシングラインは 1 mm 幅となる．ダイヤモンドは超微粒子（ff）で，できるだけ歯肉を傷つけることなく内縁上皮のみ薄く削除でき（**図22，23**），不適合修復物の原因となる J マージンをうまく除去できる．また先端のみダイヤモンドが付着されているので，顕微鏡下でもバーの側面が隣在歯に接触することを気にせず，先端に集中して形成することができる．

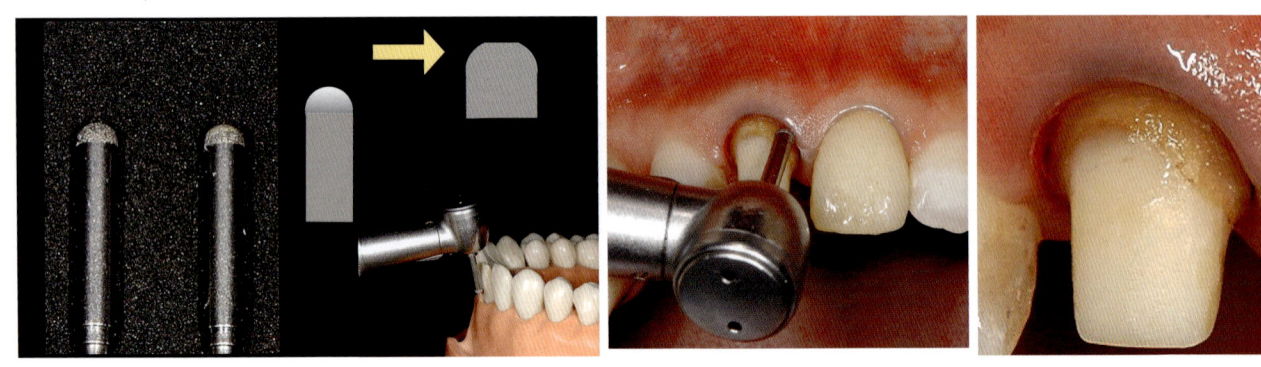

図22　SADA-1．先端が若干フラットに作製されており，フィニッシングラインが 1 mm 幅となる．ダイヤモンドは超微粒子（ff）で，できるだけ歯肉を傷つけることなく内縁上皮のみ薄く削除できる．

SADA-2（図24）

　インレー形成用のバーとして作製した．CAD/CAM セラミックの登場によりインレー形成の概念を大きく変更しなければならないのではないかと考えている．特に CAD/CAM やプレスセラミックスにおいては，6°テーパーではなく，しっかりとしたテーパー角度が必要と考えている．

SADA-3, 4（図25）

　フィニッシングラインに 1 mm の幅をとることを考え SADA-1 を作製したが，生活歯でも失活歯でもフィニッシングラインに 1 mm の幅をとることができる歯は非常に少ないことがわかった．そこで SADA-1 よりも先端のバーを細くしたのが SADA-3, 4 である．

　この 2 本のバーで順次形成することで，0.6～0.8 mm のフィニッシングラインの幅を形成することができる．

またCAD/CAMの読み込みを考慮すると，できるだけ単純な窩洞形態が望ましい．**図28**はインレー形成の一例だが，窩底と窩壁の線角に丸みがあるものの，移行面は明確である．明確であるからこそ的確に読み込めると思われる．テーパー角度は12°に設定した．これ以上角度を付与して先端に幅をもたせると，咬合面の削除量が増すと考えた．いままでの形成よりエナメル質の接着面積が増し，象牙質はエナメル質の接着の中に含まれるようにしたい．

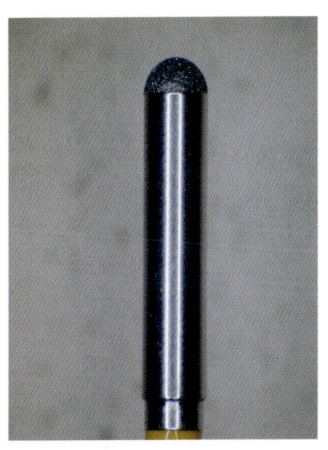

図23 SADA-1ff. 内縁上皮のみ薄く削除できる．

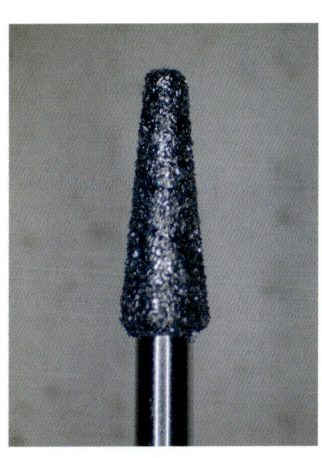

図24 SADA-2. インレー形成用のバー．

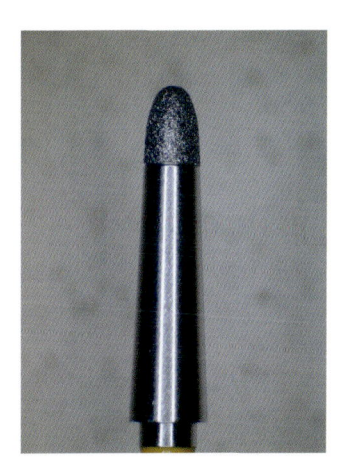

図25 SADA-3ff.

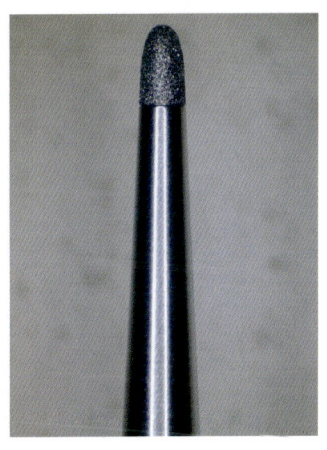

図26 SADA-4ff.

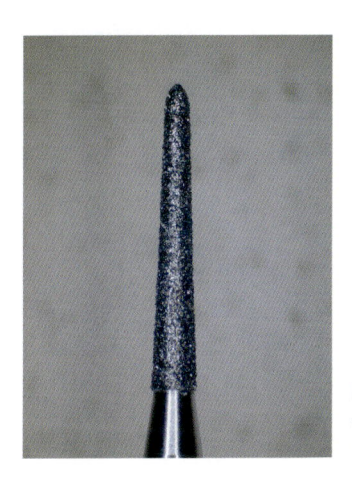

図27 SADA-5f. ラミネートベニアの歯頸部形成用バー．先端が0.7 mmであり，半分を意識して形成すると，歯頸部が0.3 mm程度の形成となる．

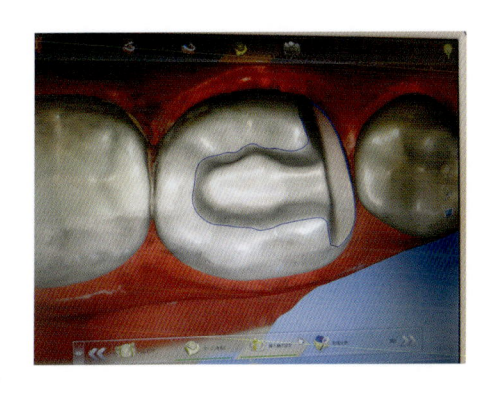

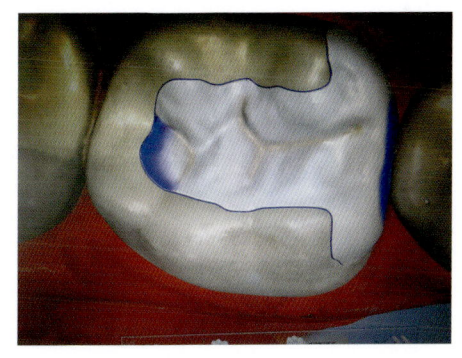

図28 CAD/CAMインレー形成の一例．窩底と窩壁の線角に丸みがあるものの，移行面は明確である．テーパー角度は12°に設定した．

●支台歯の研磨

　支台歯の形成面はできるだけ滑沢面に仕上げ，スムーズなフィニッシングラインに仕上げることが必要である（**図29**）．そのために「Jマージンにはならない」，「遊離エナメルを残さない」ように注意を払い，丁寧に研磨で仕上げたい．

　しかし，歯肉縁下にフィニッシングラインがある場合，歯肉にバーが接触し歯肉を傷つけてしまうことがある（**図30**）．そこでなるべく歯肉を傷つけずに研磨できるバーを探していた．

　図31は歯肉カットを行うバー（（株）茂久田商会）である．浸麻下で無注水で支台歯を覆うような歯肉をカットする目的で発売され，先端はジルコニアで作製されている．このバーを半円形に改造してもらった．この器具を無注水で浸麻下で形成を行えば，内縁上皮をスムーズにカットできるとともに，注水下でフィニッシングラインを研磨すれば，歯肉に傷がつかず研磨できる．

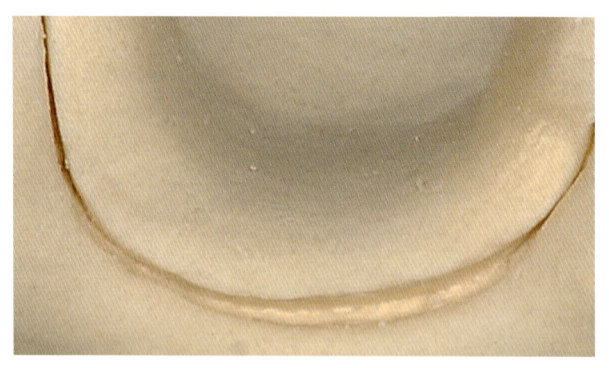

図29　支台歯の形成面はできるだけ滑沢面に仕上げ，スムーズなフィニッシングラインに仕上げる．

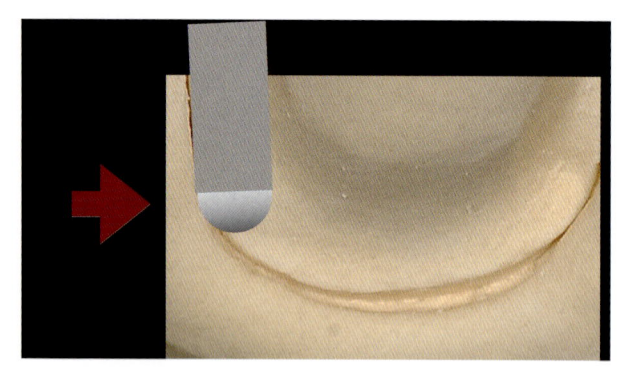

図30　歯肉縁下にフィニッシングラインがある場合，歯肉にバーが接触し歯肉を傷つけないように注意する必要がある．

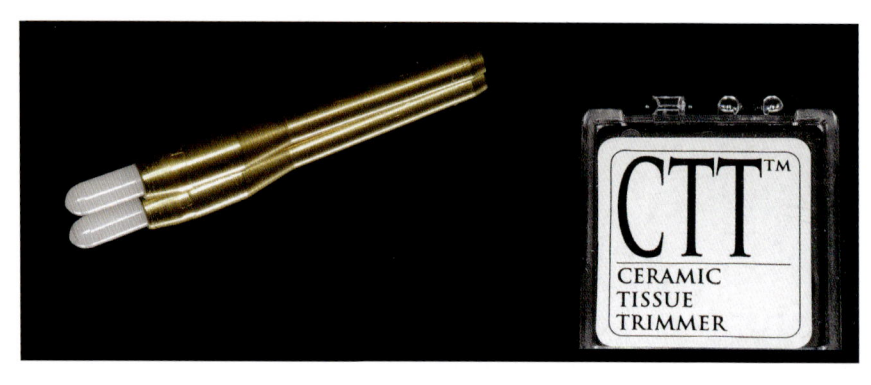

図31　歯肉カットを行うバー（（株）茂久田商会）．このバーを半円形に改造してもらった．内縁上皮をスムーズにカットし，歯肉に傷つけずに研磨できる．

支台歯形成の手法 (図32〜55)

次に一般的な支台歯形成の流れについて解説する.

1 グルーブの挿入

生活歯の場合，術前に歯列と支台歯の連続性の確認を行い，グルーブの挿入位置を考慮する．そしてラミネートベニア形成用のバー（**図33**）を用いて，切端に 0.7 mm，唇・舌

術前

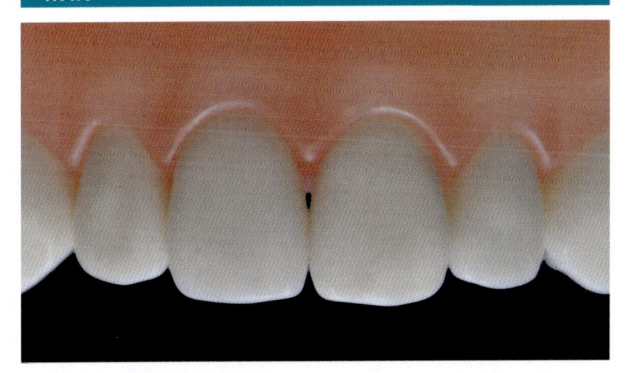

図32 <u>1</u>| の支台歯形成.

1 グルーブの挿入

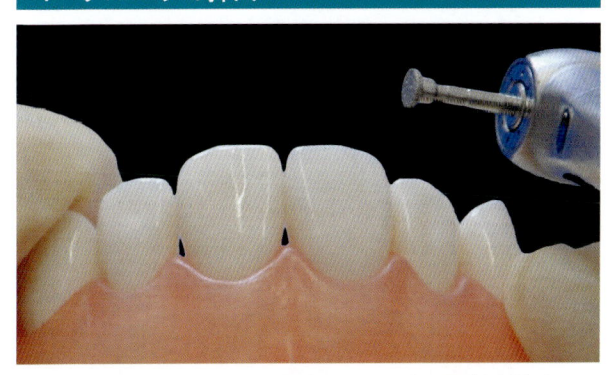

図33 ラミネートベニア形成用のバーでグルーブを挿入する.

グルーブの挿入（切端）

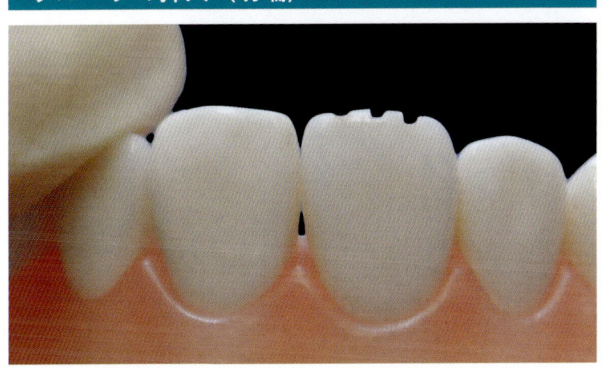

図34 切端に 0.7 mm のグルーブを挿入.

グルーブの挿入（唇面）

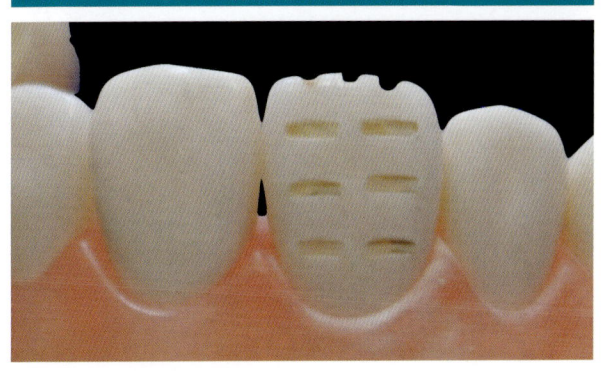

図35 最終修復物と近遠心のラインアングルを意識し唇面に 0.5 mm のグルーブを挿入.

グルーブの挿入（舌面）

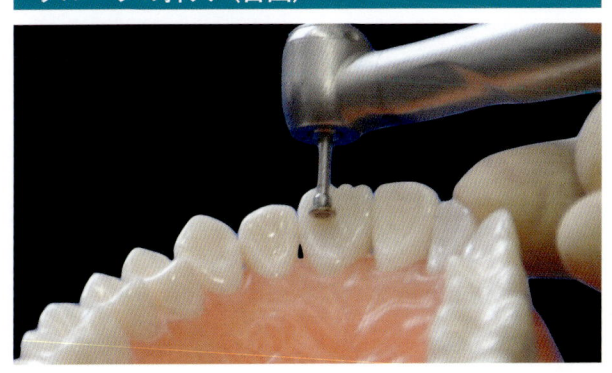

図36 舌面に 0.5 mm のグルーブを挿入.

2 切端部の形成

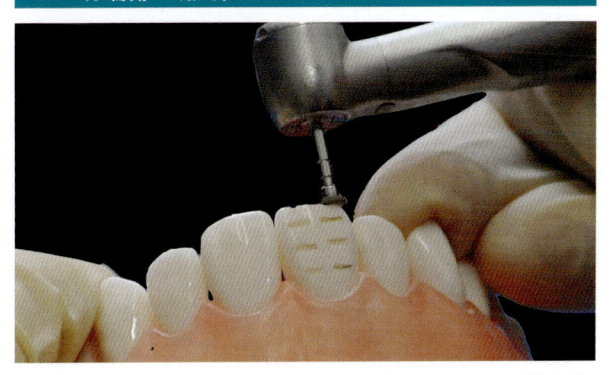

図37 ラミネートベニア形成用バーの底面を用いて切端を形成.

面に 0.5 mm のグルーブを挿入する（**図 34**）．また最終修復物と近遠心のラインアングルを意識しグルーブを挿入する（**図 35, 36**）．

2 切端部の形成

ラミネートベニア形成用バーの底面を用いて切端の形成を行う（**図 37**）．

3 唇側のグルーブの除去（**図 38**）

2 面目の軸面が 1 軸となる形成となりやすい．3 面形成を意識しグルーブの除去を行う．特に 1 面目は隣在歯の軸を参考に形成することで，3 面をうまくとらえることができる．

4 唇舌側のグルーブの除去

グルーブの除去を丁寧に行う．隣接歯を傷つけない部位から形成するとよい（**図 39**）．

3 唇側のグルーブの除去

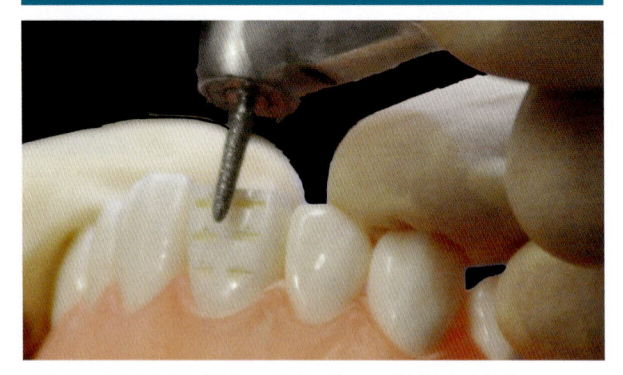

図 38 3 面形成を意識し唇面のグルーブの除去を行う．

4 唇舌側のグルーブの除去

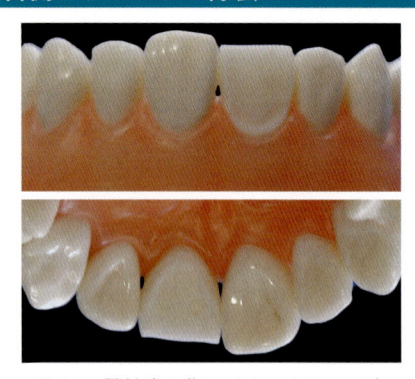

図 39 隣接歯を傷つけないように丁寧にグルーブの除去を行う．

5 隣接面の形成（**図 40, 41**）

最細バーである A-155 を用いて隣接面の形成を行う．隣接歯に接する形成歯の隣接部が薄く残るように隣接歯の隣接部を削除しないように形成する．薄く残った隣接面部（**図 42〜44**）は自然に脱落する．次に B-LLR のバーで形成を行い（**図 45〜48**），A-10L バーが隣接に挿入できるようになるまで隣接部を形成する．

5 隣接面の形成

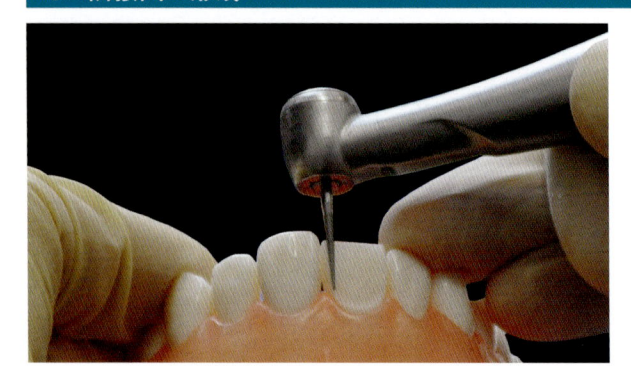

図 40 最細バーである A-155 を用いて隣接面を形成する．

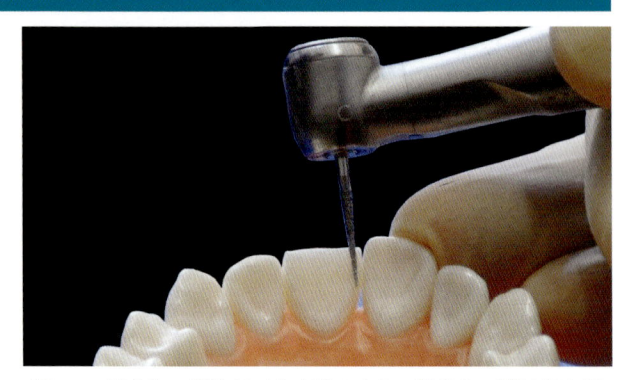

図 41 形成歯の隣接部が薄く残るように隣接歯の隣接部を削除しないように形成する．

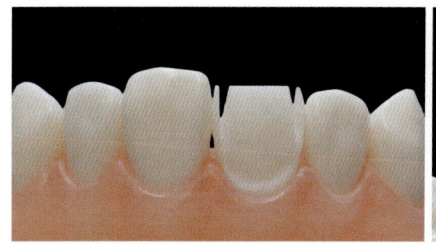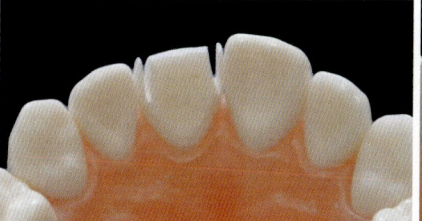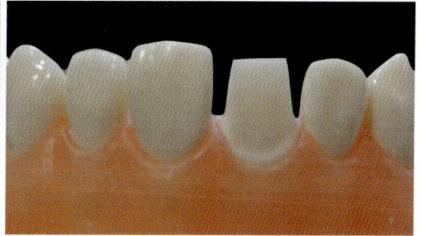

図42〜44　薄く残った隣接面部.

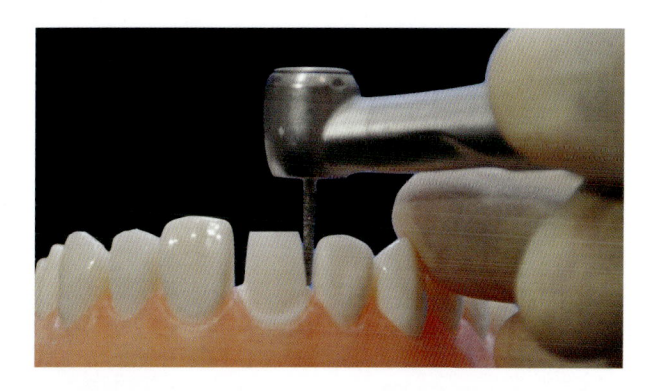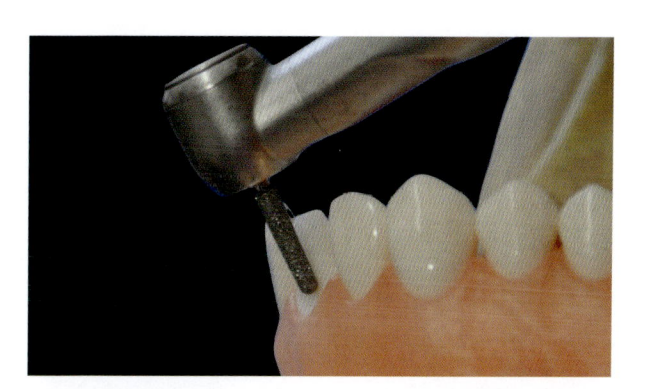

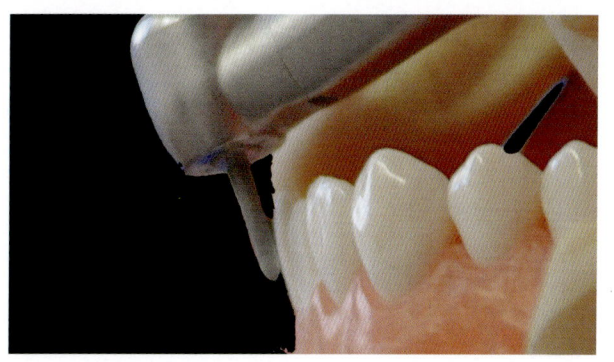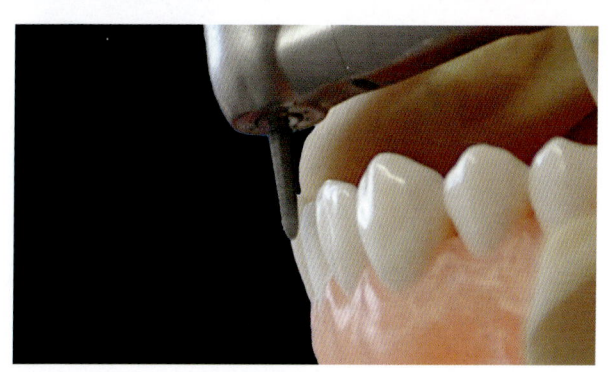

図45〜48　B-LLR のバーで形成を行い，A-10L バーが隣接に挿入できるようになるまで隣接部を形成する.

6　グロスプレパレーション

　A-10L バーを用いて全体像の形成を行う．このバーで形成すると 0.5 mm のフィニッシン
グラインの幅が得られるプレパレーションとなる（**図49**）.

6　グロスプレパレーション

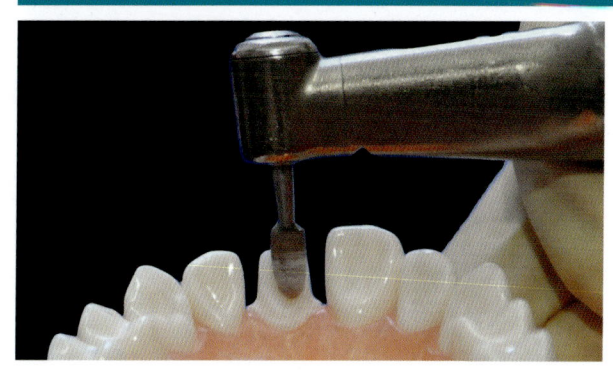

図49　グロスプレパレーション．A-10L バーを用いて全体像の形成を
行う.

7 ファイナルプレパレーション

A-12L L バーを用いて形成を深めると 0.75 mm のフィニッシングラインが得られる（**図50**）.

B-10L LR バー（SADA-1）を用いて形成を深めると 1 mm のフィニッシングラインが得られる. 形成する歯のボリュームを考えながらバーの選択を行う.

7 ファイナルプレパレーション

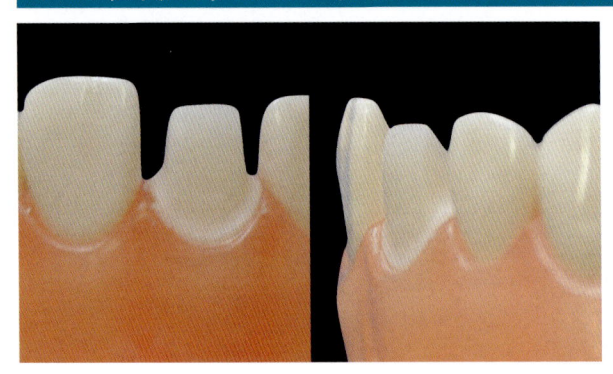
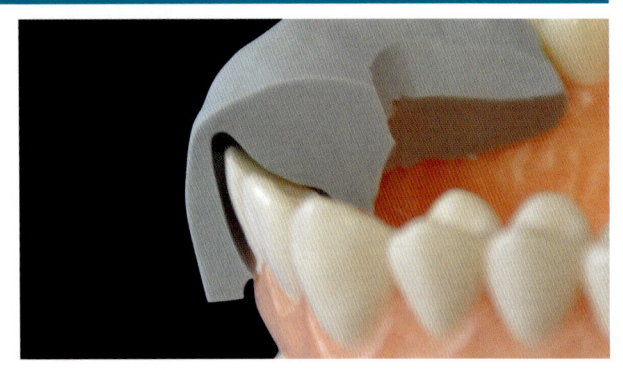

図50 ファイナルプレパレーション. A-12L L バーを用いて形成を深めると 0.75 mm のフィニッシングラインが得られる.

図51 シリコンインデックスを用いて形成量の確認を行う.

8 フィニッシュプレパレーション（**図52～54**）

ファイナルプレパレーションにおいては前歯部では歯肉縁, 臼歯部では歯肉縁上に形成を終えることが望ましいと考えるが, 前歯部では審美性を考慮して歯科技工士とコミュニケーションをとり, SADA-1 または SADA-3, SADA-4 を用いて歯肉縁下の形成を行う.

8 フィニッシュプレパレーション

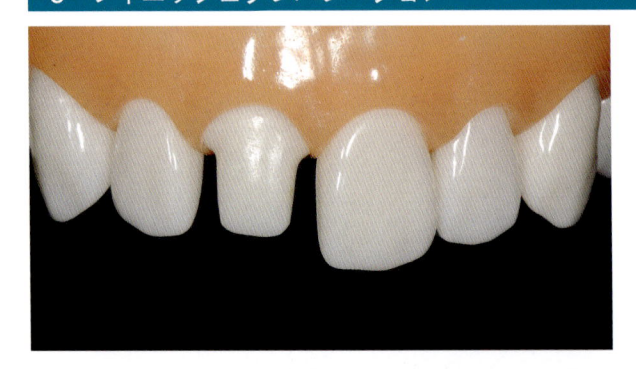
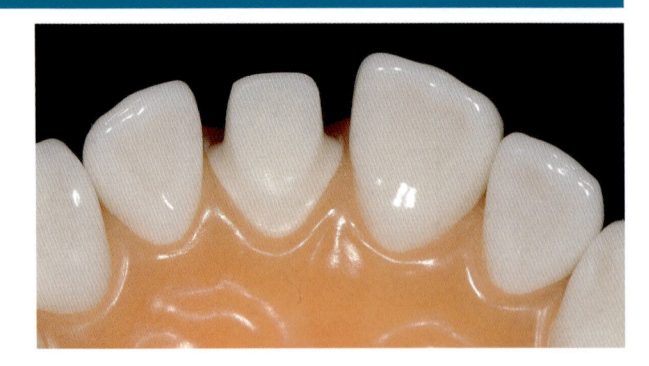
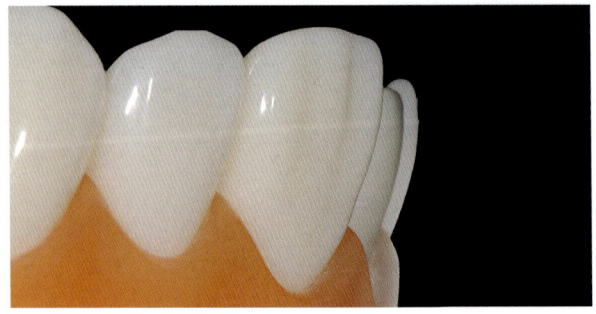
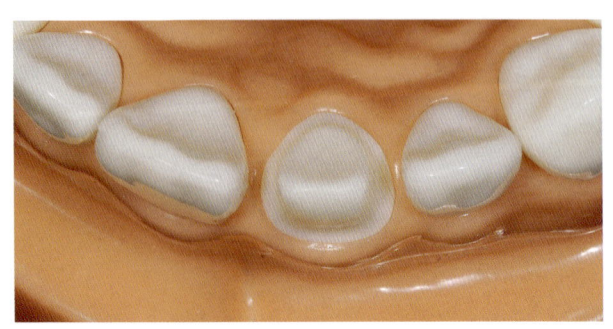

図52～54 フィニッシュプレパレーション. 歯科技工士とコミュニケーションをとり, SADA-1 または SADA-3, SADA-4 を用いて歯肉縁下の形成を行う.

図55 支台歯形成終了.

9　研磨（図55）

10　形成のチェックポイントの確認（表）

■ 支台歯形成のポイント

　当院では，上顎前歯はグロスプレパレーション，ファイナルプレパレーション，フィニシュプレパレーションの3回に分けて形成を行っている．

　歯の連続性から形成の確認を行うことが難しい場合は，グロスプレパレーションまたはファイナルプレパレーションを終えたのちに印象採得を行っておき，石膏模型に置き換えている．

表　支台歯形成のチェックポイント

① 切端は瞳孔ラインと平行		⑥ 基底結節部の高さ	
② 近心の軸面は正中と平行		⑦ 切端部の厚みと形態	
③ 遠心の軸面は近心傾斜		⑧ 歯列との連続性	
④ 3面形成		⑨ 挿入方向の確認	
⑤ 舌面のUの字形成			

■ まとめ

　支台歯形成は補綴物の予後経過に大きな影響を及ぼすことは言うまでもない．そこで本項では支台歯の条件から考察を行った．

　切端から2mm削除すれば唇舌的に平均で2.41mm，最大でも3.24mmであり，唇側1mm舌側で1.5mm削除すれば100名の被検者の中で最大の唇舌径をもった被検者でさえ0.74mmしか残らないという結果となった．

　飛奈の文献を参考に計測位置を変化させシミュレーションすると，計測位置5の唇・舌側共に0.75mmの削除に留めると生活歯として形成が終えることが可能であるかと考える．臨床的指針⑪（P.105〜）の形成後の模型計測から0.7mmほどの形成量であったことを考えると，学術的指針・臨床的指針が合致することとなる．

　また日本人の上顎切歯の舌面はシャベル状の窪みがあり，その部位を解剖学的に適切に形成を行えばCAD/CAMでの削り出しが難しくなる．

　このような要件と過去の文献（坂口）を考慮すると，施術前に①歯のボリュームを診査すること，②下顎の切端の位置を確認すること，③支台歯色の診査を行い，最終修復物は若干ボリュームがアップすることを了承していただくこと，④削除量により材料の選択を行うが，支台歯色が綺麗な場合はプレスセラミックスのステインテクニックで仕上げ，セメント色を考慮して接着性レジンセメントにて接着すること（P.107）がポイントとなる．

2 コンポジットレジン充塡

■ はじめに

　正確・緻密で精度が良好な修復を心がけ治療にあたっているが，修復物の予後経過を観察すると天然歯に勝るものはない．2002年にFDIが提唱したミニマルインターベンション（Minimal Intervention）の概念の中でも（**図1**），「患者教育をおこない歯の重要性を啓蒙すること」「食事指導をおこない口腔内の細菌叢の改善すること」「できるだけ齲窩を形成した齲蝕への最小の侵襲で治療をおこなうこと」に共感するとともに，予防の重要性も意識するようになってきた．

　最小限の侵襲で治療を行うことに関しては，レジン充塡材料の担うところは大きい．歯科用顕微鏡により視野を拡大し，齲蝕検知液を用いて最小限の侵襲で臨床応用を行っている（**図2〜4**）．

　筆者の学生時代に化学重合のレジン充塡材料が臨床で応用され始めたが，脱離や破折，辺縁漏洩などの問題点が多く認められた．そのため，試行錯誤しながら臨床応用を行ってきた．また現在はメーカー主導のエビデンスが多く，臨床家としてはどの材料を使えばよいか悩むところも多い．そこで接着機構も含め，臨床で現在，応用すべき術式や材料に関しても考察を行った．

　まずは，筆者がMIの概念に基づいて行っているレジン充塡の症例を供覧したい．

Minimal Intervention の定義 　FDI(国際歯科連盟) は 2002 年に MI の概念を提唱した

● **口腔内細菌叢の改善**
　齲蝕は感染症であるために，感染のコントロールすなわちプラークの除去と糖分の摂取制限が必要である

● **患者教育**
　患者に齲蝕の成り立ちを説明し，食事指導・口腔清掃指導をとうして予防の方法を説明する必要がある

● **エナメル質および象牙質まで齲窩を形成していない齲蝕の再石灰化**
　・脱灰と再石灰化のサイクルにおいて唾液は重要な役割をしているために，量的・質的に評価されなければならない
　・エナメル質の齲蝕に関しては再石灰化療法で経過を観察すべき

● **齲窩を形成した齲蝕への最小の侵襲**
　極力天然歯質を保存するように努め，切削するのは破折しそうなエナメル質と感染した象牙質のみに限定すべきである

● **欠陥ある修復物の補修**
　再修復する代わりに補修するのもひとつの選択肢である

図1　FDI（国際歯科連盟）による Minimal Intervention の定義.

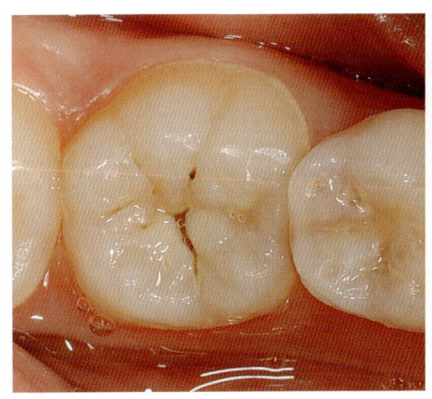
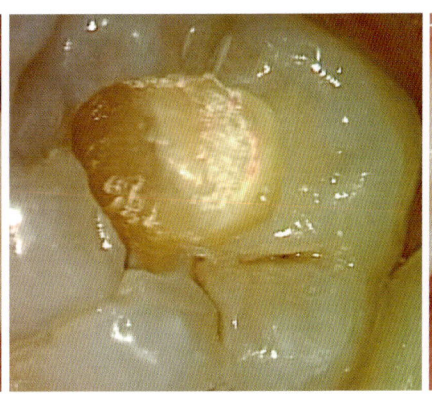
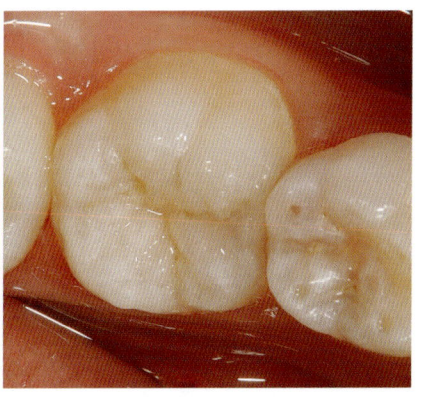

図2　10代，女性．冷水痛を主訴に来院．

図3　齲蝕検知液を用いて，マイクロスコープ下にて齲蝕のみを除去．

図4　積層充填によるレジン充填処置．接着技術と充填材料の進歩により可及的に歯質を保存する治療が可能となった．

臨床的指針⑫　レジン充填の morphology

　患者は 37 歳の女性，犬の散歩中に転倒し上顎両側中切歯が脱臼したということで来院された（図5）．鼻唇溝から上口唇，下口唇からオトガイ部まで擦過が見られ口唇は腫脹していた（図6）．1| は挺出し，口蓋側方向に変位し強い動揺を示した．また 1| に関しては完全に脱落した状態で医院に持参された．咬合面観より，1| は強く舌側に転位しており，1| は完全に脱落し，抜歯窩が血餅に満たされた状態であった（図7）．

　上顎前歯部を3次元的に評価する目的で CT 撮影を行った（図8）．1| の唇側の骨は破折し，1| 部は下部の歯槽骨の唇舌的な破折が見受けられる．

　現症から考えれば，抜歯窩の保全を行い，治癒後に矯正処置を行い欠損補綴に臨むべきであると考えた．浸潤麻酔により疼痛の緩和を図ったところで患者と対話をし，現在の年齢で上顎中切歯2本を欠損することは考えられないということ，またインプラントは望まない，矯正治療も望まないということであった．

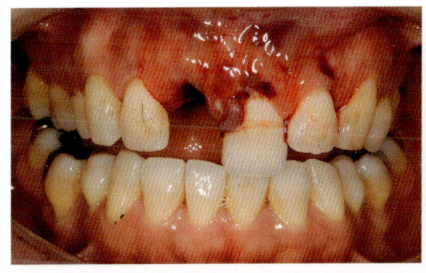
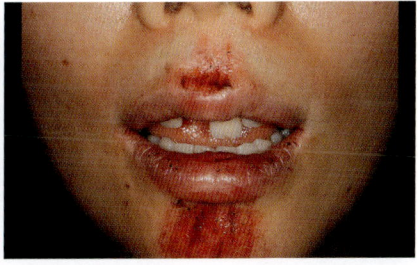

図5　上顎両側中切歯の脱臼で来院．

図6　鼻唇溝から上口唇，下口唇からオトガイ部まで擦過が見られ口唇の腫脹が見られた．

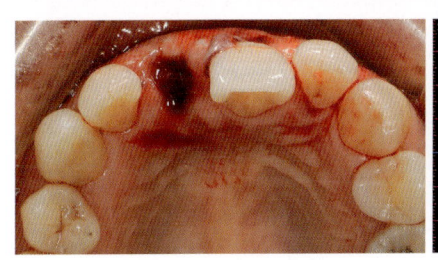
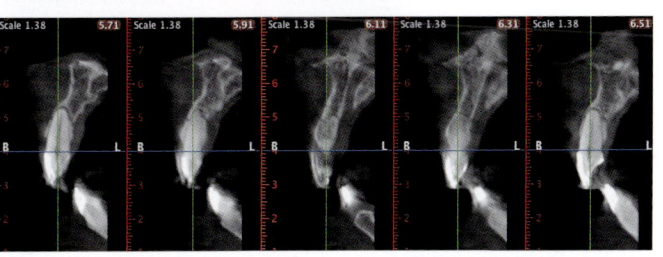

図7　1| は挺出し，口蓋側方向に変位していた．1| は完全に脱落した状態で医院に持参された．

図8　CT から，1| の唇側の骨は破折し，1| 部は下部の歯槽骨の唇舌的な破折が見受けられる．

121

●治療計画

　CT 画像から，骨の状態を観察すると，1 を抜歯すれば唇舌的な骨も喪失してしまう可能性が示唆された（**図8**）．そこで，患者と協議の上，1|1 共に再植術を施術することとした．抜歯窩の洗浄を確実に行い，出血を促したのち，術前の位置に中切歯を挿入する．ただ若干浮き上がったような感じも見受けられた（**図9**）．

　再植後，レジンにて固定した状態でできるだけ前歯部で咀嚼しないことをお願いし，約3カ月の暫間固定を行い，経過を観察した（**図10，11**）．3カ月後，固定を除去した．1|近心隅角部の破折は（**図12**），MI の概念からレジン充填を行うこととした．マメロンの形態，歯の透明感の問題，歯の表面性状を再現した充填ができたと考えている（**図13**）．

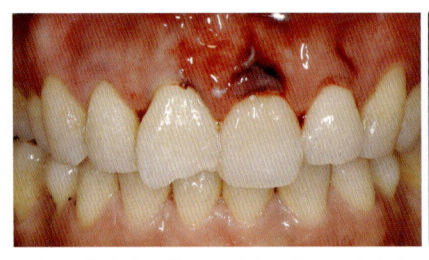
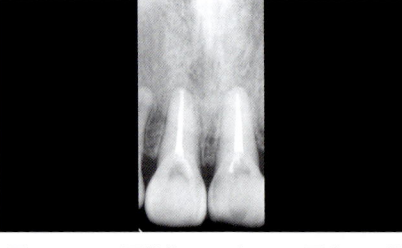
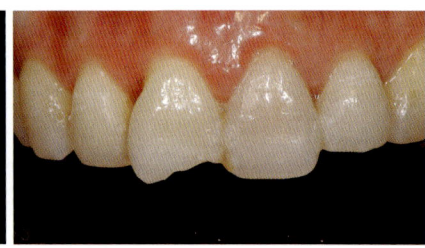

図9　抜歯窩の洗浄を確実に行い，出血を促したのち，術前の位置に 1| を挿入した．

図10，11　再植後，レジンにて固定し，約3カ月後の状態．

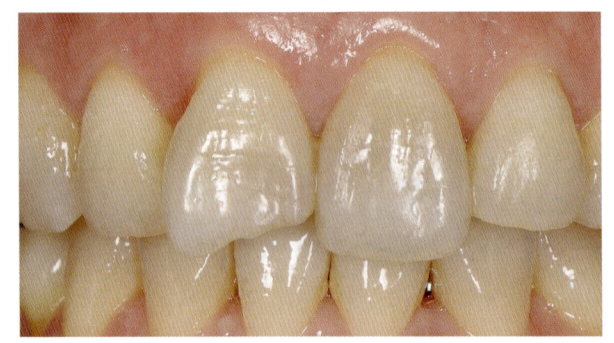
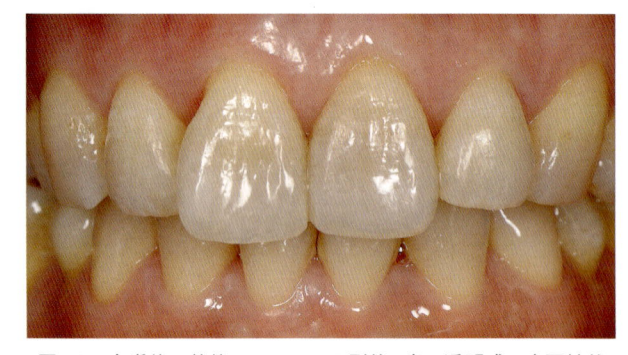

図12　3カ月後，固定を除去した．1| 近心隅角部の破折に対してレジン充填を行う．

図13　充填後の状態．マメロンの形態，歯の透明感の表面性状をうまく再現できた．

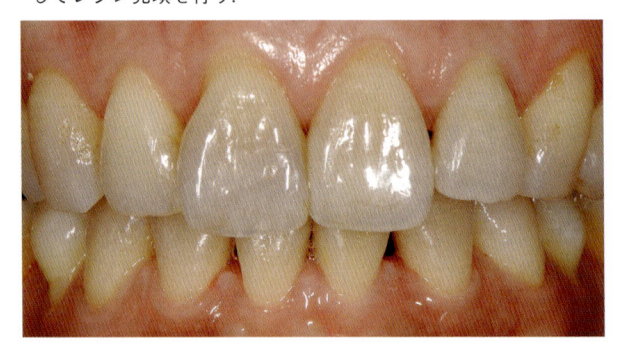
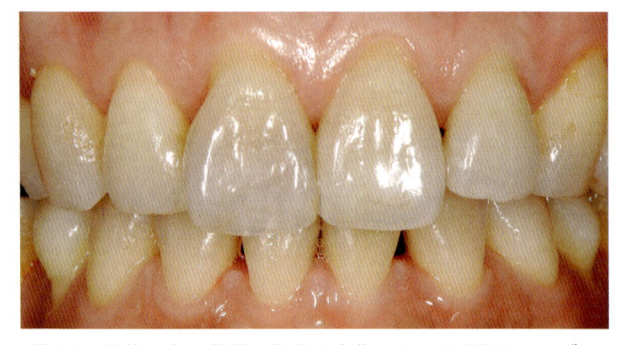

図14　術後2年の状態．若干の色調の変化がある．

図15　術後5年の状態．色調の変化はそれほど認められず，安定した状態を維持している．

　術後2年の状態では，若干の色調の変化が出現しはじめた（**図14**）．術後5年の状態では，色調の変化はそれほど認められず，安定した状態を維持している（**図15**）．

　この両側中切歯に関しては，どの程度長期に安定した状態を維持できるか，予測できないところもある．しかし，MI を考慮した治療を行うことで，患者に今後の口腔内の状況が変化した場合の対応を考慮する時間を与えることができたと考えている．現在も定期検診で来院しながら，今後の治療方針について話し合っている状態である．

臨床的指針⑬　レジン充填の longevity

　患者は当時50代の男性，自転車を運転中に転倒し|1 は失活，1| は生活歯の状態で来院された（**図16**）．|1 は感染根管処置の後，根管充填を行った．破折部をフリーハンドでレジン充填することは難しいこともあり，まず歯科技工士による診断用ワックスアップの作製を行った（**図17**）．舌側まで丁寧にワックスアップすることが重要である（**図18**）．そして診断用ワックスアップをシリコン印象材のヘビーボディで印象を行う．切縁部分まで確実に覆うことが重要である（**図19**）．

　採得した印象材を口腔内で試適するが，隣接部がしっかりと明示されているか確認する（**図20**）．失活歯であったことから|1 にはベベルを付与，1| は生活歯であったことから右側にはベベルを付与せずレジン充填を行うこととした（**図21**）．

　まずは Easy It で軟化したレジンを窩底面に充填後，積層充填した（**図22**）．現在術後11年が経過しているが，大きな変化は認められない（**図23**）．

●結論

　広範囲に破折した部位をフリーハンドでレジン充填することは難しいが，診断用ワックスアップとヘビーボディのシリコン印象材を用いることで，形態の回復を容易に行うことができた．

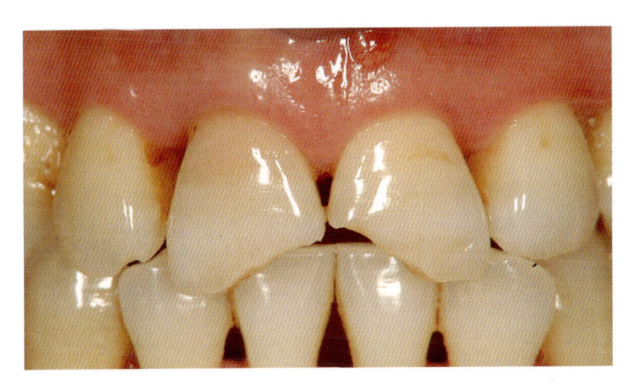

図16　転倒により 1|1 を破折して来院．|1 は失活，1| は生活歯の状態であった．

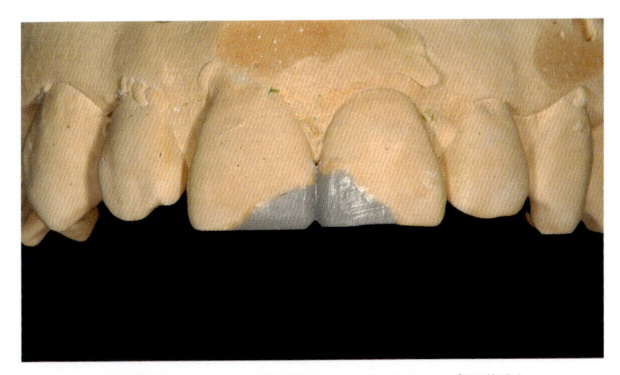

図17　歯科技工士による診断用ワックスアップの作製．

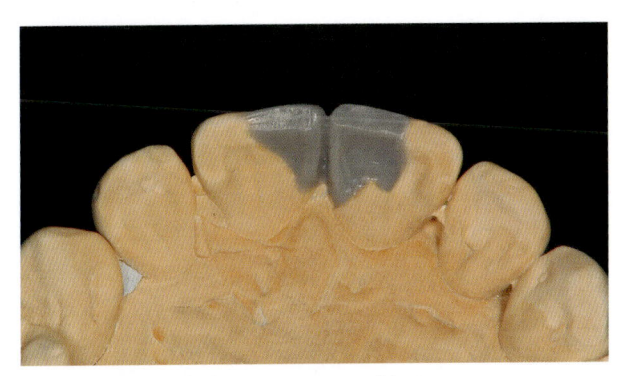

図18　舌側まで丁寧にワックスアップする．

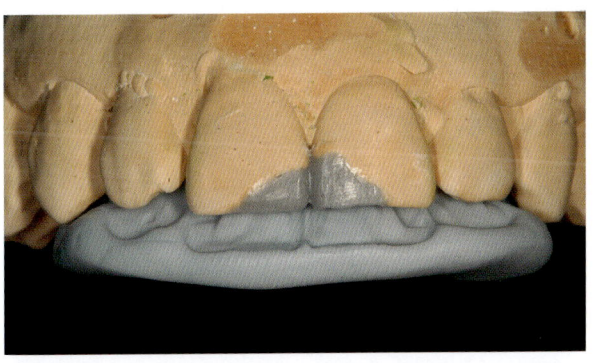

図19　シリコン印象材のヘビーボディで印象を行う．切端部分まで確実に覆うことが重要である．

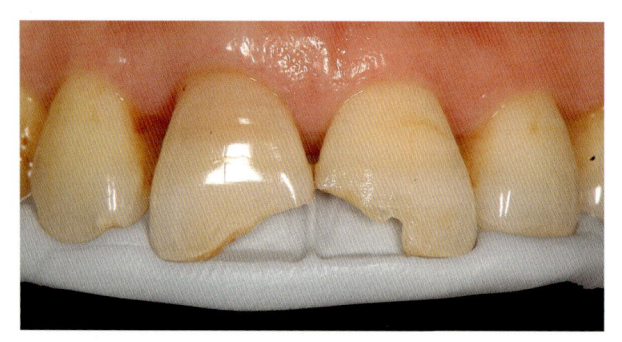

図20 採得したシリコン印象材を試適する.

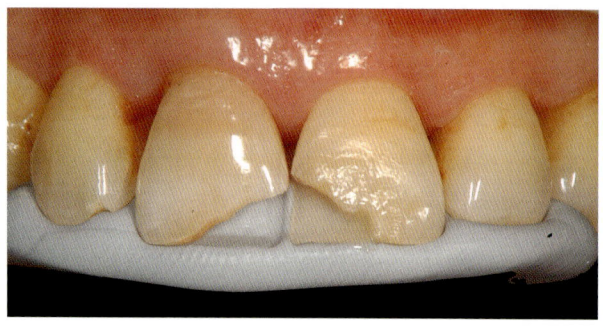

図21 ⌊1 は失活歯であったことからベベルを付与, 1⌋ は生活歯であったことからベベルを付与せずレジン充填を行うこととした.

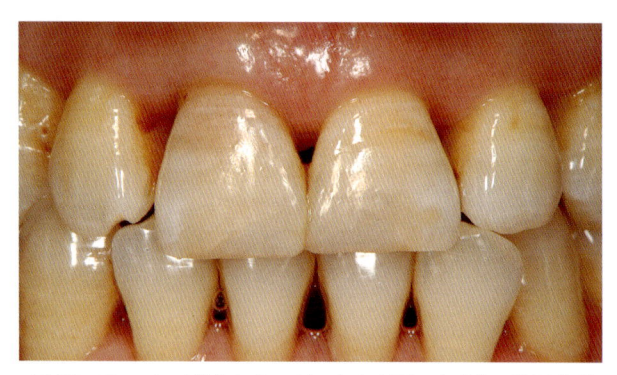

図22 Easy It で軟化したレジンを窩底面に充填後, 積層充填した.

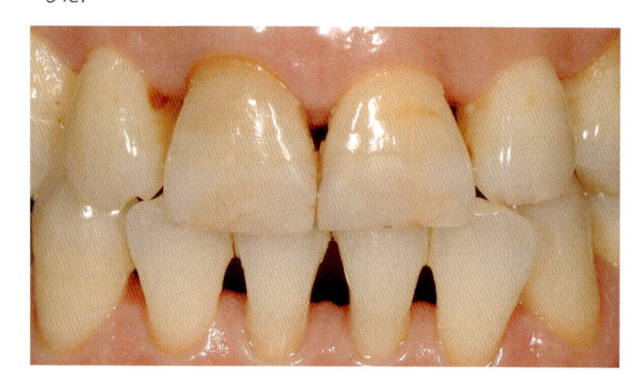

図23 現在術後 11 年が経過しているが, 大きな変化は認められない.

2006 年当時, 新発売された松風社製ビューティフィルⅡを使用し充填を行った. 当時は積層充填の概念が浸透しておらず, 審美的な充填とは言い難いものであった.

S-PRG フィラーを含有しビューティフィルよりも物性・操作性が向上したとしてビューティフィルⅡを臨床応用することとしたが, 一般的に充填物の効果や効能について臨床家は判断する術がなく, 疑心暗鬼で臨床応用を行った.

現在, プラークコントロールは良好とは言えないものの, 充填物は審美的な結果が得られている. セルフケアへの意識が低い患者にも関わらず良好な予後経過を示していることには驚いている. 現在はビューティフィルの時代より GIOMER (図24, 25) 製品を臨床で応用し臨床実績も良好であることから積極的に使用している. 当時は学術的なエビデンスも少なかったが, 現在では海外も含め数多くの研究がされている.

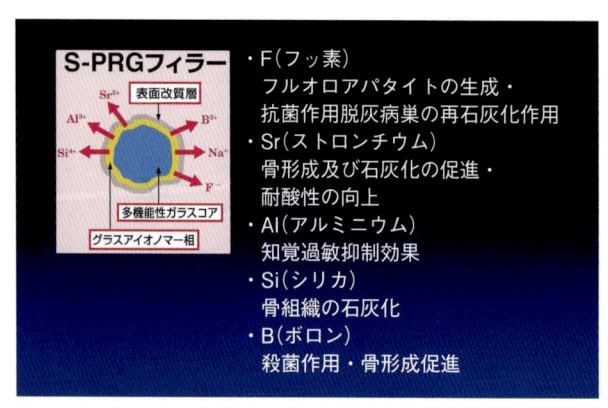

図24 各種イオンの生物学的効果.

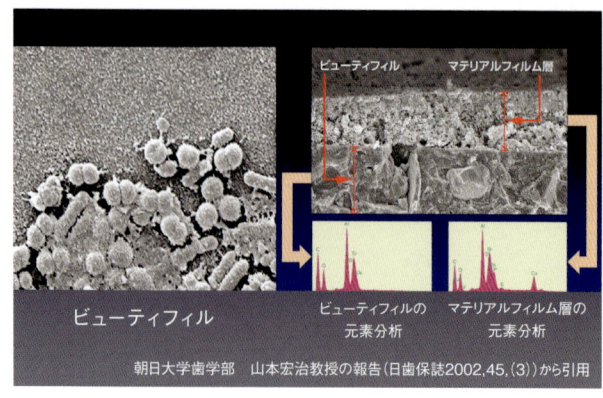

図25 ビューティフィルは S-PRG フィラーを含有し, 抗プラーク付着性を有する.

臨床的指針⑭　レジン充塡の function

　患者は 57 歳の女性で前歯部，|1 の審美修復を主訴として来院された．大臼歯部欠損によるポステリアバイトコラプスにより，下顎前歯の上顎中切歯の突き上げが起こり咬合崩壊を来したと考え（図 26），咬合再構成を目的とした診断用ワックスアップを作製した（図 27）．

　上顎両側犬歯切端には咬耗が認められたことから修復が必要であると考え，診断用のワックスアップを行ったが，犬歯の全体的な形態変更は必要ないと考えレジン充塡にて処置することとした．

　診断用ワックスアップからシリコンにて印象採得を行い（図 28，29），試適して適合を確認する（図 30）．エナメル質の外層には無柱エナメル質が存在し，期待する酸処理が得られないことが考えられるため，表面を一層研磨後に充塡した（図 31）．

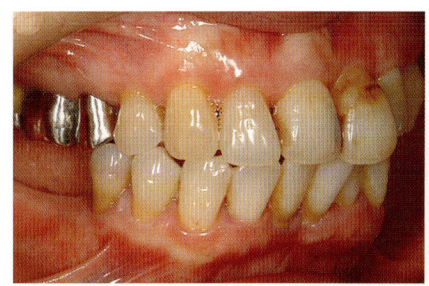
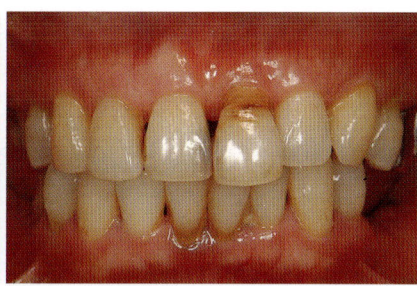
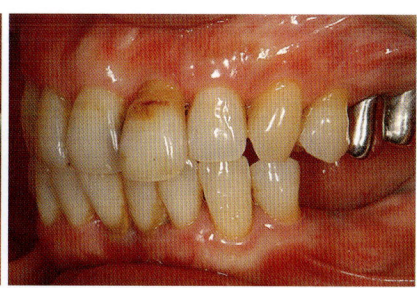

図 26-1～3　|1 の審美修復を主訴として来院された．大臼歯部欠損によるポステリアバイトコラプスが起こっている．

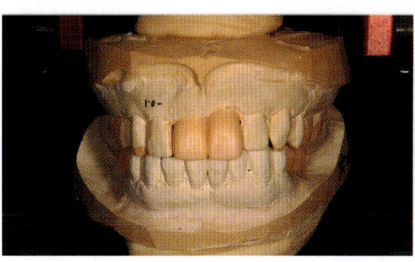
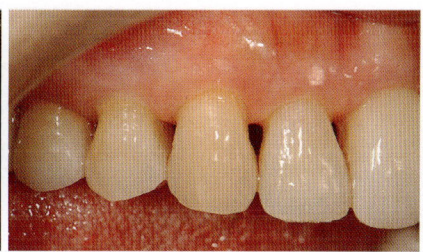
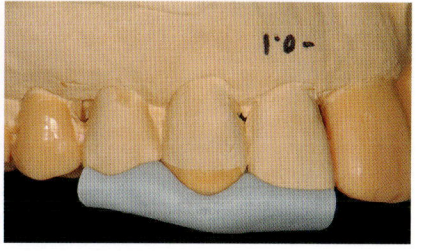

図 27　咬合再構成を目的とした診断用ワックスアップを作製した．

図 28　上顎両側犬歯切端には咬耗が認められた．

図 29　診断用ワックスアップを作製し，シリコンにて印象採得を行う．

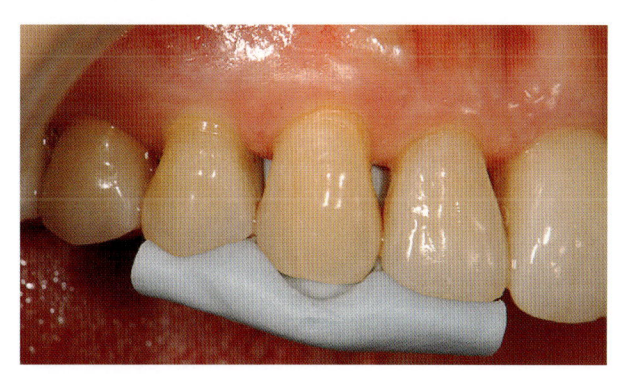
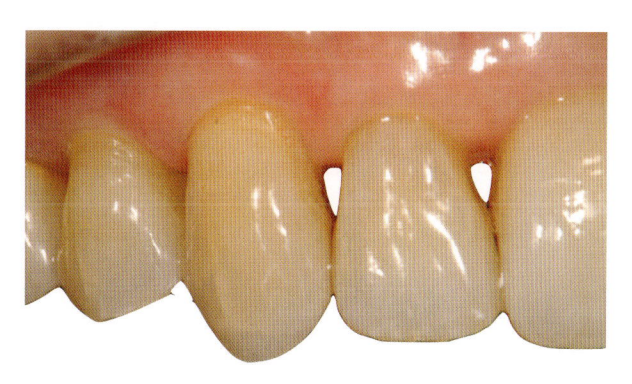

図 30　試適して適合を確認する．

図 31　エナメル質の外層には無柱エナメル質が存在し，期待する酸処理が得られないことが考えられるため，表面を一層研磨後に充塡した．

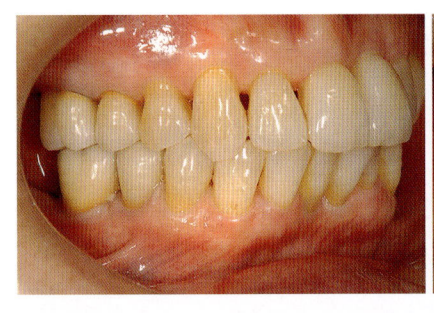
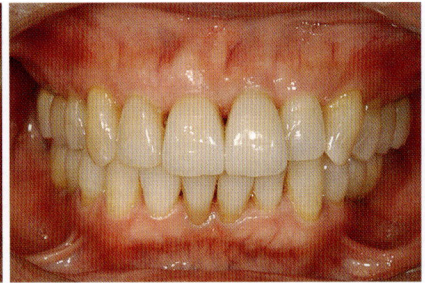
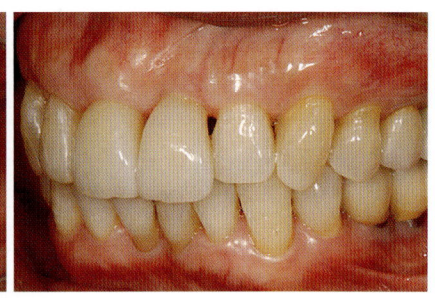

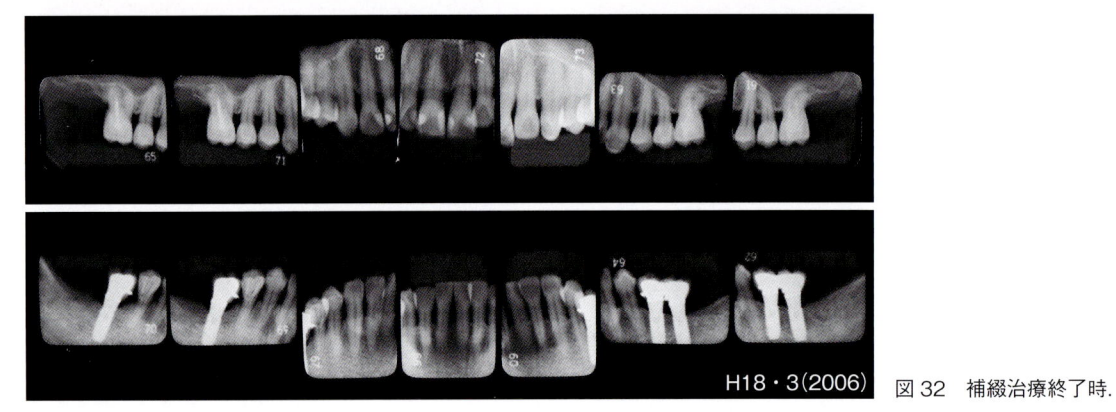

図32　補綴治療終了時.

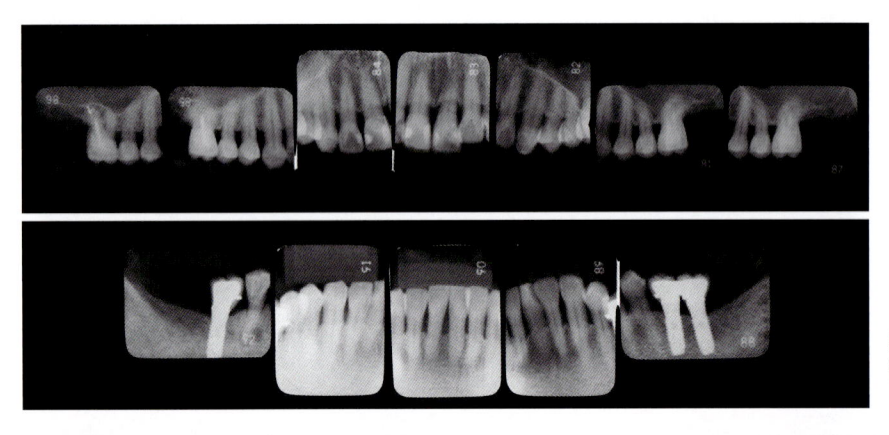

図33　治療終了3年後, 右側犬歯の尖頭部のレジン充塡材料に咬耗が認められ, アンテリアのガイドが消失してきている.

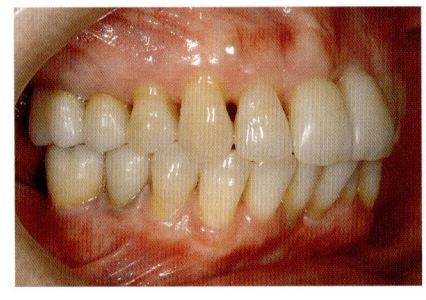
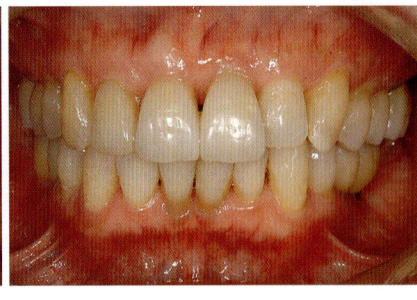
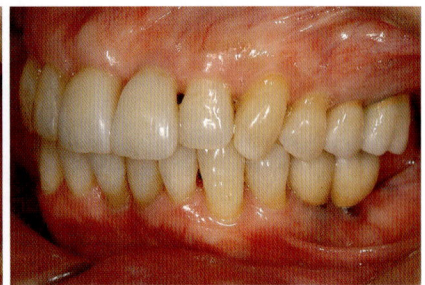

　包括的な治療が終了した状態を**図32**に示す. 治療終了3年後, 右側犬歯の尖頭部のレジン充塡材料に咬耗が認められ, アンテリアのガイドが消失してきている（**図33**）. 術前のシリコンガイドを試適すると咬耗量が確認できる（**図34**）. そこで再度, 充塡を行った（**図35, 36**）.

　治療10年後も良好な予後経過を示している（**図37**）.

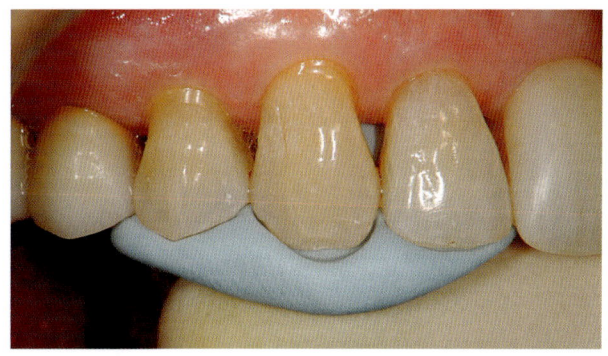

図34 術前のシリコンガイドを試適すると咬耗量が確認できる.

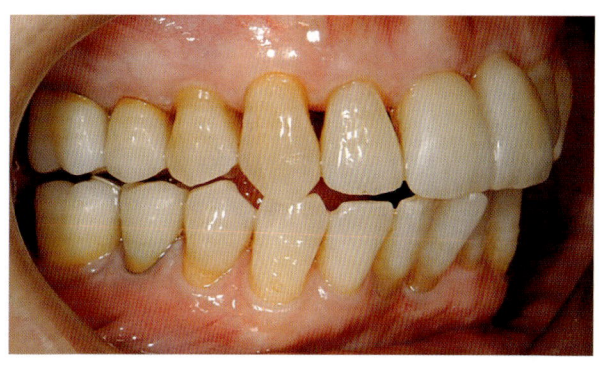

図35 再度,充塡を行った.

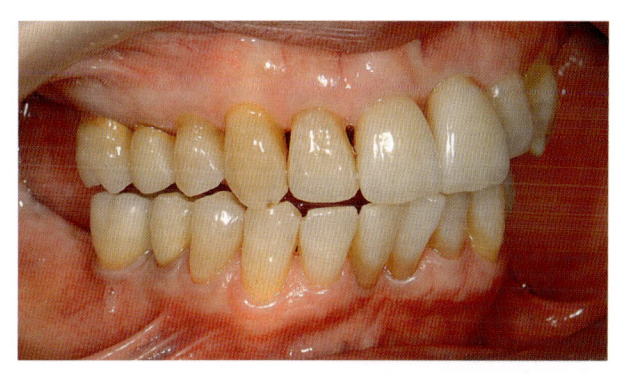

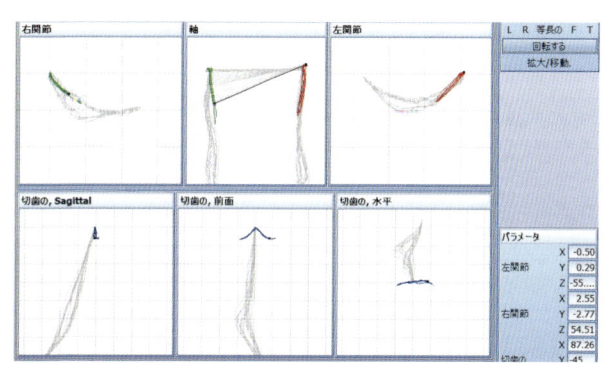

図36-1, 2 ③ 尖頭部のレジン充塡材料の咬耗を回復させた. 顎関節の動きも正常である.

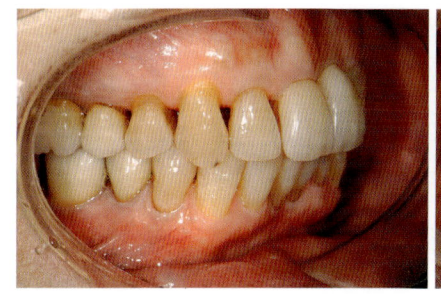

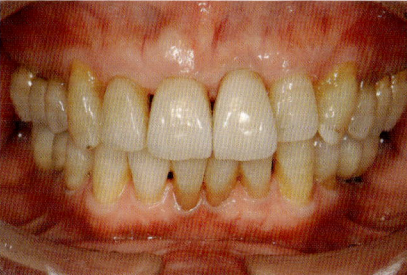

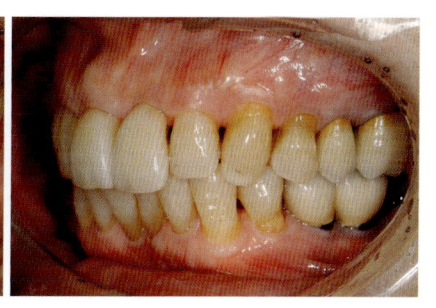

図37 治療終了10年後. 良好な予後経過を示している.

●結論

　エナメル質とレジンの接着に関しては確立したエビデンスが存在し永続性が認められる. 本症例のようにレジンを機能的な部位に用いても確実な接着操作を行えば, 長期的に良好な予後経過が期待できると考えている.

　術後3年に切端部に咬耗が認められたが, 再充塡後には術後11年においても咬耗は認められない. 臼歯部の安定が咬耗に影響を及ぼしたのではないかと考え, 調整を怠らなかったことが良好な予後経過につながったのではないかと考えている.

前歯部レジン充填のStep by Step

　では次に，前歯部レジン充填のステップについて記したい．右側中切歯遠心に隣接面から齲蝕が認められると仮定して行う．

①Ivoclar Vivadent 社製上顎前歯部模型を用いた（**図38，39**）．

　前歯部においてはマメロン，インサイザルハロウと透明感を上手く表現することが重要である．

※マメロン：前歯切端部分に認められる指状の不透過な発育葉

※インサイザルハロウ：エナメル小柱の走行方向の変化により切端部分の不透明な縁取り

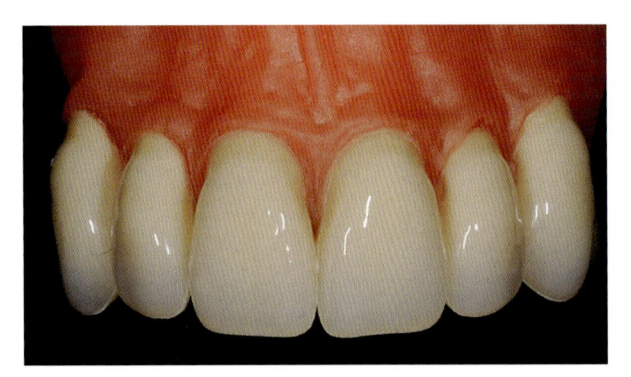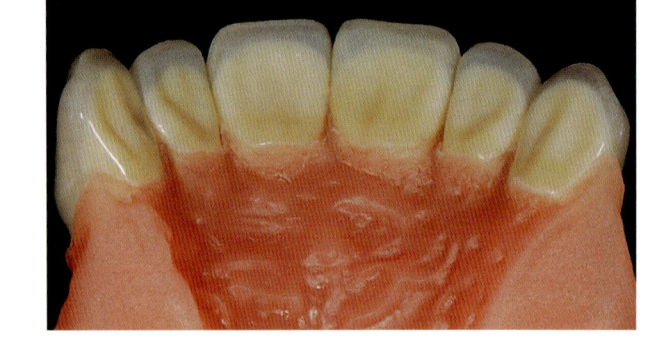

図38，39　前歯部支台歯形成のステップ．

②術前にシリコン印象材を用いて印象採得を行う．切端部分も確実に印象する（**図40**）．

③採得したシリコンの確認を行う．外形の印象つまり隣接面及び切端部分がカバーされていることが重要である（**図41**）．

④レジン材料はグラディアダイレクト（GC）を用いた．色調の構成が理解しやすく積層充填のイメージを得るには適した材料である（**図42**）．次の4種類で構成されている．

・オペーカスデンチン：不透明性をもつ象牙質色

・デンチン：象牙質の色調

・エナメル：エナメル色

・トランスルーセント：透明色

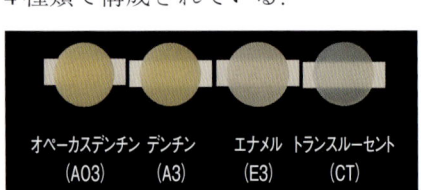

⑤シェードの採得（**図43**）

・不透明な部分は充填歯のどの部分なのか確認する．充填歯の裏側に指をかざして指が確認できるか否かを見る．

・2層を意識して充填を行う．エナメル質の色調と象牙質の色調を意識し，シェード採得を行う．

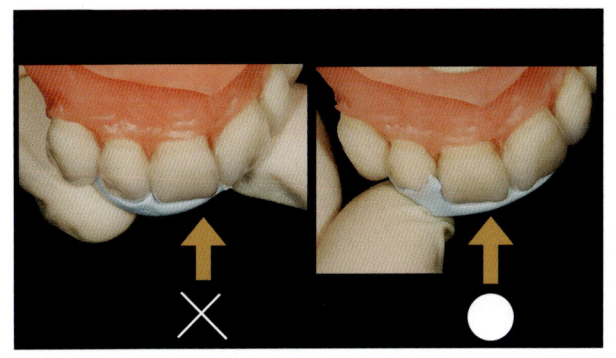

図40 術前にシリコン印象材を用いて印象採得を行う．切端部分も確実に印象する（右）．

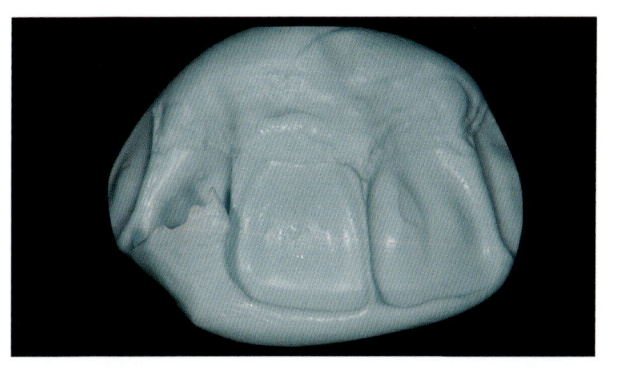

図41 採得したシリコンの確認を行う．隣接面及び切端部分がカバーされていることが重要である．

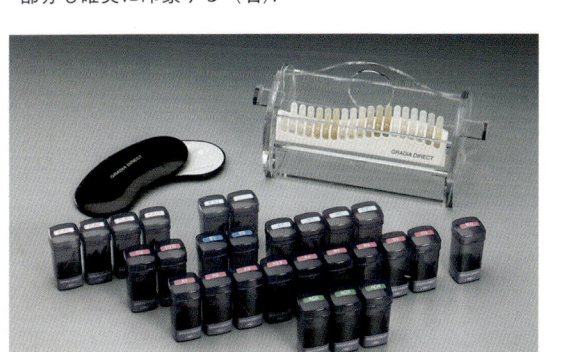

図42 グラディアダイレクト（GC）．

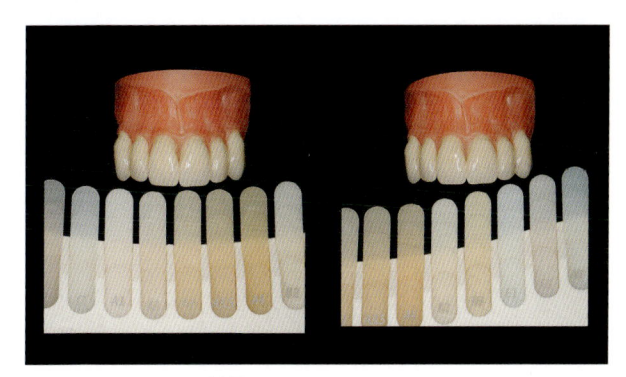

図43 シェードの採得．

⑥シェードの決定（**図44**）

　シェードの確認を行い，積層のイメージを明確にする．充填中に隣在歯や修復歯の色調の確認をするも，乾燥状態ではシェード採得時と若干の色調変化の可能性があることから，先に全体像の把握しておくことが重要である．

⑦形成

　右側中切歯の遠心部に齲蝕が認められたと仮定し形成を行った（**図45**）．

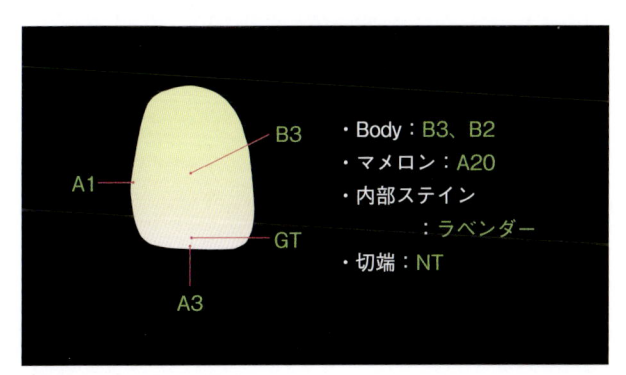

図44 シェードの決定．

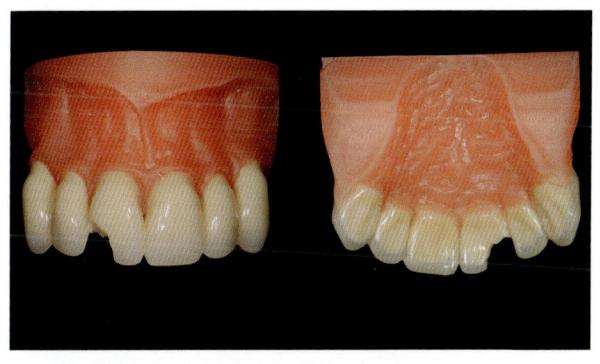

図45 形成．右側中切歯の遠心部に齲蝕が認められたと仮定し形成を行った．

129

⑧シリコンの試適

　術前に採得したシリコンの試適を行う（**図46**）．外形がうまくカバーされているか確認する．

⑨ベベルの付与（**図47**）

　ベベルを必要とする場合，必要としない場合を**図48**に示す．

　ベベルを付与しなくとも，エナメル窩洞内で辺縁を丸める．ベベルの付与は移行的にエナメル窩洞内に止めることとする．

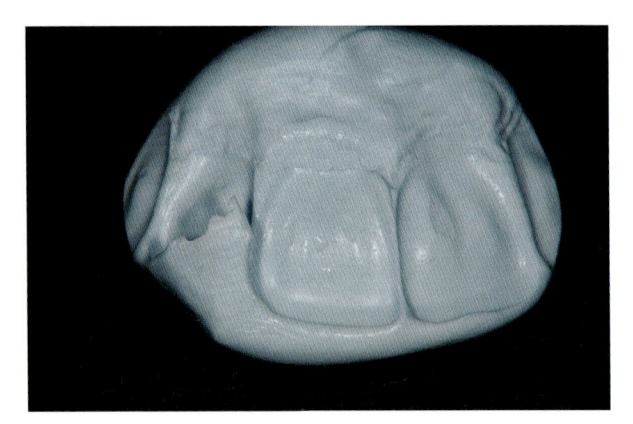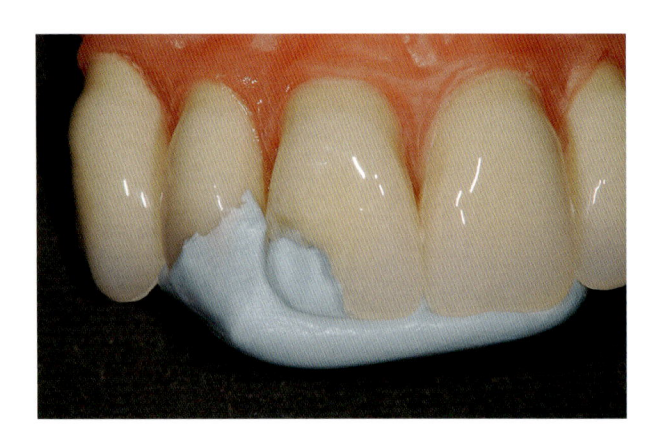

図46-1，2　術前に採得したシリコンの試適を行う．

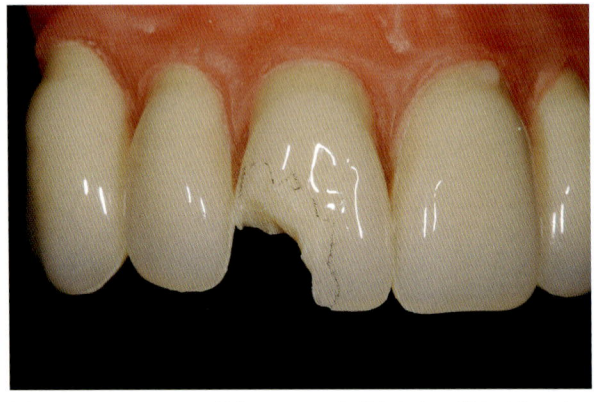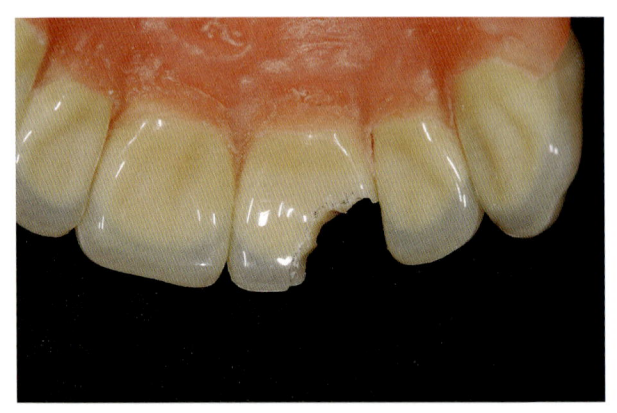

図47-1，2　ベベルの付与．ベベルを付与しない場合でもエナメル窩洞内で辺縁を丸める．ベベルの付与は移行的にエナメル窩洞内に止めることとする．

ベベルを必要とする症例	ベベルを必要としない症例
● 審美的な要件を満たす必要がある症例	● 審美的な要件のない症例
● 色調に迷う症例	● 充填材料と色調がうまく一致する症例
● 色の深みがある症例ある	● 単色で充填が可能な症例
	● 色の深みがない症例

図48　ベベルを必要とする場合，しない場合．

⑩隣接歯の保護（**図49**）

　隣接の歯に薬剤が接触しないようにカバーする．

⑪エッチング（**図50**）

　エナメル質のみに選択的にエッチングを行い，象牙質には接触しないように注意する．停滞性がよく，ノズルが細くピンポイントに塗布できるものが望ましい．

⑫プライミング＋ボンディング＋フロアブルコンポジットレジン（**図51**）

　歯面処理を行った後にフロアブルコンポジットレジンをシリコンパテの上に丁寧に注入する．隣接歯の状態を観察し，不透過とする部位と透過性をもたす部位を決め，フロアブルコンポジットレジンの選択を行う．ここでは，遠心隣接面および遠心隅角部とインサイザルハロー部が不透過となるように充填を行った．

⑬外形の確認（**図52**）

　外形が全てフロアブルコンポジットレジンで充填されていることを確認する．切端と隅角がうまく充填されていることがポイントである（**図53**）．

⑭マメロンの付与（**図54**）

　マメロンを不透過性の強いレジンにて表現する．

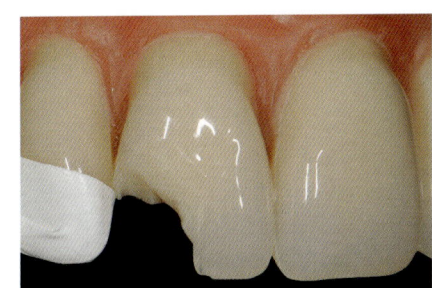
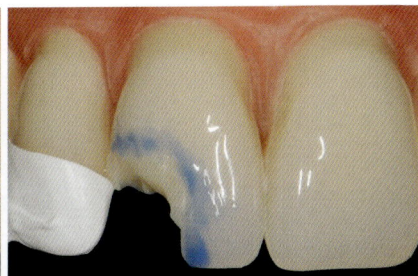

図49　模型のため歯肉縁まで覆うことができないが，実際の臨床ではできるだけ隣在歯をカバーする．

図50　エナメル質のみを選択的にエッチングする．

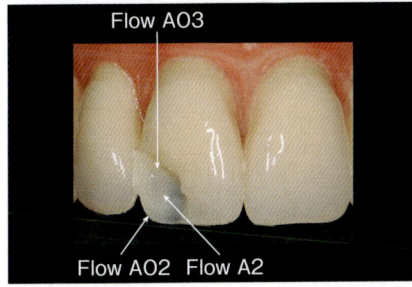
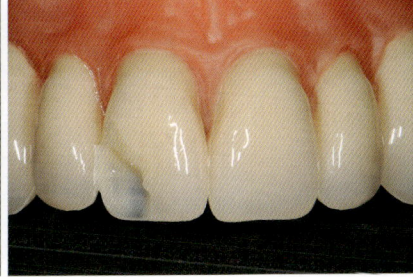

図51　歯面処理を行った後，シリコンパテを用いフロアブルコンポジットレジンを充填する．

図52-1，2　外形が全てフロアブルコンポジットレジンで充填されていることを確認する．

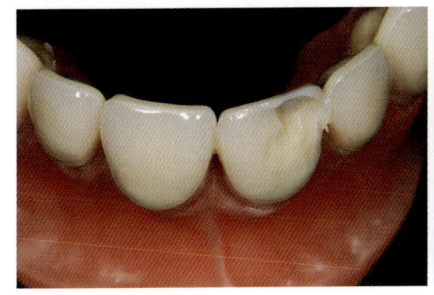
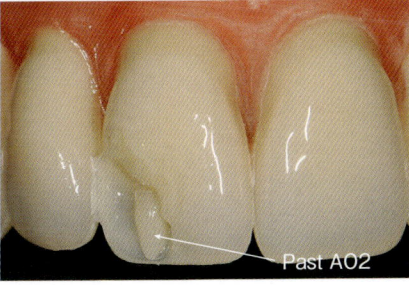
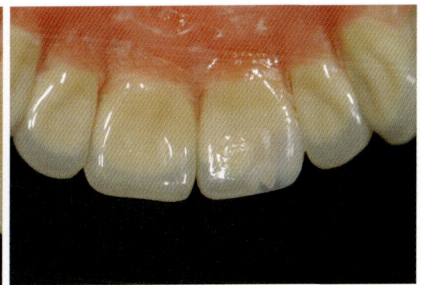

図53　切端と隅角がうまく充填されていることがポイントである．

図54-1，2　不透過性の強いレジンにてマメロンを表現する．

131

⑮表面滑沢材（**図 55**）

　表面滑沢キャラクタライズ材を用い，色調の表現を行う．色調が豊富で，混和して使用することも可能である．

⑯表面滑沢材の付与（**図 56**）

　本症例では表面滑沢材のラベンダー色とクリアー色を混和し，作製したマメロンの間に付与する．

⑰築盛量の確認（**図 57**）

　側方より象牙質部分の築盛の確認を行う．マメロンが 2 つ形成されていること，切端より段階的に象牙質色が築盛されていることが確認できる．

⑱エナメル色の充填（**図 58**）

　エナメルの充填を行うと共に切端部分の透明色の充填を行う．

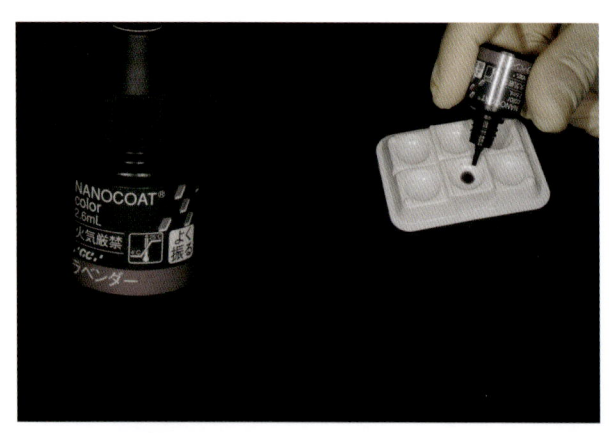

図 55　表面滑沢キャラクタライズ材（ナノコートカラー；GC）を用い，色調の表現を行う．

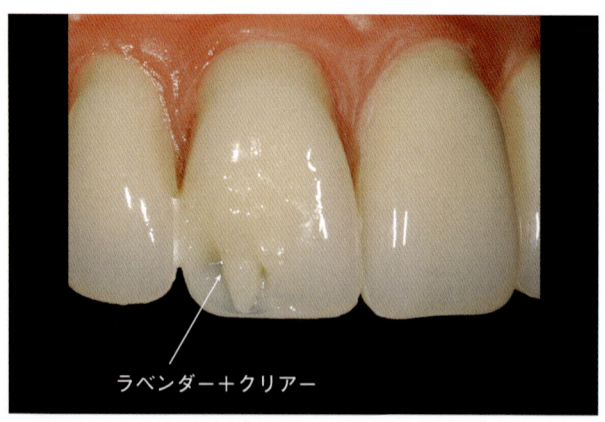

図 56　本症例では表面滑沢材のラベンダー色とクリアー色を混和し，作製したマメロンの間に付与する．

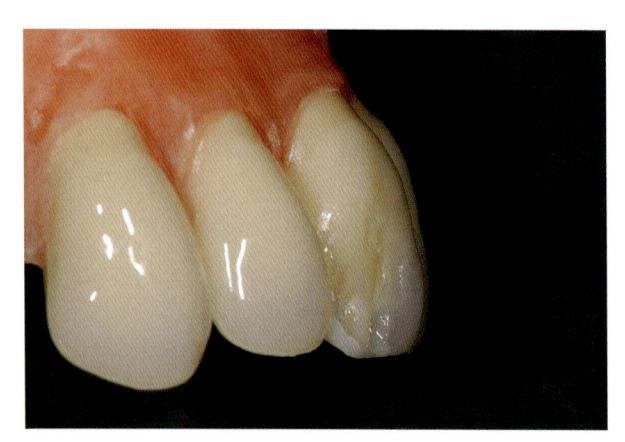

図 57　側方より象牙質部分の築盛の確認を行う．

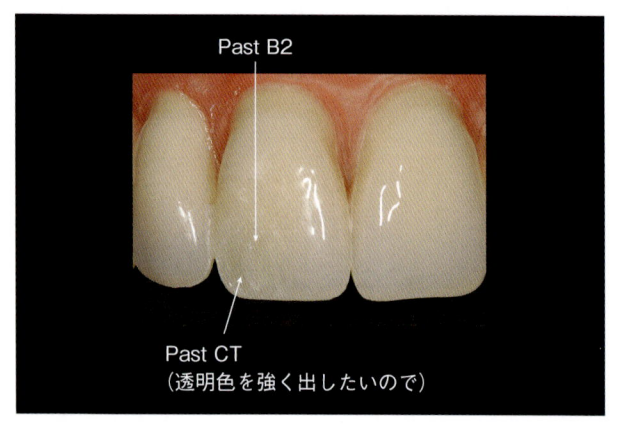

図 58　エナメルの充填および切端部分の透明色の充填を行う．

⑲最終色調の確認（**図59**）

　切端部分の透明度のコントロールと歯質と充填部分の移行部の確認を行う．

⑳充填（**図60**）

　できるだけ研磨の必要のない状態に充填することが望ましい．

㉑研磨（**図61**）

　研磨は非常に重要である．修復当日には粗研磨を行い，日を変えて最終研磨をするようにしている．また充填材料により研磨の手法を変更しなければならない．

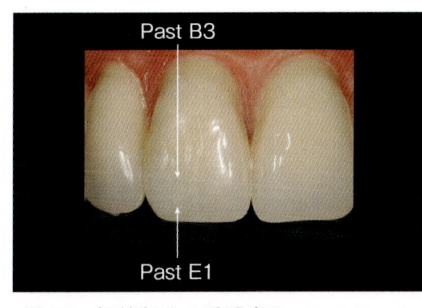 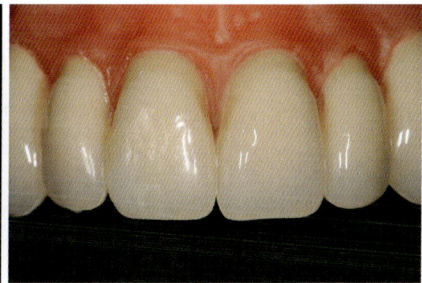 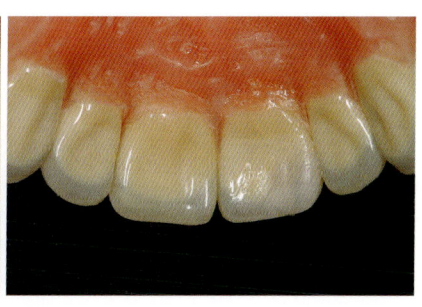

図59　切端部分の透明度のコントロールと充填部分の移行部の確認を行う，

図60-1，2　充填終了後．できるだけ研磨の必要のない状態に充填することが望ましい．

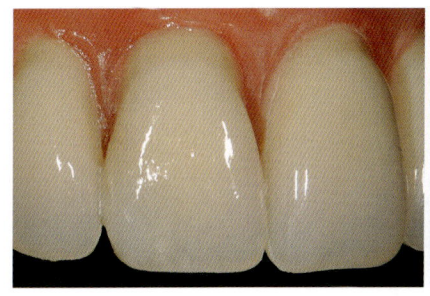 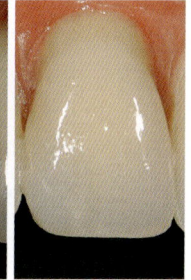

図61-1，2　研磨終了後．修復当日は粗研磨を行い，日を変えて最終研磨をするようにしている．

●まとめ

　前歯部においては積層充填による審美的な充填処置が望まれる．充填材料としては光透過性の相違する色調の構成があること，いわゆる不透過性の象牙質色・象牙質色・エナメル色・透明色と透明感の異なるペーストが存在し，色調は**VITA**のシェードガイドと類似することが必要であると考えている．

　GC社製グラディアダイレクトは積層充填には非常に理解しやすい色調構成になっており我々臨床医が使用しやすい材料である．また，その後継版のカローレの色調構成はグラディアダイレクトに準じている．

臨床的指針⑮　臼歯部レジン充填の Step by Step

　患者は 20 代の女性，大臼歯部の色調の改善を主訴として来院された．

①咬合面・頬側面にアマルガム充填が認められる（図62，63）．

②咬合面と頬側面は分けてシェード採得を行う．

③本症例では歯頸部を A3，頬面溝部を A3，頬側から咬合面への移行部はホワイトと A1（図64）．

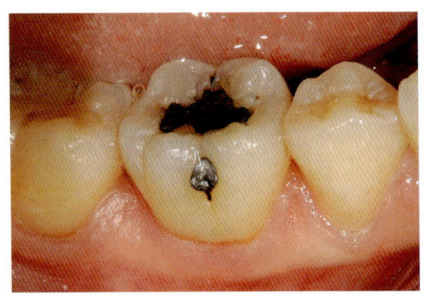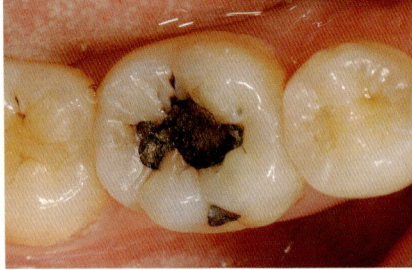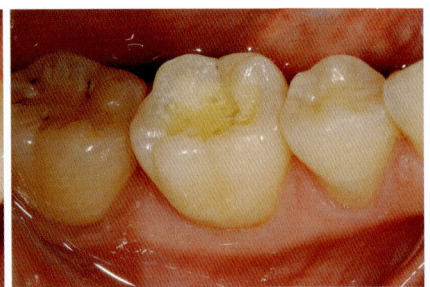

図62　大臼歯部の色調改善を主訴として来院．　　図63　アマルガム充填が認められる．　　図64　既存の充填物を除去し，シェード採得を行う．

④ラバーダムを装着し，咬合面の充填を行う（図65）．

　咬合面は隣接天然歯の小窩裂溝最深部の色調をシェード採得する．A4 を窩底面に流したが，小窩裂溝部の最窩底面がフロアブルコンポジットレジンの色調となるように充填を行う．咬合面は咬頭と窩を残存する歯質から想像し，A1 とホワイトおよび透明色にて充填した（図66）．

⑤充填（図67）．

⑥完成（図68）．

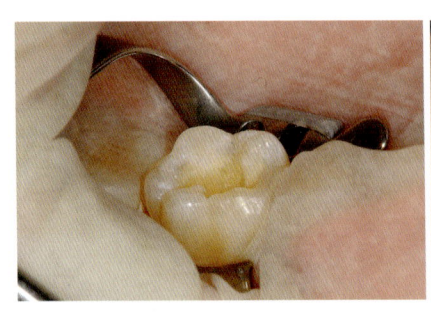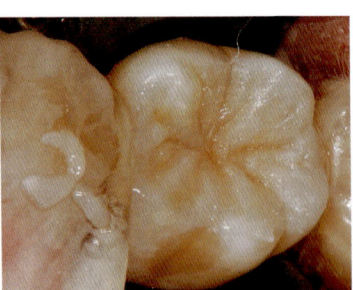

図65　ラバーダムを装着し，咬合面の充填を行う．

図66　咬合面は隣接天然歯の小窩裂溝最深部の色調をシェード採得する．A1 とホワイトおよび透明色にて充填した．

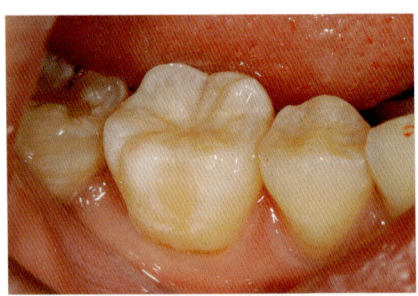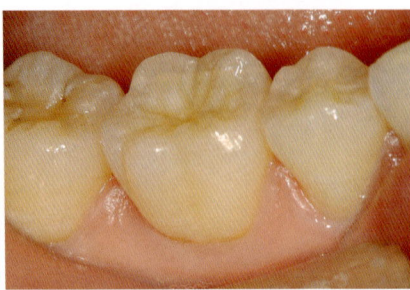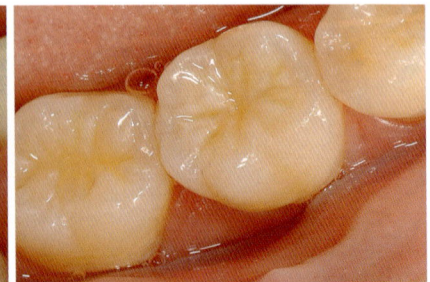

図67　充填後．

図68-1，2　研磨を行い，完成．唇側面，隣接面，咬合面のシェード採得は個別に行い，窩底面はフロアブルコンポジットレジンで裏層し，最窩底面の色調と咬頭の色調，透明度を意識して充填を行った．

学術的指針
レジン充塡を再考する
貞光謙一郎　安光崇洋　上村貴世史　福山房之助　　　DENTAL DIAMOND　36　523　22-44　2011

さらにレジン充塡を再考する
安光崇洋　貞光謙一郎　島田卓也　木村拓郎　　　DENTAL DIAMOND　42　614　26-49　2017

　Minimal Intervention を考慮すると，材料学的な進歩が著しいコンポジットレジン材料の存在意義は大きい．しかしながら，数多く発売されているレジン材料のなかで何を選択すれば良いのか臨床家には指標が存在しないことから，2011 年より東大阪板金工に直径 1 cm，厚み 1 mm のステンレス板を作製していただき，フィラー形状，研磨性，色調などの実験を行った．フィラー形状はメーカー公表の SEM 像と同様のものが観察され，フィラーの大きさや形態に研磨性が左右されることが確認された（**図 69**）．またメーカーにより硬度の差が認められることから，臨床家は使用するメーカーに準じた研磨器具を使用することが必要であると感じた．

　2017 年にも同様の実験を行ったが，2011 年から大きく変化したのは色調であった（**図 70**）．各メーカーが個性をもった色調を構成していることが確認できた．また積層充塡を意識した充塡材料が登場するとともに，フロアブルコンポジットを含めると同じ A3 という表記であってもメーカー間に違いがあった（**図 71**）．そのため我々臨床家は，この個性的な材料を吟味し，なるべくなら一つのメーカーに絞って臨床応用することが望ましいと思われた．

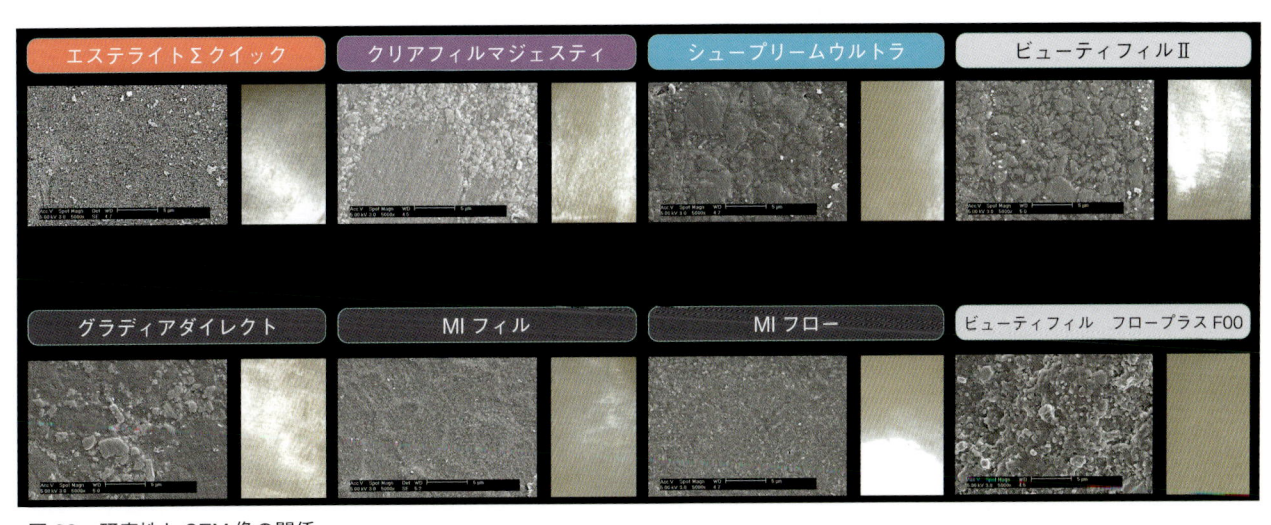

図 69　研磨性と SEM 像の関係.

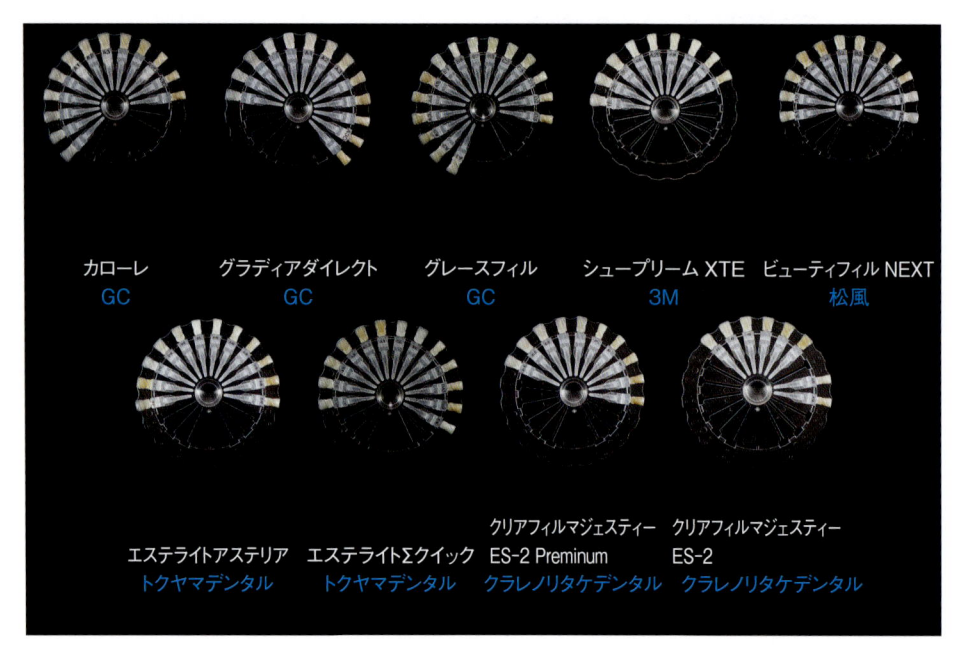

図70　各メーカーのシェード.

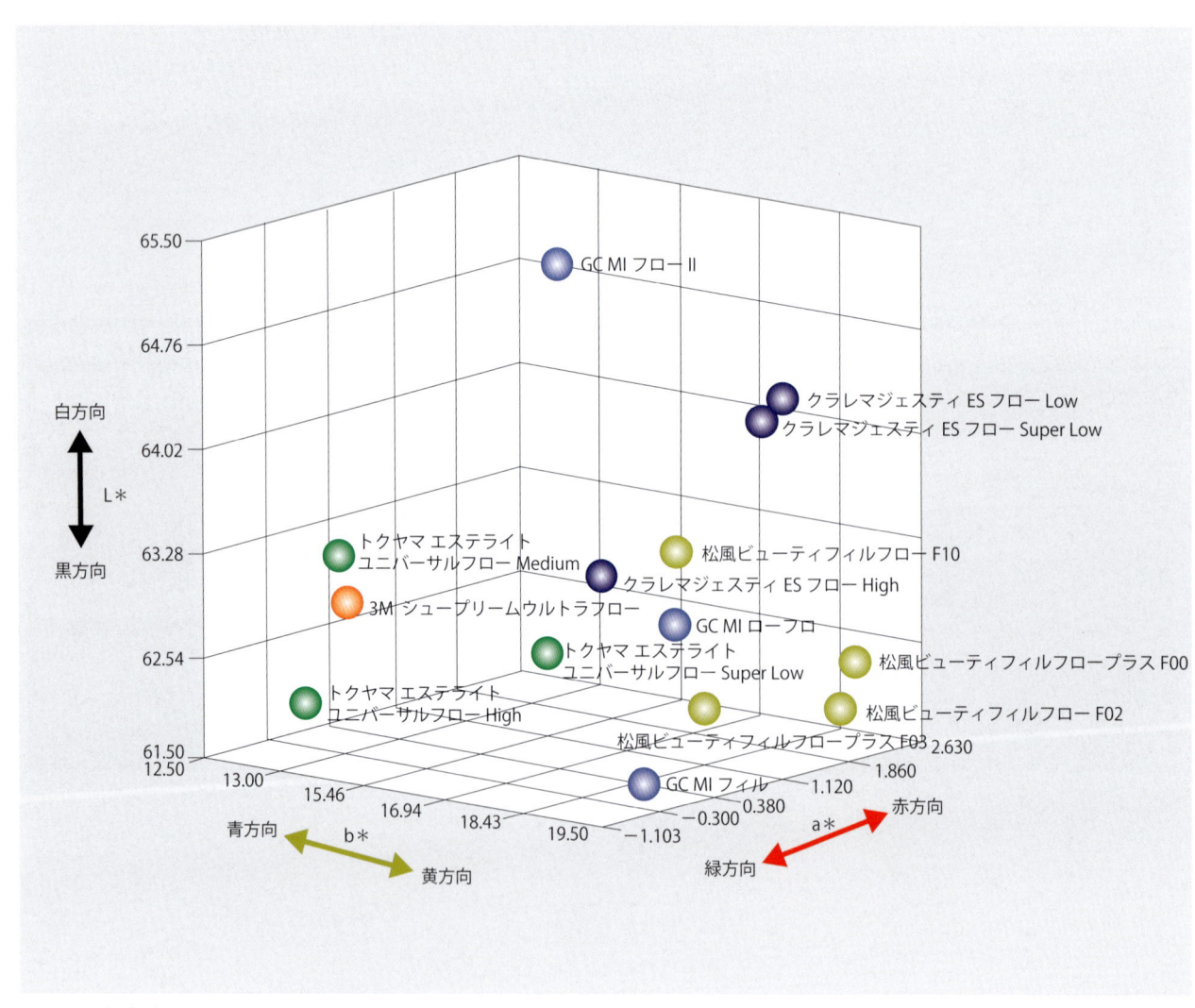

図71　L*a*b*表色系による各社の色調比較.

3 コンポジットレジンのさらなる活用

　前項では，コンポジットレジン充塡の基本的な流れについて整理した．本項では，コンポジットレジンをさらに有効活用するためのテクニックについて記したい．

> **学術的指針**
> ## フロアブルレジンとシリコンバイト材を用いたコンポジットレジン充塡法
> 貞光謙一郎　　　　　　　　　　　　　　補綴臨床　42（1）　58-66　2009

　患者は小学生の女児．<u>6|</u>の冷水痛を主訴として来院された．咬合面には深在性の齲蝕が認められた（**図1**）．

　齲蝕検知液を用い丁寧に齲蝕の除去を行うも，疼痛があり浸潤麻酔下でエキスカを用いて齲蝕除去を行う．しかし近心髄角付近から出血が認められた．ケミカルサージェリーを行い止血を試みるも時間を要した．止血の確認後にマルチイオンリリースの目的でフルオロボンドⅡ（松風）にてボンディング処置を行い，A4のレジンで充塡を行った（**図2**）．

　小学生であることから長時間の診療は困難であり，浸潤麻酔下で治療を行ったことから，リン酸亜鉛セメントにて仮封を行い経過観察をすることとした．

　最終的な修復処置はレジン充塡を予定したが，患者は小学生であり複雑な大臼歯の咬合面形態を模倣するには治療時間がかかってしまう．そこで窩底面にフロアブルコンポジットレジンを流した状態を印象採得し，窩洞内にワックスアップを行い（**図3**），透明の咬合採得材であるグラスバイト（デタックス）にて咬合面の印象採得を行った（**図4**）．

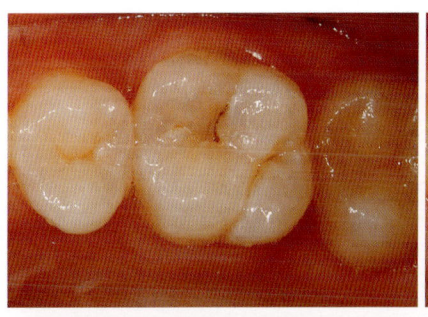
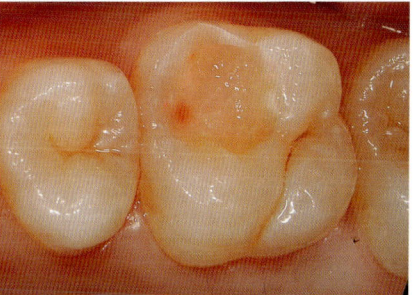

図1　<u>6|</u>の冷水痛を主訴として来院．咬合面には深在性の齲蝕が認められた．

図2　齲蝕除去の際に近心髄角付近から出血が認められた．止血後，フルオロボンドⅡにてボンディング処置を行い，A4のレジンで充塡を行った．

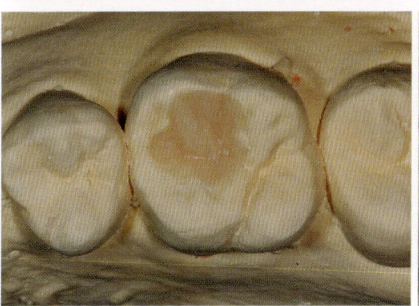
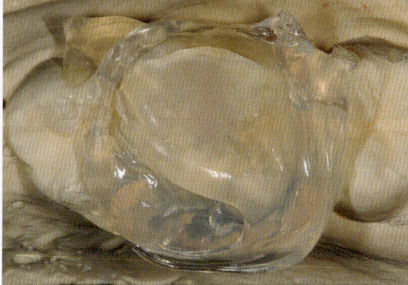

図3　窩洞内にワックスアップを行う．

図4　透明の咬合採得材であるグラスバイト（デタックス）にて咬合面の印象採得を行う．

　ペーストタイプの充塡剤を Easy It（白水貿易）で熱し，軟化させる（**図5**）．そして仮封剤を除去後にエナメル質に選択的にエッチングし（**図6**），シランカップリング剤を塗布，ボンディング剤塗布後に A1 のレジンを咬頭頂付近に充塡，裂溝部には透明色を充塡し，先に採得したグラスバイトで圧接を繰り返しながら充塡した（**図7**）．

　裂溝の最窩底部には遠心の着色部を模倣してナノコートカラー（**図8**）のブラウンとクリアを混和し，着色した（**図9**）．

　現在，術後 5 年が経過しているが，疼痛もなく，問題なく経過している（**図10**）．

　臼歯部の咬合面形態をレジン充塡材料で再現することは非常に難しいが，光を通すバイト材を活用することで，咬合面形態の再現が容易になる．

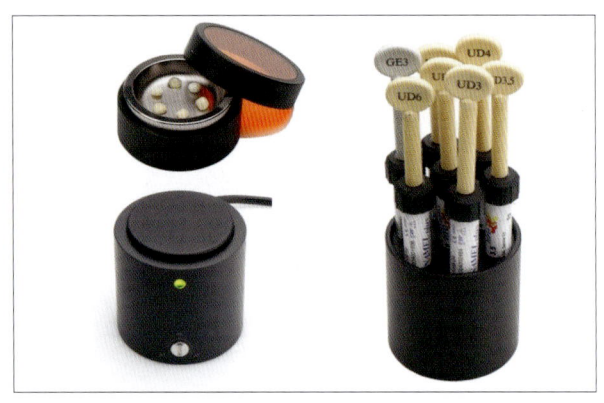

図5　Easy It（白水貿易）にてペーストタイプの充塡剤を熱し，軟化させる．

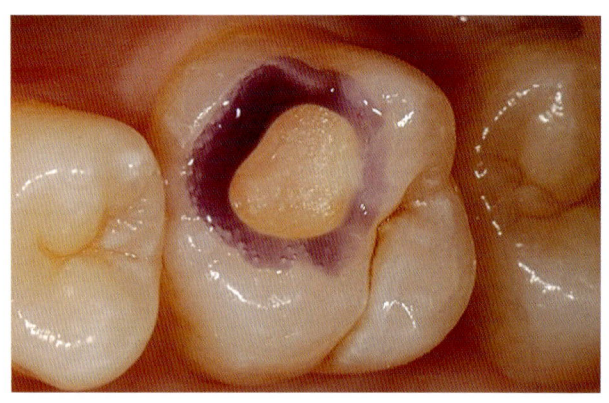

図6　仮封剤を除去後，エナメル質を選択的にエッチングする．

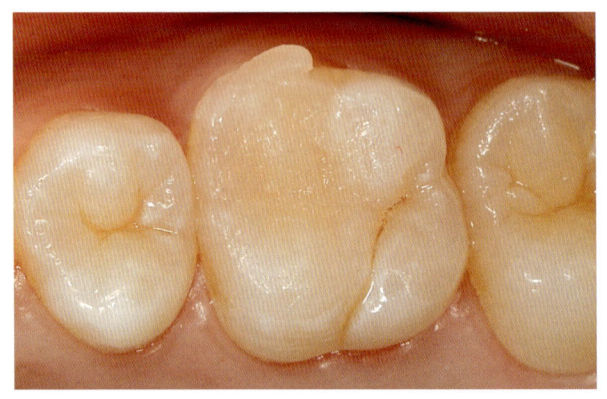

図7　シランカップリング剤，ボンディング剤を塗布後に A1 のレジンを咬頭頂付近に充塡，裂溝部には透明色を充塡し，先に採得したグラスバイトで圧接を繰り返しながら充塡した．

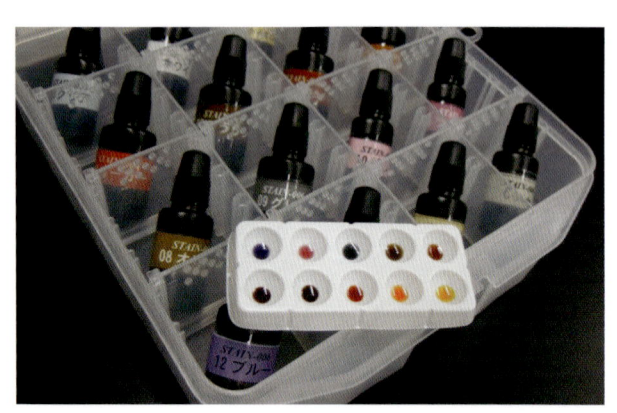

図8　ナノコートカラー（GC）．光重合型レジンのキャラクタライズを行う．

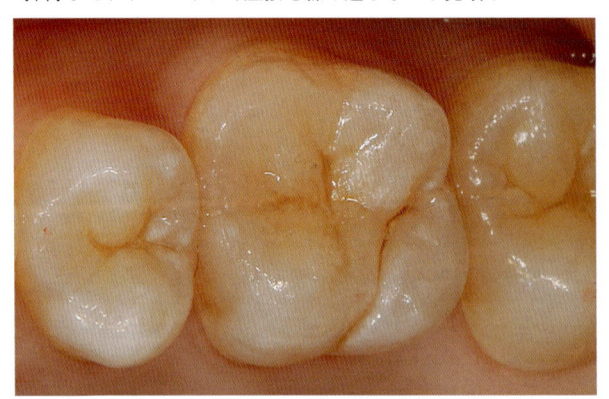

図9　裂溝の最窩底部には遠心の着色部を模倣してナノコートカラーのブラウンとクリアを混和し，着色した．

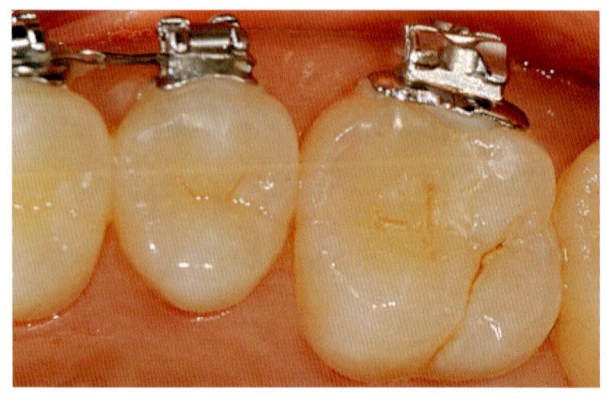

図10　現在，術後 5 年が経過しているが，疼痛もなく，問題なく経過している．

臨床的指針⑯　MI の概念からのレジン充填—レジン充填による歯頸部からの形態変更—

　患者は 10 代の男性，⎿1⎤の冷水痛を主訴として来院された（**図 11**）．⎿1｜1⎤には広範囲に渡るレジン充填が施されており，充填物の適合状態は不良であった．色調も改善してほしいとの要望もあり，冷水痛の対応および色調改善を目的に治療を開始した．

●治療の流れ

　⎿1⎤はレジン充填除去後に痛みも強いことから，抜髄処置を行い，レジンコアを装着した．｜1⎤は強い痛みもないことから，既存の充填材料を丁寧に取り除いていった．しかし，歯髄近くの充填物は除去のリスクがあることから，既存のレジン充填の上から充填処置を行うこととした（**図 12**）．

　⎿1⎤にはプロビジョナルレストレーションを装着し，｜1⎤は歯の形態を捉えながら A1 のエナメル色を用いて暫間的なレジン充填を行った（**図 13**）．｜1⎤はセラミック修復も検討したが，まずはレジン充填を行い，脱離破折が頻繁に起こるようであればセラミックス修復に移行することを考えた．

　次に⎿1⎤に診断用ワックスアップを口腔内に試適した状態で，｜1⎤の暫間的なレジン充填を一層の隔壁，いわゆる外形を残した状態でレジン充填材料を削除し，側切歯の色調を確認しながらシェードの採得を行った（**図 14**）．そして｜1⎤の近心の歯肉縁下より形態を付与するように最終的な充填処置を行った（**図 15**）．

　⎿1⎤はシリコン印象材の 2 回法にて印象採得を行い，フィニッシングラインが明確に印象されていることを確認する（**図 16**）．

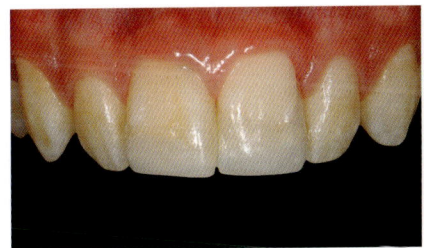
図 11　⎿1⎤の冷水痛を主訴として来院．

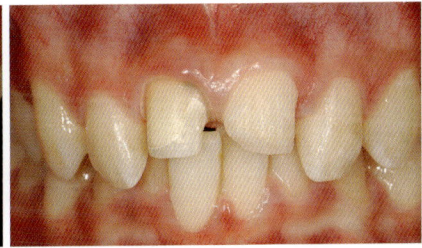
図 12　広範囲に渡るレジン充填を除去．

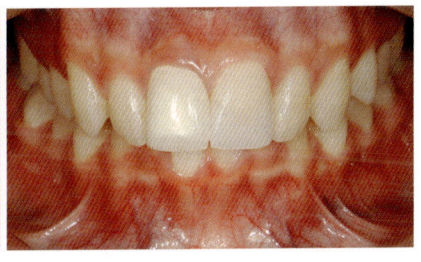
図 13　⎿1⎤にはプロビジョナルレストレーションを装着，｜1⎤は歯の形態を捉えながら A1 のエナメル色を用いて暫間的なレジン充填を行った．

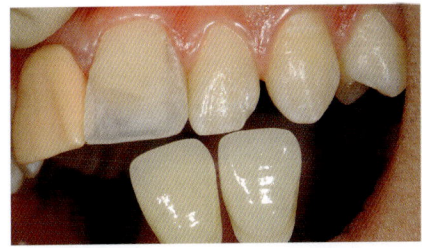
図 14　一層の隔壁を残した状態でレジン充填材料を削除し，側切歯の色調を確認しながらシェードの採得を行う．

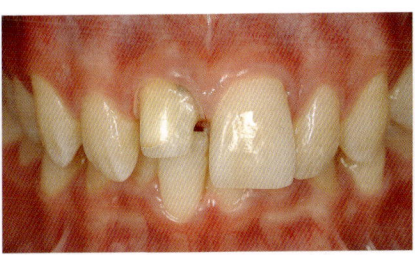
図 15　｜1⎤の近心の歯肉縁下より形態を付与するように最終的な充填処置を行った．

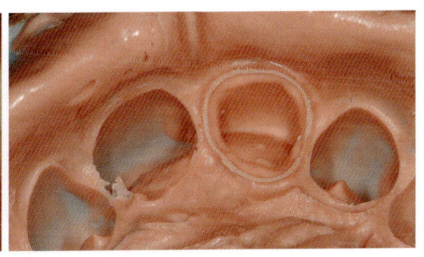
図 16　⎿1⎤の印象採得．フィニッシングラインが明確に印象されていることを確認する．

1|唇側面には歯根に及ぶ破折線が認められることから（**図15**），できるだけ適合の良い修復物が望まれる．歯の唇舌径の薄さと支台歯色には変色が認められないことから，プレスセラミックスにて修復することとした．修復物を正面や切端方向から観察，確認する（**図17**）．トライペーストにてセメント色の確認を行い，Variolink II のブリーチホワイトにて装着した（**図18**）．

●立ち上がりの形態付与の難しさ

約1年後の状態では，大きな問題はないものの 1|近心にわずかな黒変が認められる（**図19**）．術後1年半，|1 の近心に歯肉縁下から立ち上げたレジン充填部分の破折が認められた（**図20**）．そこでシランカップリング剤を付与し，立ち上がりの部分に関して再度レジン充填を行った（**図21**）．

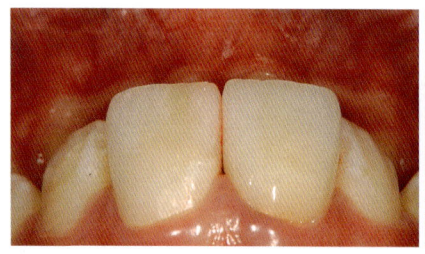
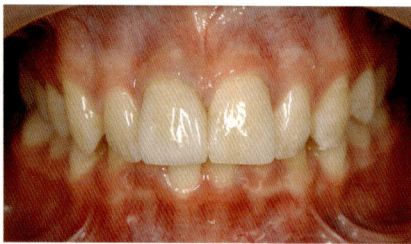

図17　プレスセラミックスにて修復する．修復物を正面や切端方向から観察，確認する．

図18　Variolink II のブリーチホワイトにて装着した．

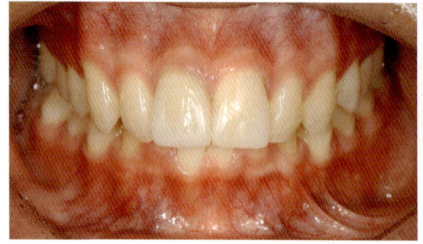
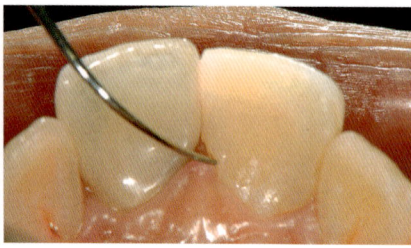
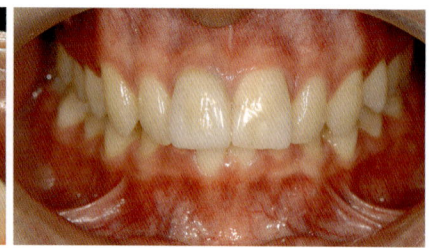

図19　装着から約1年後の状態．大きな問題はないものの 1|近心にわずかな黒変が認められる．

図20　術後1年半，|1 近心レジン充填部分の破折が認められた．

図21　そこでシランカップリング剤を付与し，立ち上がりの部分に関して再度レジン充填を行った．

●結論

1|は自発痛が強かったため，抜髄処置はやむを得なかったと考える．またジルコニアではなく二ケイ酸リチウム強化型セラミックスとしたことは，近心に歯根に及ぶ破折線が認められたことから，接着性レジンセメントにて修復物と支台歯を一体化させ破折の進行を止めようと考慮した診断であった．

|1 は MI を考慮してレジン充填で修復することとしたが，術前の写真から観察すると両側中切歯ともに捻転しており，特に 1|は|1 と比較し捻転が強かった．この中切歯を修復により整復しようとしたことに問題があったのかもしれない．

つまり，1|はオールセラミック修復であることから問題なく形態の変更が可能だったが，左側は近心の歯肉縁下からレジン充填を行わなければならない．本症例では顕微鏡下で歯肉圧排を行い，浸潤麻酔下で歯肉の内縁上皮をジルコニアのバーでカットし透明のストリップスを歯の形態にカットしたうえで丁寧に歯の立ち上がりの方向を右側の診断用ワックスアップを模倣しながら充填した．しかしながら，|1 は舌側の歯肉縁下からの充填に破折が認められた．

経過から再評価を行うと，両側共に修復材料の選択に問題はなかったものの，診断に問題があったと思われる．現在，矯正中であるということを考えると，本来の歯軸方向に合わせた歯冠形態を模写し修復することが最良の MI であったかもしれない．

■ フロアブルコンポジットレジンの進化

これまでのレジン充塡はペーストタイプが主であり，これまでのフロアブルコンポジットレジンは物性が乏しいため裏層目的での使用に限られ，窩洞の表面に露出させるということはなかった．

窩壁を作製する際には，できるだけ柔らかいレジンを流し込むように圧接を行いたく，ペーストを50度前後に温め軟化させて使用する手法を採っていた（**図22**）．しかし，ペーストを加熱することで物性が低下するということもあり，フロアブルコンポジットレジンを使用できないかと考えていた．

すると近年，材料の改良が進み，フロアブルコンポジットレジンの物性が格段と向上し，大臼歯においても充塡を行えるという材料が登場した．

窩洞表層にフロアブルコンポジットレジンを露出させるべきではないという意見も多いものの，強度的には臼歯部にも適応可能であり，過去のペースト材料よりも物性が向上しているため，フロアブルコンポジットレジンは有用ではないかと考えていた．

●製品的所見

現状，フロアブルコンポジットレジンのニーズは大きく，レジン充塡材料国内市場の60％以上を占めるまでになってきた．また，フロアブルコンポジットレジンで直接充塡を行うという材料まで登場しており，筆者も臨床で活用している（**図23，24**）．

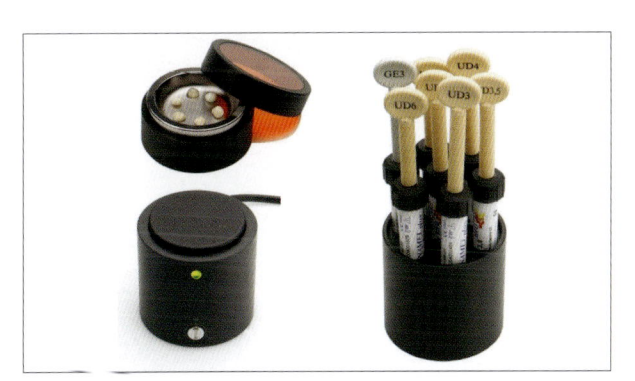

図22　以前は，できるだけ柔らかいレジンを流し込むように圧接を行いたく，ペーストを50度前後に温め軟化させて使用する手法を採っていた．

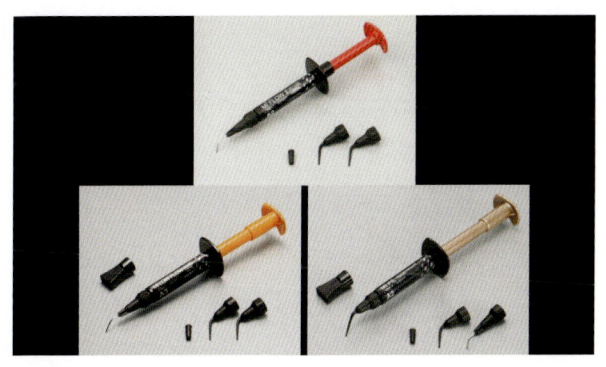

図23　GC社のフロアブルコンポジットレジン．MIフローⅡ・MIローフロー・MIフィルと停滞性の違う3種のフロアブルコンポジットレジンがある．

141

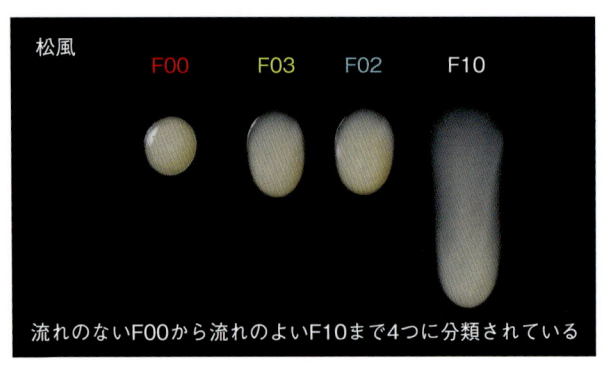

松風

F00　F03　F02　F10

流れのないF00から流れのよいF10まで4つに分類されている

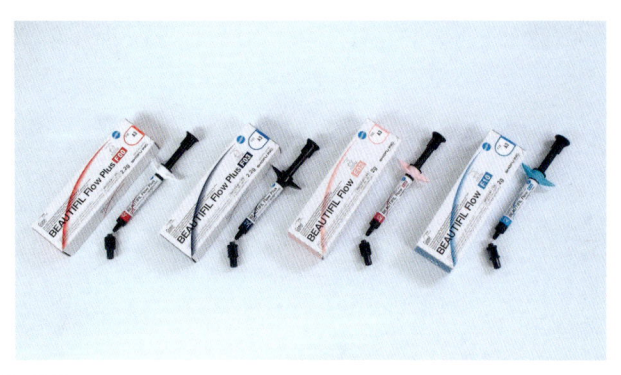

図24-1, 2　松風社のフロアブルコンポジットレジン ビューティフィル フロー.

臨床的指針⑰　前歯部へのフロアブルコンポジットレジンの適応

　患者は20代の女性で左側切縁に充塡されているレジンの変色を主訴として来院された（**図25**）. 切端の色調構成を考慮しながらフロアブルコンポジットレジンを用いレジン充塡を行った（**図27**）. 術後8年が経過しているが, 大きな変化はなく経過している（**図28**）.

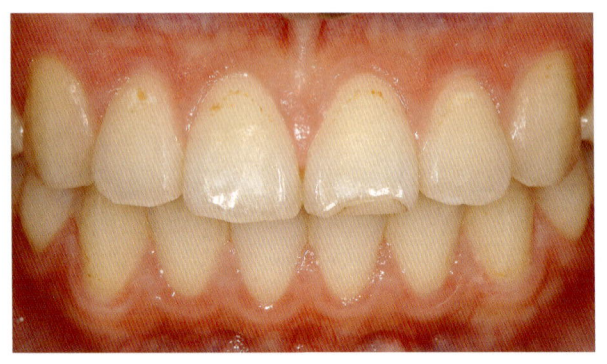

図25　左側切端に充塡されているレジンの変色を主訴として来院.

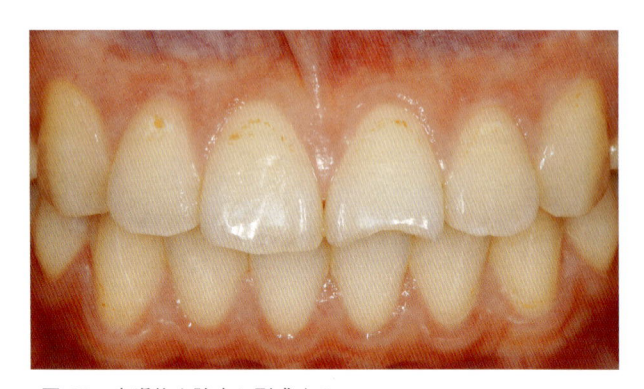

図26　充塡物を除去し形成する.

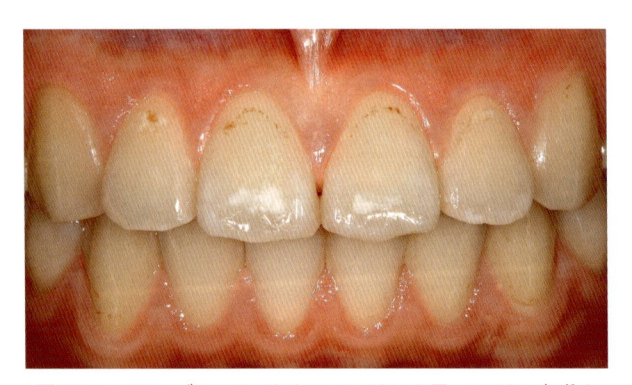

図27　フロアブルコンポジットレジンを用いレジン充塡を行った.

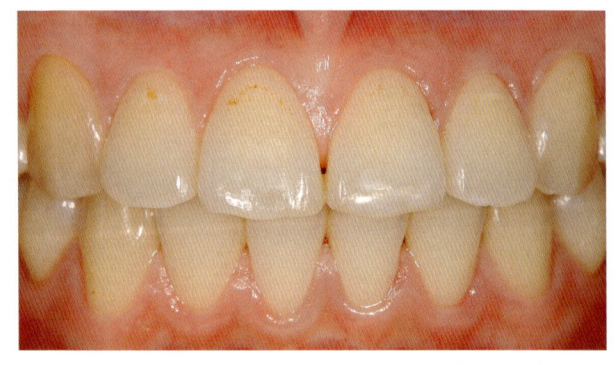

図28　術後8年が経過しているが, 大きな変化はなく経過している.

臨床的指針⑱ 臼歯部へのフロアブルコンポジットレジンの適応

　患者は30代の女性で6⏌ の冷水痛を主訴に来院された（**図29**）．インレー下に大きな破折が認められたことから根管処置を行い，根管充填後にフロアブルコンポジットレジンを用いて直接積層充填を行い（**図30，31**），研磨で仕上げを行った（**図32**）．

　1年8カ月後，咬合面形態に大きな変化はないものの，頬側咬頭外斜面にファセットが認められる（**図33**）．

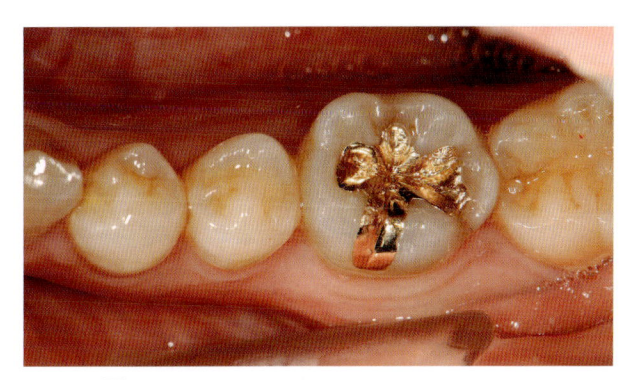

図29　6⏌ の冷水痛を主訴に来院された．

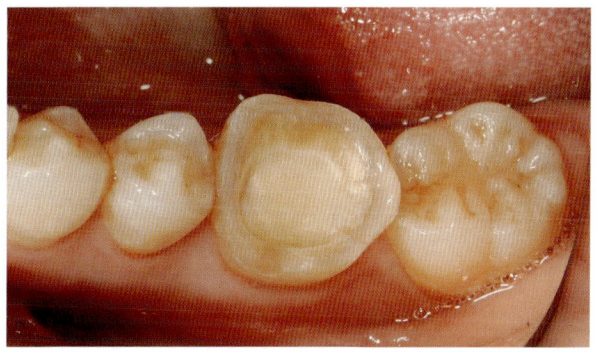

図30　インレー下に大きな破折が認められたことから根管処置を行う．

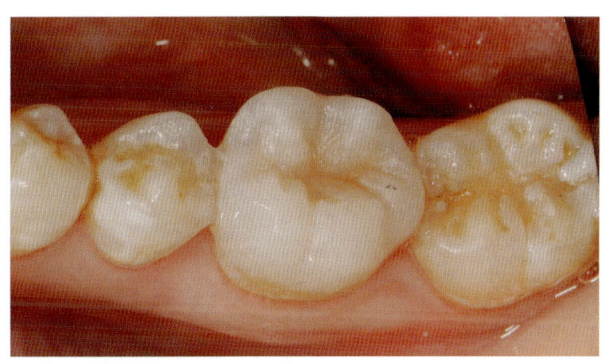

図31　根管充填後にフロアブルコンポジットレジンを用いて直接積層充填を行う．

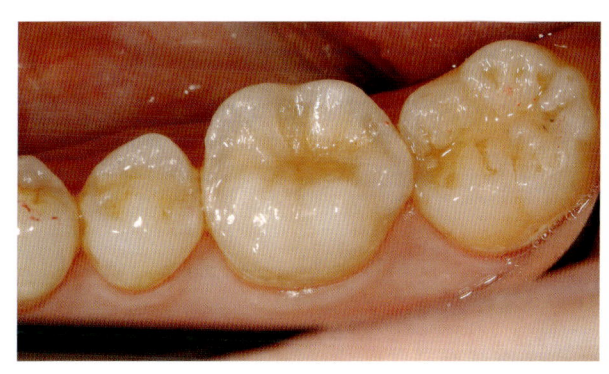

図32　研磨で仕上げを行った．

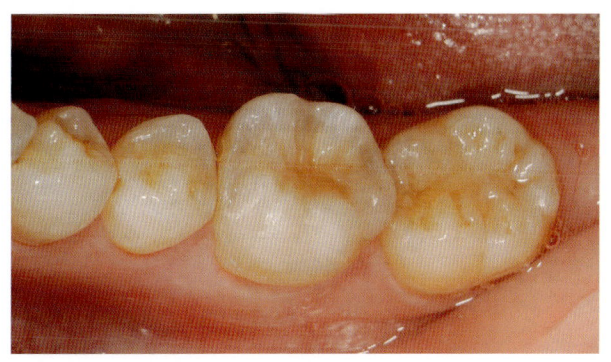

図33　1年8カ月後．咬合面形態に大きな変化はないものの，頬側咬頭外斜面にファセットが認められる．

■ まとめ

　さまざまな流動性を持った材料が登場し，フロアブルコンポジットレジンの用途も増してきた．臨床の中でも使用の簡便さや接着界面の封鎖性から安心して使用することができる．

　しかしながら，ペーストレジンと比較するとフィラーの含有量に関しては十分とは言えない．そのため臼歯部の咬合関係に関与する部位で永続性を持たせようとするのは難しいのではないかと思われる．

4 接着

■ はじめに

　歯質を可及的に保存して，保存修復処置で治療を終えるという MI の概念は，接着なくしては達成できない．

　しかし，接着は口腔内の湿潤環境下で行う操作であり，ステップの煩雑さとあいまって，注意すべき点も多い．また，接着システムも多岐にわたるため，ここでは接着システムの整理と注意点についてまとめたい．

■ 接着の概念（図 1）

　我々が接着システムを複雑に思う要因には，製品によってステップが異なる点にあるのではないだろうか．

　ステップ数が増えるほど，接着の確実性は増しそうだが，反面，臨床では煩雑さが増す．ステップ数が少ないシステムは，操作が簡便な反面，その接着力や経年的変化に疑問が残る．まずは，それぞれのシステムの特徴について見ていきたい．

① 1 ステップ接着システム

　　オールインワンタイプの接着システムとして登場し，エッチング・プライミング・ボンディングを 1 ステップで行う．2 液混和タイプと 1 液タイプがある．さらに近年は，操作時間の短縮も行われている．

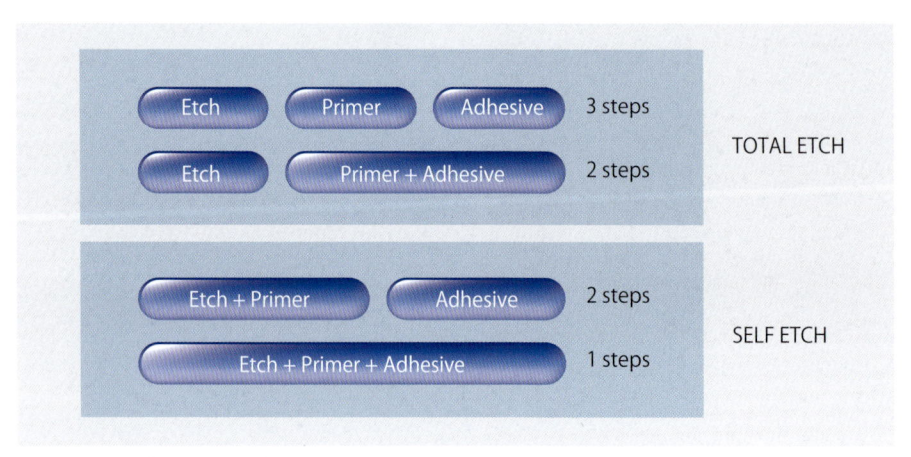

図1　各種接着システム（Richard G Stevenson UCLA Report より）.

② 2ステップ接着システム

1) セルフエッチング接着システム

エッチングは行わず，プライマー自身に酸性の接着性モノマーを配合することでエッチング効果をもつセルフエッチングプライマーを使用してスメア層と歯面を脱灰する．プライマー処理面のエアー乾燥後，ボンディング操作を行う．

2) ウエットボンディング

歯面にエッチングしたのち，水洗を行うが，十分に乾燥させることなく，少し水分が残っている状態でプライミングとボンディングの双方の効果があるボンディング剤を塗布し接着を行う．

③ 3ステップ接着システム

「エッチング」「プライミング」「ボンディング」の3ステップで構成される．

エナメル質と象牙質を同時に酸によりエッチングし，脱灰された象牙質にプライマーを作用させ，次にボンディング剤を塗布し樹脂含浸層を形成し接着する．

象牙質がエッチング材にて過剰脱灰すると確実な接着が得られないと言われている．

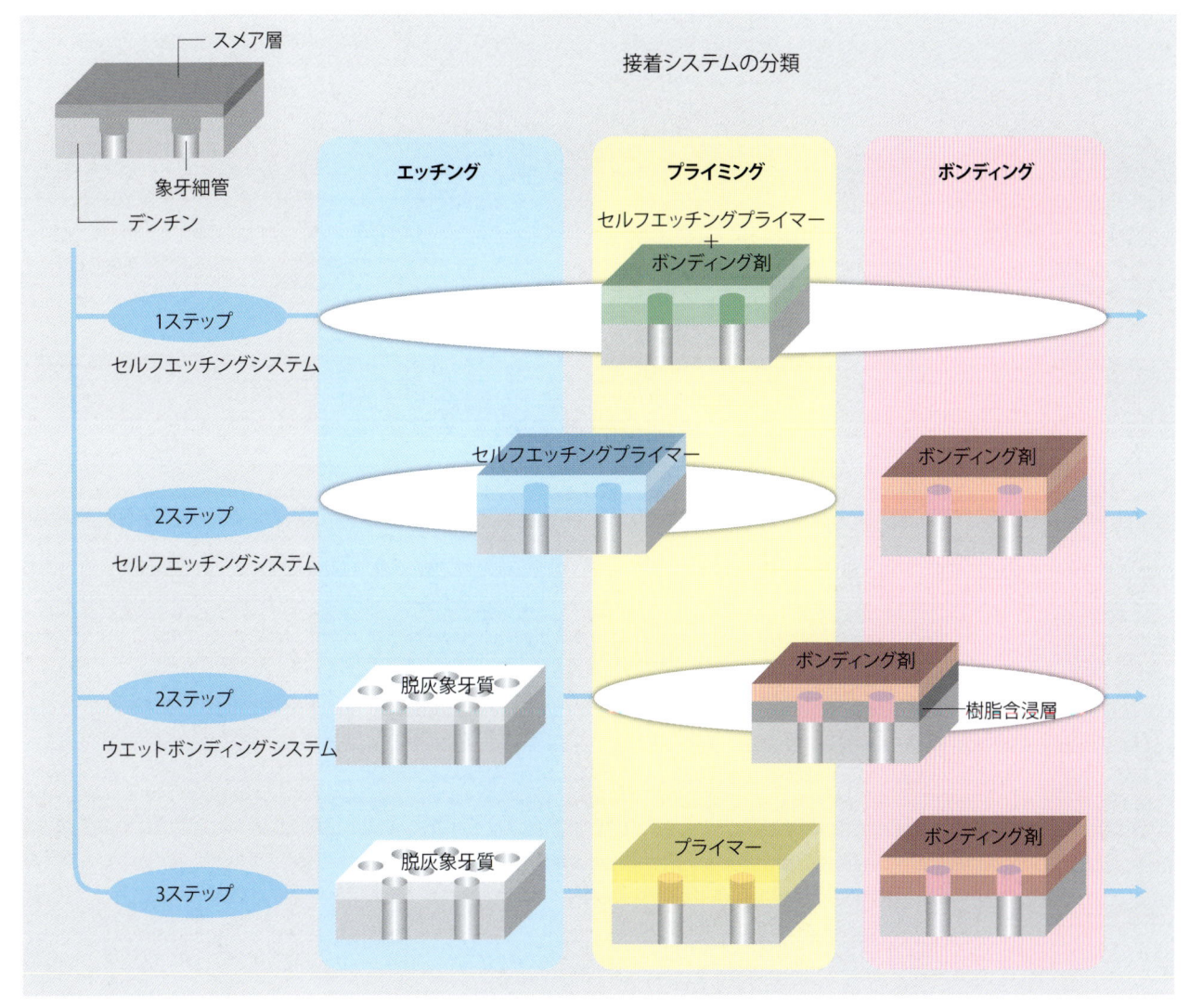

図2 各種接着システムのワークフロー

実験的指針
スメア層の除去は清掃で可能か

スメア層とは，歯を切削した際の切削面表層に見られる挫滅層であり，スメア層が存在すると接着性が低下する．またスメア層自体に細菌が存在する場合もあるので，レジン充填を行う前にはスメア層を除去する操作が必要となる．

スメア層の除去には，機械的清掃と化学的清掃が行われているが，スメア層の除去から確実な接着技法を考察してみた．エナメル質と象牙質（**図3, 4**），この異なる物質に接着を行うことが困難であることは想像に難くない．実験としては，スメア層の除去が可能であるかを観察してみた．

●方法
抜去歯を通法どおりに形成し，ソニックフレックス　エアースケーラー（kaVo）（**図5**）にソニックフレックス　クリーン（**図6**）を装着し，パワーレベル3にて丁寧に清掃を行った．

●結果（**図7, 8**）
・清掃により大きな汚れは落ちるものの，スメア層に変化は認められない．
・機械的清掃によりスメア層を除去することは困難であり，化学的にスメア層を除去する必要があると考えられた．

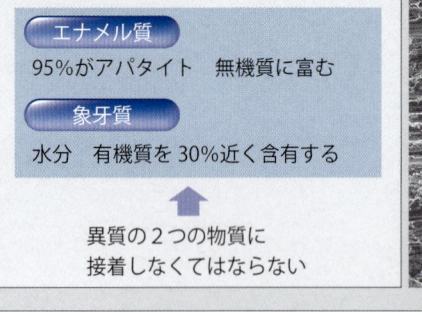

エナメル質
95%がアパタイト　無機質に富む

象牙質
水分　有機質を30%近く含有する

異質の2つの物質に
接着しなくてはならない

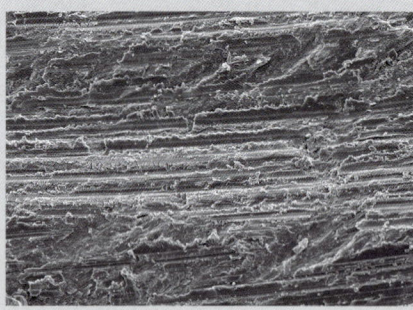

図3　構成の異なる物質に対して接着しなくてはならない．

図4　切削直後の歯牙表面．

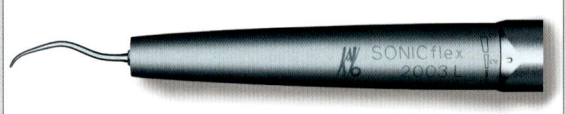

図5　ソニックフレックス　エアースケーラー（kaVo）.

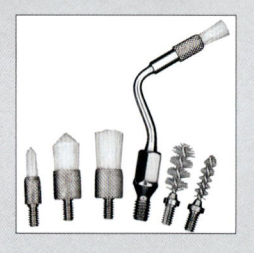

図6　ソニックフレックス　クリーン（kaVo）.

抜去歯支台歯形成直後

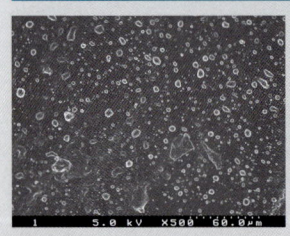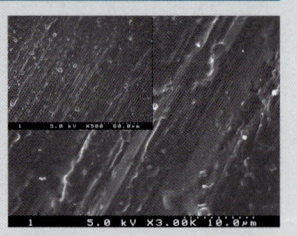

クリーニング後

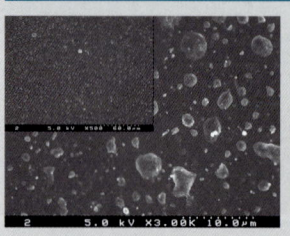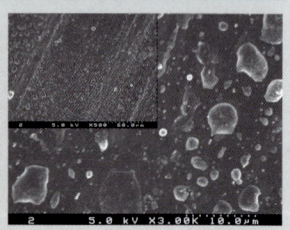

図7　左：エナメル質と思われる部分にエナメル小柱は確認できず，全体的に水滴様の粒子が目立つ．右：象牙質と思われる部分に切削痕が認められ，スメア層と思われる．

図8　クリーニング後でも全体的に変化が認められず，機械的清掃でスメア層を除去することは困難であると思われた．

機械的清掃でスメア層を除去することは困難

象牙質の過剰脱灰はどの程度で起こるのか

　象牙質にエッチングを行うと，過剰脱灰され，接着力の低下を招く．そこで，どれほどの酸の作用時間で過剰脱灰を起こしてしまうのか確認を行った．

●方法

　抜去歯を切削して象牙質を露出させ，象牙質に35%リン酸を5秒・15秒・30秒・30分と作用させ，表面性状の確認を行った．

●結果

　35%リン酸を5秒以上作用させると，象牙質は過剰脱灰され，接着効率に支障が出ることが示唆された（**図9**）．

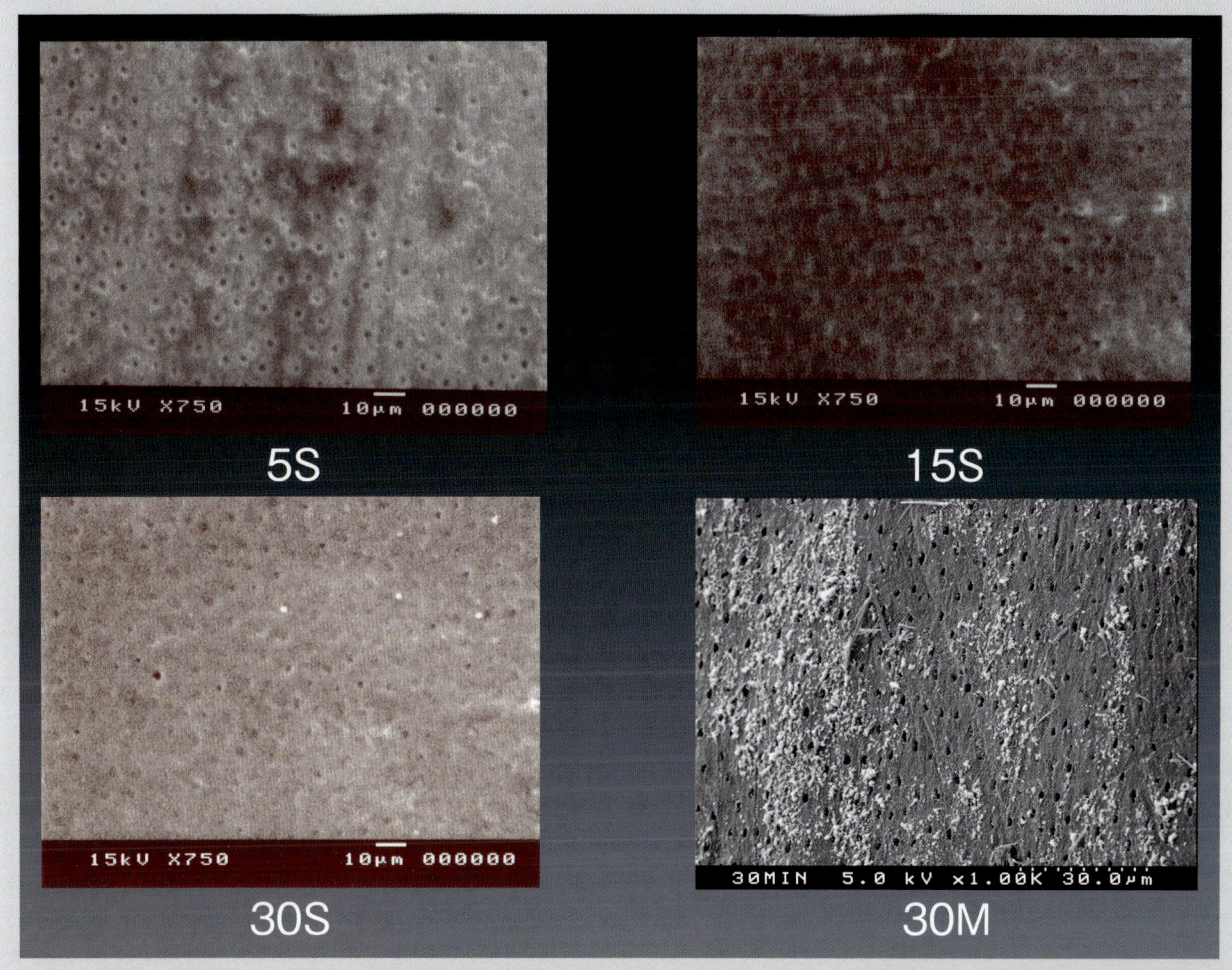

図9　象牙質に35%リン酸を5秒，15秒，30秒，30分作用させた．

・35%リン酸を少なくとも5秒以上作用させると，象牙質は過剰脱灰される
・臨床ではエッチング材を塗布し，即座に水洗できる体制が必要

補綴臨床　43 (6)　717-721　2010

学術的指針

接着に効果的な歯面処理方法の考察 —SEM像によるエナメル質，象牙質の観察から—

貞光謙一郎

SEM 像を観察して効果的な歯面処理方法について考察した（**図10，11**）.

●方法

歯の切削表面に対してボンディング操作を行う際に，できるだけ確実にスメア層を除去し，接着操作を確実なものにしたい. そこで各種歯面処理剤がエナメル質と象牙質にどのような影響を及ぼすかを SEM 像を観察することより比較検討した.

●検証材料

リン酸エッチング材，セルフエッチング材であるクリアフィルメガボンドのプライマー液，1 液製のボンディング剤，EDTA（17％溶液），根管治療時において根管壁スメア層の除去に用いられる EDTA 3％溶液を用いた.

●観察結果

・エナメル質に対しては，リン酸エッチング材 20 秒が処理面として適していると思われる.
・象牙質に対しては，セルフエッチングプライマーのメガボンドプライマー液の表面処理面が望ましいと思われる.

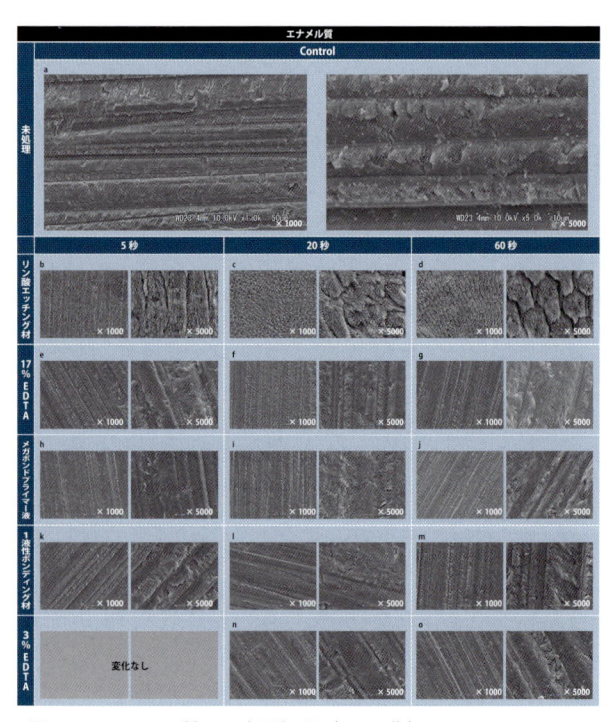

図 10　エナメル質への歯面処理（SEM 像）.

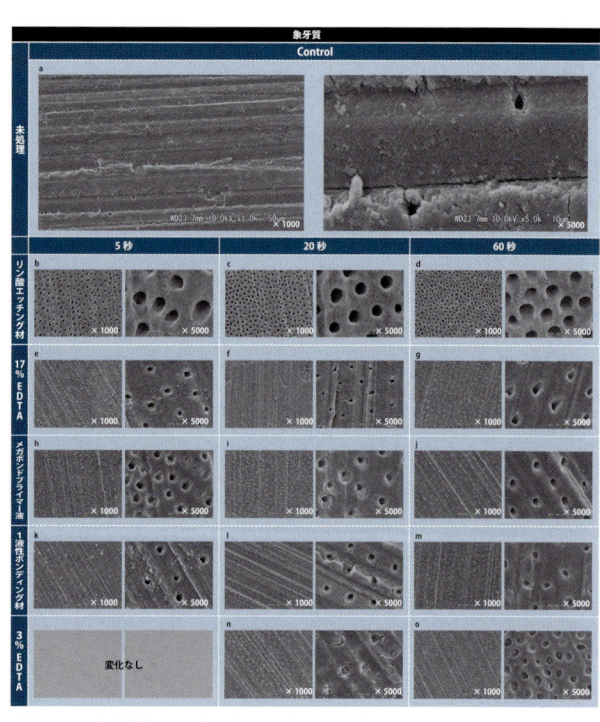

図 11　象牙質への歯面処理（SEM 像）.

■ 1ステップシステムの私見

　1ステップシステムのボンディングシステムが登場し，2ボトルを混和してから用いるものから1ボトルのものが開発されている．ボンディング剤塗布後に数秒放置し，エアーブローを数秒行い，光照射後に充塡を行うという操作過程が2液性のボンディング剤と時間的には変わらないことから，1ステップタイプの優位性を感じることができなかったが，現在の1ステップは塗布後にエアーブローし，光照射後に充塡，と非常に短時間に処理が可能となり，被膜厚さも10 μmを下回るような商品が発売をされている．

　臨床実感としては1ステップは早期に褐線が見受けられるように感じているが（**図12〜14**），長期的な予後経過も踏まえながら，接着材料を選択することが望まれる．

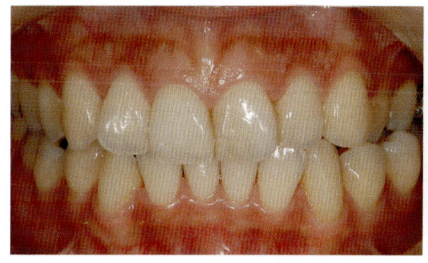 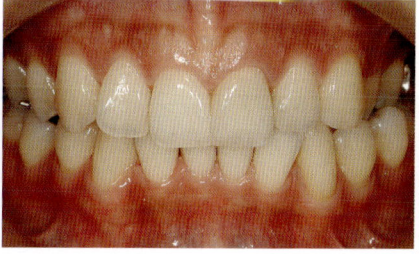 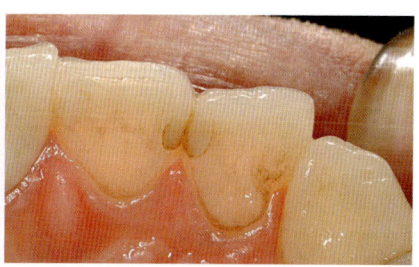

図12　1̲遠心，2̲近心の舌側面にレジン充塡を行う．　　図13　術直後．　　図14　早期に褐線が現れた．

■ どのシステムを用いるか

　我々は，主に無機質で構成されているエナメル質と無機物以外に有機質と水分を含む象牙質という異なった物質に対して接着させなければならない．無機質であるエナメル質の接着は確立しているものの，象牙質への接着には不安が残る．

　3ステップシステムにおいては象牙質を過剰脱灰させてしまうおそれがあり，接着に不安が残る．2ステップのウェットボンディングシステムでは，水分が少し残っている状態にするという曖昧な操作であるとともに，象牙質にエッチングを行うということが難点かと思われる．またセルフエッチングシステムではエナメル質にエッチングを行わないことから，辺縁の封鎖性に不安が残る．1ステップは臨床家の理想であるが，1液で確実な接着が可能なのか疑問が拭い去れない．筆者自身はステップが煩雑であったとしても，確実な接着が得られるシステムを選択したいと考える．

　どのシステムを用いるかは，それぞれの先生方の考え方に依るが，筆者は，エナメル質を選択的にエッチングし，プライマーを2度塗り込んだ後，ボンディング操作を行っている（**図15**）．

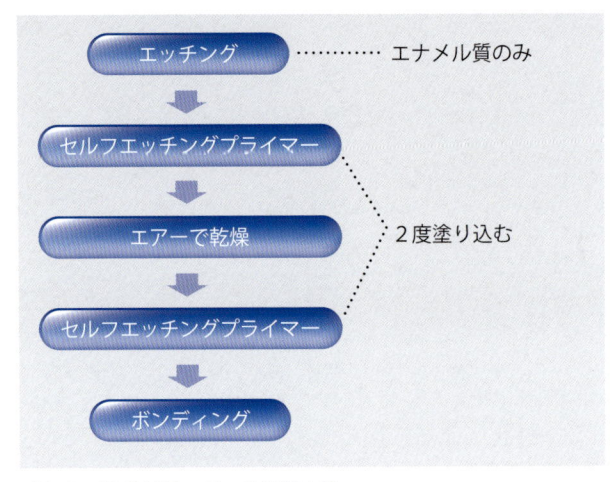

図15　筆者が行っている接着方法.

■ まとめ

　レジン充塡のみならず補綴物の装着など，接着は歯科臨床に欠かせない手技である．しかしながら我々臨床家にはどの接着システムが有用なのか判断の方法がない．そこで今回は歯質と修復材料の化学的，機械的に望ましい接着を行うためにはスメア層は除去する方がよいという概念，また，臨床ではメーカーの実験系で用いられているスメア層よりさらに条件が悪いと考えることから，各薬液のスメア層除去の状態把握を行った．

　エナメル質に対しては，エッチングを行うことによりエナメル小柱が明確となることが確認できた．しかし，象牙質には過剰に脱灰されることから塗布は控えたい．

　また象牙質には1液性の処理面では不安が残るのでセルフエッチングプライマーで処理を行いたいと実験画像より判断した．

　スメア層からの判断では，臨床において窩洞のエナメル質のみに選択的にエッチング材を作用させるが，エナメル・象牙境は明確にわからないことや象牙質への流れ込みを意識し，5秒ほどを作業時間と捉えて水洗する．

　また象牙質にはセルフエッチングプライマーを作用させるが，1回目はできるだけこすり込むように象牙質に作用させ，強圧で乾燥し，2回目は通法どおりに施術しボンディング操作に移行するようにしている．

　できるだけ簡便に短時間で歯面処理を行い被膜厚さも薄い，1液性のボンディング剤は魅力的であるものの，永続性のある歯面処理を望み，この歯面処理を行っている．

　またセルフエッチングプライマーにメガボンドを選択した理由としては，数多くのボンディング剤関連の文献で比較対象と用いられているとともに10年以上の臨床実績を持つことから被検体とした．

臨床的指針⑲　接着性ブリッジの活用

　患者は20代女性で|1 の動揺と根尖部の圧痛を主訴として来院された（**図16**）. |1 には不適な前装冠が装着されており動揺も認められる. また咬頭嵌合位においては咬合接触は認められない（**図17**）. 顔貌から不揃いな中切歯切縁, 色調の不調和が認められた（**図18**）.

　アンテリアオープンバイトであることから矯正処置後にインプラントまたはブリッジを勧めるも前歯部のみの処置を望まれた.

　インプラントにおいては|1 部の骨吸収が著しいこと, 現在の年齢と咬合状態から永続性に不安が残ると考えた.

　ブリッジの場合は, |2 の歯軸方向が悪く, 生活歯で支台歯形成が可能か不明である. また |1 , |2 の健全歯を切削することに違和感を感じた. そこで下顎前歯と上顎の舌面にクリアランスが認められることから, 接着性ブリッジで対応することとした.

●治療の流れ

　周囲組織に侵襲しないように丁寧な抜歯を心がけ中切歯を抜歯すると根尖には大きな病巣と根の破折が認められた（**図19, 20**）. 抜歯窩を保全するために骨補塡材を塡入し, コラーゲンのシートにて保護し（**図21**）, 治癒を待った（**図22, 23**）.

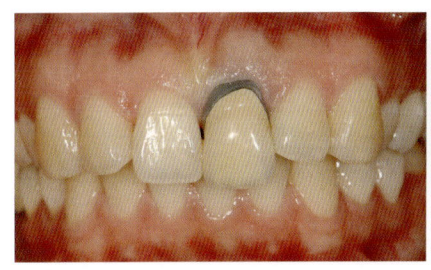
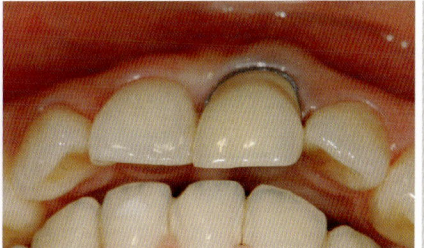
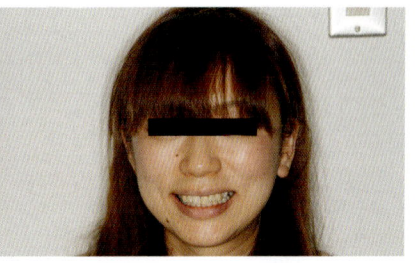

図16　左側中切歯の動揺と根尖部の圧痛を主訴として来院. 不適な前装冠が装着されており動揺も認められる.

図17　咬頭嵌合位においては咬合接触は認められない.

図18　顔貌から不揃いな中切歯切縁, 色調の不調和が認められた.

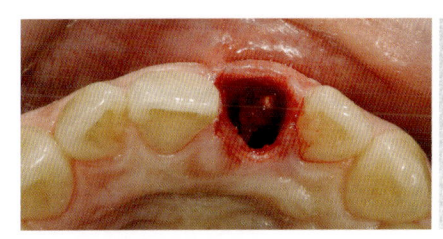
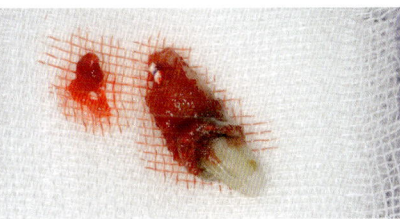
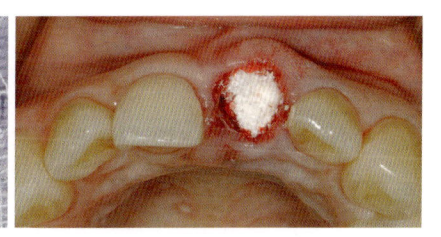

図19　周囲組織に侵襲しないように |1 を抜歯.

図20　根尖には大きな病巣と歯根破折が認められた.

図21　抜歯窩に骨補塡材を塡入し, コラーゲンのシートで保護する.

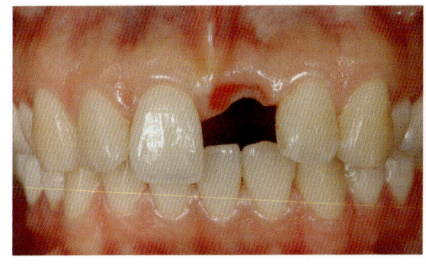
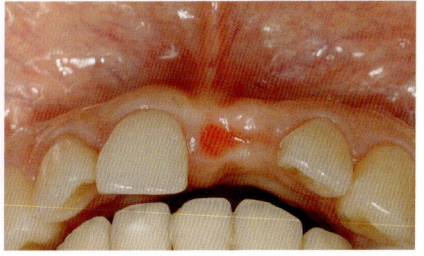

図22　治癒後の状態.

図23　同, 咬合面観.

次に診断用ワックスアップを口腔内に試適する（**図24**）．口唇との関係においても審美的な状態であった（**図25**）．

完成したセラミックスを口腔内に接着性レジンセメントにて接着する（**図26**）．顔貌にも調和している（**図27**）．現在，術後2年半が経過しているが，脱離・破折もなく良好な予後経過を示している（**図29**）．

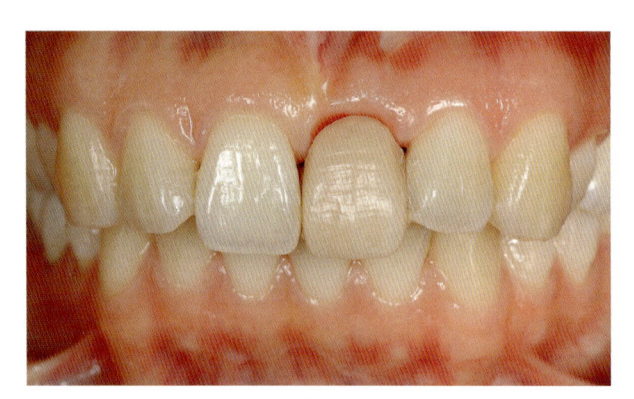

図24　診断用ワックスアップを口腔内に試適する．

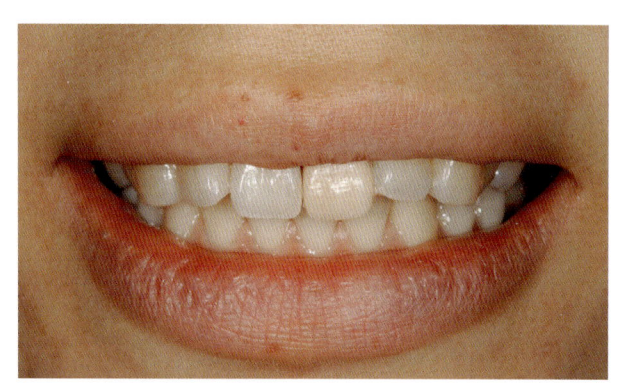

図25　口唇との関係も良好．

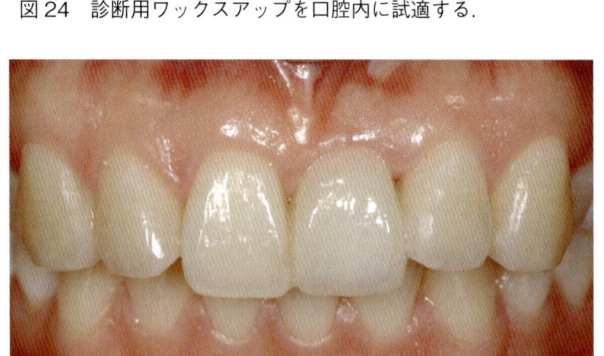

図26　接着性レジンセメントで接着．

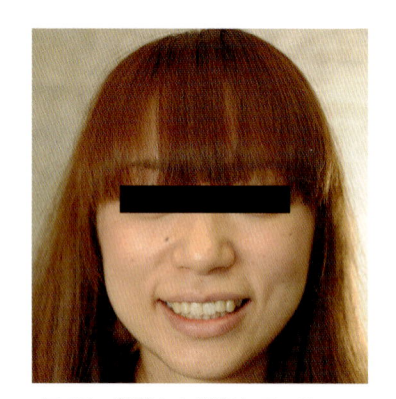

図27　顔貌とも調和している．

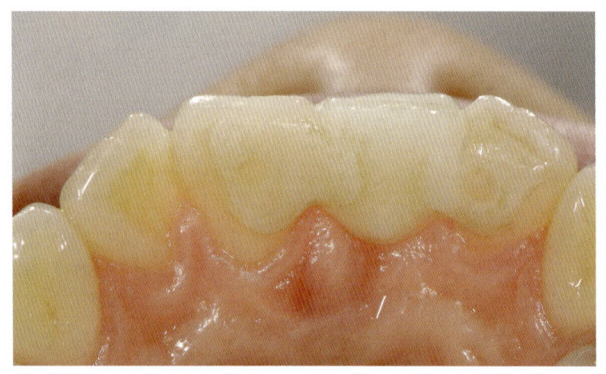

図28　舌側のデザイン．

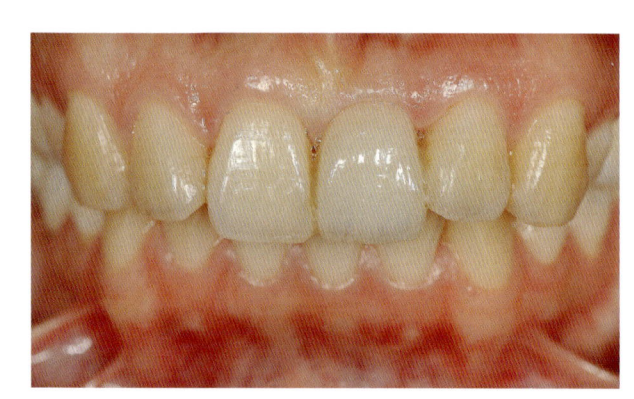

図29　術後2年半の状態．脱離・破折もなく良好に推移している．

● 症例のまとめ

インプラントで修復することなく，接着を応用して修復を行う症例も増えてきた．日本人は歯のボリュームだけでなく，骨のボリュームも少ないことが多い．MIの概念の浸透，前歯部の審美性の永続性など，難しい要件が極めて多いことから，欠損修復においても接着を用いた修復を選択してもよいのではないかと考えている．

5 ラミネートベニアの基本

■ はじめに

近年，審美的な口元を望み来院される患者が増加してきた．以前は，審美的な改善のみを希望される患者に対して主訴の改善を行おうとすると，MIを考慮した治療と相反する施術となることにストレスを感じていた．

しかし，2000年代初頭になるとPascal Magne先生によるラミネートベニア修復が日本に紹介されはじめた．歯質の削除量を最小限におさえながら，薄いセラミックスを接着することにより審美修復を達成することができるため，患者の審美的な要求とMIを両立させる修復処置として当院でも取り入れることとした（**図1～4**）．

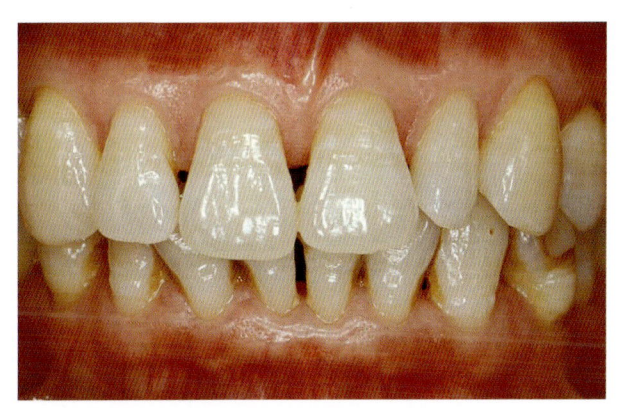

図1　上顎前歯の形態改善と空隙閉鎖を希望して来院．

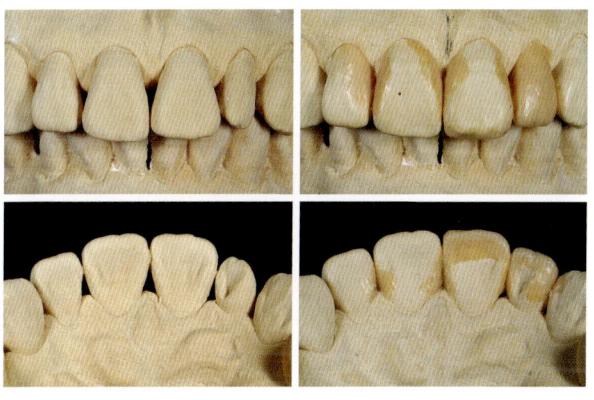

図2　診断用ワックスアップを作製．

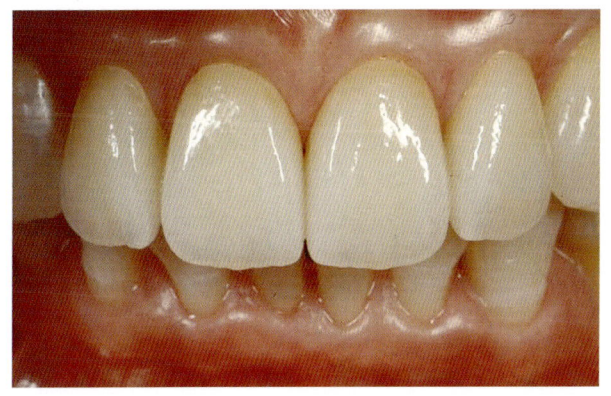

図3　2＋2 ラミネートベニア装着時（技工担当：桜井保幸氏）．

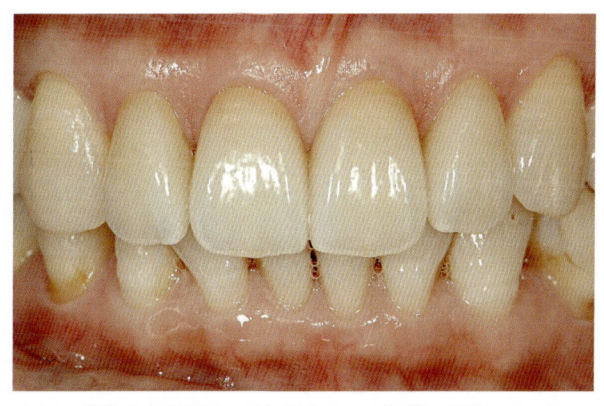

図4　術後5年経過時．特に変化もなく順調に推移している．
（桜井保幸：日常臨床におけるオールセラミック修復 ─審美的・材料的・技工作業的に優れたEmpress─．QDT，28（6）：3-7，2003より）

学術的考察
ボンディッド ポーセレン レストレーションズ —バイオミメティック・アプローチ—
Pascal Magne, Urs Belser, 監修　山﨑長郎
クインテッセンス出版　2002

　Magne らは歯は剛性，弾力，強度においてエナメル質と象牙質という最適な組み合わせにより成り立っており，欠損した場合は生体模倣学の概念により修復しなければならないと述べ，歯の唇面のエナメル質を除去する模擬実験を行い（図5），口蓋側表面の応力分布から適正な材料選択を示唆した．また実験系として象牙質に接着したラミネートベニアに対しての衝撃試験を行い，確立した象牙質接着を証明した．

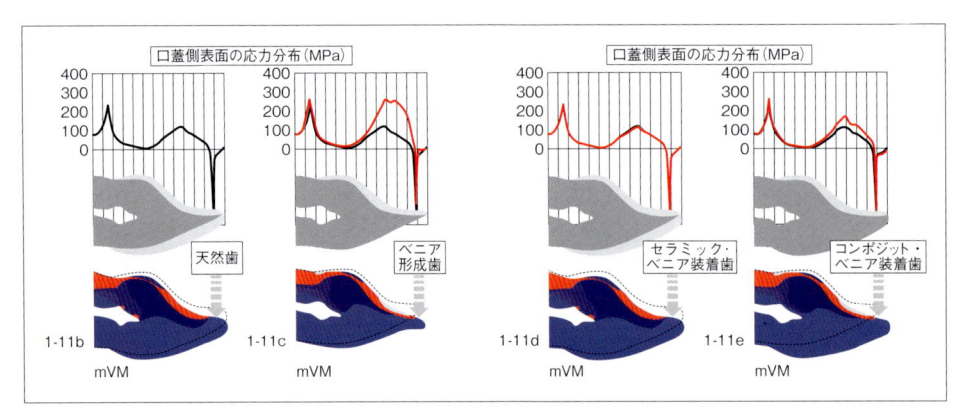

図5　現在の接着技術によりラミネートベニアで修復治療を行うことは，残存する硬組織を保護すると同時に歯冠の剛性を高める（Pascal Magne, Urs Belser, 監修　山﨑長郎：ボンディッド　ポーセレン　レストレーションズ—バイオミメティック・アプローチ—．クインテッセンス出版，2002．より）．

　歯の表面を少し削除してセラミックスを接着する簡便な修復，と言われていたが実際には日本人の薄いエナメル質への支台歯形成や露出象牙質への対応，色調の再現など難しい面もあり，臨床のなかで数々の疑問点を考察しながらラミネートベニア修復に取り組むこととなった．

学術的指針
当歯科医院におけるラミネートベニア修復
貞光謙一郎　山本宏治
歯科審美　17 (1)　72-78　2004

　患者は40代の女性，上顎前歯部の審美修復を主訴として来院された（図6）．子供に前歯が牙のように見える（図7）と言われたようで，特にその改善を希望されていた．

　まず初期治療を行い，歯肉の炎症を除去し（図8），その間にスタディモデル上で歯科技工士に診断用ワックスアップの作製を依頼した．

　診断用ワックスアップを観察すると，1|1 の突出した近心隅角面が削除され，その上にワックスアップをしていることがわかる（図9）．これでは形成後も近心隅角部を大きく削除しなければならないことから，歯科技工士と相談をし，筆者がラミネートベニア形成した模型に診断用ワックスアップをすることとした（図10）．

　出来上がってきたワックスアップを咬合面観から比較すると，後に作製したワックスアップの方が若干唇側に付加的にワックスアップされていることがわかる（図11，12）．理想的には咬合面観からフェイシャルカスプライン（頬側咬頭頂）をつなげた線に技工的

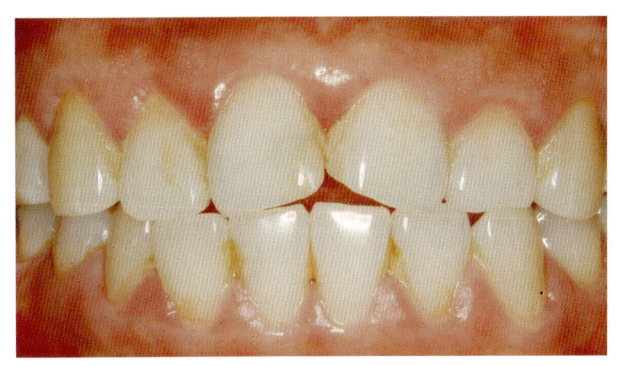

図6　上顎前歯部の審美修復主訴として来院.

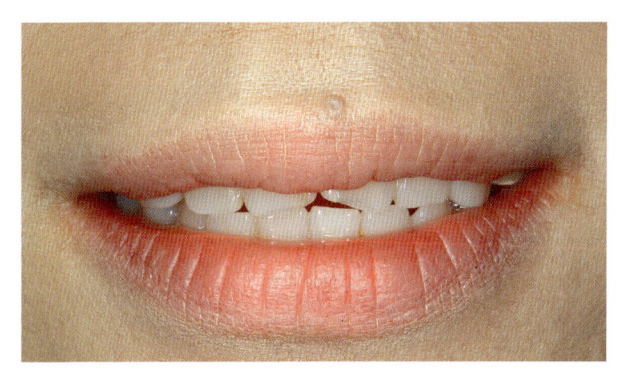

図7　子供に前歯が牙のように見えると言われたことを気にされていた.

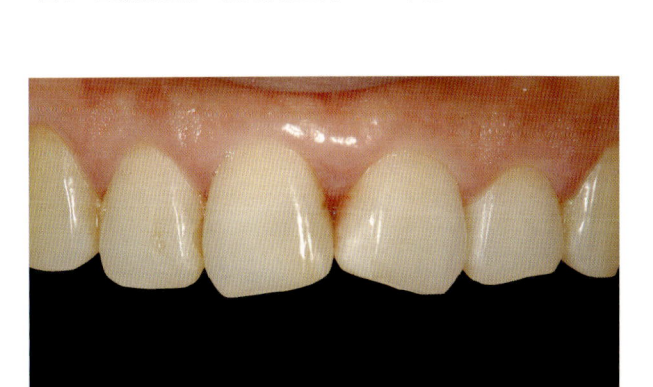

図8　初期治療を行い，歯肉の炎症を改善.

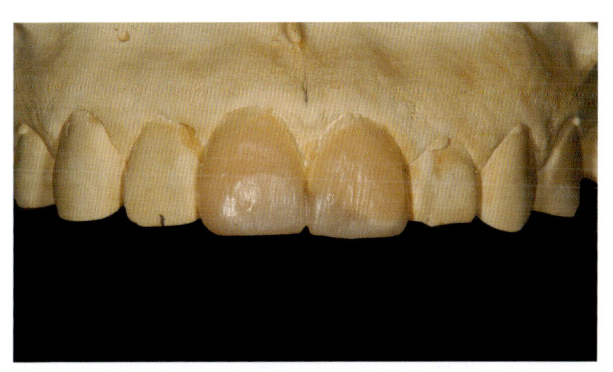

図9　初期治療の間に，歯科技工士にスタディモデル上で診断用ワックスアップの作製を依頼したが，1|1 の突出した近心隅角面が削除され，その上にワックスアップをしていた．これでは多く形成をしなければ再現できない.

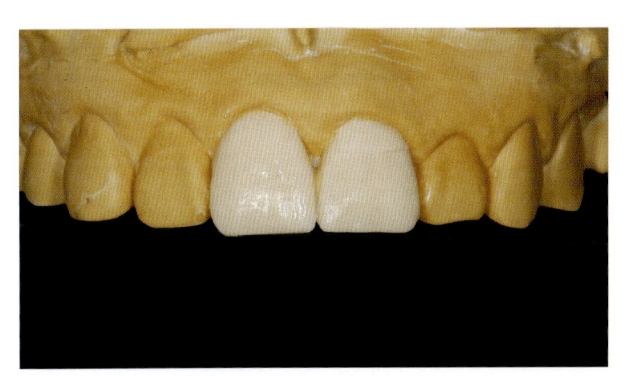

図10　そこで，筆者がラミネートベニア形成した模型上で診断用ワックスアップの作製を依頼した.

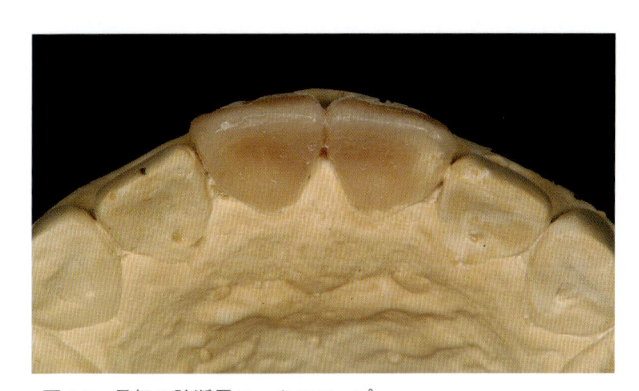

図11　最初の診断用ワックスアップ.

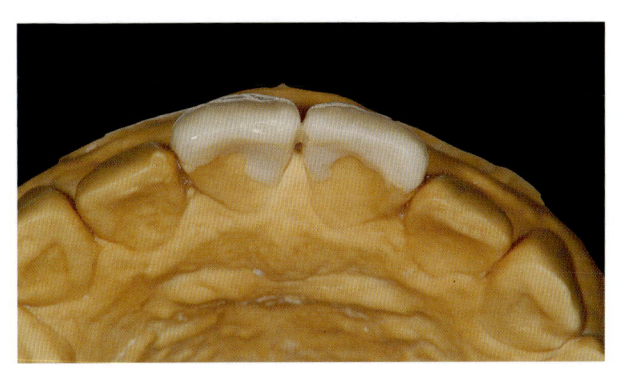

図12　二回目の診断用ワックスアップ．支台歯形成の削除量が少ないため，唇側に付加的にワックスアップしていることがわかる.

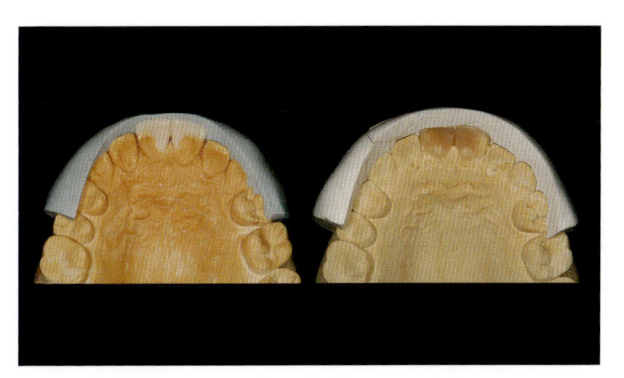

図13　診断用ワックスアップにシリコン印象材のヘビーボディを圧接し，ノートブックを作製した.

155

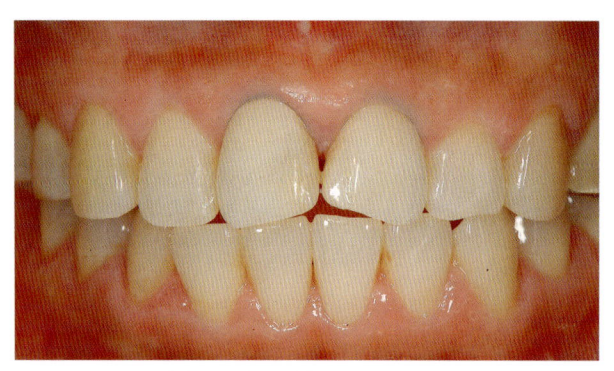

図14　4-0の縫合糸で歯肉圧排を行う.

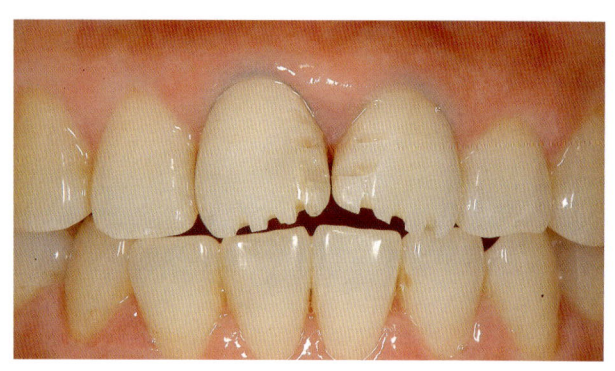

図15　切端にガイドグルーブを付与.

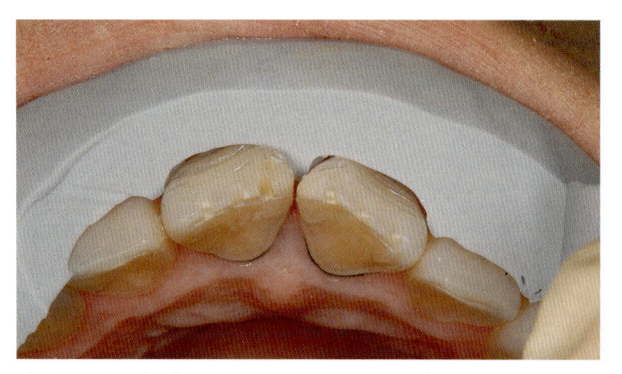

図16　ノートブックを用い，形成量の確認を行う.

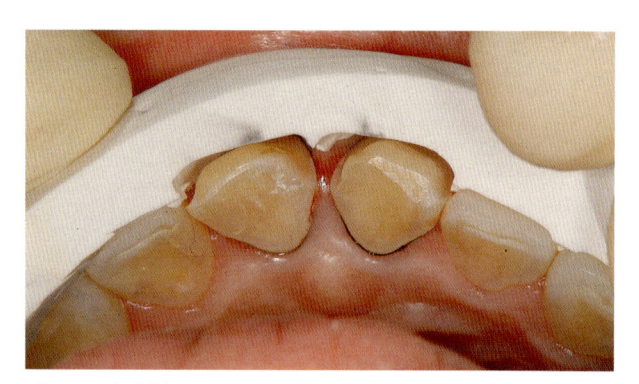

図17　本症例においては歯列弓に調和したワックスアップを目指したため，形成量が多くなっている.

にワックスアップをすることが理想的であるが，歯質の削除量を考えれば少し前突したような形になるのも致し方ないと考えられた.

　双方のワックスアップ上でシリコン印象材のヘビーボディを用い圧接し，ノートブックテクニックに用いるためのノートを作製する．歯質削除中に間違いがないようにヘビーボディは2色のシリコン印象材を用い，ノートブックを作製した（**図13**）.

●支台歯形成

　歯肉の圧排を4-0の縫合糸で行い（**図14**），支台歯形成を行う．まず確実に切削が必要な近心隅角部，先端部にグルーブを挿入し，ノートブックを装着しながら形成を行っていく　POINT 1　（**図15**）.

　形成は過不足なく行うため，何度もノートブックの着脱を繰り返しながら形成していく．本症例においては歯列弓に調和したワックスアップを理想とし，2つのノートブックで確認しながら形成を行った　POINT 2　（**図16, 17**）.

　近心の隅角部に関しては削除量が多くなり，象牙質が露出したように思われた　POINT 3　（**図18**）.

　隣接面においては形成用バーの挿入方向や研磨が難しいため，超音波チップを用い隣接面の形態を整えていく．片側のみの削除しかできないチップであり，隣接面を傷つけたり余計な部分は削るということはない（**図19**）.

　形成終了後，術前の診断用ワックスアップをアルジネート印象材で印象採得し，そこに歯科汎用アクリル系レジンを注入し，口腔内に圧接してプロビジョナルレストレーション

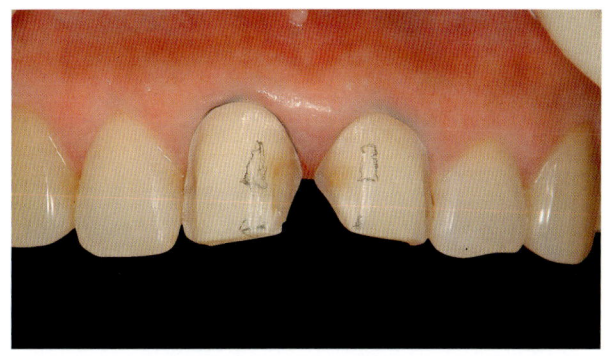

図18 近心の隅角部に関しては削除量が多くなり，象牙質が露出したように思われた．

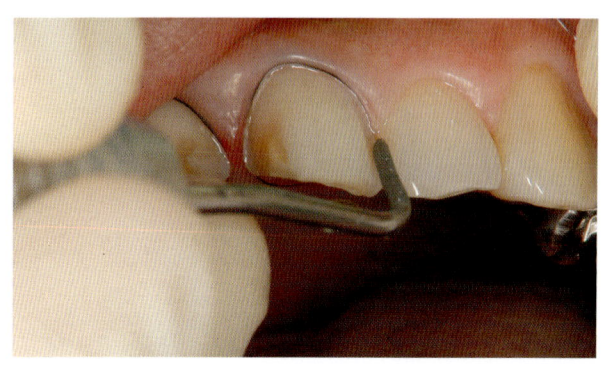

図19 隣接面は超音波チップを用いて形態を整えていく．

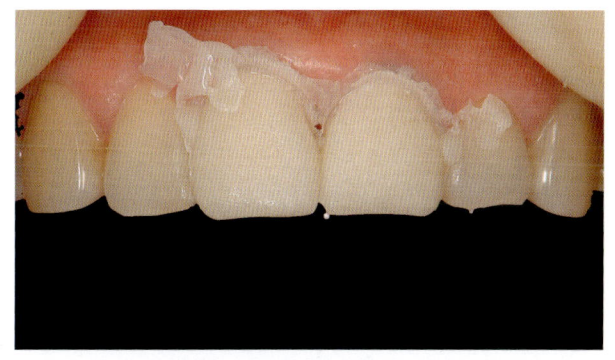

図20 支台歯形成後，術前の診断用ワックスアップをアルジネート印象材にて印象採得し，そこに歯科汎用アクリル系レジンを注入して口腔内に圧接することでプロビジョナルレストレーションを作製する．

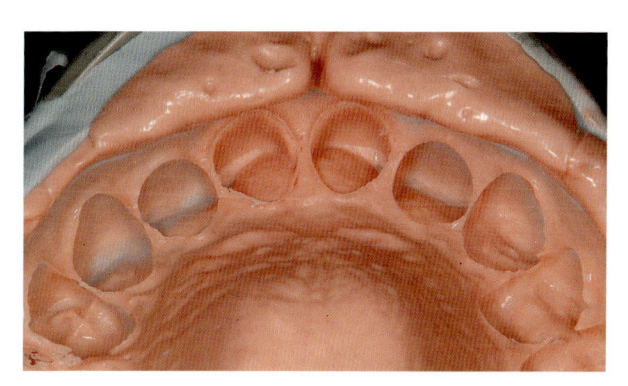

図21 シリコン印象材による印象採得．

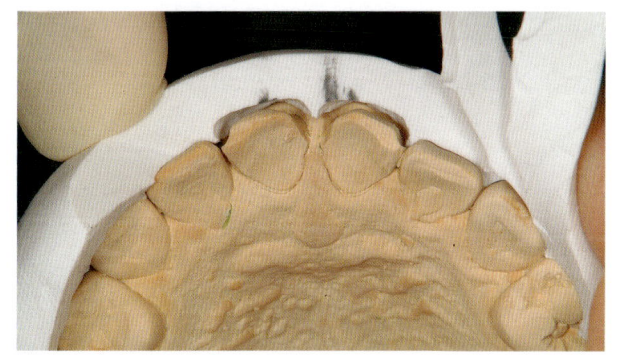

図22 採得した印象材に超硬石膏を注入し，ノートブックを試適して形成量の確認を行う．十分な形成量が確保できている．

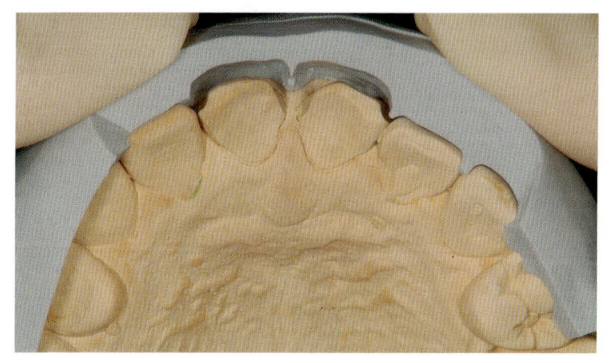

図23 唇面に付加的なワックスアップから作製したノートブックを装着すると，図22と形成量の違いがわかる．

を作製する POINT 4 （図20）．

印象採得はシリコン印象材の2回法にて行った（図21）．採得した印象材に超硬石膏を注入し，ノートブックを試適して形成量の確認を行う．十分な形成量の確保ができていることが確認できた（図22，23）．

修復物の装着時にセメントが歯肉縁下に流出した場合でもスムーズに除去できるように圧排を行い（図24），トライインペーストにて試適してセメントの色調を決定する POINT 5．

その後，ラミネートベニアを装着した．修復物は Empress（Ivoclar Vivadent）で作製している．初診時の牙のような遠心部が張り出した様子はなく，審美的な形態を回復できた（図25，26）．咬合面観から観察すると，わずかに前突感が認められる（図27）．

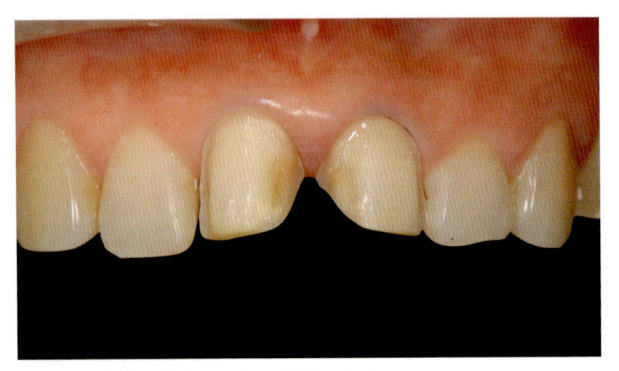

図24 修復物装着前に歯肉圧排を行う.

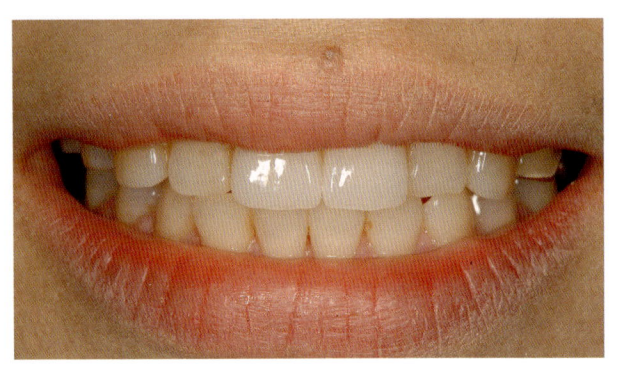

図25 トライインペーストを用いて試適し，セメントの色調を決める.

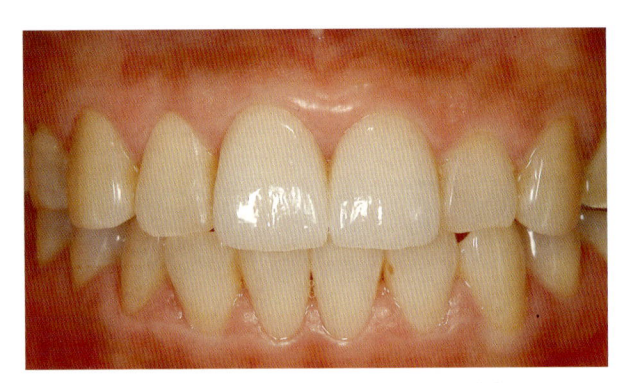

図26 ラミネートベニア装着時. Empress にて作製.

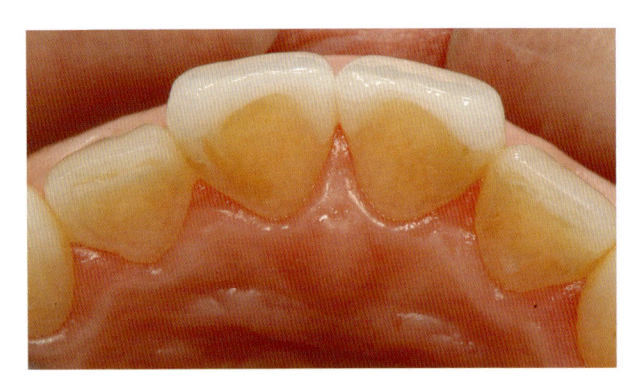

図27 咬合面観から観察すると，わずかに前突感が認められるが患者からの不満はなかった.

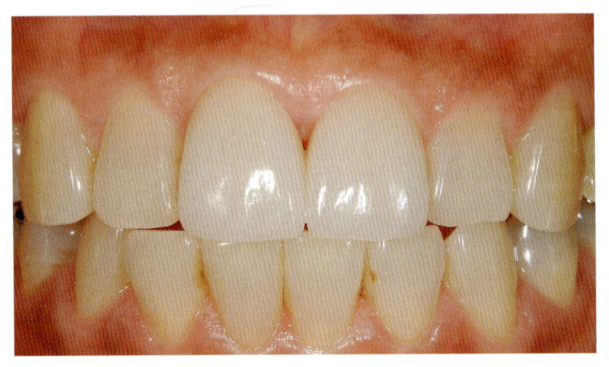

図28 術後10年経過時. 大きな変化はなく良好に推移している.

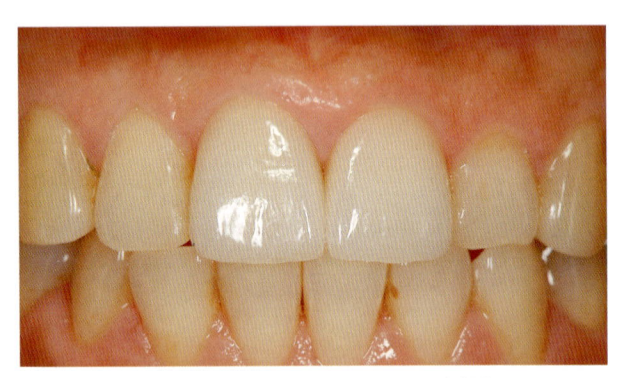

図29 術後13年経過時. 特に問題はなく，定期的にメインテナンスで来院されている.

術後10年の状態では，大きな変化はなく良好な術後経過を示している（**図28**）. 現在，術後13年が経過しているが特に問題はなく，定期的に来院されている（**図29**）.

■ 問題点の抽出と解決策

一般的な術式よりラミネートベニア修復を施術したが，その際さまざまな疑問点や改善の必要な点が認められた（**図30**）.

POINT 1	支台歯形成
POINT 2	ノートブックテクニック
POINT 3	露出象牙質への対応
POINT 4	プロビジョナルレストレーション
POINT 5	接着剤の選択
POINT 6	修復材料の選択

図30 ラミネートベニア修復の疑問点と改善が必要な点.

POINT 1　支台歯形成を考察する

　ラミネートベニア修復を始めたころ，日本人の歯に対して，Magne 先生のプレパレーションガイドに沿って形成すると，象牙質がすぐに露出してしまうことに違和感を感じていた．接着の信頼性を得るためにはなるべくエナメル質の範囲内で形成を終えたい．

　その後，Magne 先生と直接話をする機会を得たが，その際に，自身の支台歯形成の形成面には 90％以上のエナメル質が残存していると聞き，外国人と日本人の歯の大きさ，エナメル質の厚さの違いを痛感した．そこで我々日本人に適したプレパレーションガイドを考察することとした．

学術的指針
日本人に適応したラミネートベニア修復に関する一考察
貞光謙一郎　　Magneのpreparation guideについて再考する　　ザ・クインテッセンス　26 (8)　84-93　2007

　Magne 先生のプレパレーションガイドでは，切端 1.5 mm，唇面上部 0.7 mm，歯頸部 0.5 mm と示されている（**図31 上**）．切端は臨床経験より象牙質の露出が想像できたが，他の部位はどうだろうか．そこで，できるだけ咬耗がない抜去歯上顎中切歯 2 本に対して，Magne のプレパレーションガイドに沿って形成を行った（**図31 下**）．なお切端は 1.5 mm 削除すると象牙質が露出すると思われたので 1 mm の削除としている．

　まずシリコン印象材のヘビーボディを用いて削除量を確認しながら丁寧に形成を行い，形成面を SEM 像にて観察した．

●結果
・双方の被検歯とも，多くの象牙質の露出が認められた（**図32**）．
・Magne のプレパレーションガイド通りに形成するのではなく，日本人独自のプレパレーションガイドが必要であることが示唆された．

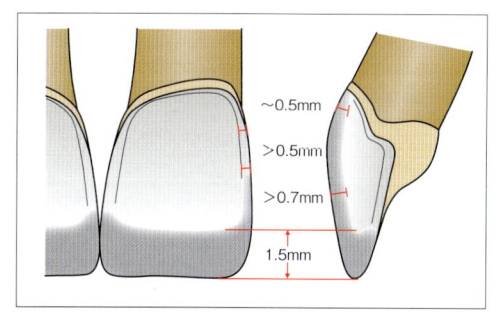

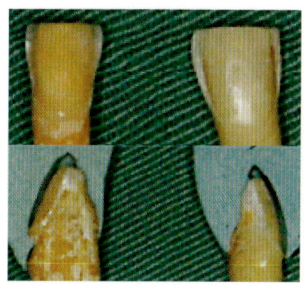

図31　Magne のプレパレーションガイド（上）に沿って，上顎中切歯の形成を行った（下）．

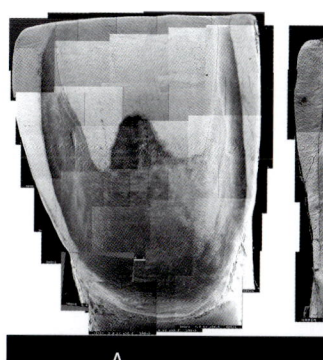
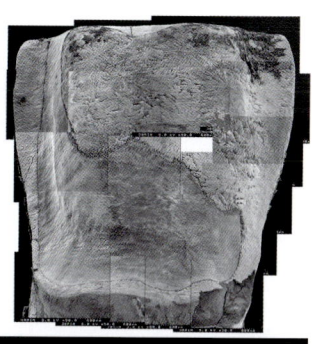

図32　形成面を SEM 像にて観察したところ，双方の被検歯とも，多くの象牙質の露出が認められた．Magne のプレパレーションガイド通りに形成すると，日本人の場合，象牙質が多く露出する可能性が示唆されたため，日本人独自のプレパレーションガイドの必要があると思われる．

学術的考察　天然歯からの考察

日本人前歯におけるエナメルの厚さにおける研究

—ラミネートベニア法
応用時における検討—

梅原一浩　安島郁一　佐藤一夫ほか

補綴誌　34　757-765　1990

ここで，日本人のエナメル質の厚さを調べた貴重な研究を紹介したい．

　著者らは，明瞭な齲蝕や咬耗のない歯を被検歯とし，上顎中切歯，側切歯，犬歯，下顎中・側切歯，犬歯の各 10 本，計 50 本を用い，エナメル質の厚みの計測を行った（**図 33**）.

①エナメルは，各歯とも歯冠外形にほぼ一致して存在し，上顎中切歯ではエナメルの厚さが切端部約 1.1 mm，中央部約 0.9 mm，歯頸部約 0.5 mm であった．中切歯と比較して，上顎側切歯は全体的に約 0.1 mm 薄く，上顎犬歯は全体的に約 0.2 mm 厚い結果であった．

②下顎犬歯は，上顎犬歯とほぼ同じ厚さであった．しかし，下顎中・側切歯は，上顎中切歯に比べ，全体的に約 0.2 mm 薄い結果であった．

③同一歯種内における歯冠部エナメルは切端部から歯頸部に向かうに従って薄くなり，また，中央から隣接面に向かうに従って薄くなるが，切端から約 1/5 はエナメルのみが存在する結果であった．

④可及的にエナメルを残す支台歯形成をするためには，歯冠外形に沿った形成を行う必要があり，特に歯頸隅角部に注意しなければならないことが示唆された．

⑤切端部はエナメルが厚い傾向にあるが，経年的な咬耗に伴う減少傾向なども考慮する必要がある．

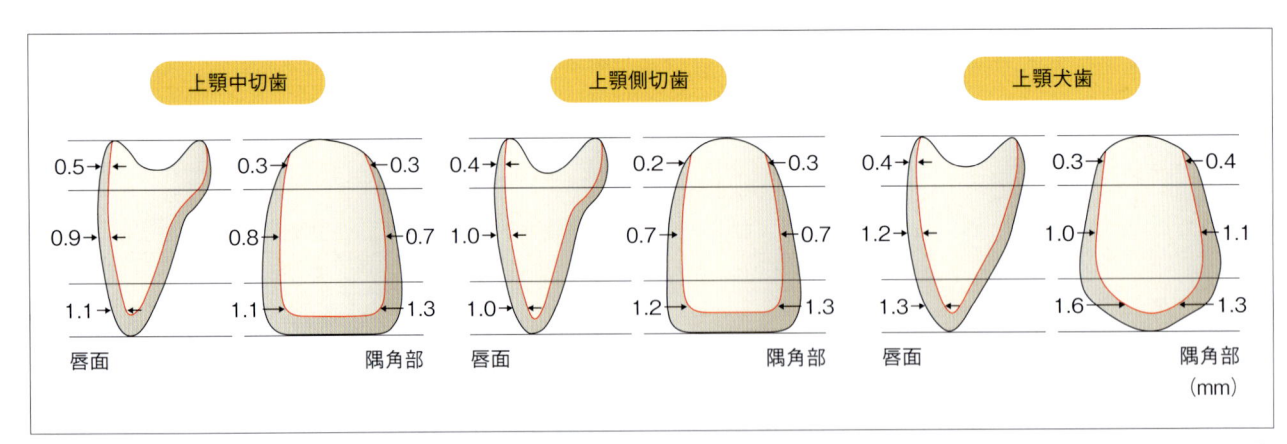

図 33　前歯における日本人のエナメル質の厚み（梅原一浩，安島郁一，佐藤一夫ほか：日本人前歯におけるエナメルの厚さにおける研究—ラミネートベニア法応用時における検討—. 補綴誌，34：757-765，1990．より）.

学術的指針
日本人に適応したラミネートベニア修復に関する一考察　MagneのPreparation guideについて再考する
貞光謙一郎
ザ・クインテッセンス　26（8）　84-93　2007

■ POINT 1 のまとめ

●どのような形成を行うべきか

　多くの先生方が感じられていることと思うが，やはり日本人のエナメル質は薄く，削除量に気を付ける必要がある．そこでなるべく象牙質を露出させない日本人に適したプレパレーションガイドを提唱したい（**図34**）．この図に沿った形成で修復物の厚みが不足する場合には，付加的な修復物を作製する必要がある．しかし，通常はこの削除量では補綴物の作製が困難であることから，「付加的修復が可能な症例」がラミネートベニア修復の適応症と言えよう．**図32**の A においては，露出象牙質を切端，隣接面のエナメル質で囲んでおり，隣接面のエナメル質の重要性が確認できる．

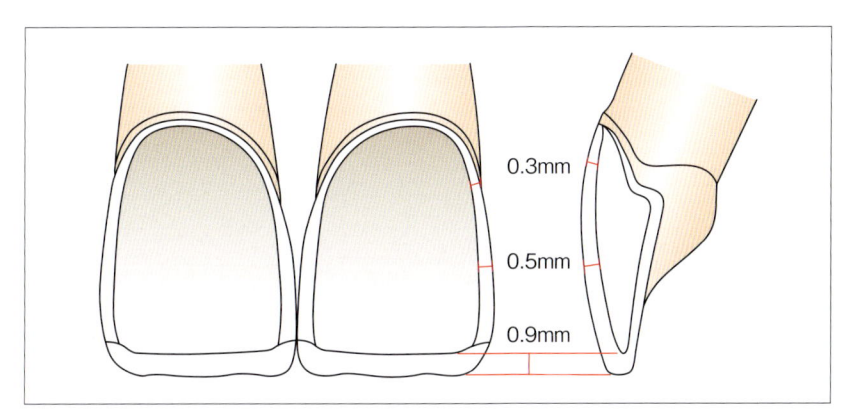

0.3mm

0.5mm

0.9mm

図34　筆者の提唱する日本人に適したプレパレーションガイド．

●切端部の削除をどうするか

　Hekimogla らはラミネートベニアの切端の被覆デザインを舌側に位置するものと切端に位置するものに分類し，「辺縁漏洩を防止するためには切端に位置する方が効果的である」と述べている．また Hahn らはラミネートベニア修復の支台歯の切端形成の影響について研究し，切端を削除せず表面のみを形成したものは何も修復されていない歯の強度と同等であったと述べている．つまり，辺縁漏洩や力学的なことを考えれば，切端は削除しない方が良さそうである．

　一方，Magne は切端デザインに関して，隣接面や切端を完全に覆うことでさまざまな利点が得られるとしている．つまり，修復物の切端を削除することで切端付近の形態などの自由度が増し，審美的な補綴物作製が可能になるとともに最終修復物のシーティング（位置付け）が容易になるとしている．

　MI の概念と力学的要因から考えると切端を削除しない方が良いのだが，切端の削除がなければ隅角や切端の方向の変更や色調の改善などが難しくなる．また，接着の際のシーティングも困難である．そのため筆者は，切端はバットジョイントで形成している．ただし，切端の上部には下顎前歯からの咬合力が強くかかることから，エナメル質の接着面とするため，切端の削除量は 1 mm 以内におさえるようにしている．

補綴臨床　40（6）　616-626　2007

学術的指針
ラミネートベニアの形成および色調再現を再考する
貞光謙一郎

●隣接面の形成

　唇側面に象牙質の露出が認められたとしても，隣接面のエナメル質と切端部のエナメル質で象牙質露出面を包み込むような形成面となれば，接着の予知性は高まる．つまり隣接面のエナメル質はできるだけ残存させるような形成を行うべきである．

　そこで隣接面のエナメル質の残存状態によりラミネートベニアの形成を3つのタイプに分類した（**図35**）．

　TYPE 3の場合には，ラミネートベニアとするのか，オールセラミックスとするのか，鑑別診断が必要になる．

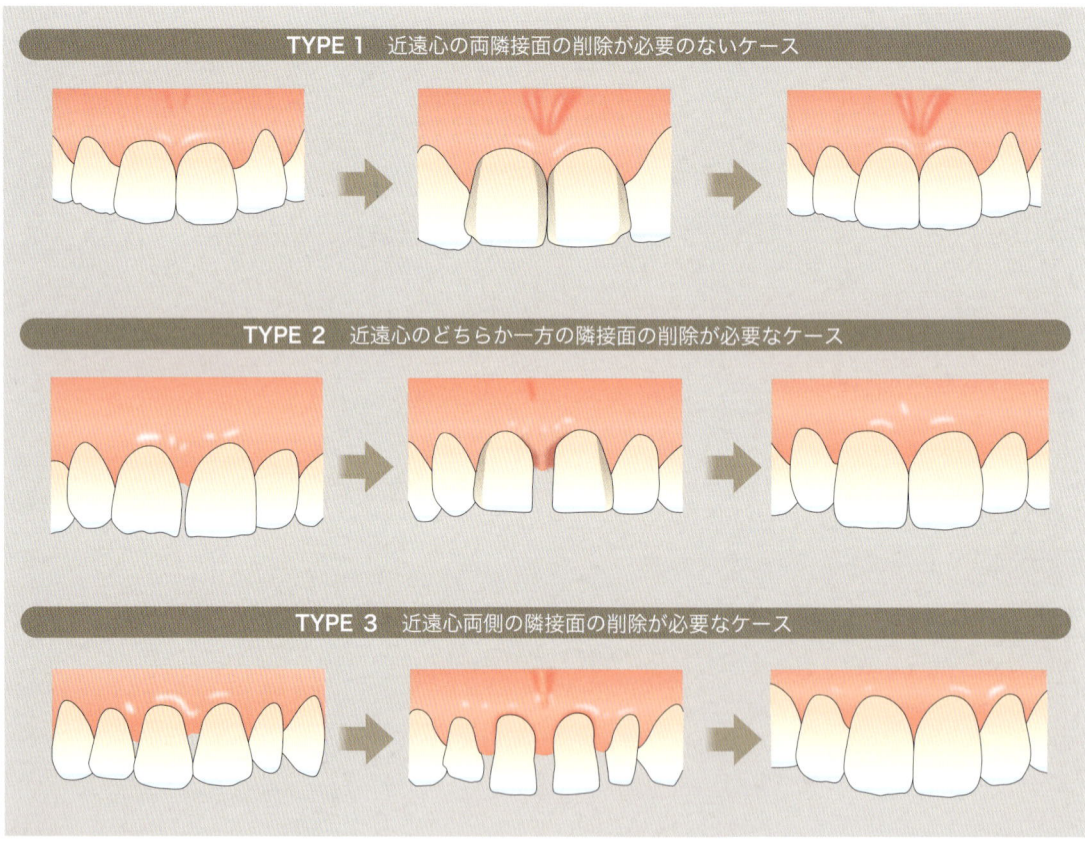

図35　ラミネートベニア形成の分類.

支台歯形成のまとめ

- ・エナメルの残存を最優先に考える
- ・切端はシーティングを考慮しバットジョイントで形成する
- ・隣接面のエナメル質できるだけ残存させる
- ・付加的なワックスアップで対応する（少ない形成量への対応として）

POINT 2　ノートブックテクニック

　支台歯形成の削除量の目安を得るためにシリコン印象材を使用する手法は，内山（内山洋一：診断用模型から何をよむか. 補綴臨床別冊／クラウン・ブリッジの臨床, 医歯薬出版, 13-16 1989.）も示すように有用な手法であると考えられる.

　ラミネートベニアの形成をなるべく必要最小限におさえるため，形成量の目安を術中に確認する必要がある. そこで治療前に作製しておいたノートブックを着脱しながら形成を行った.

●ノートブックの作製

　シリコン印象材のヘビーボディにて患歯周辺の印象を採得する（図36）. その際ある程度の厚みを確保することが必要である. 硬化後に余剰分を削除する鋭利なメスを用いてカットする（図37）. 口腔内の維持部を残し，歯の切端部分を慎重にメスで切断する（図38，39）.

　次にシリコンの唇面部分を3分割する（図40）. 口蓋部分のシリコンは切端部分の削除量を確認するために用いる（図41）. また唇面の形成量の確認にはノート上にカットしたシリコンを開閉しながら行う（図42）.

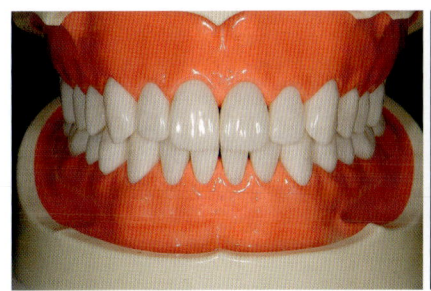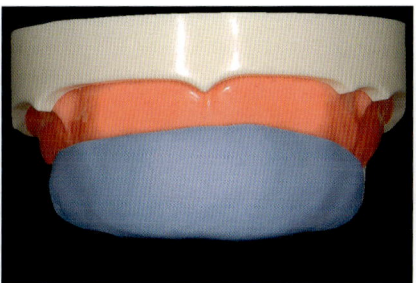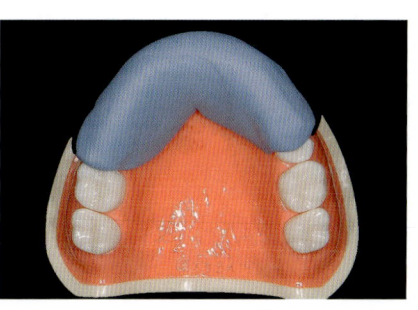

図36-1〜3　ノートブックの作製. シリコン印象材のヘビーボディにて患歯周辺の印象を採得する. ある程度の厚みを確保することが必要である.

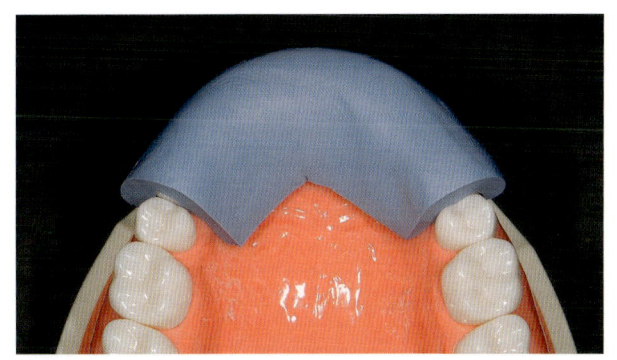

図37　シリコンパテを圧接して形態を整え，硬化後に余剰分を鋭利なメスを用いて削除する.

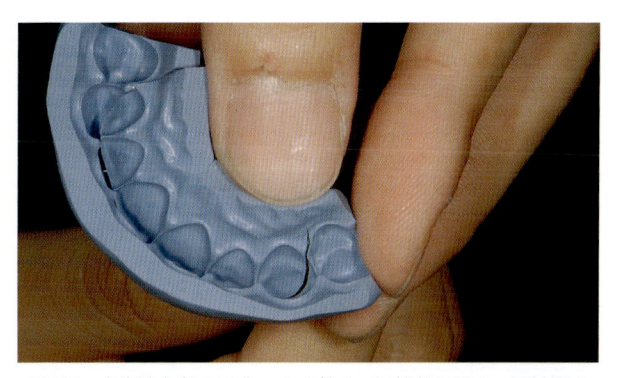

図38　犬歯遠心部よりカットを始め，切端部に進め，反対側犬歯遠心部で終えた.

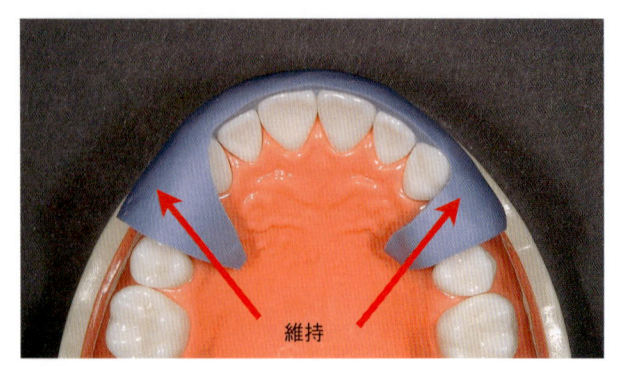

図 39　口腔内の維持部を残し，外形完成.

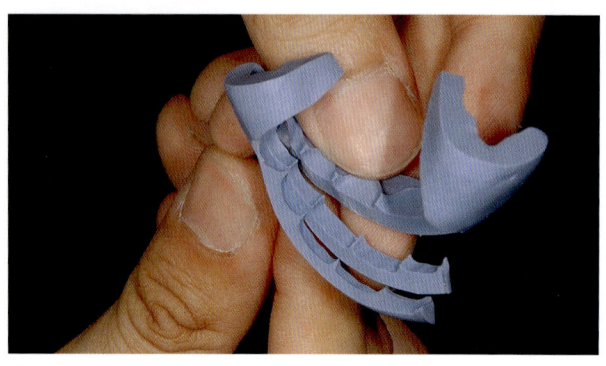

図 40　唇面部分を 3 分割する.

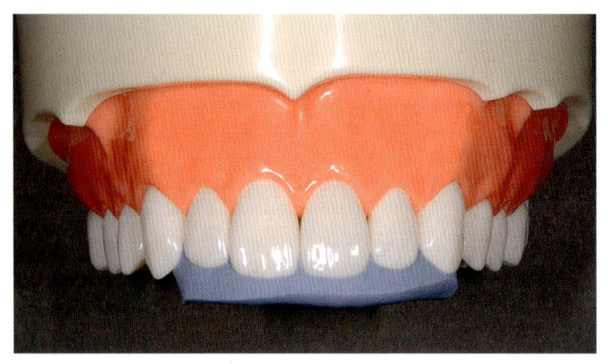

図 41　口蓋部分は切端の削除量を確認するために用いる.

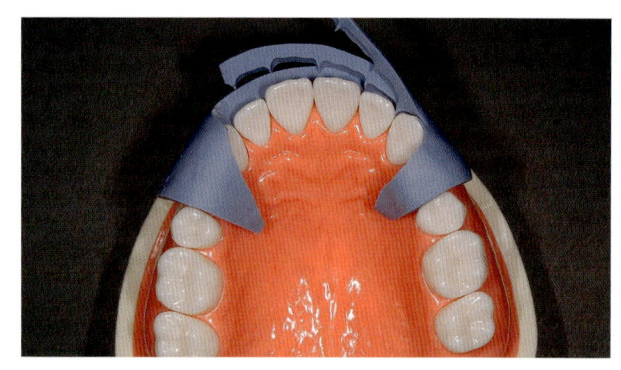

図 42　カットしたシリコンを開閉しながら，唇面の形成量の確認を行う.

■ POINT 2 のまとめ

　シリコン印象材のノートブックは，弾性があることからうまく削除量の確認ができない場合があるため，その点に注意して口腔内で使用する．弾性が少なく硬度の高いシリコンでは繰り返しの使用で破折してしまう．ノートブックを使用しない方法としては，モックアップを作製し，モックアップ上にグルーブを挿入して形成を行うという方法もあり，的確な形成を短時間で行うことができる.

POINT 3　露出象牙質への対応

　Magne は，形成により象牙質が露出した場合，形成面に酸処理を行い，即座に水洗し，象牙質とエナメル質の境界を明視野で確認し，フィラー含有量が高いボンディング剤で被覆する方法で行っていた．そして接着前には被覆したボンディング剤を除去した後，ラミネートベニアを接着していた.

■実験的指針　コーティング剤の除去は可能か

　象牙質と歯髄を一対とみなす象牙質複合体という概念に沿って，露出した象牙質は即座に被覆しなければならないという考え方がある．そこで形成面にはコーティング剤を塗布して象牙質を保護することを考えた．しかし，そのコーティング剤が最終修復物の接着に影響を及ぼすことが考えられることから，接着の前にコーティング剤を除去して新鮮面を

露出させ接着操作を行うのだが，果たしてコーティング剤がきちんと除去できているか疑問である．

　そこでコーティング剤を象牙質に塗布し，コーティング面が視覚的に完全に除去できたと思われた歯面を電子顕微鏡像にて確認を行った．

●方法

①抜去歯にラミネートベニアの形成を行う．歯冠部上部は深く削り込み，象牙質を露出させる．

②酸処理を行い，エナメル質と象牙質の境界を明確にする（**図43**）．

③歯面にコーティング剤を塗布する．抜去歯表面に滑沢面が認められ，適切にコーティングされている（**図44**）．

④顕微鏡の強拡大下でコーティング剤を除去する（**図45**）．

⑤除去したコーティング剤の塗布箇所を SEM 像で確認する（**図46，47**）．

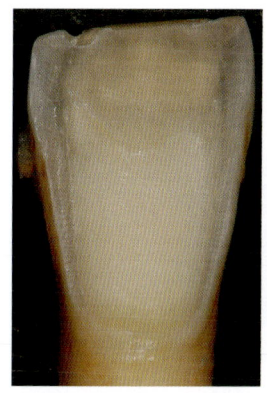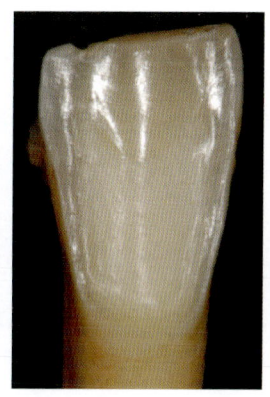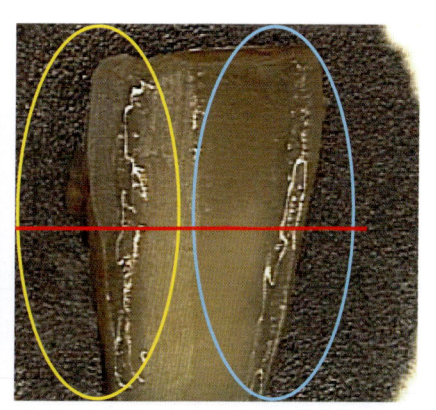

図43　酸処理を行い，エナメル質と象牙質の境界を明確にする．

図44　歯面にコーティングを行う．

図45　顕微鏡の強拡大下でコーティング剤を除去する（黄色）．塗布面（青色）．

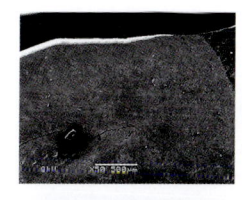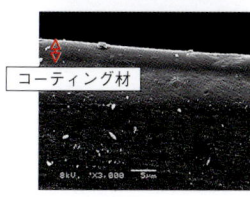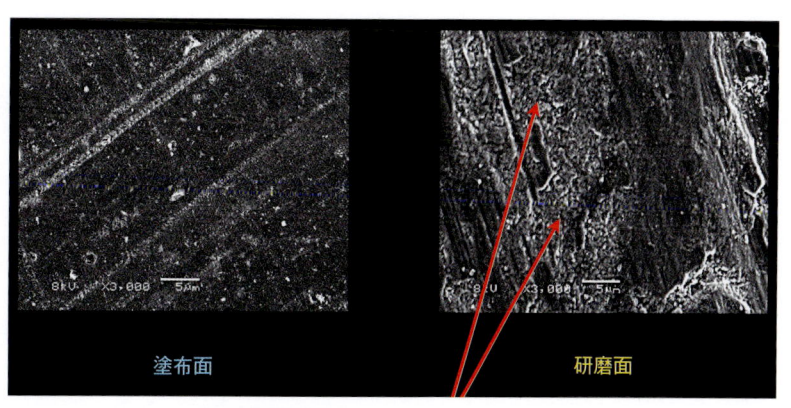

図46　除去したコーティング剤の塗布箇所を SEM 像で確認する．

図47　コーティング剤の残留が認められた．

●結果

　顕微鏡下でコーティング剤を除去したが，的確に除去することができなかった．つまり残留したコーティング剤が接着の阻害因子となる可能性が示唆された．

臨床的指針⑳　捻転歯へのラミネートベニア修復

患者は26歳女性，顎関節症状を訴えて来院された．前歯部の審美的な改善も求めていたため，対応することとなった（**図48**）．

歯肉の発赤は強く，また <u>1|1</u> には劣化した古いレジン修復，<u>2|2</u> には不適合な前装冠が認められた．口唇と歯の関係では，<u>2|</u> の挺出感や <u>1|</u> の古いレジン充塡と捻転が認められる（**図49**）．

資料採得および分析と並行して初期治療を行い，不良修復物周辺以外は健康な状態に改善した（**図50**）．診断と患者とのインフォームドコンセントから，中切歯はラミネートベニア修復，側切歯はオールセラミックスで修復することとしたが，<u>|1</u> の捻転が著しくこのままでは診断用ワックスアップの作製も難しい．そこで模型で <u>|1</u> の近心切端の削除後にワックスアップを行うこととした．その際，模型の削除量の目安を歯科医師は理解しておかなければならない．模型上にパターンレジンを筆積みにて中切歯に盛り上げ，形態を整えた（**図51**）．そしてパターン上から <u>|1</u> 近心部分を削除する（**図52**）．パターンレジンを模型より取り出し，鋭利な部位を除去し模型に戻ることの確認を行い（**図53**），削除した模型上に診断用ワックスアップとノートブックの作製を行う（**図54, 55**）．

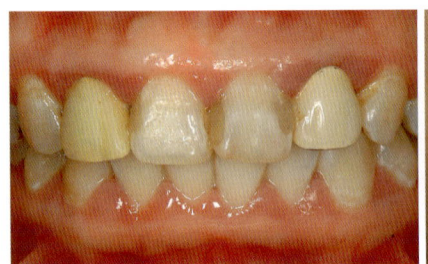

図48　顎関節症状と前歯部の審美的な改善を主訴に来院．<u>1|1</u> には劣化したレジン修復，<u>2|2</u> には不適合な前装冠が認められた．

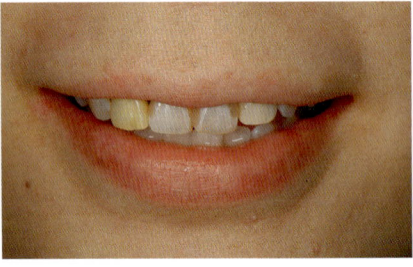

図49　<u>2|</u> の挺出感や <u>1|</u> の古いレジン充塡と捻転が認められる．

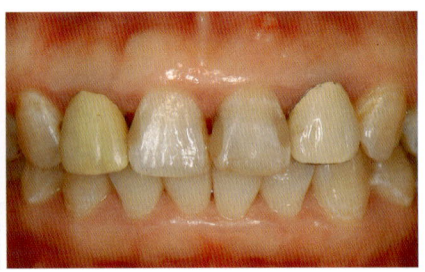

図50　初期治療後．

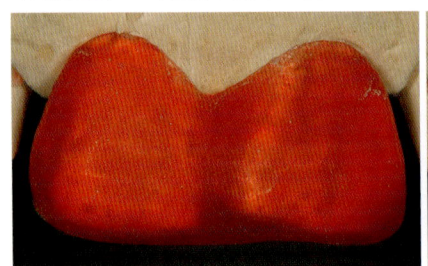

図51　<u>|1</u> 捻転歯をどの程度の削除量で改善が可能か，模型上で診断を行う．まずパターンレジンを筆積みにて中切歯に盛り上げ，形態を整える．

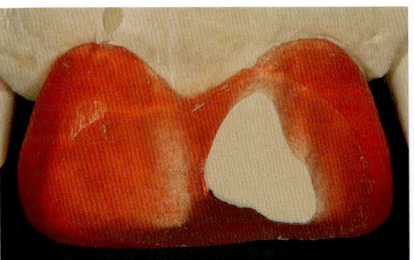

図52　パターン上から <u>|1</u> 近心部分を削除する．

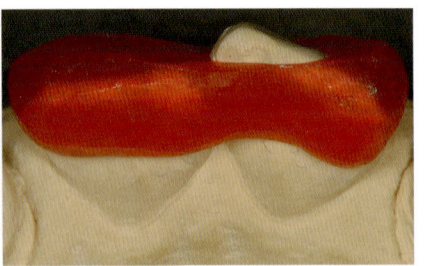

図53　パターンレジンを模型より取り出し，鋭利な部位を除去し，模型に戻ることを確認する．

図54　削除した模型上に診断用ワックスアップの作製を行う．

図55　ノートブックの作製を行う．

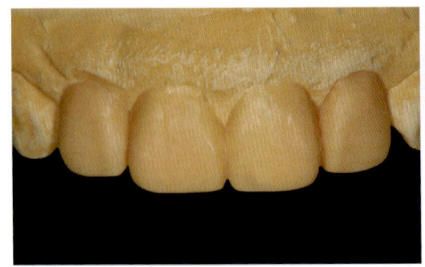

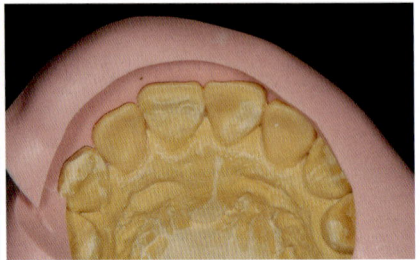

●支台歯形成

左側中切歯の捻転は強く，象牙質が露出することが考えられる．パターンレジンのジグを挿入するが，近心隅角部分は 1 mm 以上削除が必要である（**図 56**）．レジン面を削除しないように丁寧にカットする（**図 57，58**）．ノートブックの口蓋のパテ部分を口腔内に試適し，切端部分の削除量の確認を行った（**図 59**）．

当時の 1|1 の近心面は少し深めにフィニッシングラインの設定をしている（**図 60**）（現在では，近遠心の隅角部分は大きく丸めるような形成としている）．

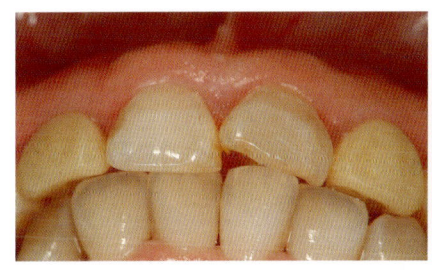
図 56 近心隅角部分は 1 mm 以上削除する必要があることがわかった．

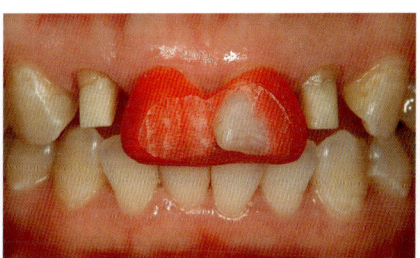
図 57 パターンレジンを装着．

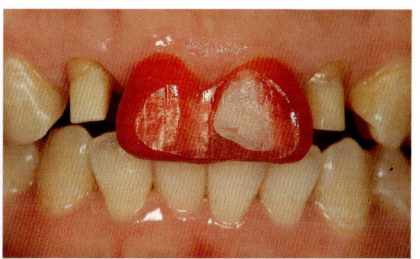
図 58 パターンレジンから突出している唇面を削除．

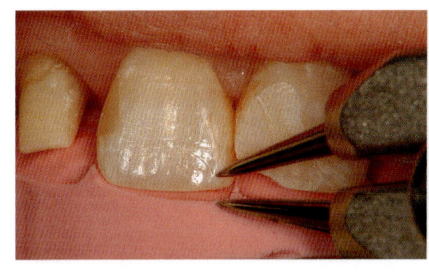

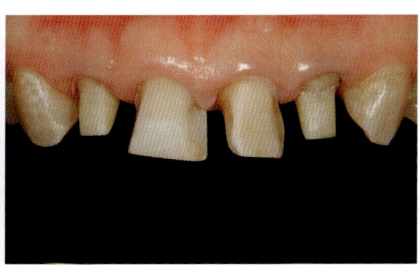

図 59 ノートブックの口蓋のパテ部分を口腔内に試適し，切端部分の削除量の確認を行う．

図 60 支台歯形成終了時．当時の 1|1 の近心面は少し深めにフィニッシングラインを設定している．この支台歯形成がどの程度，象牙質が露出しているのか，確認を行った．

●象牙質露出の確認

チェアーサイド SEM 観察システムにより，1|1 の象牙質がどの程度露出しているか確認を行った．その結果，|1 は広範囲で象牙質の露出が認められ，1| はエナメル質が多く残存していた（**図 61〜63**）．

プレスセラミックスで作製した最終修復物を口腔内に試適し，術前の違和感が改善できているかチェックを行う（**図 64，65**）．

レジンダイの上で修復が可能であることを確認してから治療を進めているため，色調や形態の改善を比較的簡便に仕上げることができた（**図 66**）．修復物を模型上に戻し，最終確認を行った（**図 67**）．

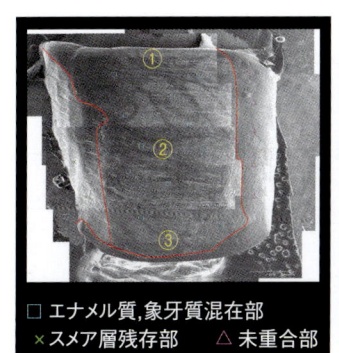
□ エナメル質，象牙質混在部
× スメア層残存部　△ 未重合部
図 61 |1．広範囲に象牙質が露出している．

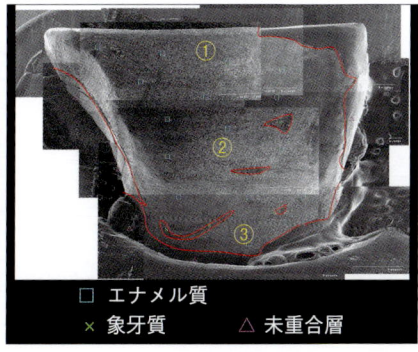
□ エナメル質
× 象牙質　△ 未重合層
図 62 1|．エナメル質が多く残存している．

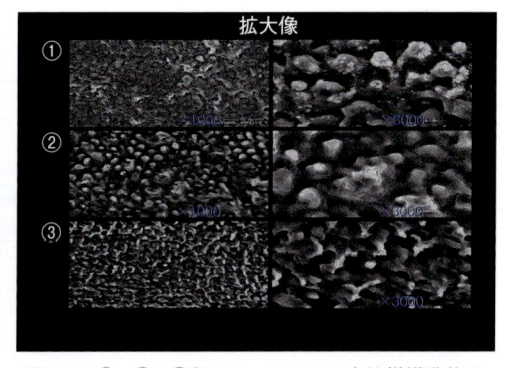
拡大像
図 63 ①，②，③部では，エナメル小柱様構造物を認める．

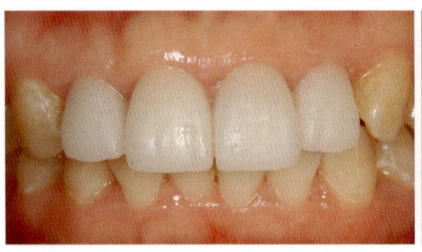

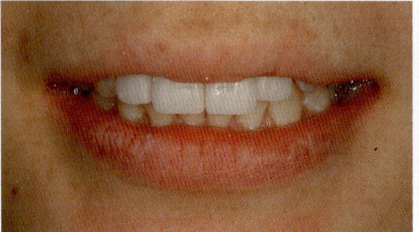

図64　プレスセラミックスで作製した最終修復物を口腔内に試適.

図65　口唇との関係も良好である.

図66　最終修復物完成.

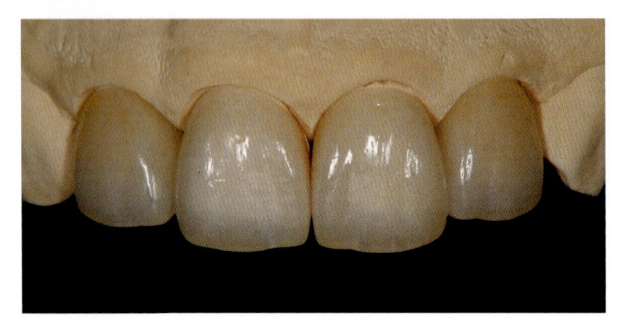

図67　模型上に戻して最終確認を行う.

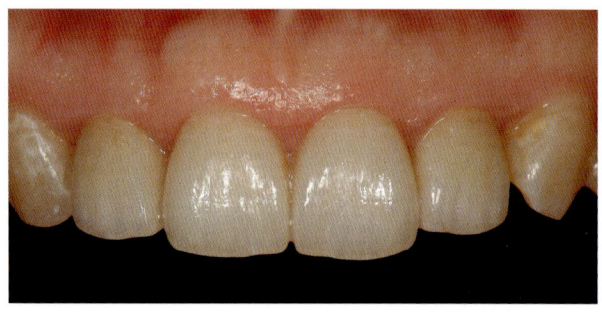

図68　トライインペーストにて試適し，色調の確認を行う．側切歯はクリアー，中切歯はブリーチホワイトにて接着する.

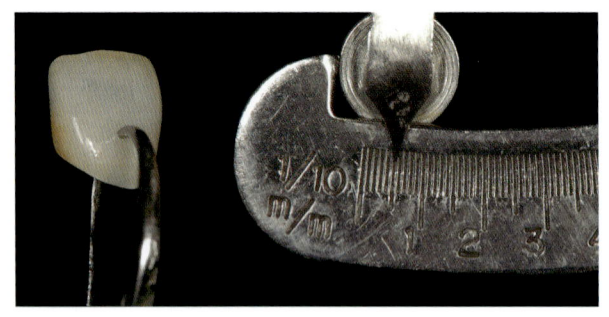

図69　最終修復物の厚みは，0.6〜0.8 mm である.

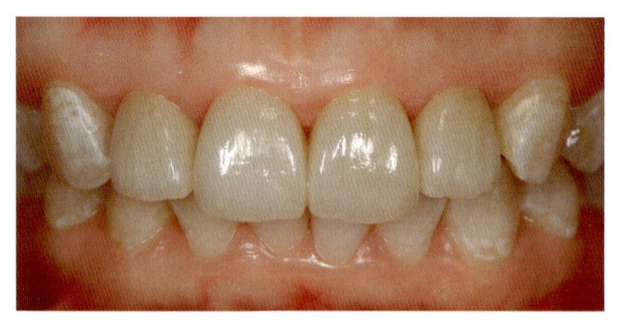

図70　最終修復物装着時．審美的な結果に患者の満足度は高かった.

●修復物の装着

　トライインペーストにて色調の確認を行う（**図68**）．側切歯はクリアー，中切歯はブリーチホワイトにて接着することとした．

　最終修復物の厚みは，0.6〜0.8 mm である（**図69**）．歯肉の炎症も消失し，審美的な結果に患者の満足度は高かった（**図70**）．術後3年後，経過は良好である．ただ，この後転居のために継続した来院が難しくなったため，その後の経過は追えていない．

■ POINT 3 のまとめ

　診断用ワックスアップ作製の際，本症例のように歯列弓から逸脱している歯に対してはまず，歯列弓形態に合うように模型を削合してから診断用ワックスアップを作製する．その際，パターンレジンにてジグの作製を行っておくと，削除量の把握が容易になる．

　また捻転歯の場合，削除量が多くなることから象牙質の露出の可能性が高い．露出した象牙質は即時にコーティング剤にて覆いたいと考えるが，前述したようにコーティング剤の確実な除去は困難なため，現在では BeautiCoat のマルチイオンリリース効果を期待して象牙質保護を行っている．BeautiCoat については，次項にて詳述する．

POINT 4　プロビジョナルレストレーション

1. プロビジョナルレストレーションの接着強さ

　審美的な要件で来院されたラミネートベニア修復の患者にプロビジョナルレストレーションを装着する際，菲薄なプロビジョナルレストレーションは脱離・破折しやすく苦慮していた．また，多くの臨床家は形成面にスポットでエッチングし，そこにボンディング処置を行い，仮着する手法をとっていた．しかしこの方法では樹脂が含浸してしまい，最終修復物の接着を阻害してしまうおそれがある．

学術的考察

レジン系装着材料の仮着後の象牙質に対する接着強さ

金栗勝仁　川本善和　長井太郎　　　　　　　　　　　　補綴誌　48　39-48　2004

　レジン系装着材料の象牙質に対する接着強さは仮着材により影響を受けることから，適切な接着材料と仮着材の組み合わせを示唆した文献である．試料には，当院でも使用している Empress（Ivoclar Vivadent）と VariolinkⅡ（Ivoclar Vivadent）を用いている．

●結論

　VariolinkⅡ（Ivoclar Vivadent）の接着強さは，NeodyneT（ネオ製薬工業）で有意に低下したが，HY-Bond Temporary Cement Hard（松風）および Freegenol Temporary Pack（GC）では低下しなかった．

　よって，VariolinkⅡを使用する際には，仮着材には HY-Bond Temporary Cement Hard および Freegenol Temporary Pack を使用することが望ましいことが示唆された．

2. 支台歯形成直後と仮着材除去後の色調変化

前述した最終修復物の接着強さの問題から，仮着には HY-Bond Temporary Cement Hard（松風）を用いていたが，形成後の支台歯形成面の色調（**図71**）とプロビジョナルレストレーション除去後の支台歯形成面の色調（**図72**）に差異があることを感じた．そこで形成面を比色計であるスペクトロシェードにて測定を行った．

●結果

形成直後と仮着材除去後の形成面には色差が認められ（**図73**），これは HY-Bond Temporary Cement Hard に含まれるタンニン酸の影響であることが示唆された．

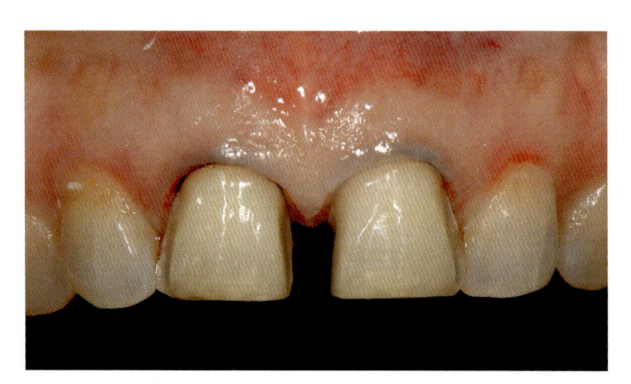

図71　支台歯形成後．

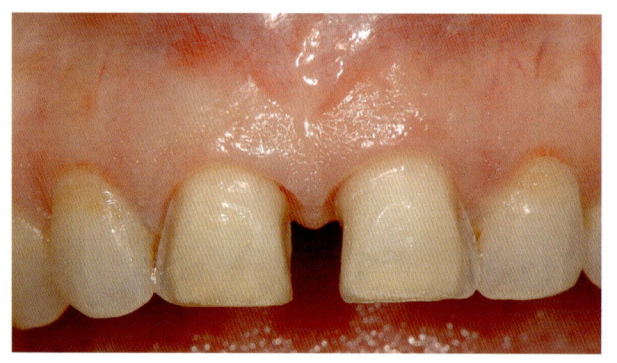

図72　プロビジョナルレストレーション除去後の支台歯形成面の色調．形成後の色調と差異があるように感じられる．

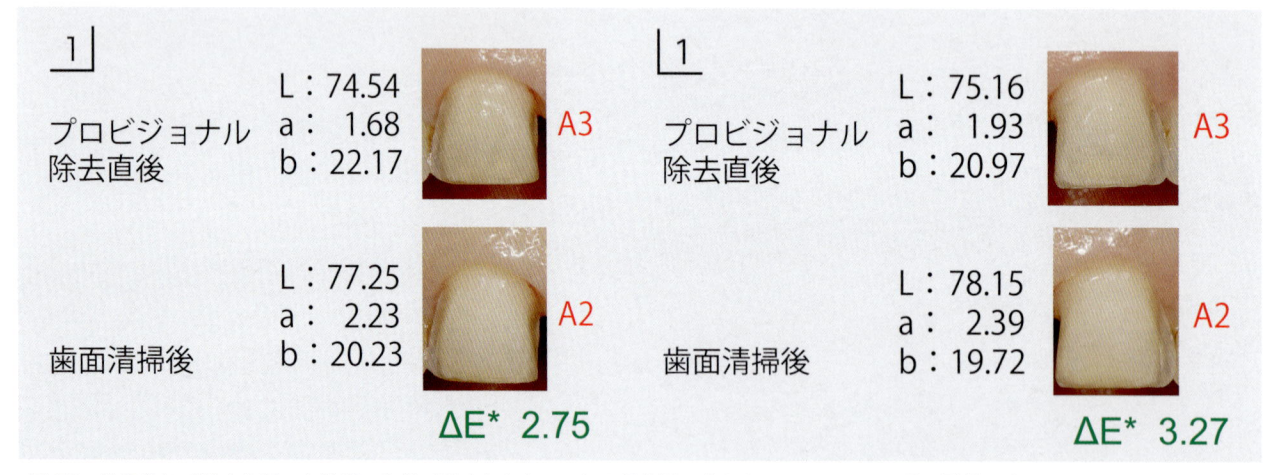

プロビジョナル除去直後	L：74.54　a：1.68　b：22.17	A3
歯面清掃後	L：77.25　a：2.23　b：20.23	A2

ΔE* 2.75

プロビジョナル除去直後	L：75.16　a：1.93　b：20.97	A3
歯面清掃後	L：78.15　a：2.39　b：19.72	A2

ΔE* 3.27

図73　比色計にて測定を行った結果，色差が認められた．これは仮着材に含まれているタンニン酸の影響と考えられた．

■ POINT 4 のまとめ

ラミネートベニア修復におけるプロビジョナルレストレーションの問題を解決するには至らなかった．しかし，次項で述べる BeautiCoat をプロビジョナルとして用いることで，この問題が解決できると考えている．

POINT 5 接着剤の選択

■実験的指針 ラミネートベニアのセメント色による影響

オールセラミッククラウンにおいてもセメント色が補綴物の色調に影響を及ぼすことが確認できたが，ラミネートベニア修復では修復物の厚みがさらに薄くなることからセメント色の影響を大きく受けることが想像できる（**図74, 75**）.
（Part 1　4　日本人の歯の特徴に適したマテリアルセレクション参照）

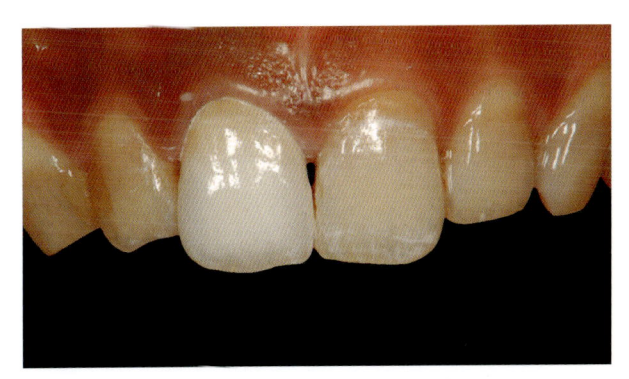

図74　1｜のラミネートベニアを Variolink II トライインペーストのオペークホワイトで装着.

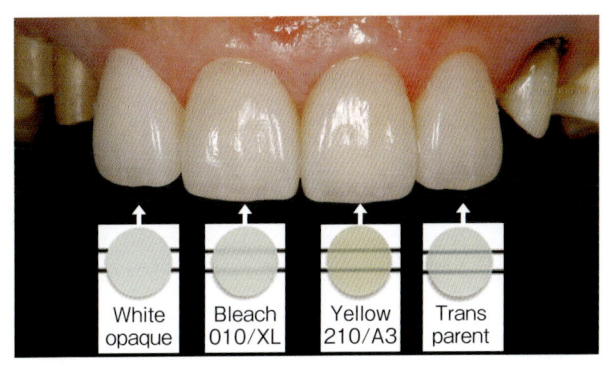

図75　「White opaque」「Bleach」「Yellow/A3」「Trans parent」のトライインペーストを用いてラミネートベニアを試適. セメントによる色調の違いがわかる.

■ POINT 5 のまとめ

右側中切歯のラミネートベニアを作製し，Variolink II のトライインペーストのオペークホワイトで試適したところ（**図74**），やはりセメント色を大きく反映することが確認された.

また「White opaque」「Bleach」「Yellow/A3」「Trans parent」のトライインペーストを用いてラミネートベニアを試適したが，選択したセメントにより色調が変化していることがわかる. このことからも，ラミネートベニアにおけるセメントの選択は重要であると言える（P.190 ）.

POINT 6 修復材料の選択

ラミネートベニア修復に用いる材料や作製技法はなにを選択すればよいか. 作製技法により用いる材料にも違いがあり，連携する歯科技工士と相談する必要があろう.

①耐火模型法（図76）

耐火埋没材の模型上に陶材を築盛し作製する. 築盛により色調の深みを再現することができる. しかし，作業過程で模型から着脱することができず確認が行えないことや，耐火埋没材の膨張のコントロールを適切に行わなければならないこと，完成後の補正ができないことなど，歯科技工士の熟練を要する技法であるといえる.

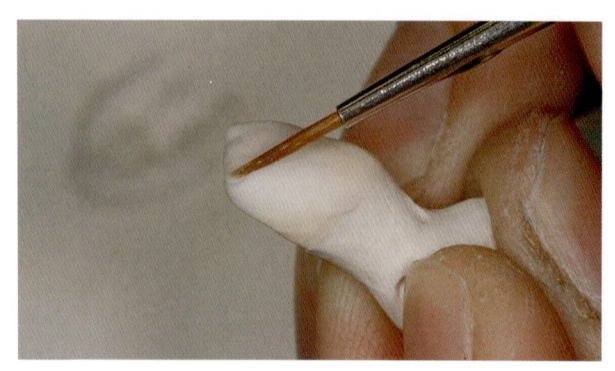

図76 耐火模型法.

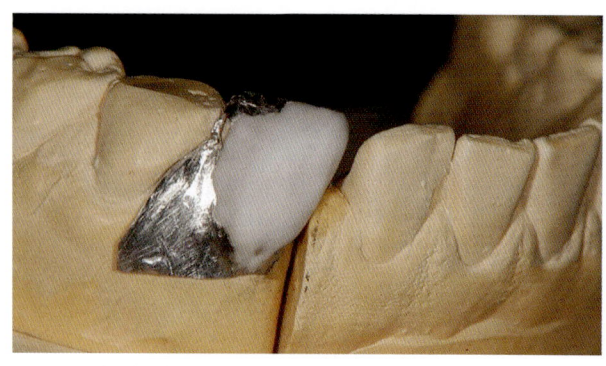

図77 白金箔使用法.

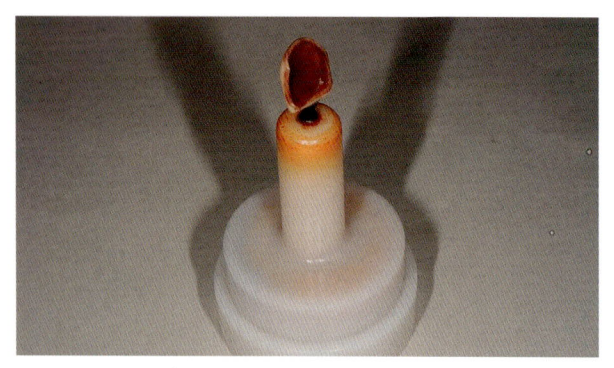

図78 ホットプレス法.

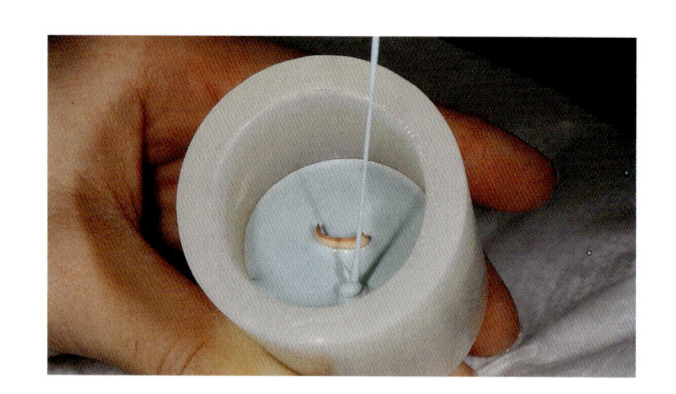

②白金箔使用法（図77）

模型上に白金箔を圧接し，その上に陶材を築盛していく．白金箔の貼り方に注意が必要であり，耐火模型法と同じく歯科技工士の熟練が必要な手法である．

③ホットプレス法（図78）

鋳型にセラミックスを流し込み鋳造するロストワックス法である．ステインテクニックにおいては，ダイマテリアル上でステインを行うことから色調確認が可能である．

また完成後でも築盛や焼成が可能である．陶材の築盛を行うこともできるが，ラミネートベニアの場合は困難である．

■ POINT 6 のまとめ

以上を勘案し，筆者はラミネートベニアには比較的品質にばらつきがなく，審美性，強度も兼ね備えたホットプレス法を使用することが多い．

Fradeani らの研究 (Fradeani M Redemagni M Corrado M : Porcelain laminate veneers : 6-to12-year clinical evaluation-a retrospective study. J Periodontics Restorative Dent. 25 (1)：9-17, 2005.) では，2箇所の違った診療所でポーセレンラミネートベニアの生存率を評価したが，182歯のベニアの生存率は94.4％で，そのなかの144歯はEmpressで修復したものであった．12年で5.6％という低い失敗率を示している．この研究からもプレス法の予知性は高いものと言えよう．

6 日本人に適したラミネートベニア修復

　試行錯誤で始めたラミネートベニア修復だが，治療を行う中で臨床的な問題点が出てきたため，対応策を検討しながら臨床を進めてきた．現在では手法も確立し，予知性と永続性の高いラミネートベニア修復が可能となった．

1　プレパレーションガイドの改変 （図1）

　我々の歯に適応できるようにプレパレーションガイドを改変し，エナメルの残存を考慮してラミネートベニア修復を行ってきた．しかし，P.161で示した**図1**のプレパレーションガイドでは歯の削除量が少なく，修復物に必要なスペースの確保が困難である．そこで筆者は，ラミネートベニア修復の適応症は，付加的なワックスアップ，つまり術前の唇面よりも外側に唇面が位置しても問題がない症例と考えている．

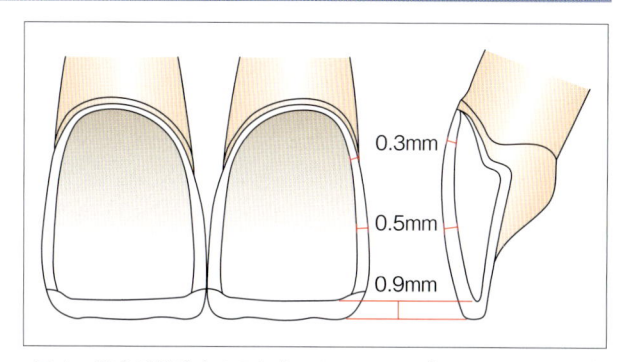

図1　筆者が提唱するラミネートベニアのプレパレーションガイド（再掲）.

学術的考察

試作光重合型レプリカ材を用いたチェアーサイドSEM観察システム

小竹宏朋　堀田康明　山本宏治　　　　　　　　　　岐歯学誌　32 (2) (3) 61-69 2006

■実験的指針　ラミネートベニア形成面のエナメル質残存量の確認

　小竹らが開発したチェアーサイドSEM観察システムは，ラミネートベニア形成面のエナメル質の残存量を確認できるシステムである．

　複雑に考えず元来の上顎中切歯を形成した症例（0.8 mm補綴物）では，中央部でさえ象牙質の露出が認められた（**図2**）.

　BeautiCoatをモックアップとして用い，筆者のプレパレーションガイドに沿って形成を行うと，**図3**のように全周にエナメル質の残存が認められた．

　また，オーバーカントゥアにならないように意識して歯頸部の形成を行うと，象牙質の露出が認められた（**図4**）.次に歯が捻転しており，遠心部分の削除量を増やした症例においては，遠心部に象牙質の露出が認められた（**図5**）.

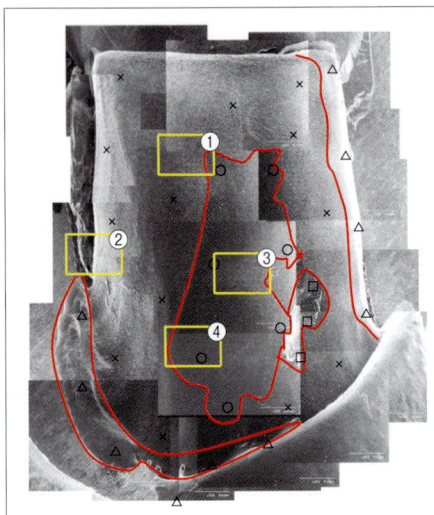

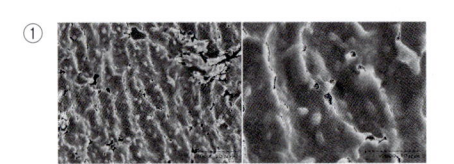

1000倍　　　3000倍
切端部にエナメル小柱様構造物を認める

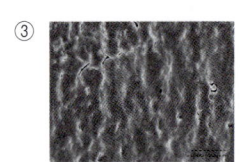

1000倍
エナメル小柱様構造物と象牙細管様
構造物とが混在している

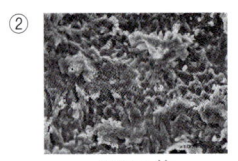

1000倍
遠心部にエナメル小柱様
構造物を認める

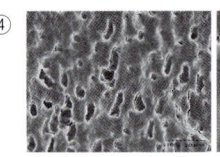

1000倍　　　3000倍
中央部に象牙細管様構造物を認める

中切歯ラミネートベニア形成面SEM像

図2　中切歯ラミネートベニア形成面のSEM像. 中央部にも象牙質の露出が認められる.

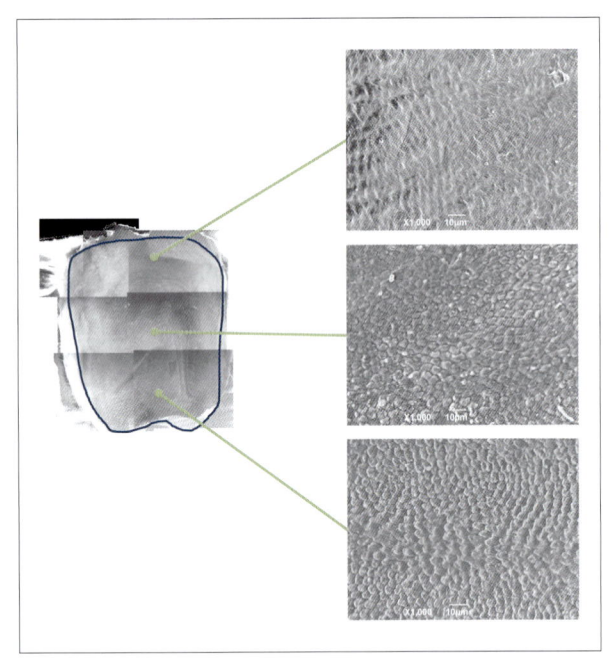

図3　筆者のプレパレーションガイドに沿った形成では，歯面全体に幅3〜4μm程度のエナメル小柱様の構造物が確認された.

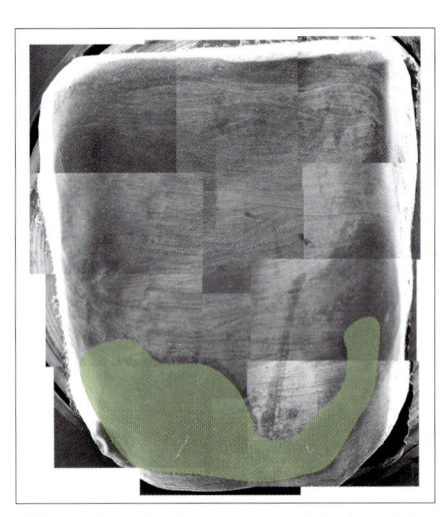

図4　オーバーカントゥアにならないように意識して歯頸部の形成を行ったところ，象牙質の露出が認められた.

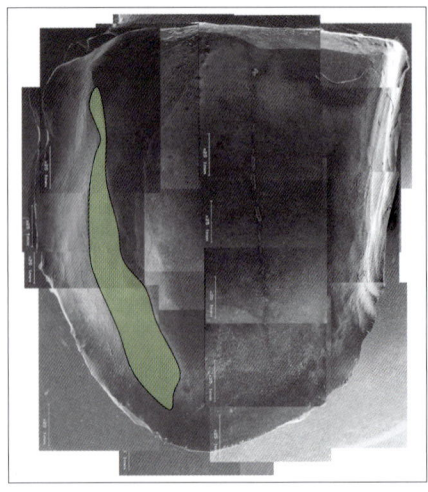

図5　歯が捻転しており，遠心部分の削除量を増やした症例では，遠心部に象牙質の露出が認められた.

　現在まで約40以上の症例においてチェアーサイドSEM観察システムを用いて形成面の確認を行ったが，筆者のプレパレーションガイドを形成限界とすれば，ほぼ全面にエナメル質が残存することが示された. また，ラミネートベニアによって歯冠形態を変更する症例においては，象牙質が露出している可能性が高く，後の接着操作でのエッチング塗布に注意を払わなければならない.

2　ノートブックテクニックからモックアップへ

　0.1 mm 単位の的確な形成を行いたいと考えるものの，シリコン印象材のヘビーボディでは技工用の硬いものでも弾性があり，形成中に動きが生じてしまう．またノートブックの着脱には時間がかかり，診療時間が長時間に及んでしまう．

　そこでモックアップ，いわゆるプロビジョナルを装着し，そこにグルーブを挿入し形成を行いたいと考えた．当初は歯面処理剤で装着した歯科汎用アクリル系レジンのプロビジョナル上にグルーブを挿入し，黒色の鉛筆でグルーブに着色して形成を行っていたが，モックアップが剝離，脱離してしまった．そこでモックアップ材料として使用できる材料を模索していた．

● BeautiCoat の登場（図 6）

　審美的な要求に対して，即日，ホワイトニング材を作用させたような美しい歯を体験していただける「BeautiCoat」（松風）を発売するという連絡をメーカーからいただいた．これはフロアブルコンポジットレジンと同様に違和感なく塗布することができる．また曲げ強さは 100 MPa ほどで，弾性率は非常に低く，他のレジン材料とは一線を画す弾性をもったものであると思われた．そのためこの材料が，ラミネートベニアのモックアップ材料として使用できるのではないかと考えた．

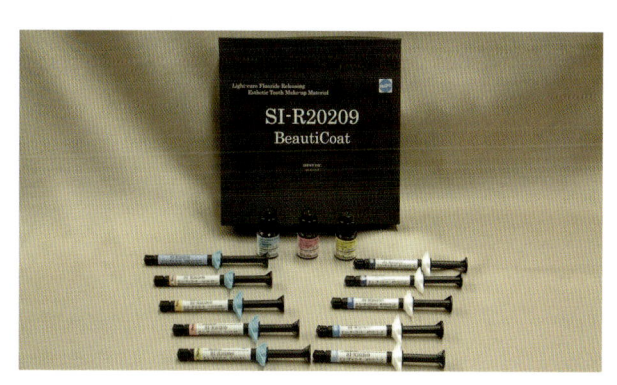

図6　BeautiCoat（松風）.

■実験的指針　BeautiCoat は，プロビジョナルとして応用が可能か

　そこでこの BeautiCoat がラミネートベニア修復のプロビジョナルやモックアップとして使用できるか実験を行うこととした．

　まず，上顎中切歯抜去歯をシリコン印象材で印象を採り，ラミネートベニア形成を行い，形成量を確認する（図7）．隣接面のエナメル質は残存させ，ラミネートベニア形成の分類の Type 1（P.162 参照）にて形成を終えた（図8）．

　次に形成面に BeautiCoat を積層し塗布する（図9）．切削表面に付属の歯面処理を行うと影響が出ることが予想されたため，BeautiCoat に付属している歯面処理剤は使用せずに形成面に塗布している．数種の色調を積層して塗布すると自然感のある色調再現ができる．

　水中保存し 3 日後にリムーバーにて除去した（図10）．通常のフロアブルコンポジットレジンと違い，弾性に富む材料であることから簡便に除去が可能であり，目視では表層に全く変化が認められなかった．

●結果

　BeautiCoat を除去直後の歯面と歯面清掃後の歯面状況を観察する．BeautiCoat が塗布された形成面に接着を阻害するような因子はないか確認するため，塗布後の形成面の観察を

行った（**図11**）．歯面処理剤を作用させて塗布すれば形成面にボンディング層が残ることが予想されることから，歯面処理剤は作用させず実験を行ったが，除去直後の歯面では通常の支台歯形成面と同じような歯面状態であり，エッチングを5秒作用後の歯面も通常のものと変わりがないことが確認できた（**図12**）．

　歯面処理剤を用いなくても歯面には機械的な嵌合力にて結合していることが確認できた．また結合面は塗布前の状態と変化がないことが確認でき，BeautiCoat（**図13**）がラミネートベニア修復のプロビジョナルやモックアップ材料として利用できることが示唆された．

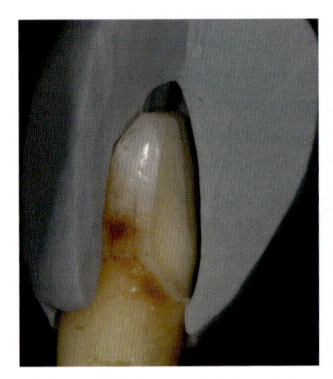

図7　上顎中切歯抜去歯にラミネートベニア形成を行い，形成量を確認する．

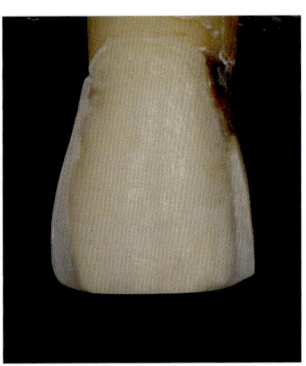

図8　隣接面のエナメル質は残存させ，ラミネートベニア形成の分類のType 1で形成を終える．

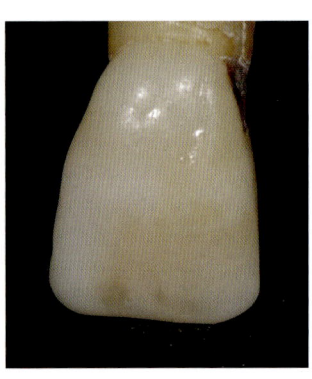

図9　形成面にBeautiCoatを積層し塗布する．

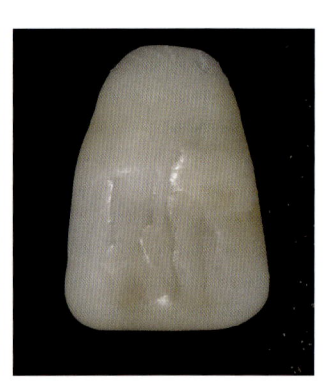

図10　3日後にリムーバーにて除去した．

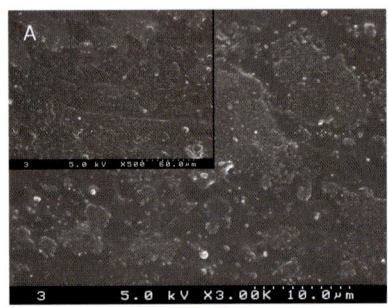

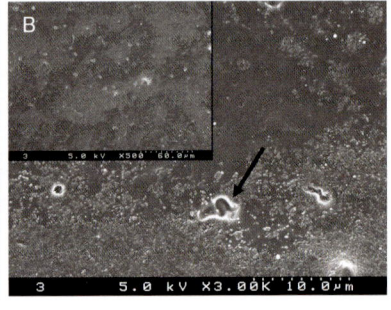

図11　BeautiCoatを塗布後の形成面の観察．A：エナメル質と思われる部分．エナメル小柱は観察できない．B：象牙質と思われる部分．象牙細管が観察できる．

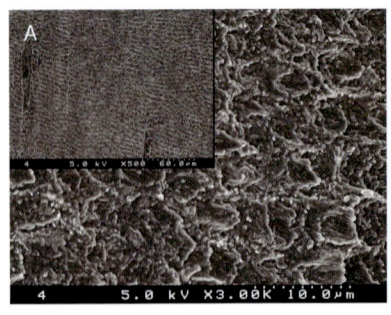

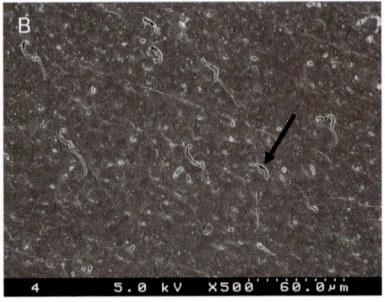

図12　クリーニング，エッチング後の形成面の観察．A：エナメル質．エナメル小柱が観察できる．B：象牙質．象牙細管が観察できる．

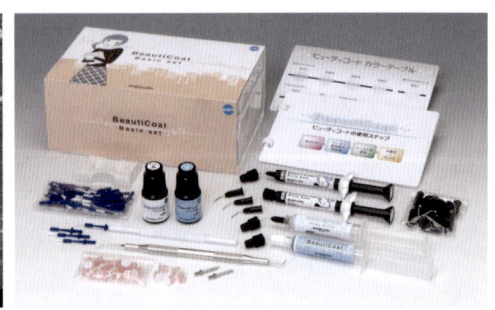

図13　BeautiCoat．ラミネートベニア修復のプロビジョナルやモックアップ材料として利用できることが示唆された．

3 露出象牙質における対応

露出象牙質を創面と考え，直ちにカバーする必要があると考える．そこで BeautiCoat を塗布することができないか検討することとした．BeautiCoat は松風が独自に開発した多機能性ガラスを微細化し表面処理を施した後，ポリアクリル酸水溶液と反応させることにより，安定化したグラスアイオノマー相をガラスコアの表層に形成させる技術である S-PRG フィラーを含んでおり，露出象牙質を保護できるのではないかと考えている．

学術的考察

象牙質再石灰化を誘導する材料

伊藤修一，斎藤隆史

日本歯科理工学会誌 31（3） 209-212 2012

S-PRG フィラーは，現在数多くの材料に臨床応用されており，その特徴はナトリウム，ホウ酸，アルミニウム，ケイ酸，フッ化物，ストロンチウムイオンの徐放にある．象牙質石灰化をシミュレートした in vitro 実験系を用いて S-PRG フィラーから放出される各種イオンの象牙質再石灰化に対する影響について検討を行った結果，S-PRG フィラー含有コンポジットレジンはモデル脱灰象牙質基質，ガラスフィラー含有コンポジットレジンと比較して有意に高い石灰化誘導能が認められた．

SEM 観察においては板状のハイドロキシアパタイト（HA）結晶が確認され，X 線回折パターンから HA に特徴的なピークが認められた．これらの結果から，S-PRG フィラーにより放出された多種のイオンが，象牙質接着界面において脱灰象牙質再石灰化に影響を与える可能性が示唆された．

●結論

S-PRG フィラーのエナメル質や象牙質の対する数多くの文献から，良好な成績を残しており，ラミネートベニア修復形成面を BeautiCoat で保護できる可能性が考えられる．

4 ラミネートベニア修復のプロビジョナル

学術的指針

ラミネートベニア修復におけるプロビジョナルレストレーションの仮着と製作法　フロアブルレジンテクニック

貞光謙一郎

補綴臨床　41（3）　336-343　2008

　モックアップに利用可能で歯質保護の可能性がある BeautiCoat をプロビジョナルに活用することを考え，3 つの手法に分類して臨床で応用している（**図 14**）.

Method Ⅰ

　ラミネートベニア形成面に直接 BeautiCoat を塗布しプロビジョナルとする.

Method Ⅱ

　通法に沿ってプロビジョナルを作製し，BeautiCoat にてプロビジョナルを接着し，装着.使用後にモックアップとしてグルーブを挿入，形成する.

Method Ⅲ

　診断用ワックスアップをグラスバイト（**図 15**）にて印象採得を行い，そこに BeautiCoat を塡入し口腔内で圧接，プロビジョナルおよびモックアップ材料として用いる.

注）グラスバイト
　口腔内でレジン系材料を圧接するため，透明で硬度があり使用しやすい材料を調べていた.グラスバイトはシェア A 硬度 80 と強度のあるバイト材であり，レジン充塡・ラミネートベニア修復などに使用している.

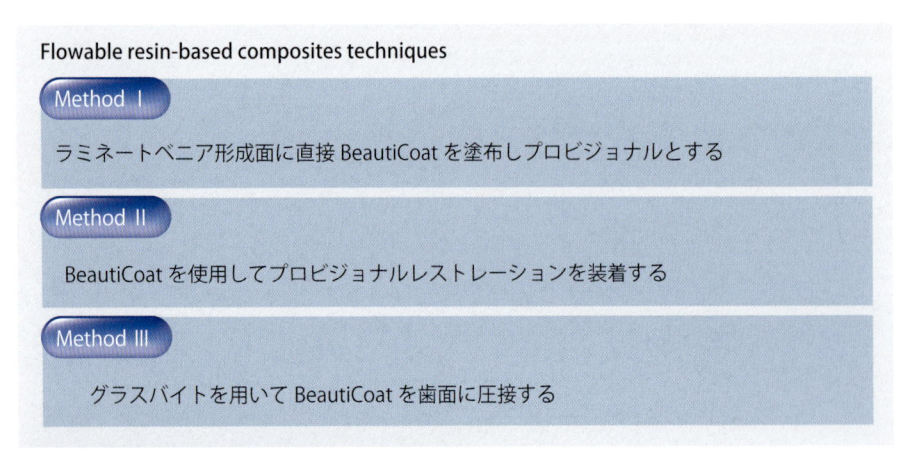

Flowable resin-based composites techniques

Method Ⅰ
ラミネートベニア形成面に直接 BeautiCoat を塗布しプロビジョナルとする

Method Ⅱ
BeautiCoat を使用してプロビジョナルレストレーションを装着する

Method Ⅲ
グラスバイトを用いて BeautiCoat を歯面に圧接する

図 14　BeautiCoat をプロビジョナルに活用する際の 3 つの手法（Flowable resin-based composites techniques）.

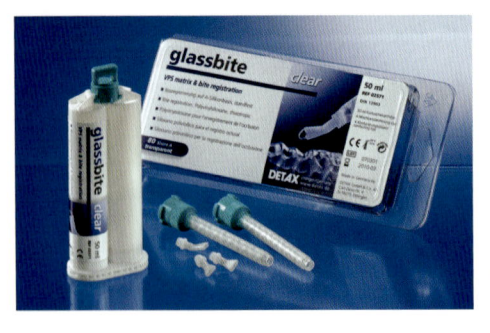

図 15　グラスバイト
（デタックス社製；茂久田商会）.

臨床的指針㉑～㉓

Method Ⅰ 臨床的指針㉑

　ラミネートベニアの形成を終えたのち，BeautiCoat を形成面に塗布してプロビジョナルの代わりとする．歯面処理せずに塗布するものの，脱離や破折は起こりにくい（**図 16**）．

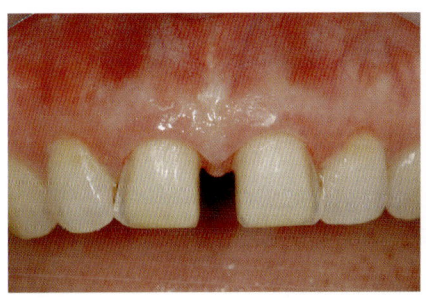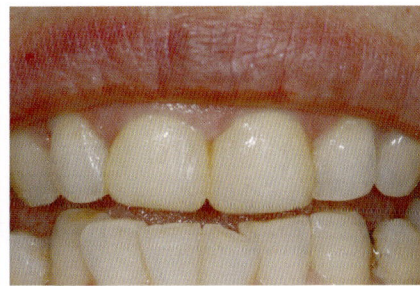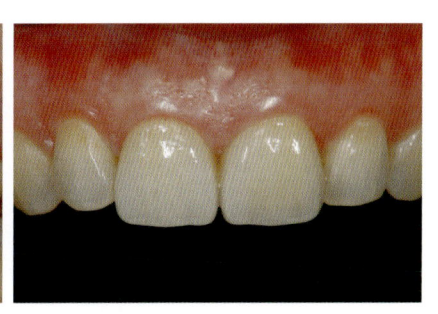

図 16-1～3　Method1．ラミネートベニア形成後，BeautiCoat を形成面に塗布してプロビジョナルの代わりとする．

Method Ⅱ 臨床的指針㉒

　患者は，50 代の女性（**図 17-1**）．臼歯部の補綴準備ができた後，前歯部の処置を行う．上顎中切歯間には歯間空隙が認められ，この空隙を詰めたいということからラミネートベニア修復で対応することとした．

　上顎中切歯，側切歯の唇側歯頸部には劣化したレジン充塡材料が見られたことから，まず古いレジン充塡材料を除去し，暫間的な充塡を行った（**図 17-2**）．

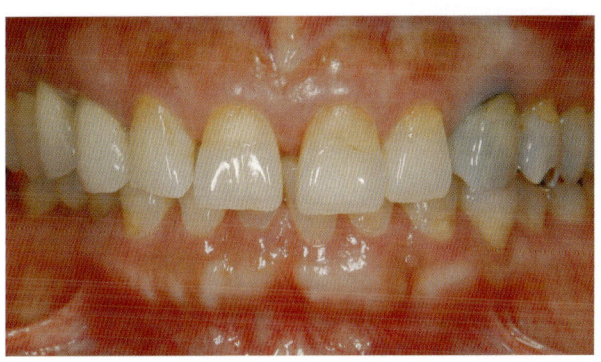

図 17-1　患者は，50 代の女性．上顎中切歯間の歯間空隙に対してラミネートベニア修復で対応することとした．

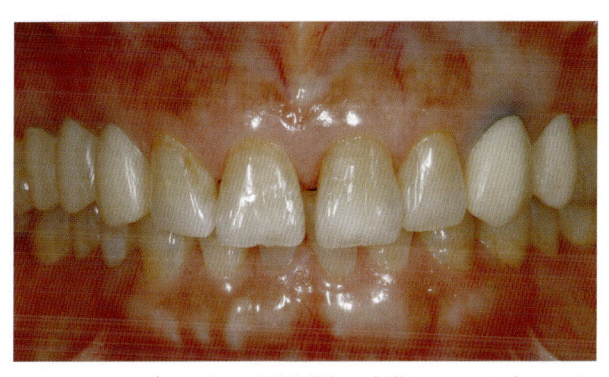

図 17-2　2 1|1 2 部の唇側歯頸部に充塡されていた古いレジン充塡材料を除去し，暫間的な充塡を行った．

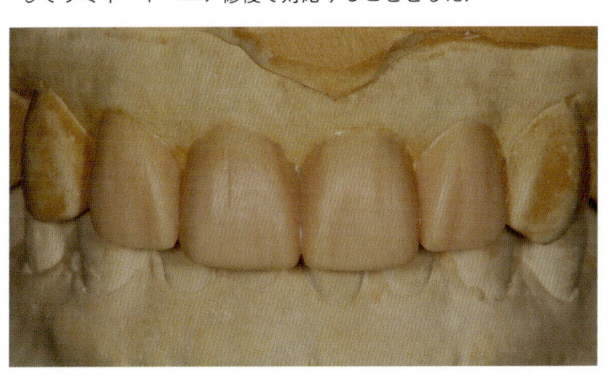

図 17-3　診断用ワックスアップ．エナメル質の残存を考慮し，付加的なワックスアップを行った．

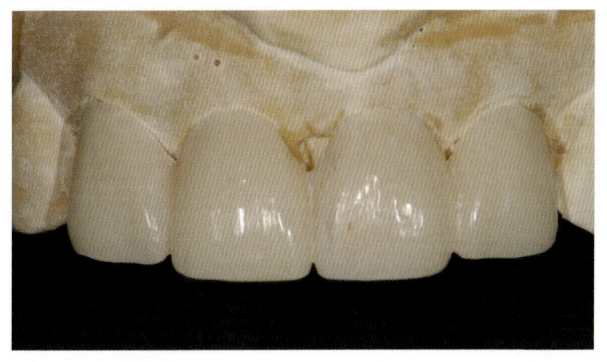

図 17-4　診断用ワックスアップからプロビジョナルを作製した．4 本連結している．

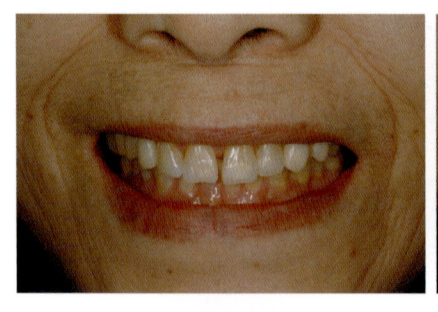
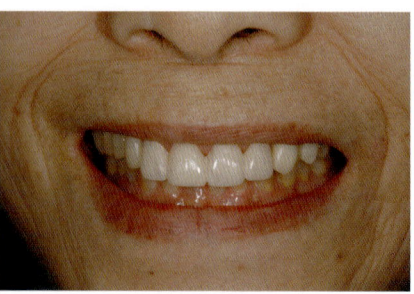

図 17-5　プロビジョナルを口腔内に試適し, 口唇との関係を確認する.

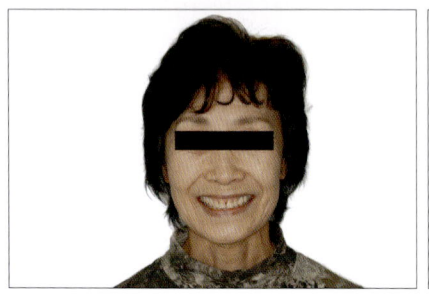
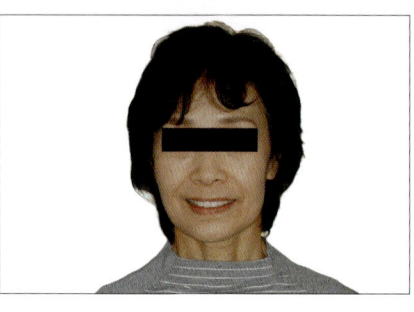

図 17-6　顔貌との調和も確認する.

図 17-7　このプロビジョナルを Beauti- Coat にて接着する.

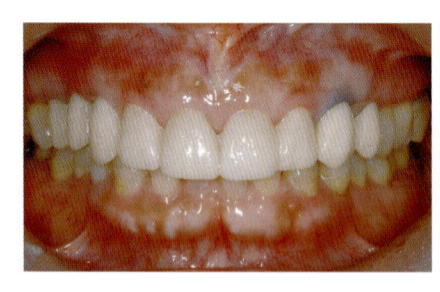
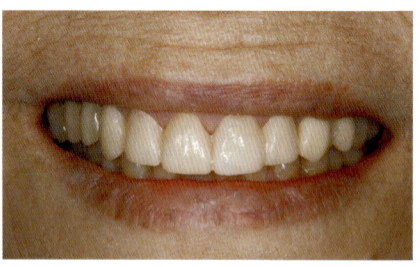

図 17-8　プロビジョナル装着時.

　上顎前歯の診断用ワックスアップを行う. エナメル質の残存を考慮し, 付加的なワックスアップで行う (図 17-3). また診断用ワックスアップからプロビジョナルを作製した (図 17-4). このプロビジョナルはモックアップとして使用することから, 4 本を連結して作製した.

　口腔内に試適をし, 口唇との関係を確認する (図 17-5). また顔貌との調和がとれているか確認を行った (図 17-6).

　このプロビジョナルを BeautiCoat にて接着する. 付加的なワックスアップであり, 問題なく装着することができた (図 17-7).

　口唇との状態は, やはり正中の歯間空隙を封鎖したほうが審美的である (図 17-8). 顔貌からの観察においても, 口元が締まった感じがすることが見受けられた.

　臼歯部の補綴の関係もあり, プロビジョナルを約 6 カ月使用したが, 脱離, 破折もなかった. 問題がなかったことから, 支台歯形成へと移行する. まず 0.7 mm のグルーブを挿入し, この 0.7 mm のグルーブが的確に削除できるように形成を終えた (図 17-9). 隣接面および唇面には BeautiCoat が残存していることが見てとれる (図 17-10). この残存した BeautiCoat は削らずに, 超音波スケーラーを用いて丁寧に飛ばしていく.

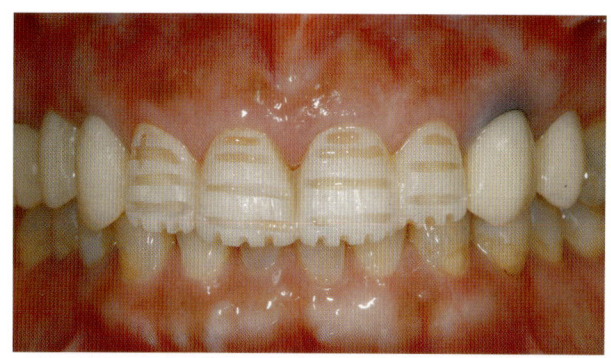

図17-9　支台歯形成．まず0.7mmのグルーブを挿入し，この0.7mmのグルーブが的確に削除できるように形成を終えた．

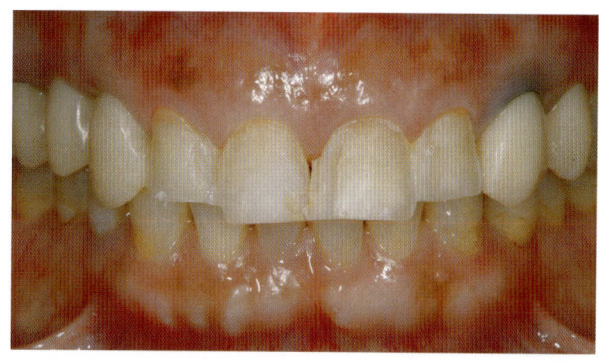

図17-10　隣接面および唇面に残存したBeautiCoatは超音波スケーラーを用いて丁寧に飛ばしていく．

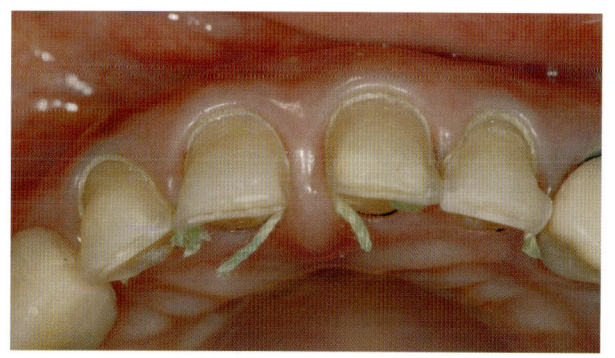

図17-11　2重圧排を行う．

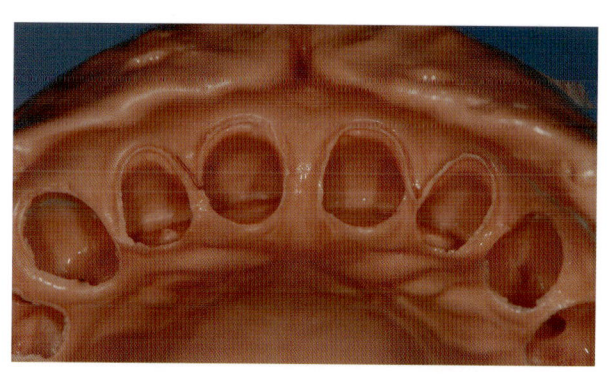

図17-12　2回法のシリコン印象にて印象採得を行う．

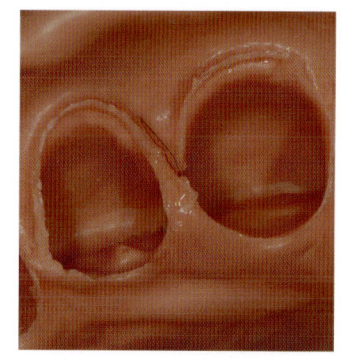

図17-13　ストリップスを挿入し，取り込み印象を行い，形成面を明確にする．

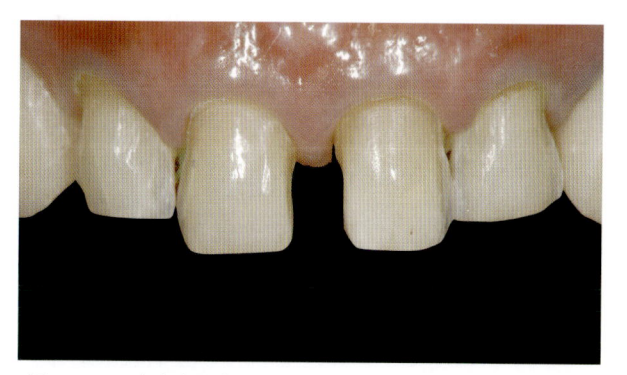

図17-14　支台歯形成．

　次にシリコンの研磨用バーにて研磨を行い，2重圧排を行った後（**図17-11**），2回法のシリコン印象にて印象採得を行う（**図17-12**）．

　ラミネートベニアの形成で隣接面の接触点を削除することがない場合は，接触点部に印象の邪魔にならないようにストリップスを挿入し，取り込み印象をすることで形成面を明確にすることができる（**図17-13**）．

　中切歯の形成は，近心の隣接面に歯間離開があったことから唇舌的にできるだけ口蓋方向まで形成を行う．また遠心の隣接面エナメル質はできるだけ残存させるように努めた（**図17-14**）．側切歯は大きな形態変更は必要がないことから極力隣接面のエナメル質を残存させた．

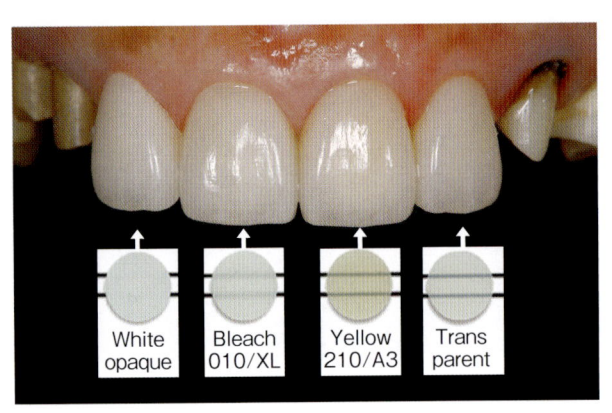

図17-15 トラインインペーストで色調の確認を行う．セメント色で変化していることがわかる．

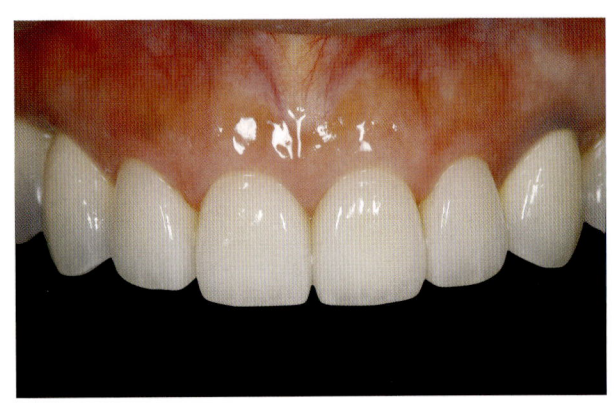

図17-16 最終補綴物装着時．

　次に完成したラミネートベニアをトラインインペーストを用いて色調確認する．薄いシェルは接着剤の色調により色差が生じる．支台歯の色，マテリアルの色合い，厚み，また接着剤の色合いが最終修復物の色調を決める．接着剤の色調を考慮しながらこのケースにおいてはブリーチ，ホワイトとトランスペアレント（**図17-15**）をうまく利用しながら接着した（**図17-16**）．

　術後4年に臼歯部にトラブルが発生したものの，前歯部においては問題は認められない（図17-17）．術後5年時に $\underline{1}$ のセラミックが動くということで来院された（**図17-18**）．破折片を再度接着して補修することで同意をいただいた．破折片内面を清掃しフッ化水素酸処理を行い，歯面に残っている接着剤は顕微鏡下で丁寧に除去し，BeautiCoatで接着した（**図17-19**）．術後8年後まで定期的な来院により観察を行い問題はなかったものの（**図17-20**），転倒により左側犬歯の歯根破折で来院され，完全破折であったことからインプラントで補綴し，現在に至っている（**図17-21**）．

●まとめ

・歯科汎用アクリル系レジンのプロビジョナルをBeautiCoatで接着してプロビジョナルとしたが，問題なく使用できることが確認できた．また切削圧にも負けず唇面や隣接面に残存しており，適切に合着していることが確認できた．当時はプロビジョナルを連結しBeautiCoatで接着していたが，単独歯としても十分にモックアップとして用いることができると思われる．

・接着剤の色調により最終修復物の色調は大きく影響を受けることが示唆された（**図17-15**）．

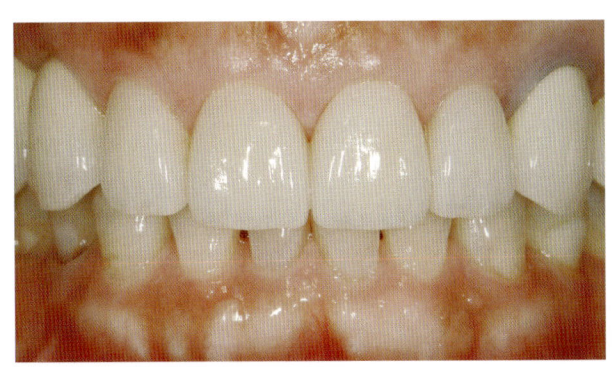

図 17-17　術後 4 年.

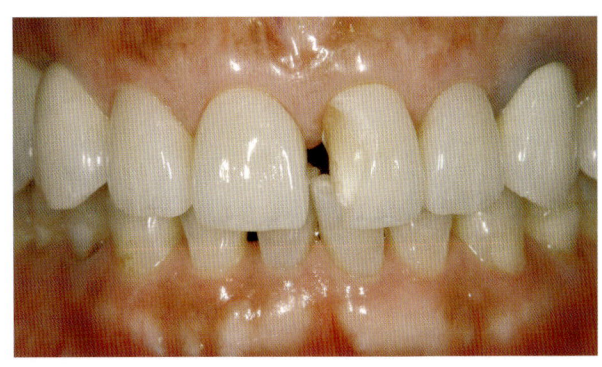

図 17-18　術後 5 年.　⌞1 のセラミックが破折.

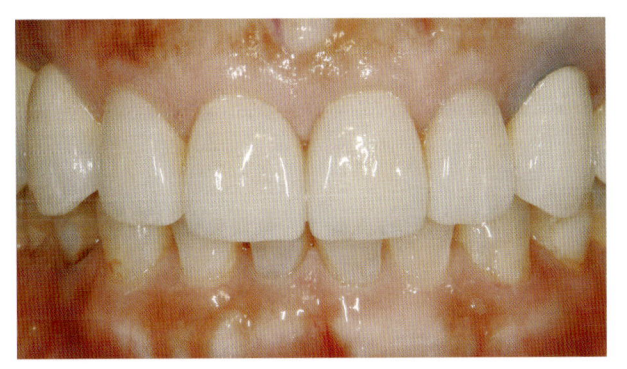

図 17-19　破折片を BeautiCoat で接着.

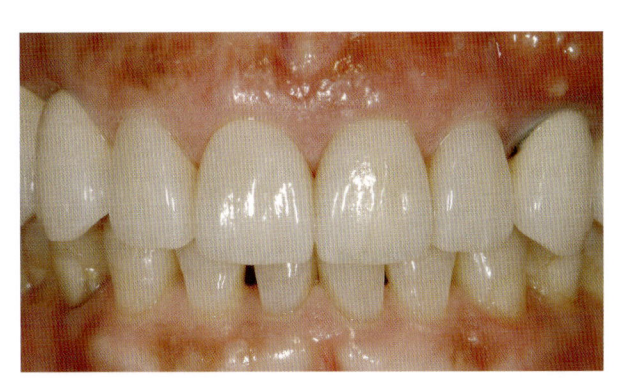

図 17-20　術後 8 年.

図 17-21　術後 9 年.

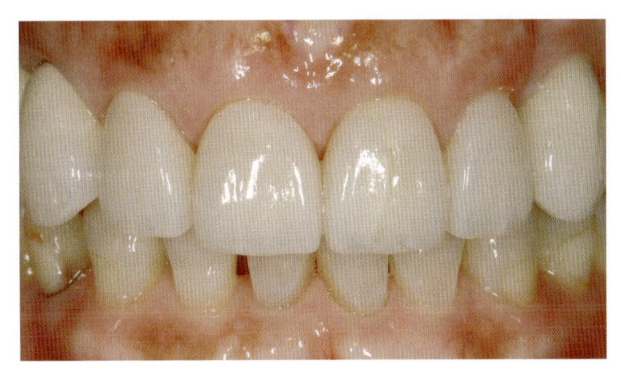

●⌞1 破折への考察

　術後 5 年後に ⌞1 に破折が認められた. 術前の正中離開の閉鎖を考えてラミネートベニアでの修復としたが, 形成では付加的にワックスアップを行い, チェアーサイド SEM 観察システムでは左側近心歯頸部に象牙質の露出が認められるものの, エナメル質の残存が認められる. また定期的な観察により近心口蓋側部に大きな力がかからないように咬合調整したつもりである. また下顎左側前歯部の近心傾斜が 2005 年当初より強くなっているということも見受けられない (**図 17-17**).

　しかし, 下顎の骨隆起や術前の問診, 臼歯部の咬合面状態からブラキサーであることが窺われた. また術後経過のなかでも臼歯部の歯牙破折が認められたことから, 全体の咬合関係の不良による破折ではないかと考えている. 咬合関係は経時的に変化する. 特に下顎前歯部の歯の位置移動には注意を払わなければならない.

Method III 臨床的指針㉓

　患者は30代の女性，包括的な治療のなかで前歯部の審美修復を行った症例である．患者は包括的な治療と歯の形態や色調不良を気にして来院された（**図18-1，2**）．

　中切歯切端部には劣化したレジン充填材料が認められ，形態も不良である．また両側中切歯の切端の位置には左右差が認められた．

　矯正処置を行い，咬合関係の保全が終わった後，上顎中切歯のラミネートベニア修復のための付加的な診断用ワックスアップを行い，患者の同意を得た（**図18-3**）．

　まず，透明のバイト材であるグラスバイトにて診断用ワックスアップの印象採得を行う（**図18-4**）．硬化後に除去し，辺縁が明確に印象採得ができていることを確認する（**図18-5**）．そして口腔内に戻し，確実に定位置に戻ることを確認した（**図18-6**）．

　採得したグラスバイトのなかに BeautiCoat を充填する．操作時間は十分にあることから，2色の色調を使用した（**図18-7**）．少々，グラスバイトに透明感がない状態でも照射器で光照射を行えば，十分に硬化するようである（**図18-8**）．また隣接面に強く入り込まないように術前にアンダーカットを埋めておくことも重要である（**図18-9**）．

　硬化後の状態からは，スマイルラインは審美的であり問題がないことが窺われた（**図18-10**）．

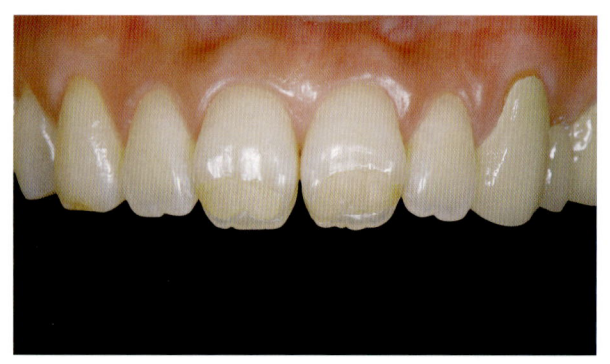

図18-1　30代の女性．患者は包括的な治療と歯の形態や色調不良を気にして来院．

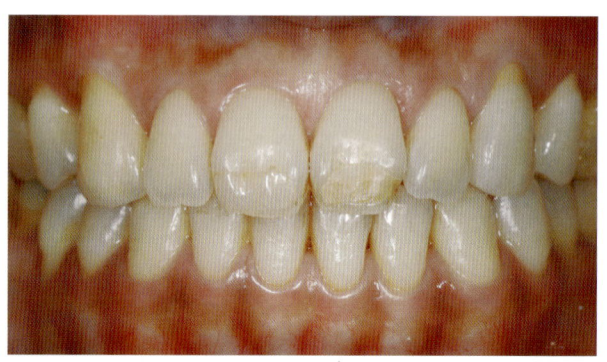

図18-2　中切歯切端上部の劣化したレジン充填，形態不良，両側中切歯の切端位置の左右差などが認められる．

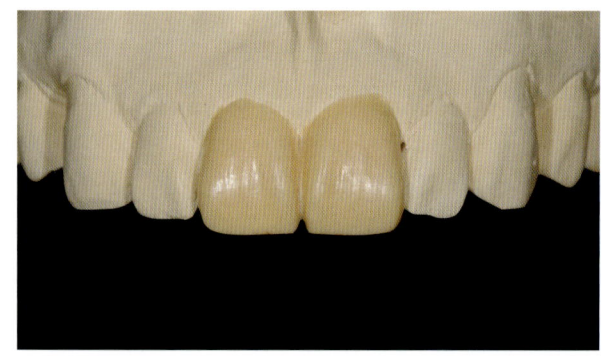

図18-3　ラミネートベニア修復のための付加的な診断用ワックスアップを行う．

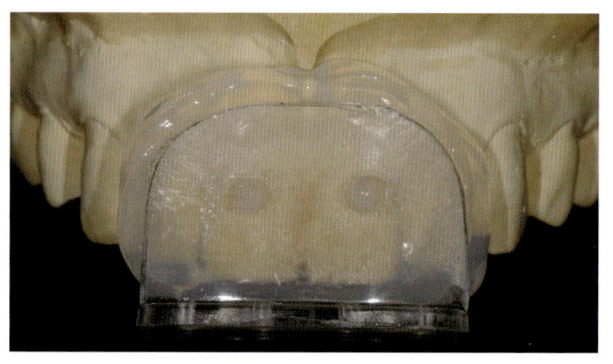

図18-4　グラスバイトにて診断用ワックスアップの印象採得を行う．

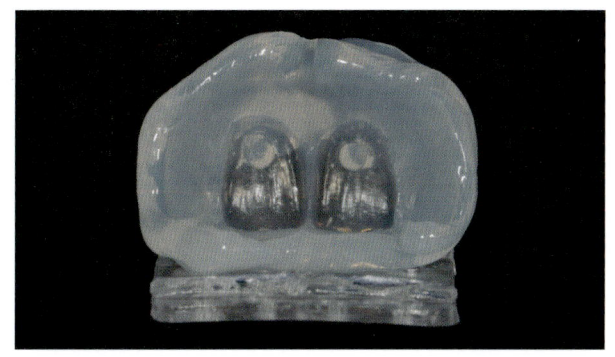

図18-5　硬化後に除去し，辺縁が明確に印象採得できていることを確認する．

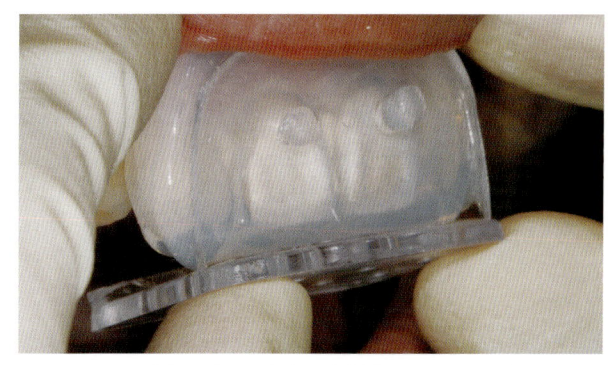

図18-6　口腔内に戻し，確実に定位置に戻ることを確認．

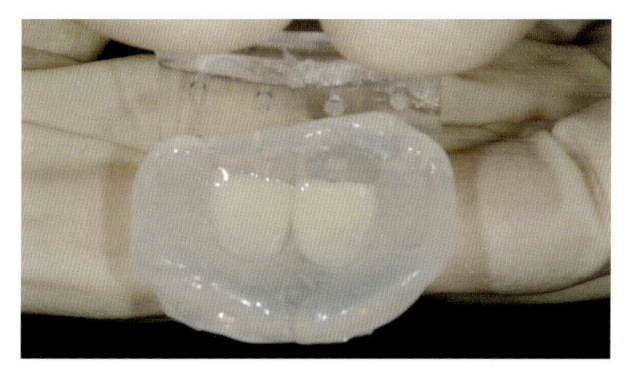

図18-7　グラスバイトのなかにBeautiCoatを填入する．

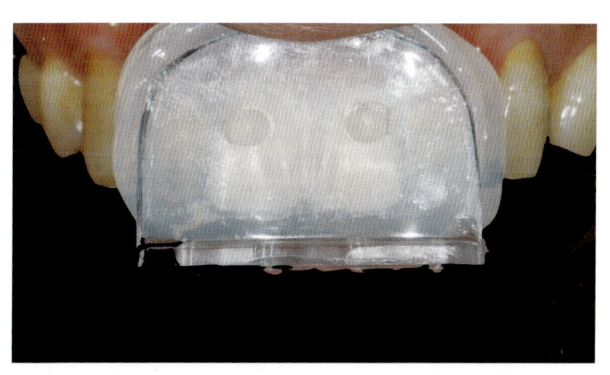

図18-8　2色の色調を使用した．グラスバイトに透明感がない状態でも照射器で光照射を行えば，十分に硬化するようである．

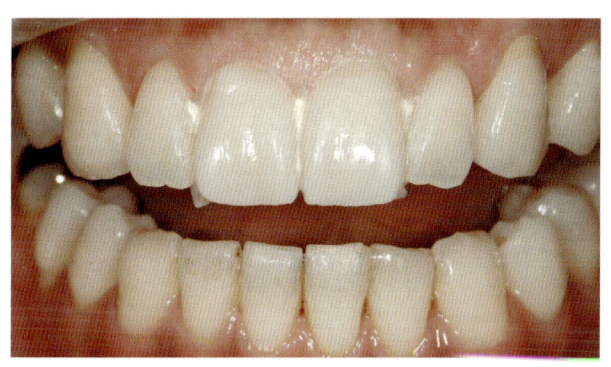

図18-9　隣接面に強く入り込まないように術前にアンダーカットを埋めておく．

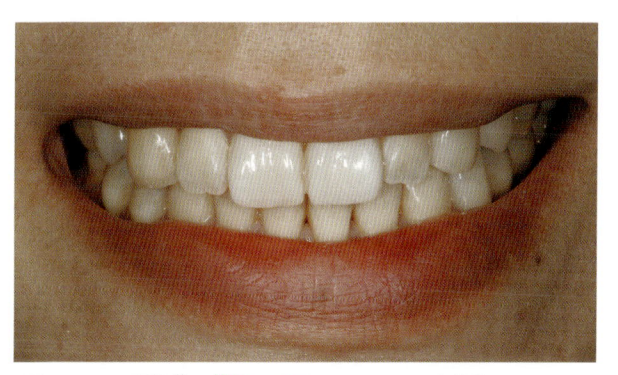

図18-10　硬化後の状態．スマィルラインは審美的である．

185

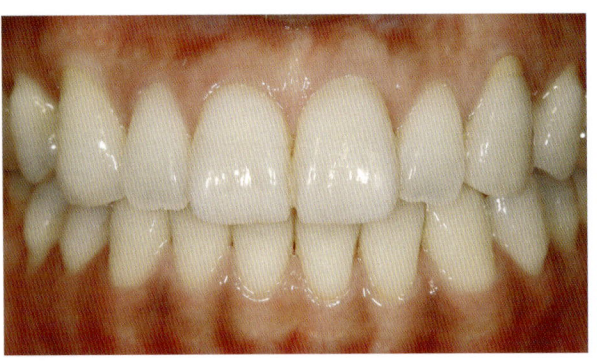

図 18-11　プロビジョナルを装着し，3 週間が経過した状態．着色は認められるものの脱離や破折などの問題はなかった．

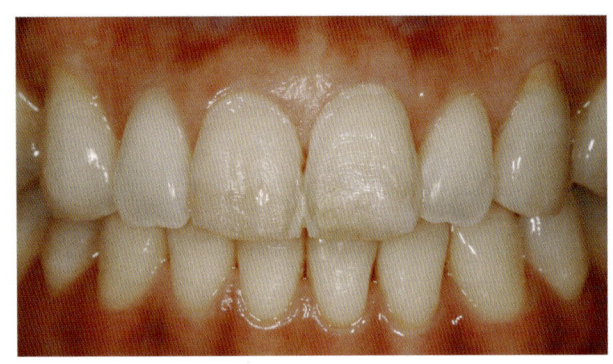

図 18-12　0.5 mm のグルーブを挿入し，ラミネートベニア形成を行う．

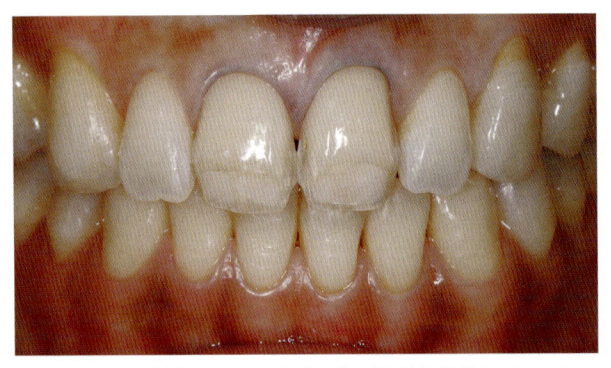

図 18-13　切端部のレジン充填は後の接着を考慮して S-PRG フィラーが含有された充填材料にて充填した．

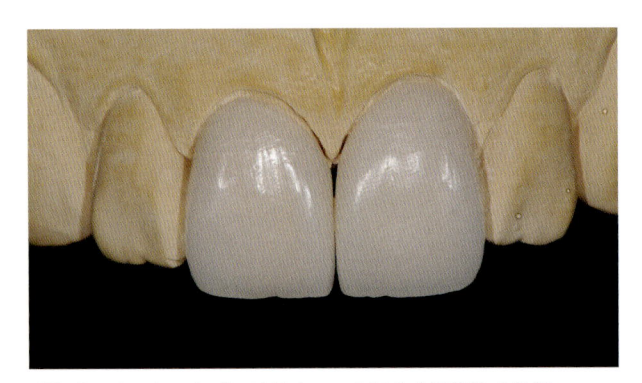

図 18-14　ホットプレステクニックにより修復物を作製．

　このプロビジョナルを装着し，3 週間が経過した状態からは，着色は認められるものの脱離や破折などの問題はなかった（**図 18-11**）．

　次に 0.5 mm のグルーブを挿入し，ラミネートベニア形成を行い，BeautiCoat をモックアップとした利用した（**図 18-12**）．また切端部のレジン充填は後の接着のことを考慮して S-PRG フィラーが含有された充填材料にて充填した（**図 18-13**）．

　歯肉圧排を行い，印象採得から技工操作に移行するワックスアップを行い，ホットプレステクニックにより修復物を作製する．模型上においても歯冠中央部に支台歯の色調を反映していることが見て取れる（**図 18-14**）．

　支台歯形成面をチェアーサイド SEM 観察システムで観察すると，レジン充填部位を除きエナメル質の残存が認められた（**図 18-15**）．

　接着前にセメントの歯肉縁下への流出を防止する目的で歯肉圧排を行い，エッチングを行う．歯面全体が白色となり，エナメル質の残存が確認できた（**図 18-16**）．

　支台歯切端部においてビューティフィルⅡで充填を行ったことから，接着は BeautiCoat の A0.5 にて行った（**図 18-17**）．シェードパイロットにて比色を行ったところ，左右の Δ-E が 0.59 と極めて小さい色差であった（**図 18-18**）．

　審美的な修復が終了し（**図 18-19**），術後 6 年が経過しているが，安定していることが確認できる（**図 18-20**）．

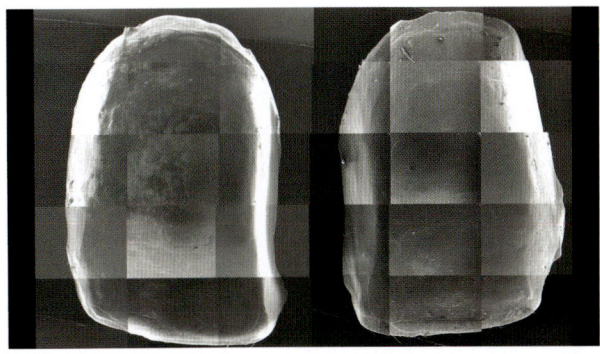

図18-15 形成面をチェアーサイドSEM観察システムで観察すると，レジン充塡部位を除きエナメル質の残存が認められた.

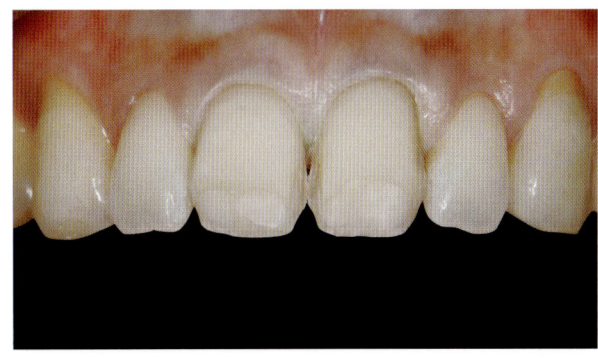

図18-16 エッチングを行う．歯面全体が白色となり，エナメル質の残存が確認できた.

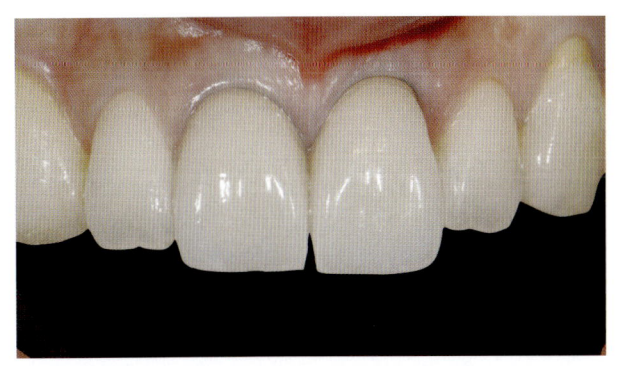

図18-17 接着はBeautiCoatのA0.5にて行った.

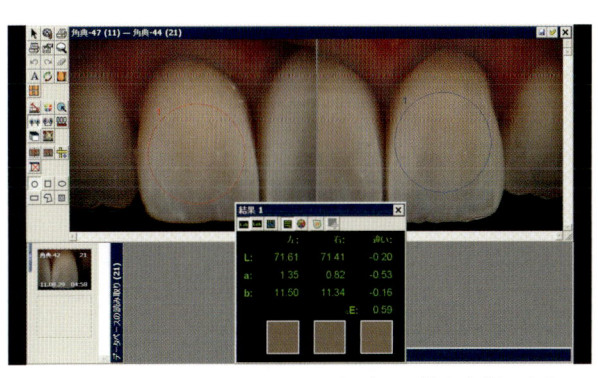

図18-18 シェードパイロットにて 1|1 の比色を行ったところ，左右のΔ-Eが0.59と極めて小さい色差であった.

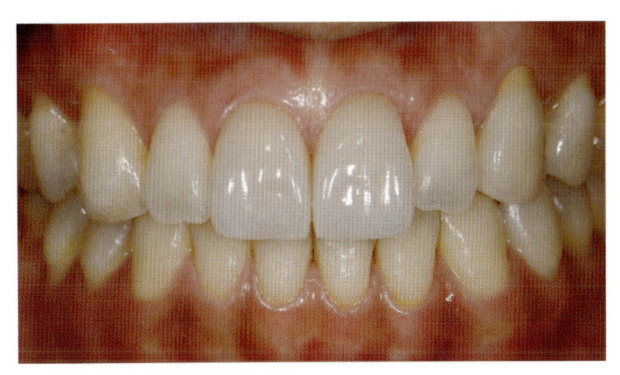

図18-19 最終補綴物装着時.

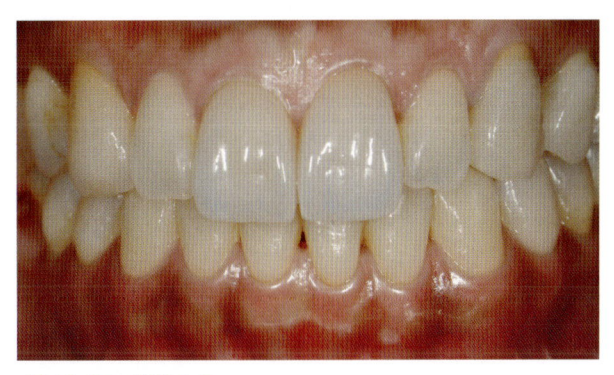

図18-20 術後6年.

● まとめ

BeautiCoatと透明なバイト材であるグラスバイトを利用し，歯科技工士にプロビジョナルの作製を依頼することなく，プロビジョナルをチェアサイドで簡便に作製することが可能となった．また機能的にも十分に耐えうるプロビジョナルであると考えられる．

臨床的にはBeautiCoatをグラスバイトに流し込む際に適量を入れるという点に注意する．また本症例は唇側切端部に充塡したレジン材料との強い接着を与えることと修復物と支台歯間にあると考えられる空隙を満たして接着させることを目的としてフィラー含有量が多いBeautiCoatにて接着した．

5　接着剤の選択

Method Ⅲの症例のラミネートベニアの厚みは，0.4～0.8 mm程度（**図19**）である．ラミネートベニアの厚みは薄く，色紙上でも色調を反映することから，透過性を持ち接着剤の色調の影響を強く受けることが考えられる（**図20**）．

そのため，セラミックス修復における接着には色調が豊富でトラインペーストをもつVariolinkⅡ（Ivoclar Vivadent）を用いていた．6種類のシェードがあるが，透明色のトランスペアレント，白色で不透明なオペークホワイト，有色のA1，A3，A4とブリーチ色のブリーチXLがあり，接着時に選択を行う（**図21**）．

また近年では，Ivoclar Vivadent社からはVariolink Veneersが登場し，これまでの"有色のセメント"という概念から"明度の相違からセメントを選択する"というように変化してきた（**図22**）．

組成としては化学重合と光重合で硬化するデュアルキュアの接着剤では触媒の影響で経時的な色調の変化が認められる可能性があることからか，光重合型の接着剤が多く発売されている．各社からセメントに色を付けたさまざまな接着剤が発表されているなかで，明度を考慮したVariolink Veneersは一歩進んだ接着剤といえるのではないか．臨床ではどのような接着剤を選択すればよいか考察してみた．

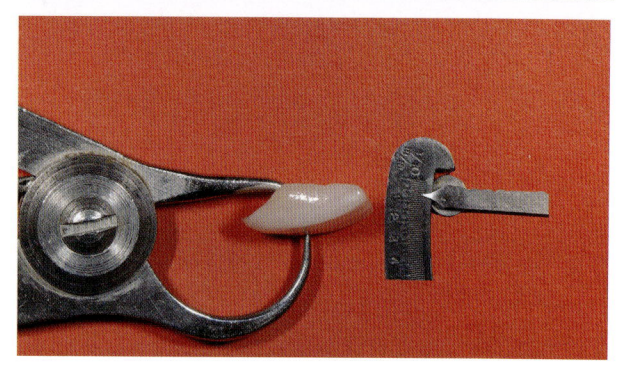

図19　Method Ⅲの症例のラミネートベニアの厚みは，0.4～0.8 mm程度．

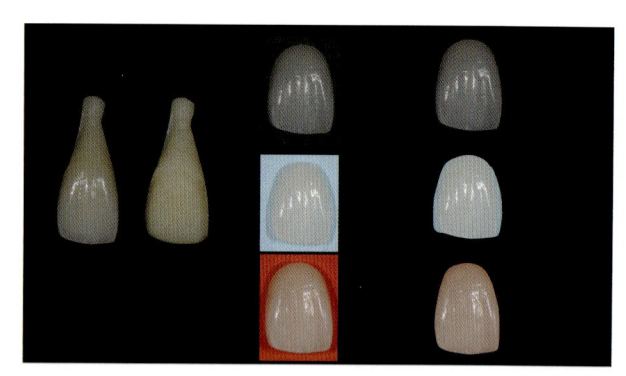

図20　ラミネートベニアは薄く，透過性を持つため，接着剤の色調の影響を強く受ける．

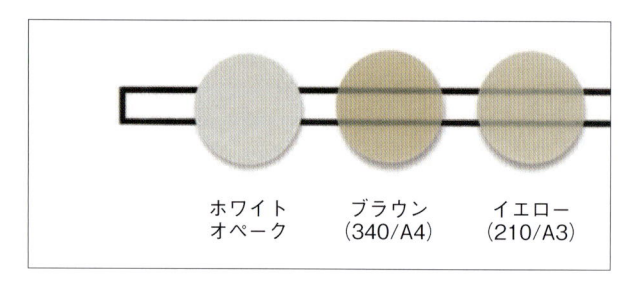

ホワイトオペーク　　ブラウン（340/A4）　　イエロー（210/A3）

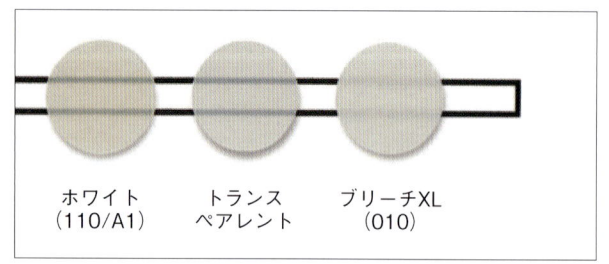

ホワイト（110/A1）　　トランスペアレント　　ブリーチXL（010）

図21　VariolinkⅡ（Ivoclar Vivadent）．6種類のシェードがある．

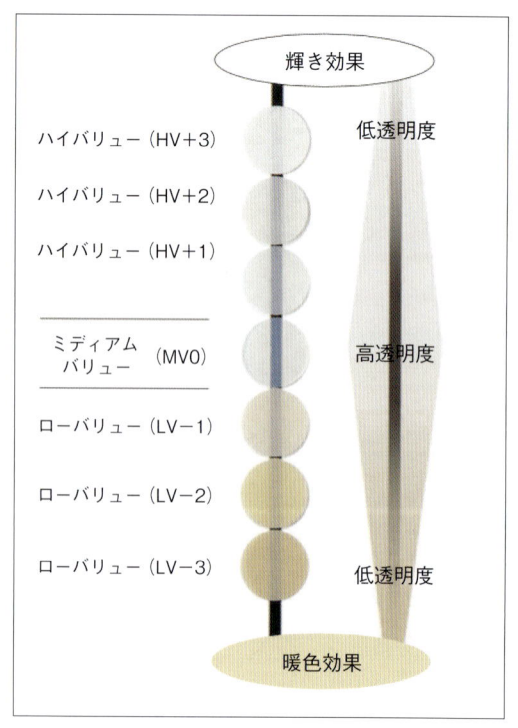

輝き効果

ハイバリュー（HV+3）
ハイバリュー（HV+2）
ハイバリュー（HV+1）

ミディアムバリュー　（MV0）

ローバリュー（LV−1）
ローバリュー（LV−2）
ローバリュー（LV−3）

低透明度
高透明度
低透明度

暖色効果

図22　Variolink Veneers（Ivoclar Vivadent）．色ではなく，明度からセメントを選択する．

■実験的指針1

　従来用いられていた Variolink II と明度を中心に考えた Variolink Veneers は臨床的に違いが認められるのだろうか．臨床的指標を探索する目的で実験を行った．

　まず実験的なラミネートベニア（厚み 0.8 mm）を作製し，A1 で作製した支台歯ダイ模型に Variolink II および Variolink Veneers のトライインペーストを填入する．そして 15 名の歯科医師に明度を視覚的に評価できるか調査した．また色調を分光光度計を用い，客観的な明度の確認を行った（**図23，24**）．

●結果

　・Variolink II のトランスペアレントと VariolinkVeneers の HV＋1 に差は認められなかった．両者とも透明色と考えてよいだろう．

　・Variolink II のブリーチ XL は，VariolinkVeneers の HV＋2 と同等の明度であった．

　・Variolink II のオペークホワイトは，VariolinkVeneers の HV＋3 と大きな色差が認められた（**図25**）．

　・15 名の歯科医師が明度の相違を視覚的に確認することが可能であった．また分光光度計より，オペークホワイトは他のトライインペーストと色差が認められた．

●結論

　Variolink II のオペークホワイトは特に遮蔽性の強いセメントであり，薄いラミネートベニアの接着には白色が強く注意を払わなければならない．

　有色のセメントは他の実験的所見から考えても，色調の相違が色差に大きな変化を及ぼさないように感じられた．

　ブリーチ XL は有色のセメントと色差が認められることから数々の臨床結果を踏まえると，明度を上げる症例に有用であると考えられた．

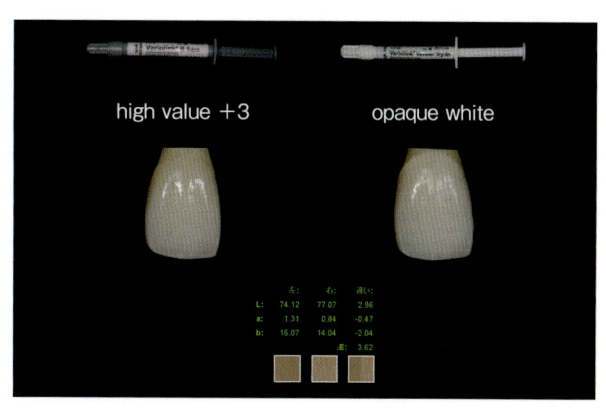

図23　Variolink II，Variolink Veneers のトライインペーストを填入し，明度を視覚的に評価できるか実験を行った．

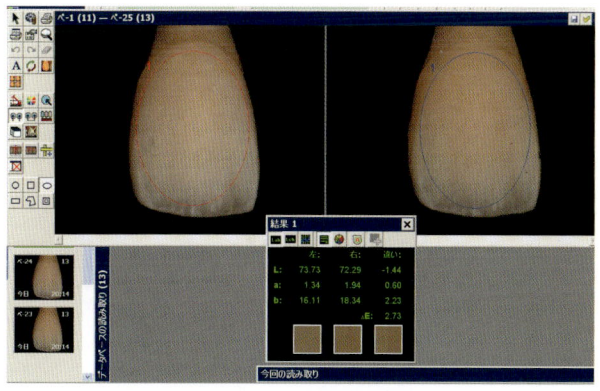

図24　また分光光度計を用い，明度の確認を行った．

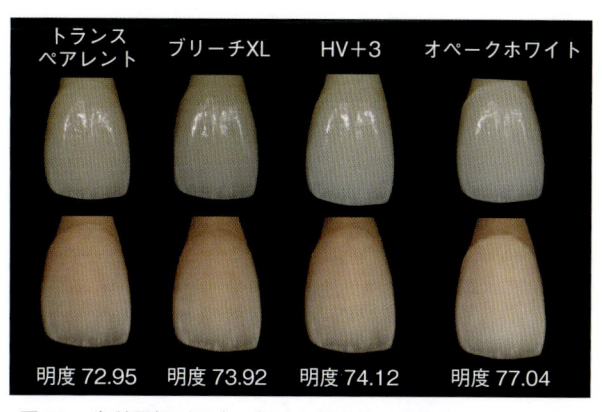

図25　歯科医師が明度の相違を視覚的に確認することが可能であった．

■接着剤の開発

　これまでの実験より，接着剤には明度が重要であることが確認できた．しかし，数多くの色調の中からトラインペーストで色調確認を行い，色調を選択するには治療時間がかかってしまう．そこで，できるだけ少ない色調のなかで色調確認を行い，素早く選択して確実に接着を行いたいと考えていた．

●所見
①各社より有色のセメントが登場しているが，実験的所見ではセメントの有色の相違により色差が出ることは少ないことから，有色，いわゆる色のついているセメントは必要ないのではないか．
②色ではなく明度が一番重要ではないかと考えるので，明度の調節が可能なセメントが望まれる．
③歯科技工士は透明色で接着することをイメージして修復物を作製していることから，色調構成としては透明色が基準となる．

　前記の実験的所見も踏まえ，「透明色」，「明度を少し上げる色調」，「明度を大きく上げる色調」の3色があれば臨床上問題なく使用できると考えた．また，明度を大きくあげる色調は，VariolinkⅡのオペークホワイトほど遮蔽性が強い必要はないと考える．この条件を具現化したものが松風社製ビューティセム ベニアとなる．

●ビューティセム ベニア（2016年現在 未発売）
　新しく開発されたビューティセム ベニア（松風）（**図26**）は，High・Medium・Lowの3種類の光重合の接着剤であり，各々のトラインペーストも準備されている．Highは透明性が低く明度は高い，Lowは透明性が高く明度は修復物の明度を維持する，Mediumは中間に位置する（**図27**）．Highは，VariolinkⅡのオペークホワイトほど透明性は低くないと思われる．

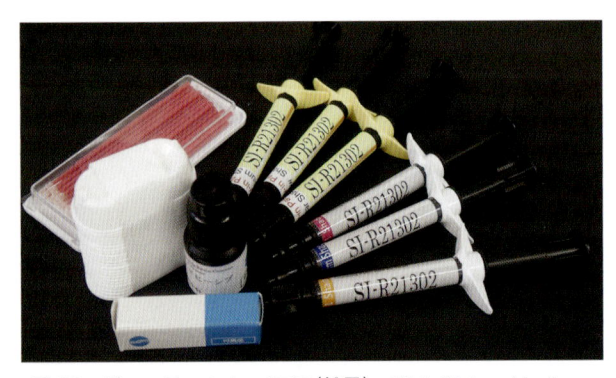

図26　ビューティセム ベニア（松風）．High-Value・Medium-Value・Low-Valueの3種類の光重合の接着剤．

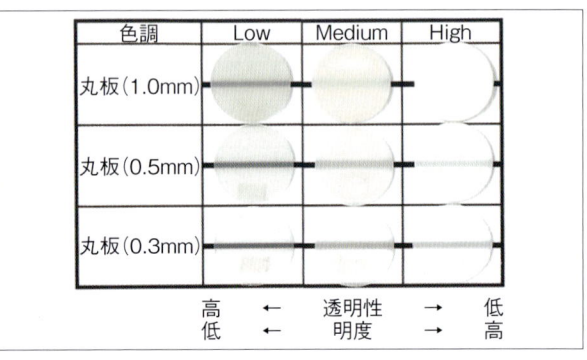

図27　ビューティセム ベニアの色調．

■実験的指針 2

　ラミネートベニアを装着し，歯科技工士のイメージ通りの色調を再現する「Low」，少し明度を上げるイメージで作成された「Medium」，そして明度を確実に上げるイメージで作成された「High」，この3種類の色調を分光光度計にて測色して特徴を把握することを目的に実験を行った．

●方法

　A1，A2，A4の支台歯模型を作製し，支台歯色の測色を行う．次にA1で作製したラミネートベニアを各色のトライインペーストにて装着し，視覚的な評価を行うとともに分光光度計にて測色した（**図28**）．

●結果

　支台歯にトライインペーストにてラミネートベニアを装着し，視覚的な分析を行ったが，支台歯色がA4の場合はセメント色の影響を受けやすく（**図29**），A1，A2では受けにくい傾向が見受けられた（**図30**）．測色結果より，支台歯A1では「Low」と「High」には4.5の色差が認められ（**図31**），支台歯A2では「Low」と「High」には7.9の色差が認められ（**図32**），支台歯A4では「Low」と「High」に26.5の色差が，「Low」と「Medium」に6.8，「Medium」と「High」に6.5の色差が認められた（**図33**）．

●結論

　・視覚的な評価と分光光度計での評価は同様であった．

　・支台歯色がA4の場合は，各セメント間で色差が認められることから，3種のトライインペーストを試適して色調の確認を行う必要がある．支台歯色がA1，A2の場合は，「Low」と「High」にて色調の確認を行う必要があることが示唆された．

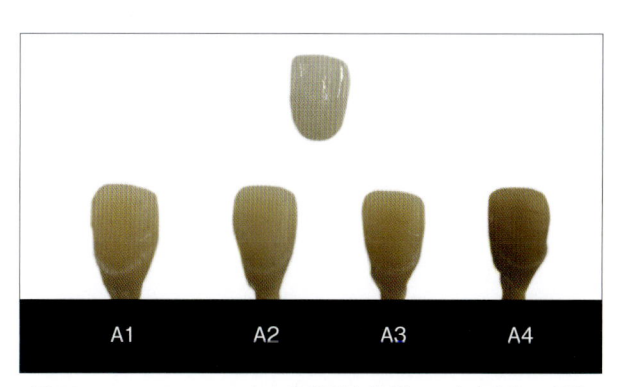

図28　A1，A2，A4の支台歯模型を作製し，支台歯色の測色を行う．次にA1で作製したラミネートベニアを各色のトライインペーストにて装着し，視覚的な評価を行うとともに分光光度計にて測色した．

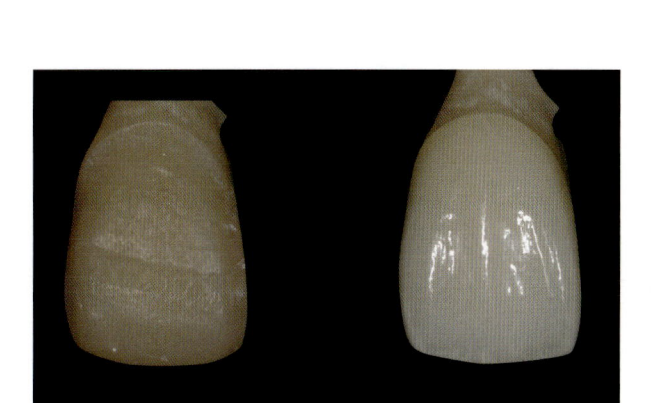

図29　支台歯色がA4の場合はセメント色の影響を受けやすい．

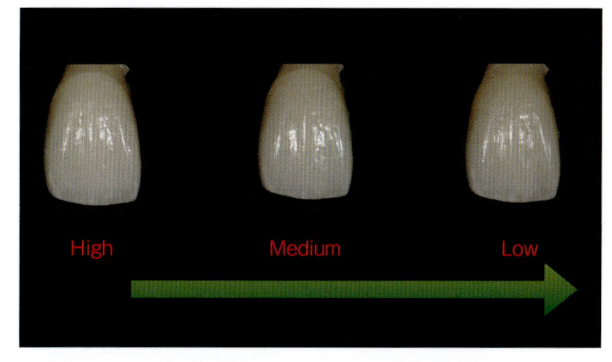

図30　A1，A2の支台歯ではセメント色の影響を受けにくい傾向が見受けられた．

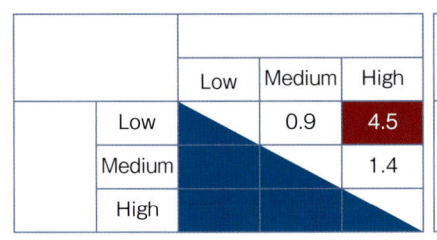

	Low	Medium	High
Low		0.9	4.5
Medium			1.4
High			

図31 各色調間の⊿E（支台：A1）.

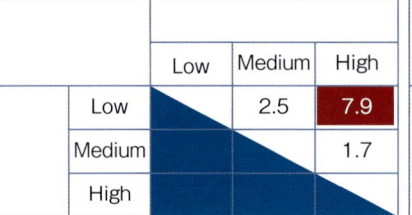

	Low	Medium	High
Low		2.5	7.9
Medium			1.7
High			

図32 各色調間の⊿E（支台：A2）.

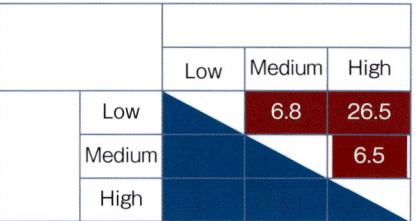

	Low	Medium	High
Low		6.8	26.5
Medium			6.5
High			

図33 各色調間の⊿E（支台：A4）.

■実験的指針3

実験的指針2により，3種のセメントを用いて色調補正が可能であることが確認できた．そこで明度を中心にセメントの色調の特徴を把握することを考えた．

●方法

分光光度計で測色した支台歯データとラミネートベニアをトラインペーストにて装着し，明度に着目して観察する．また500 μmと50 μmのレジンセメントをA3の丸い板上で測色し，ベニアセメントの明度変化を確認する．

●結果

各支台歯を分光光度計にて測色した結果，模型の明度はA1で68.6，A2で68.3，A4で51.5であった（図34）．支台歯間の色差では，A1とA4間，A2とA4間に色差が認められたが，A1とA2間では色差が認められなかった（図35）．

次に明度を縦軸，横軸に各種セメントをとり，支台歯ごとの明度の変化を見る．するとセメントにより明度が上昇していることが見て取れる（図36）．特にA4の支台歯では「Low」と「High」では6.8もの明度の上昇が認められた．また，セメントの厚みを変化させても規則性をもった明度変化を示すことが確認できた（図37, 38）．

●結論

支台歯をA1とA2で作製したが，若干の明度の相違は認められたものの色差は認められなかった．

実際の臨床においては，セメント層は厚みを薄く変化させても明度の差がうまれるセメントが望ましいと考えられる．この実験からは，セメントの厚みを薄くしても規則性をもって明度が調節できるセメントであることが確認できた．

	A1	A2	A4
L*	66.6	68.3	51.5
a*	4.0	3.1	6.5
b*	8.3	7.1	14.9

図 34　各支台歯を分光光度計にて測色した結果.

ΔE	模型 A1	模型 A2	模型 A4
模型 A1		1.2	171.1
模型 A2	1.2		177.3
模型 A4	171.1	177.3	

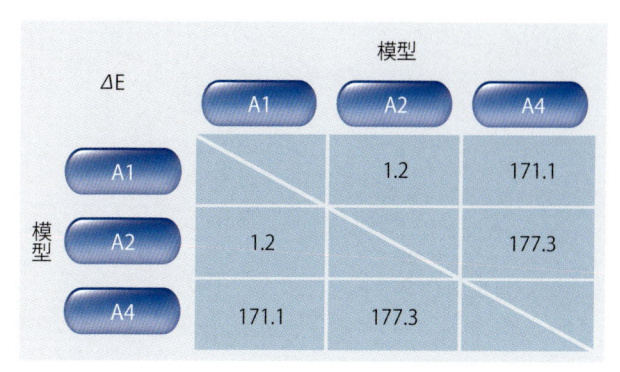

図 35　各模型間における色差．A1 と A4 間，A2 と A4 間に色差が認められ，A1 と A2 間では色差が認められなかった.

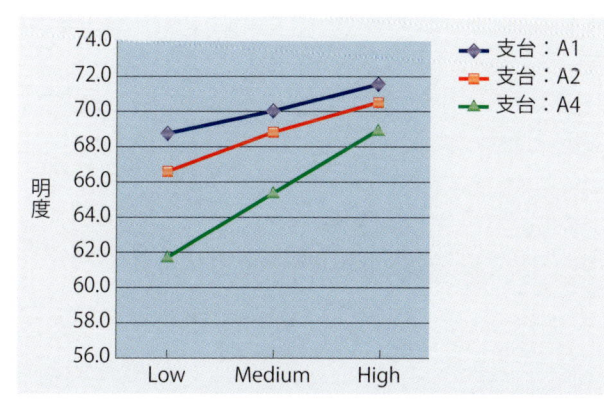

図 36　支台歯ごとの明度の変化.

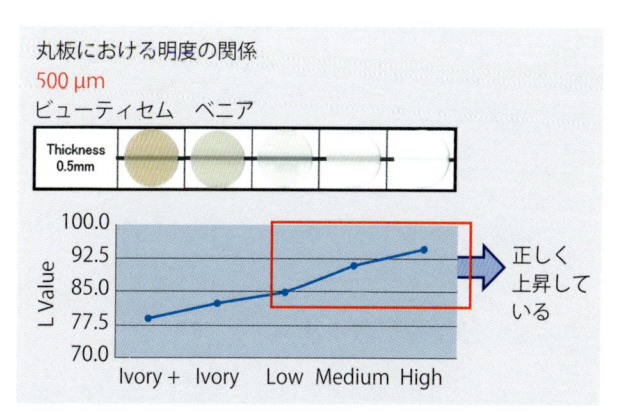

図 37　セメントの厚み 500 μm の際の明度の関係.

図 38　セメントの厚み 50 μm の際の明度の関係.

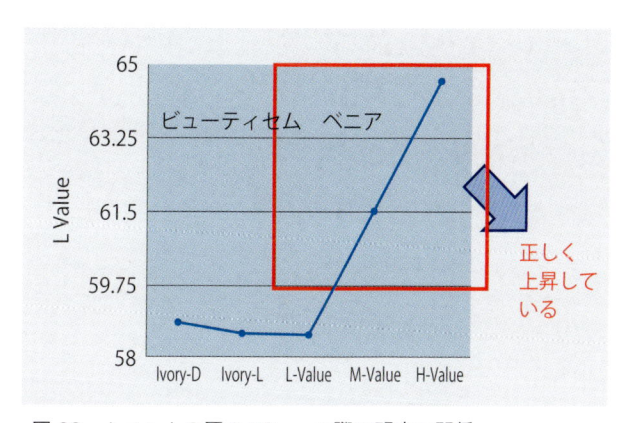

まとめ

　歯の表面を一層削除して審美的な修復が可能なラミネートベニア修復については，数多くの臨床的疑問点が出現した．しかし，各指針を吟味することにより日本人に適応したラミネートベニア修復が可能となってきた．

① ラミネートベニア修復はエナメル質の残存量が予知性に大きな影響を及ぼすことは言うまでもない．しかしながら，一般的なプレパレーションガイドどおりに形成を行えば，象牙質の大きな露出が起こることが学術的指針より確認できた.→P.159

② 日本人の天然歯を観察した学術的考察より，日本人に適応したプレパレーションガイドを学術的指針として提案した.→P.161

③ エナメル質の残存を意識すれば日本人の歯は付加的なワックスアップを行わなければならない．「付加的なワックスアップが可能な症例」がラミネートベニア修復の適応症と言ってもいいのではないだろうか．

④ エナメルの残存を考え的確な形成を行いたいが，良好な硬度をもつモックアップ材料がなかった．そこで，弾性率の低いフロアブルコンポジットレジン（BeautiCoat）を用いることで的確な形成が可能となった.→P.175

⑤ プロビジョナルの装着に関してはスポットでボンディングし，装着する手法が一般的だが，ボンディングを作用させると最終修復物の接着を阻害する可能性がある．また学術的考察より用いた材料は，色調変化を起こしてしまう．
　フロアブルコンポジットレジンである BeautiCoat は機械的な嵌合力を有し，十分にプロビジョナルとして使用可能であると考える．

⑥ 露出した象牙質は即座に被覆しなければならない．実験的指針より考察したが最適な手法が見つからなかった（P.164）．
　そこで，学術的考察より（P.177），象牙質に BeautiCoat を用いることで，マルチイオンリリース効果を期待し，象牙質保護を行っている．

⑦ 現在，クラウンのプロビジョナルの作製の際のフィニッシングライン部の作製（P.16）やラミネートベニアのプロビジョナルに BeautiCoat を用いている．
　この製品は，Ｓ−ＰＲＧフィラーを含有し，マルチイオンをリリースすることから，現存するレジン材料とは一線を画す「Esthetic（審美）」「Function（機能）」「Preventive（予防）」を完遂できる材料であると考えている（**図 39**）．

　付加的なワックスアップを意識し，日本人に適したプレパレーションガイドで形成を終えた支台歯をチェアーサイド SEM 観察システムで調べると，ほぼ全面にエナメル質の残存が認められた．つまり，フロアブルコンポジットレジンテクニックを用いれば，予知性の高い修復が可能であることが示唆された．

BeautiCoat Provisional
- Esthetic（審美）
- Function（機能）
- Preventive（予防）

図 39

フロアブルコンポジットレジンテクニックを用いたラミネートベニア修復

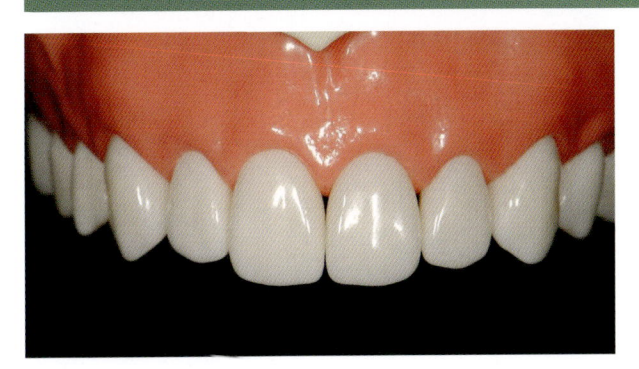

図40　術前.

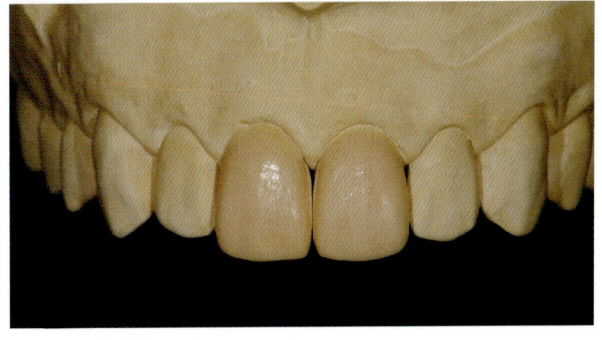

図41　診断用ワックスアップ.

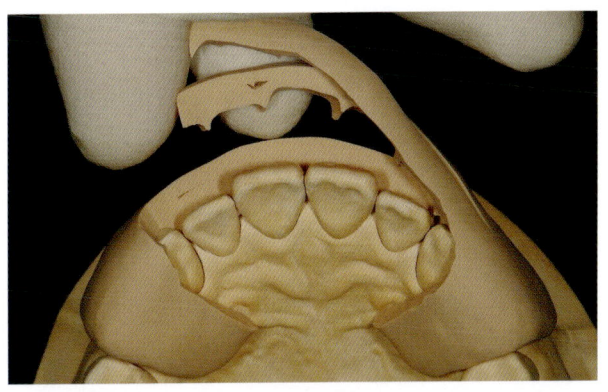

図42, 43　ノートブックテクニック.

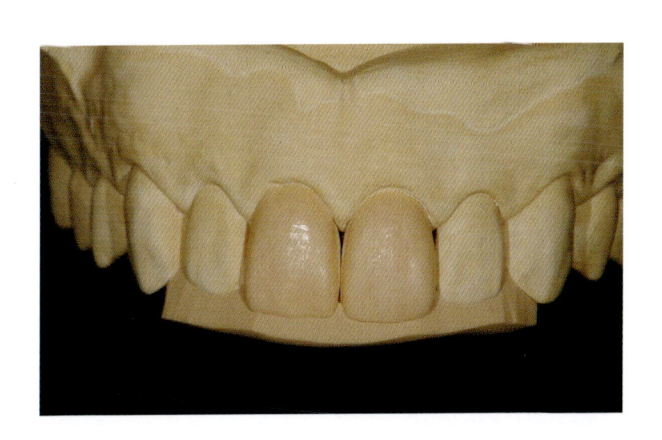

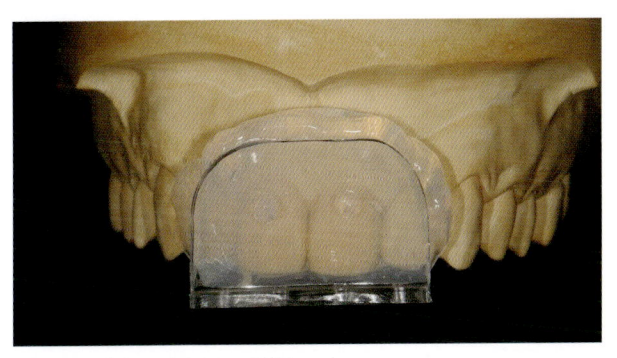

図44　グラスバイトにて印象.

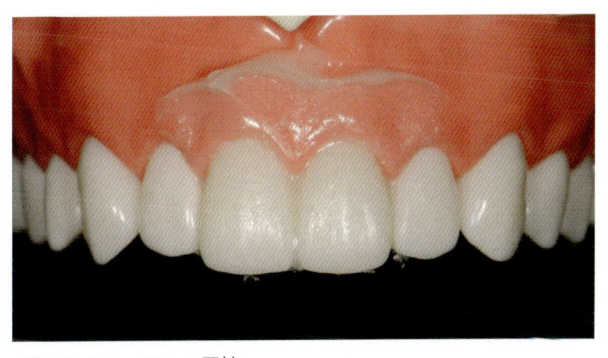

図45　BeautiCoat圧接.

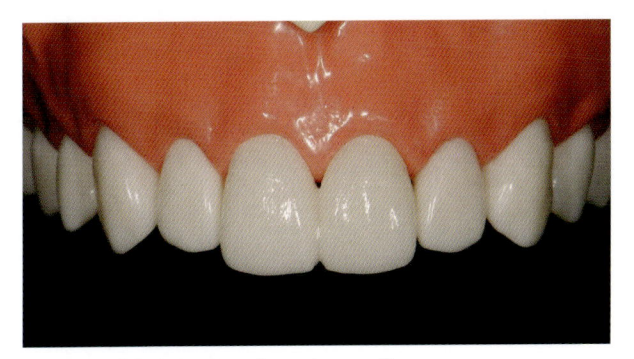

図46　プロビジョナル（モックアップ）.

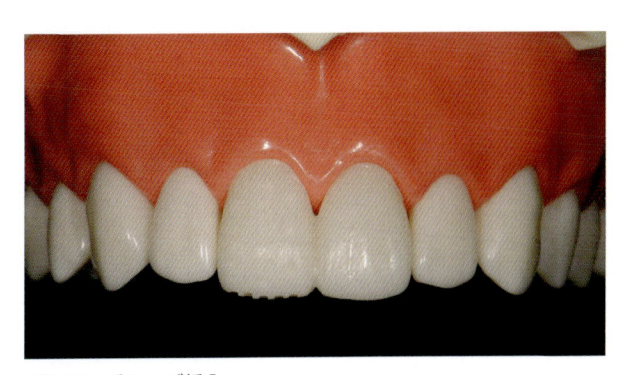

図47　グルーブ挿入.

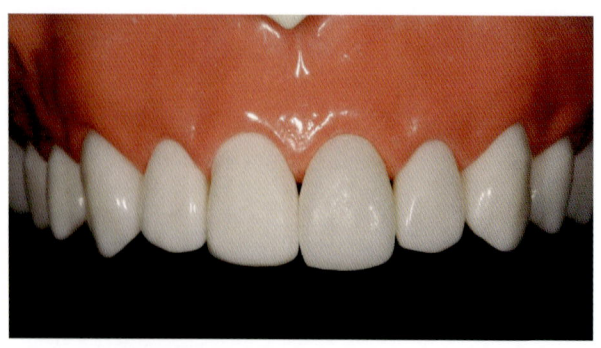

図 48　支台歯形成.

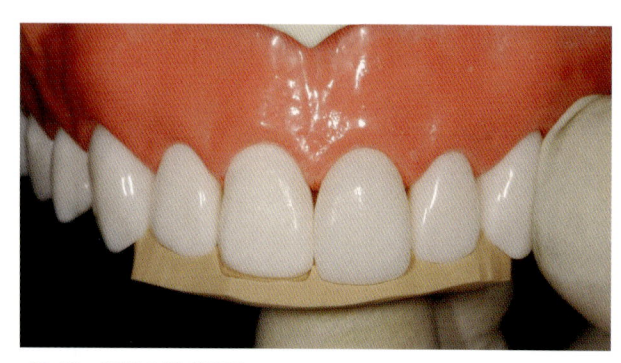

図 49　切端の形成確認.

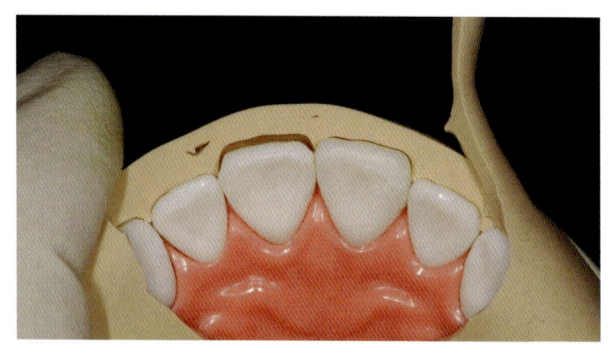

図 50　唇面の形成確認.

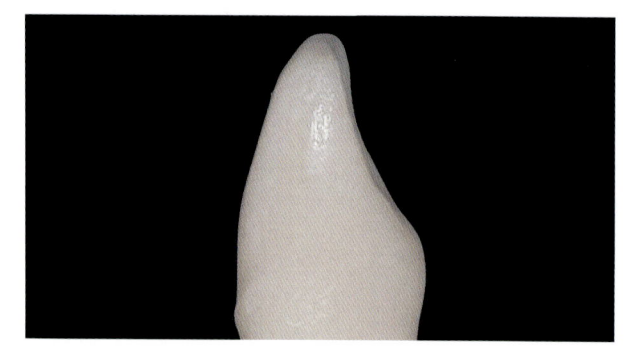

図 51　支台歯形成終了時.

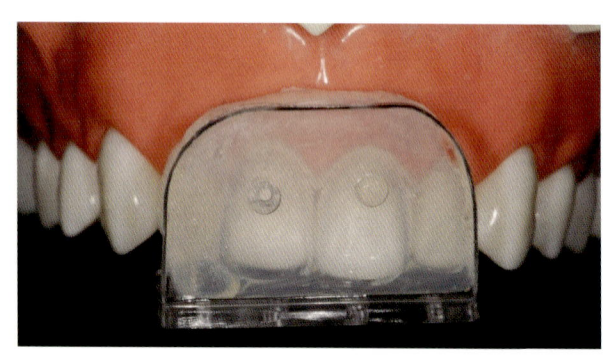

図 52　BeautiCoat 圧接.

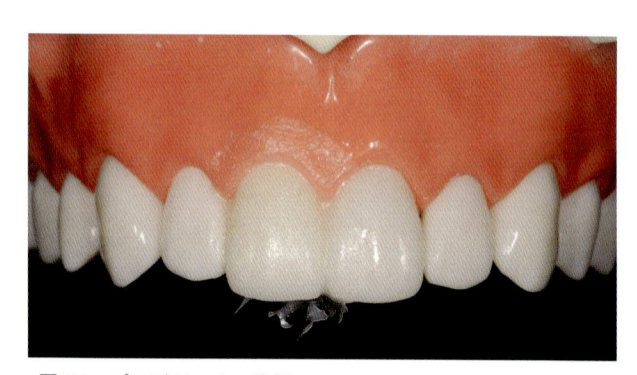

図 53　プロビジョナル作製.

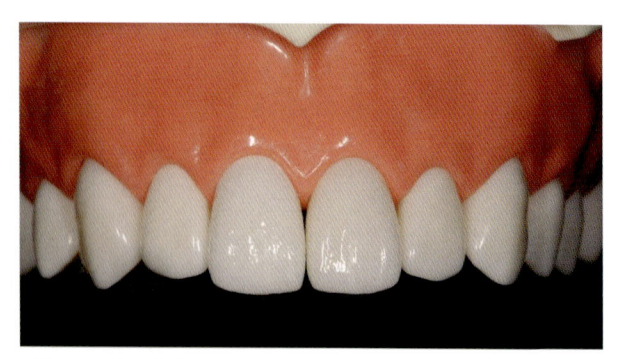

図 54　プロビジョナル完成.

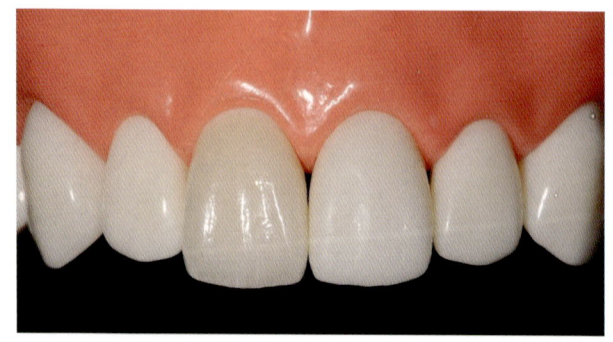

図 55　修復物装着.

7 ラミネートベニア修復症例

本項では，さまざまな状況に応じたラミネートベニア修復について症例を提示したい．

臨床的指針㉔　松風社製ビューティセム　ベニアを用いたベニア修復

　患者は30代の女性，⌐1の近心部のレジン充填の動揺と前歯部の審美修復を主訴として来院された．近心部には色調が不良なレジン充填が施されていた（**図1**）．

　口唇と中切歯も不調和であり，充填部位が特に黒変したように見受けられる（**図2**）．スマイルデザインソフトにて分析を行うと，1⌐天然歯の長径・幅径のバランスは75％であり，バランスが悪い（**図3**）．

　⌐1の天然歯形態と同様の形態を持つ1⌐が存在すると仮定して1⌐を反転すると，両中切歯間に1mm強の空間ができる（**図4**）．患者の問診から，レジン充填前は正中離開であったことを確認した．

　側貌からの観察から，切縁の上下的な位置関係は現状のまま，唇側に少し出しても問題ないように見受けられる（**図5**）．また正中の空隙を閉鎖すると長径・幅径は85％となりバランスが良くなる（**図6**）．

　そこで，付加的にワックスアップを行い，診断用ワックスアップを作製した（**図7**）．左右中切歯の歯肉縁の形態から，完全な左右対称の歯を作製することは難しいため，錯視効果を利用した修復が必要である（**図8**）．

　まずレジンを用いてプロビジョナルを作製した．顕微鏡下で既存のレジン充填材料を全て除去する（**図9**）．通常なら，作製したプロビジョナルを装着しモックアップとして利用するMethod Ⅱ（P.178）を用いるところだが，歯を少々切削すれば作製したプロビジョナルが装着できることから，両隣接面，歯頸部，切縁を切削し，プロビジョナルの装着が可

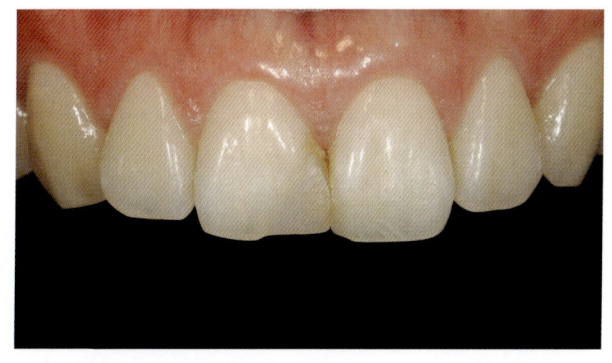

図1　患者は30代の女性，⌐1近心部のレジン充填の動揺と前歯部の審美修復を主訴として来院．

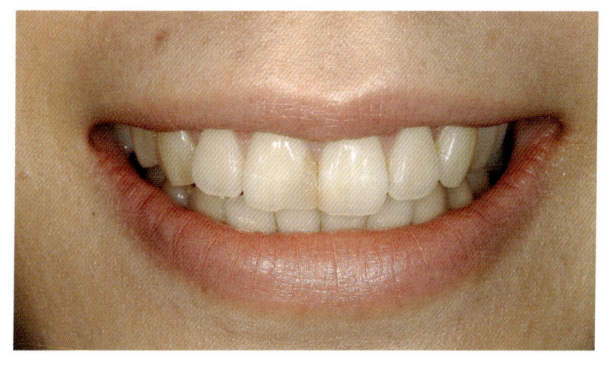

図2　口唇と中切歯も不調和であり，充填部位が特に黒変したように見受けられる．

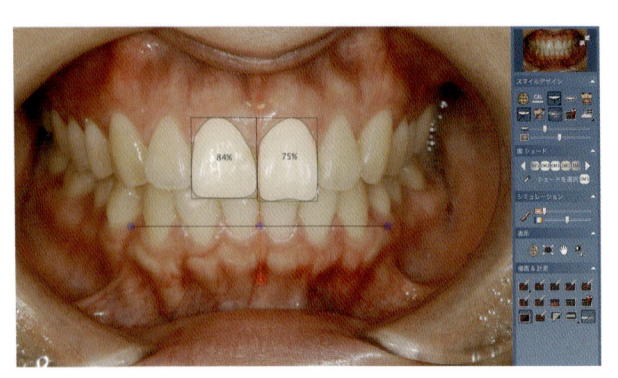

図3 スマイルデザインソフトの分析では，┃1 天然歯の長径・幅径が 75% でバランスが悪い．

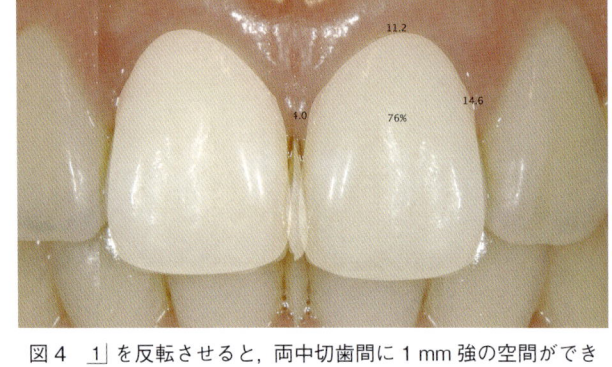

図4 ┃1 を反転させると，両中切歯間に 1 mm 強の空間ができる．患者に問診すると，以前は正中離開であったという．

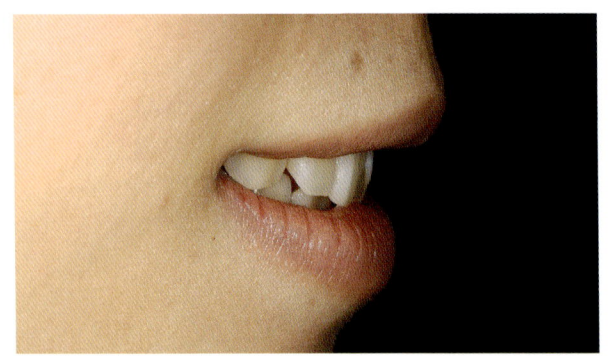

図5 側貌からの観察からは，中切歯唇面を唇側に少し出しても問題ないように見受けられる．

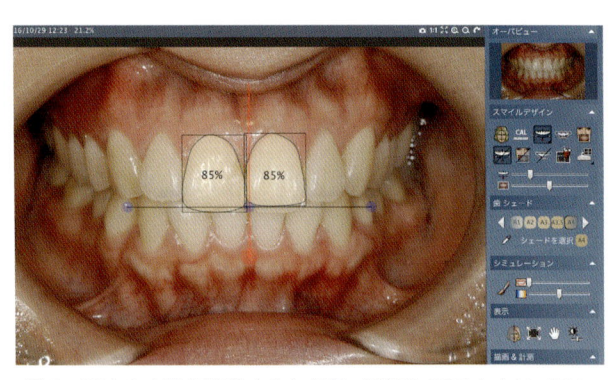

図6 正中の空隙を閉鎖すると長径・幅径は 85% となりバランスが良くなる．

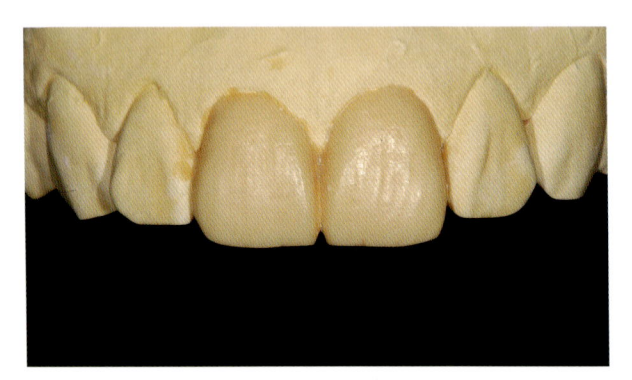

図7 唇面に付加的なワックスアップを行い，診断用ワックスアップを作製した．

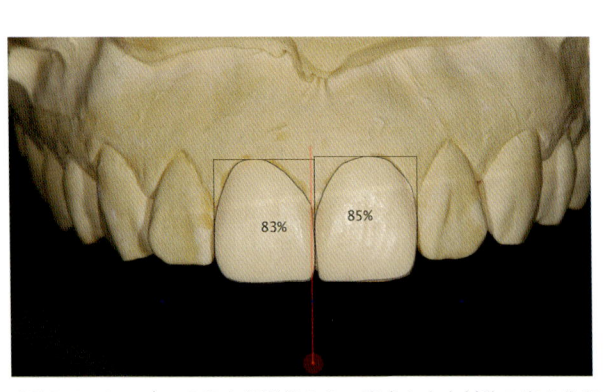

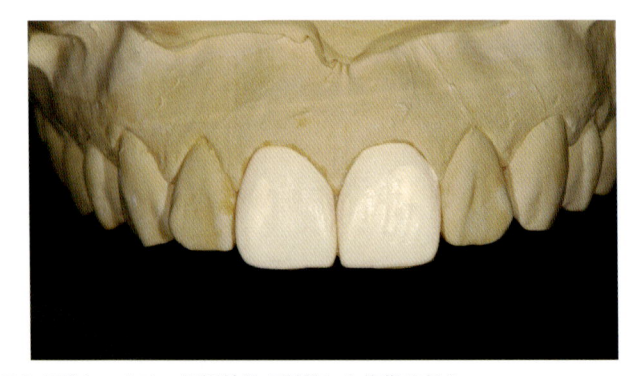

図8-1，2 1┃1 の歯肉縁形態から，完全な左右対称の歯を作製することは難しいため，錯視効果を利用した修復を行う．

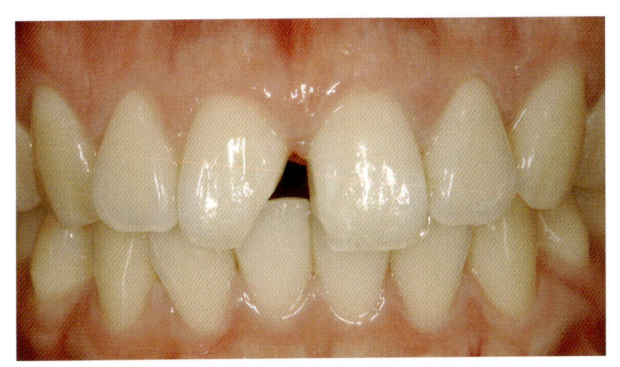

図9 顕微鏡下で既存のレジン充塡材料を全て除去する.

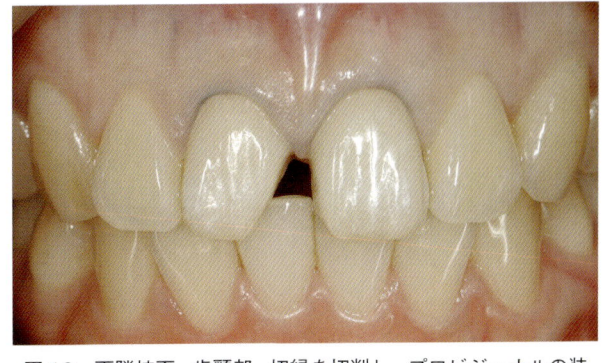

図10 両隣接面,歯頸部,切縁を切削し,プロビジョナルの装着が可能なことを確認して形成を終えた.

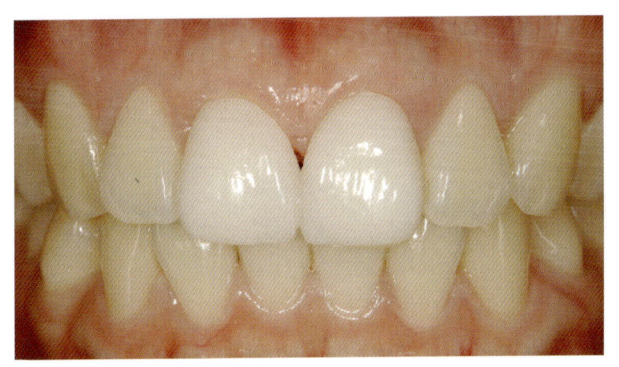

図11 プロビジョナルを装着.

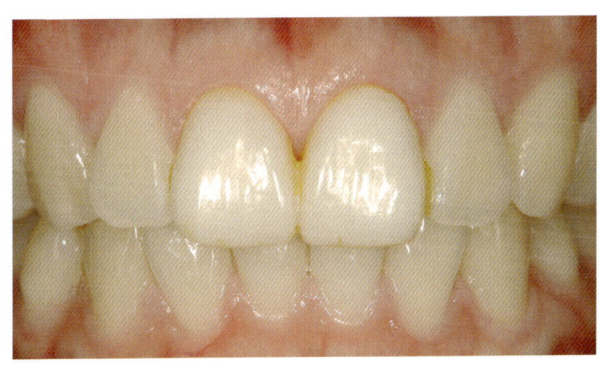

図12 プロビジョナルは弾性のあるレジン材料のため,着色しやすいが,表面にコーティング剤を塗布することで着色をなるべく防いでいる.

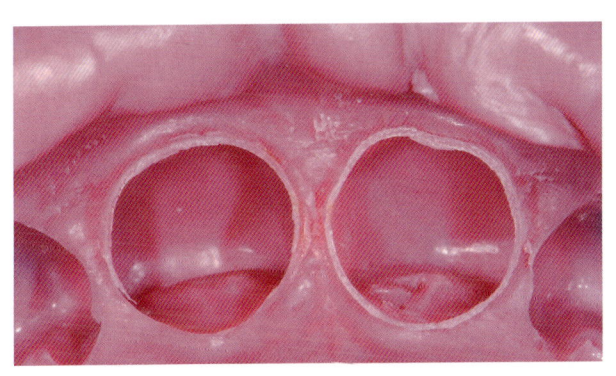

図13 シリコン印象材の2回法にて印象採得を行う.

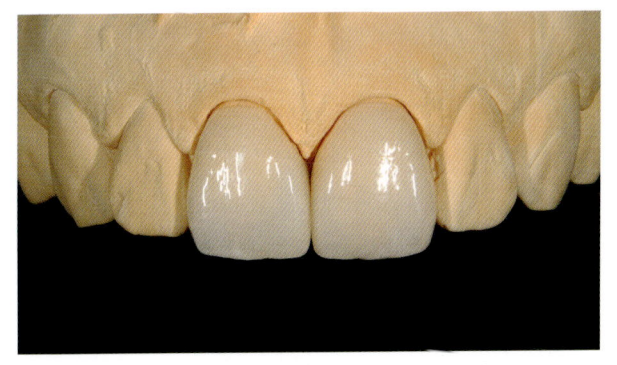

図14 ステイン技法により作製したプレスタイプのセラミックス.

能なことを確認して形成を終えた(**図10**).プロビジョナルを装着し(**図11**),破折や脱離などがないか,経過観察を行う.

弾性のあるレジン材料であるため,香辛料の摂取などで着色しやすいように感じるが,現在は表面にコーティング剤を塗布することで着色をなるべく防いでいる(**図12**).

精密な印象採得を採るため,シリコン印象材の2回法にて印象採得を行った.ボディーに用いた印象材が表面に見えることなくフローの良好なシリコンが一面に流れていることが見て取れる(**図13**).

支台歯色も美しく,支台歯色を遮蔽する必要がないことから,ステイン技法を用いたプレスタイプのセラミックスを作製した(**図14**).

　チェアーサイド SEM 観察システムにより形成面の確認を行ったところ，両側中切歯共に唇側面全面にエナメル質が残存していることが確認できた（**図15-1, 2**）．しかし，両側中切歯近心面には象牙質の露出が認められる（**図15-3〜6**）．右側は術前のレジン充塡が原因と考えられるが，左側中切歯近心面は歯頸部の立ち上がりの部分と切端隅角の丸めた部分に象牙質が認められた．

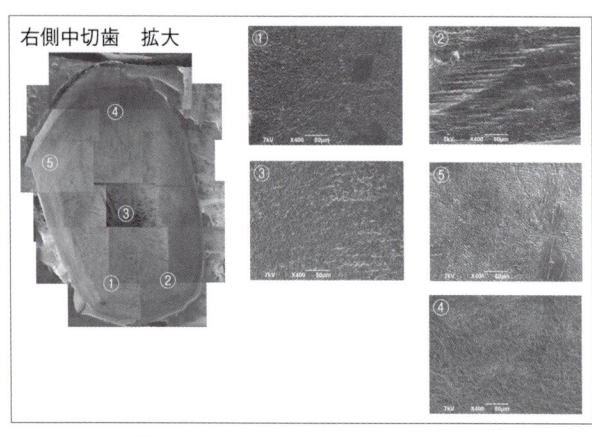

図15-1　右側中切歯．各部の拡大図（×400）よりエナメル小柱状の5〜8μmの突起部が認められることから，エナメル質が露出しているものと考えられる．

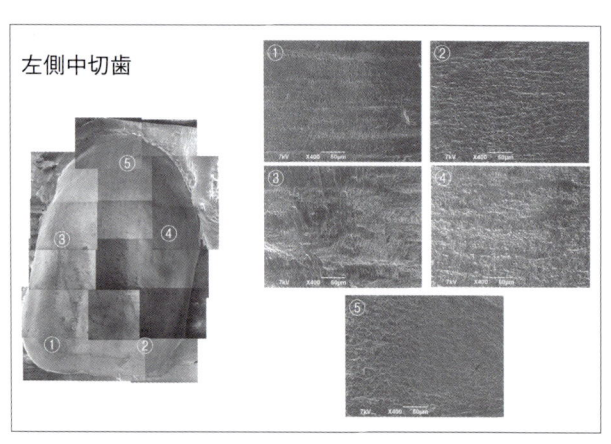

図15-2　左側中切歯．右側中切歯と同様にエナメル質のみが露出しているものと判断される．

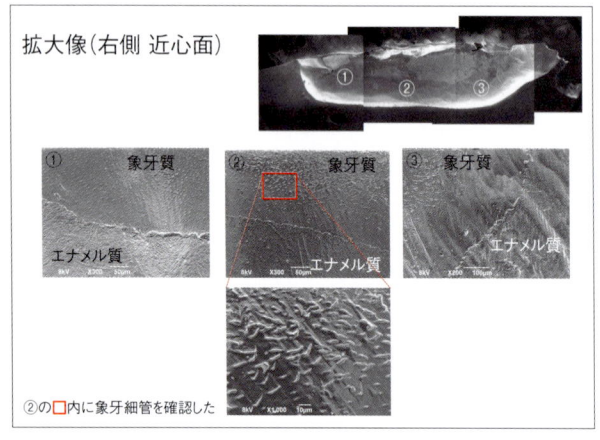

図15-3　右側中切歯近心面の拡大像．

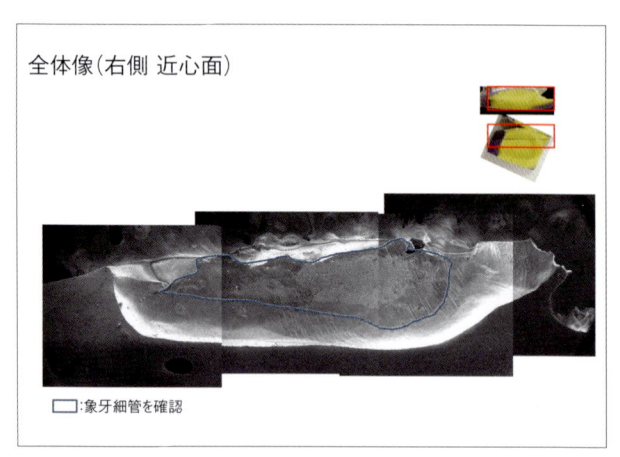

図15-4　右側中切歯近心面の全体像．

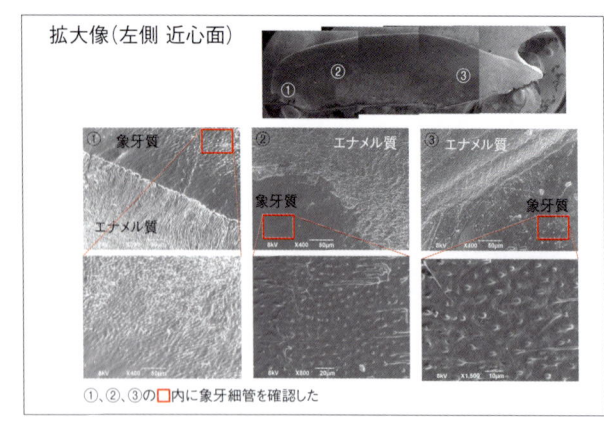

図15-5　左側中切歯近心面の拡大像．

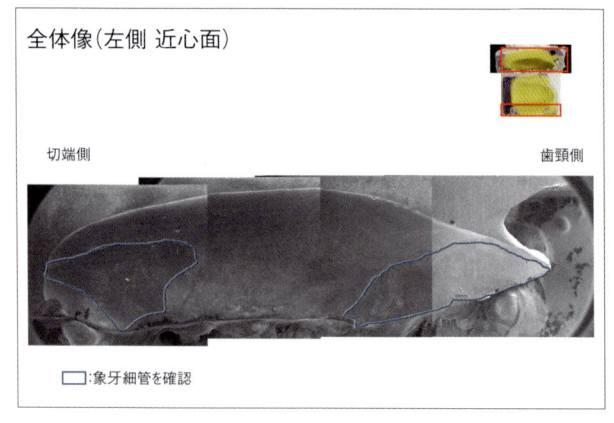

図15-6　左側中切歯近心面の全体像．

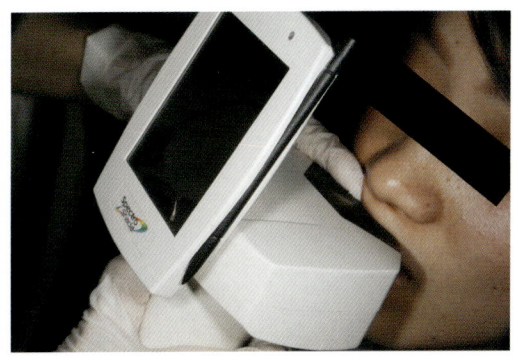

図16　歯科用分光光度計を用いて，ビューティセム ベニアのトライインペーストの色調を確認する．

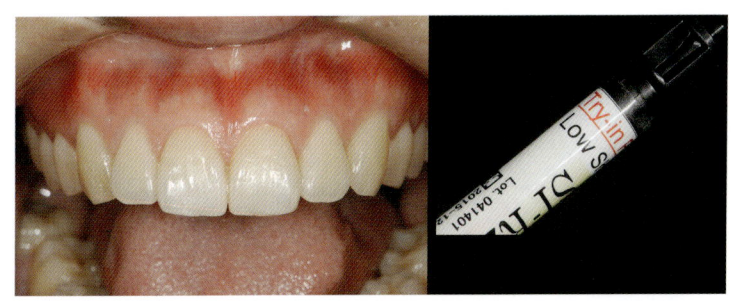

図17　3種の明度コントロールが可能なペーストを充填し，色調確認を行う．

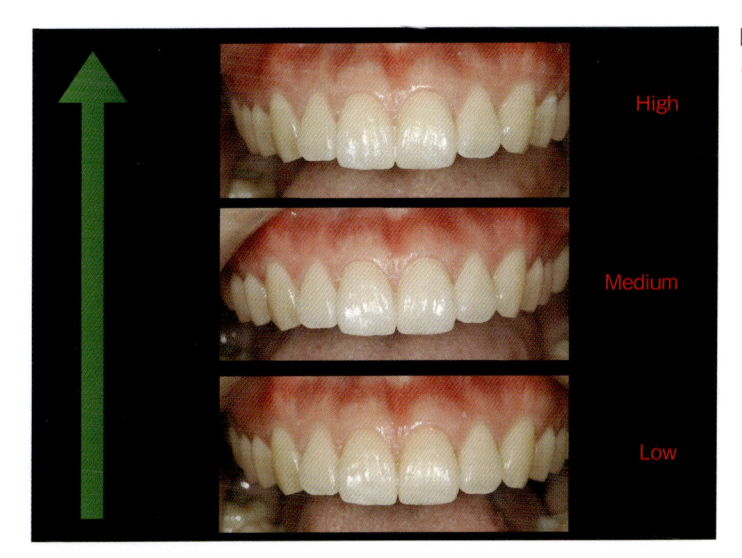

図18　少し明度が上がるmediumのペーストが最も審美的であった．

　歯科用分光光度計を用いて，ビューティセム ベニアのトライインペーストの色調を確認する（**図16**）．3種の明度コントロールが可能なペーストを充填し，色調確認を行ったところ（**図17**），少し明度が上がるmediumのペーストが最も審美的であった（**図18**）．左右の中切歯の色差がΔEが0.33と極めて色調が一致していることを確認する（**図19**）．また歯科技工士の色調のイメージと同様の色調であることから（**図20**），mediumに決定した．

　強い酸を用いると象牙質が露出し，象牙質を痛めてしまうことから，象牙質を損傷することのない酸（エナメルコンディショナー）にて表面の処理を行った（**図21**）．流水で洗い流したところ，1|歯頸部付近のみ白濁が認められなかったものの，表層は全域で白濁が認められ，エナメル質の残存が認められた（**図22**）．接着を行い，審美的な修復ができた（**図23**）．術後の1年半後でも大きな変化は見受けられない（**図24，25**）．

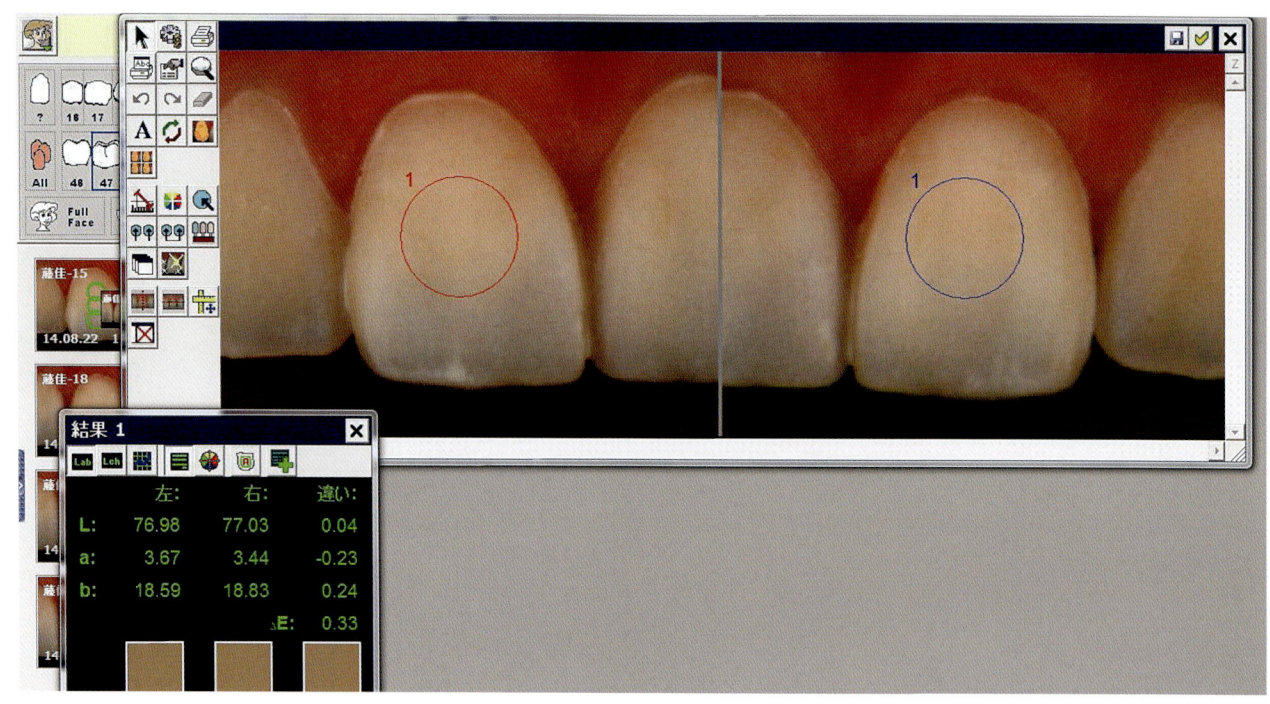

図19　1|1 の色差が ΔE が 0.33 であり，色調が極めて近似している.

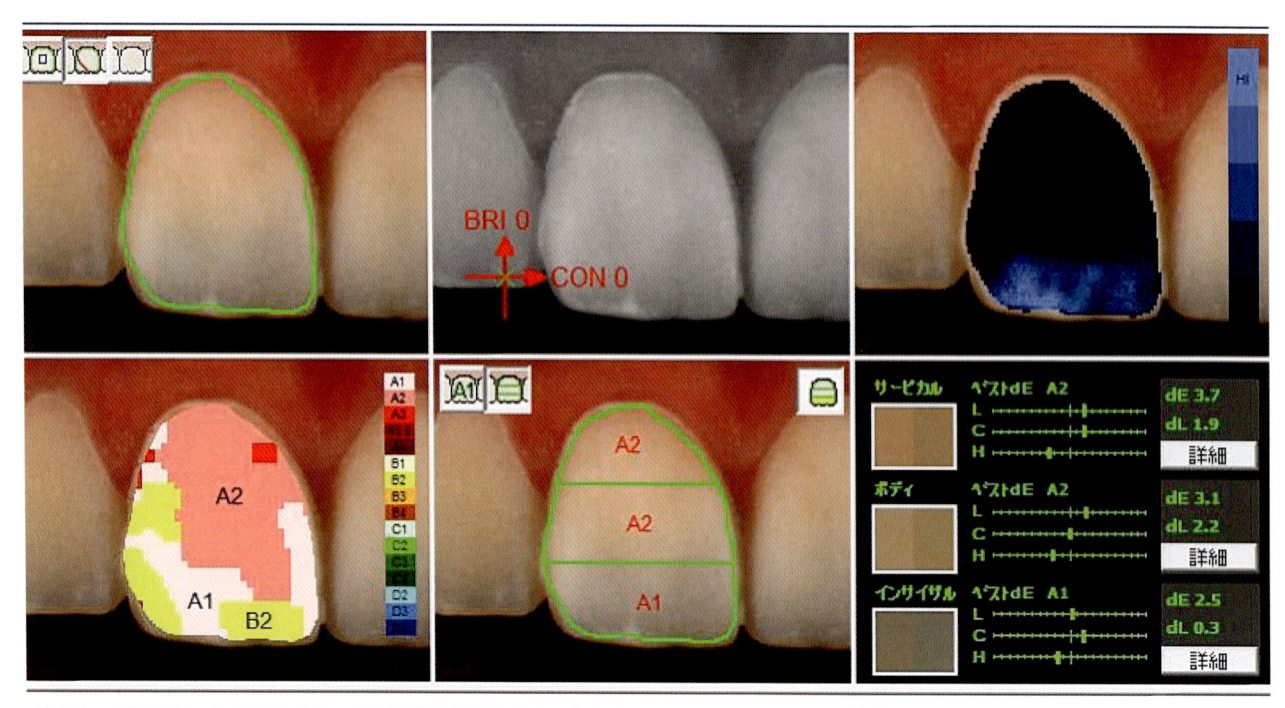

図20　歯科技工士の色調のイメージと同様の色調であることから，ペーストは medium に決定した.

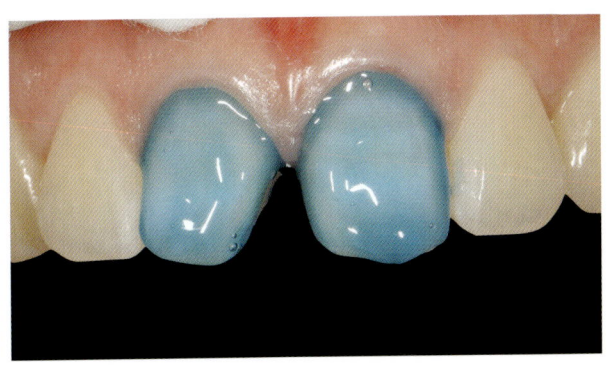

図21 象牙質を損傷することのない酸（エナメルコンディショナー）で表面処理を行う.

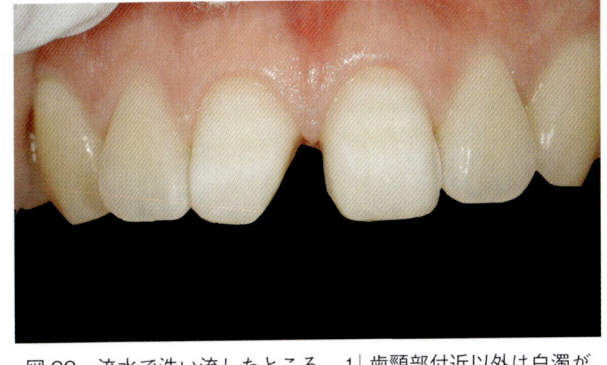

図22 流水で洗い流したところ，1｜歯頸部付近以外は白濁が認められ，エナメル質の残存が認められた.

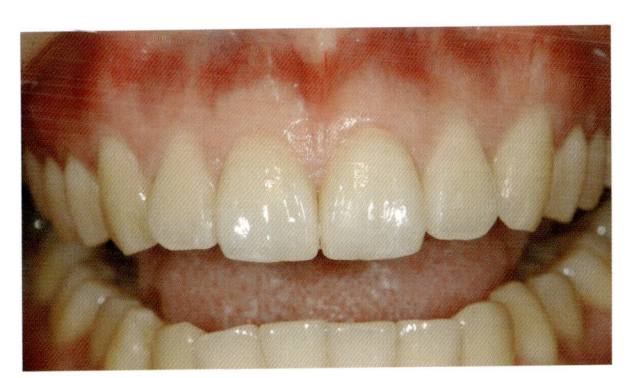

図23 最終修復物を接着.

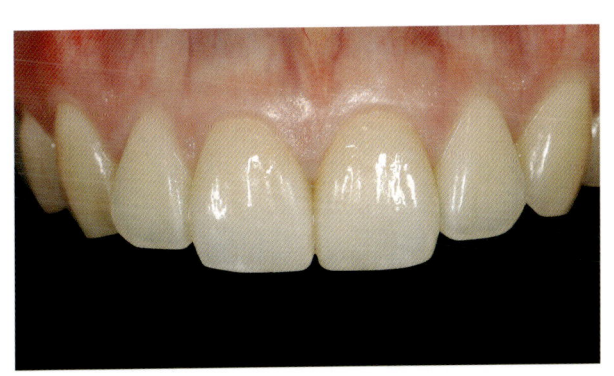

図24 術後の1年半後でも大きな変化は見受けられない.

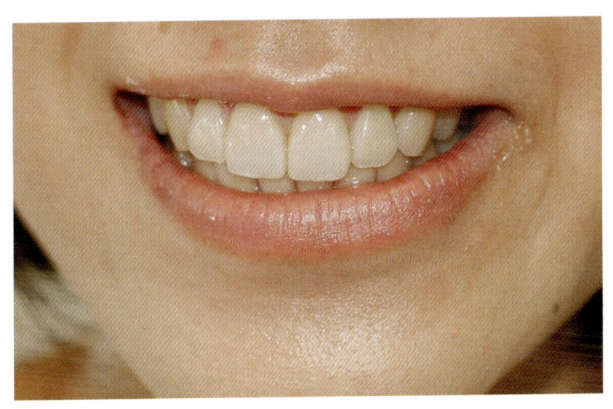

図25 口唇との関係も良好である.

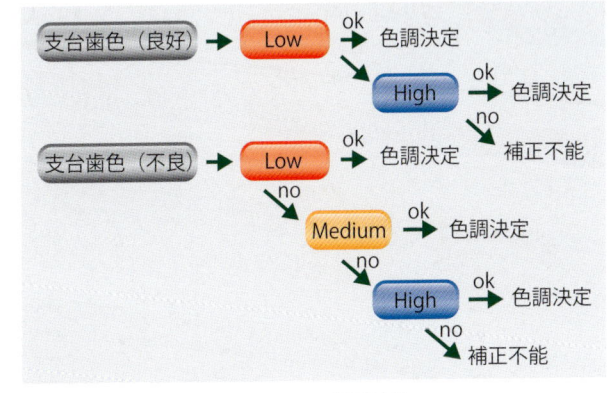

図26 ビューティセム ベニアの選択方法.

●結論

　歯科医師は接着剤の色調を吟味しなければならないが，本症例で用いたビューティセム ベニアは適切に色調補正が可能であると考えられた.

　支台歯の色調が良好な場合はまず low で試適する. 大きな変化がない場合には high を入れて観察する. 支台歯色が不良な場合は，まず low で試適し，medium から high と順次観察することが望ましい（図26）.

　完成したラミネートベニアの明度を下げたいということは少ないと思われるが，もし下げたい場合は有色のセメントを使用することも視野に入れる.

臨床的指針㉕　ラミネートベニアの機能的なプロビジョナルレストレーション

　ラミネートベニア修復におけるプロビジョナルの主な目的は審美的な回復であり，プロビジョナルの本来の目的である破折，脱離，セメントの流出などの機能面の観察はできなかった．しかし，ラミネートベニアにおいても機能的な要件を満たすプロビジョナルレストレーションとして使用できる材料が必要である．

　一般的な手法として診査・診断を行い，術前に作製した診断用ワックスアップから術後の状態を把握し，プロビジョナルにて確認を行っていく．

　本症例は顎関節症の患者に臼歯部の咬合状態を修復物にて確立し，前歯部の誘導路の確保の目的で ⌊3 にはオールセラミックス，3⌉ にはラミネートベニアにて修復する予定とし診断用ワックスアップを作製した（**図27**）．

　次に 3⌉ には BeautiCoat で作製したプロビジョナルを装着する（**図28**）．しかし経過観察の期間に脱離，破折を繰り返し（**図29**），また顎運動と調和していないことが観察された（**図30**）．下顎運動機能装置を用いて顎運動を観察するとともに（**図31**），プロビジョナルとして装着した BeautiCoat の状況から 3⌉ のラミネートベニア修復は行わないこととした．

　⌊3 の舌面形態の変更により 3⌉ をもとの天然歯形態としたことで，個性として正常な咬合関係が認められたと考えている（**図32, 33**）．

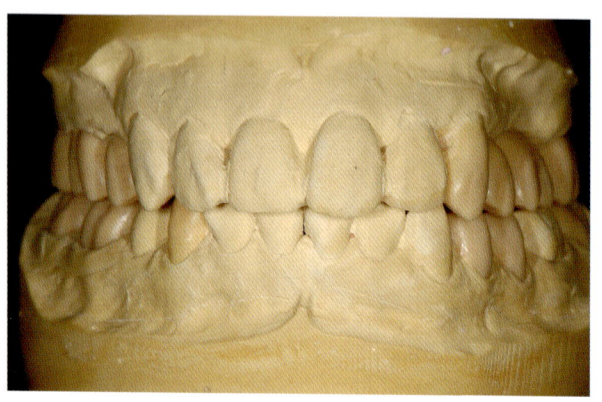

図27　前歯部の誘導路確保を目的として，⌊3 にオールセラミックス，3⌉ にラミネートベニアを予定して診断用ワックスアップを作製した．

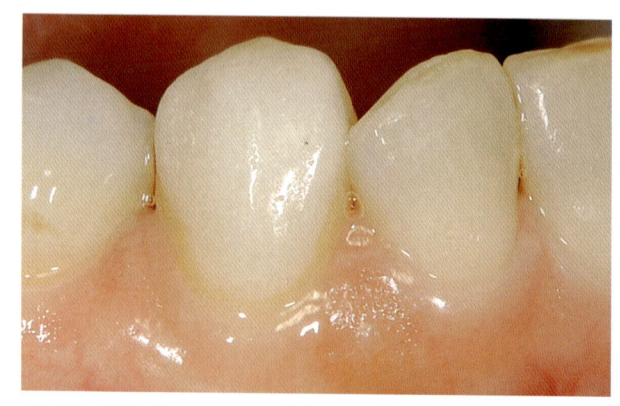

図28　3⌉ に BeautiCoat で作製したプロビジョナルを装着．

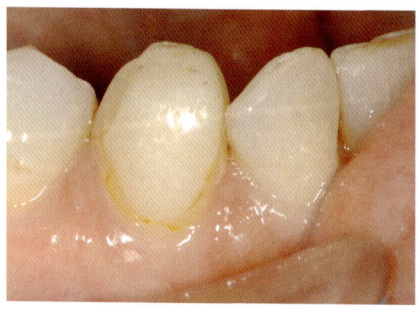

図29　しかし経過観察期間中に脱離，破折を繰り返した．

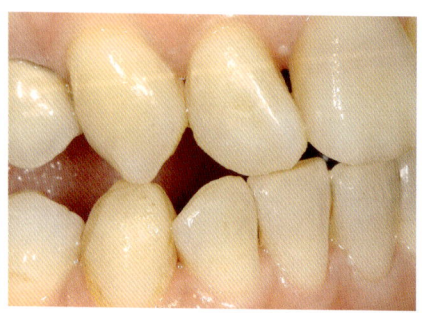

図30　顎運動と調和していない．

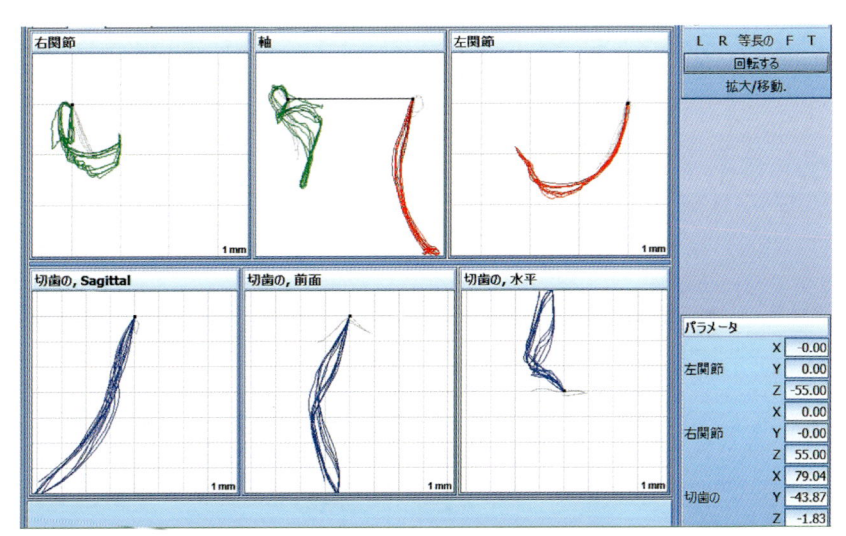

図31　下顎運動機能装置を用いて顎運動を観察する.

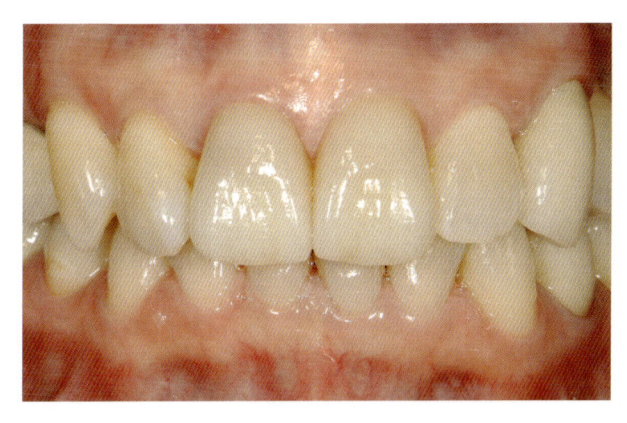

図32　|3 の舌面形態の変更により 3| を元の天然歯形態としたことで, 個性として正常な咬合関係が認められた.

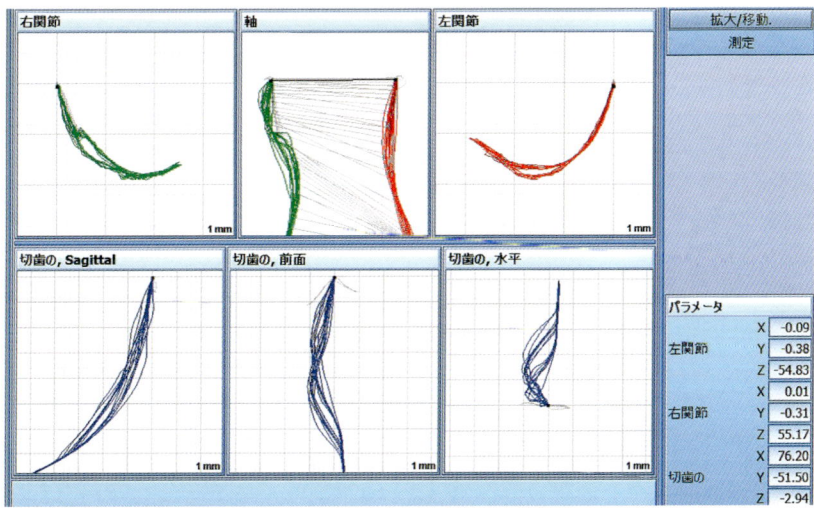

図33　術後の下顎運動機能装置による顎運動の観察. 決して良好とは言いがたいが個性正常咬合になったと観察できた.

●結論

　本症例においてはプロビジョナルの材料として用いた付加的な BeautiCoat が, 咬耗, 破折, 脱離により顎運動を把握するための指標として使用できることが示唆された.

　下顎前歯部の犬歯において付加的なワックスアップが可能な場合は, 犬歯のラミネートベニア修復が顎運動に適したものであるかの診断に用いることができる材料であると考える. これまで, プロビジョナルの本来の目的である咬合関係の確認が可能な材料がなかったが, 本製品は十分に機能的な状態を把握できる材料であると思われる.

臨床的指針㉖　ラミネートベニアにおける機能的な要件を満たした プロビジョナルレストレーション

　患者は20代の女性，上顎中切歯の歯間離開が気になるということで来院された（図34）．口元の状態から　1|1　の切端の方向に左右差があることが確認できる（図35）．正面像より，下顎は深く噛み込みこんでいる様相が見受けられる（図36）．ブラックマスクから，1|1 切端の透明感は強く，長径と幅径のバランスは不良であることがわかる（図37）．また，3|2 3 のファセットと 2| 切端の粗造感が見受けられる（図38）．側方運動においてファセット面を追っていくと，ラミネートベニア修復を行った場合，中切歯を滑走することが考えられるため，プロビジョナルにて経過を観察したいと考えた．

　まず|2 近心面は単層充填にてレジン充填処置を行った（図39, 40）．資料採得として，瞳孔線と平行に採得したエステティックジグで審美的な平面の確認を行う（図41）．口腔内にファセットが見受けられたことから，フェイスボウトランスファーを行い，機能的な状態も確認する（図42）

　模型上で診断用ワックスアップを作製する（図43）．エナメル質の薄そうな歯であることから付加的にワックスアップをすることとラミネートベニアと歯の界面に滑走面がこないことに注意した（図44）．

　診断用ワックスアップを模倣したプロビジョナルの作製を BeautiCoat を用いて行う（図45, 46）．試適すると若干大きな歯になっているものの（図47），スマイルラインは顔貌に調和し（図48, 49），切端の若干の延長は審美的にも問題がないようであった（図50）．

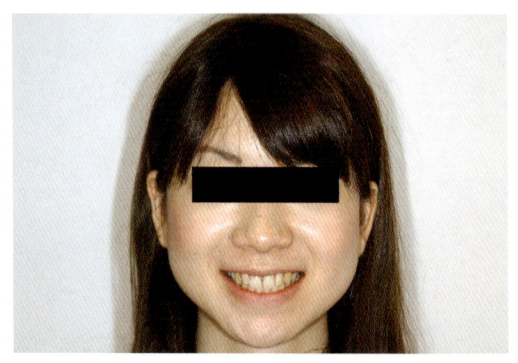

図34　患者は20代の女性，上顎中切歯の歯間離開が気になるとのことで来院.

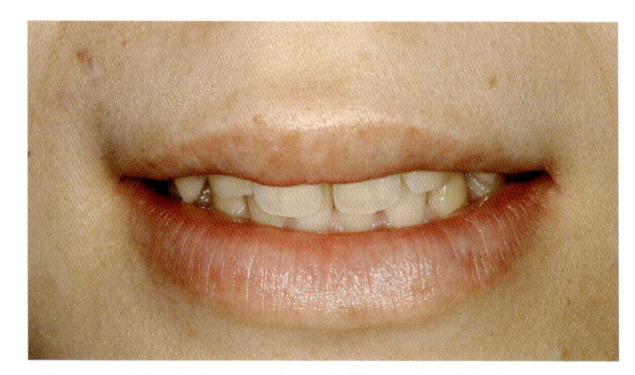

図35　口元の状態から 1|1 の切端の方向に左右差がある.

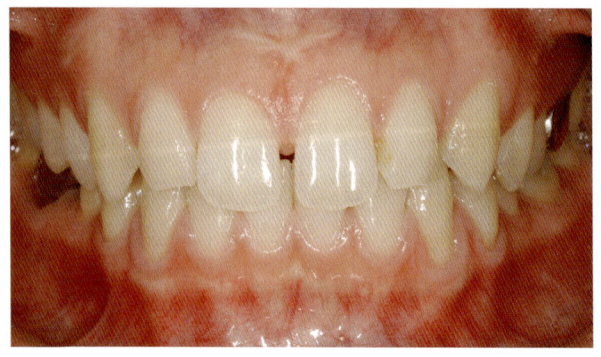

図36　下顎は深く噛み込みこんでいる.

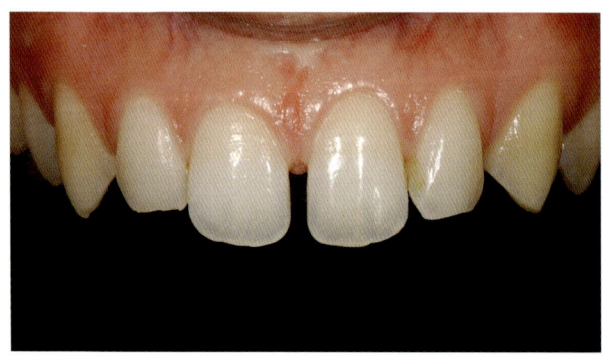

図37　1|1 切端の透明感は強く，長径と幅径のバランスは不良である.

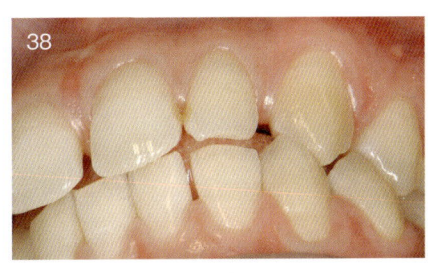
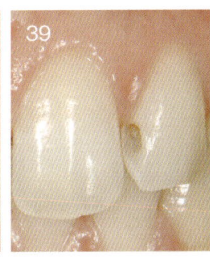
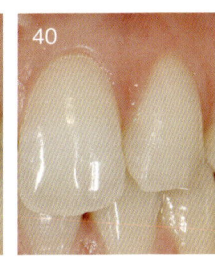

図38 ⎣2 3 のファセット.

図39, 40 ⎣2 近心面を単層でレジン充塡処置を行った.

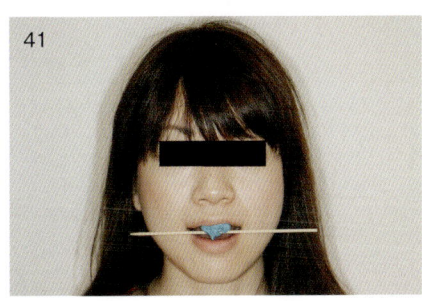
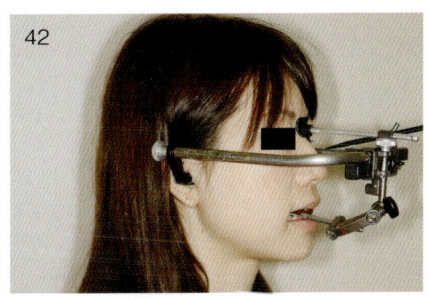

図41 瞳孔線と平行に採得したエステティックジグで審美的な平面の確認を行う.

図42 フェイスボウトランスファー.

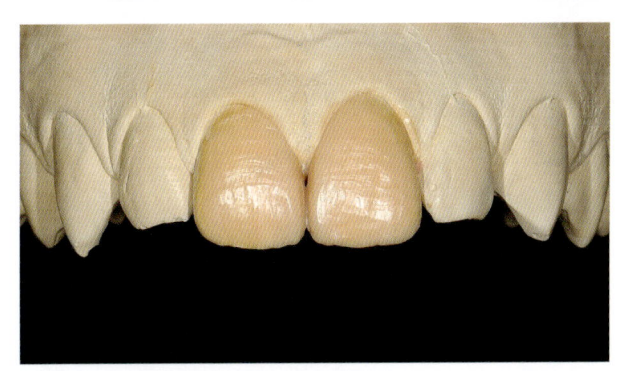

図43 診断用ワックスアップの作製.

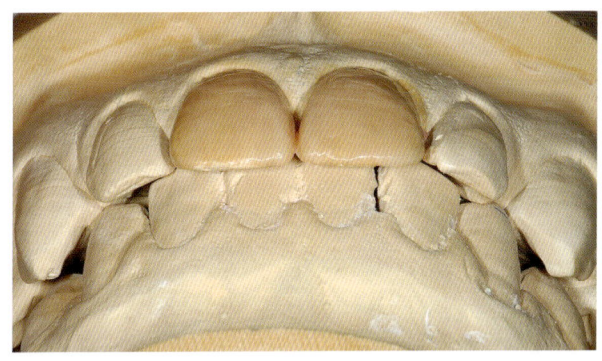

図44 付加的にワックスアップを行い,また滑走面がラミネートベニアと歯の界面にこないように注意した.

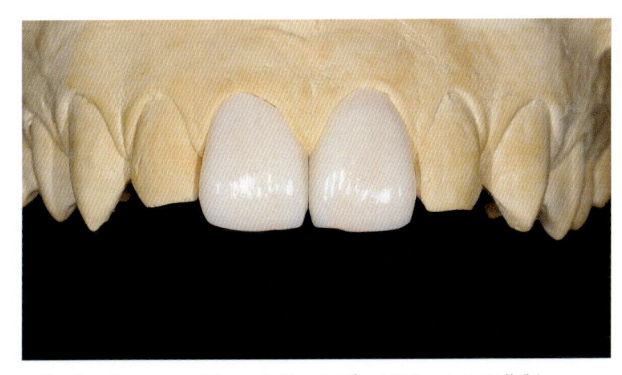
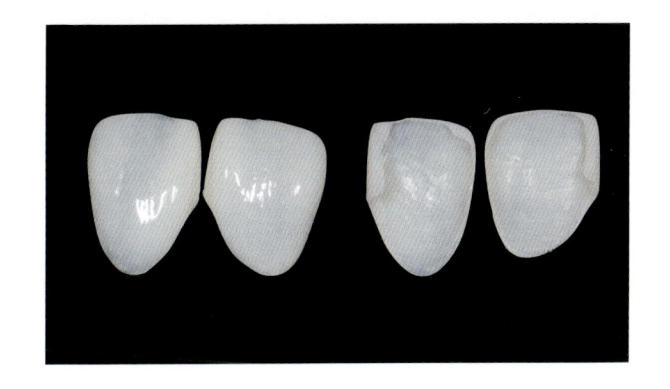

図45, 46 BeautiCoat を用いてプロビジョナルを作製.

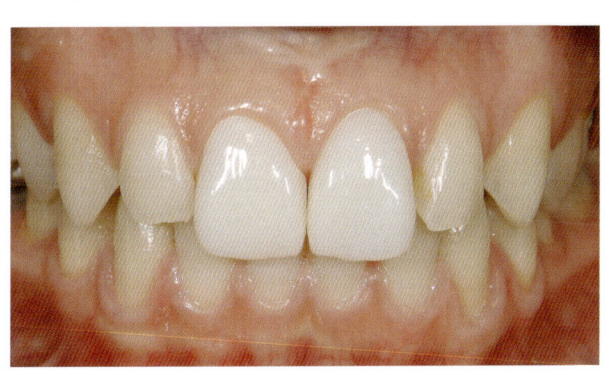

図47 プロビジョナルを試適.

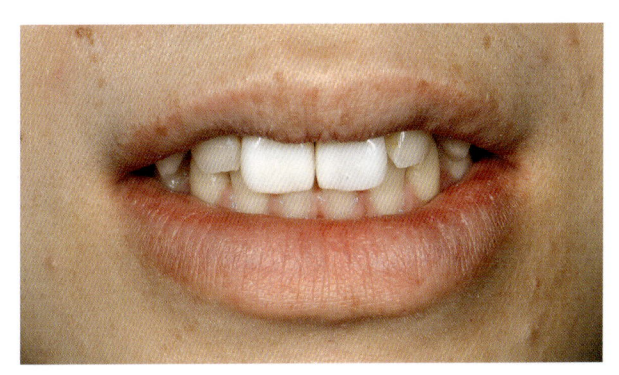

図48 プロビジョナルの口唇と調和している.

207

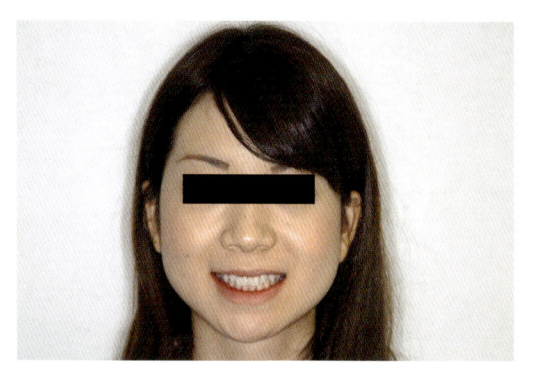

図49　顔貌とも調和している.

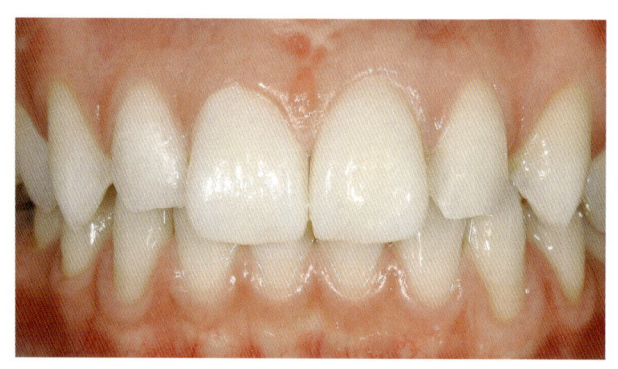

図50　切端を若干延長しているが，審美的に問題ないようであった.

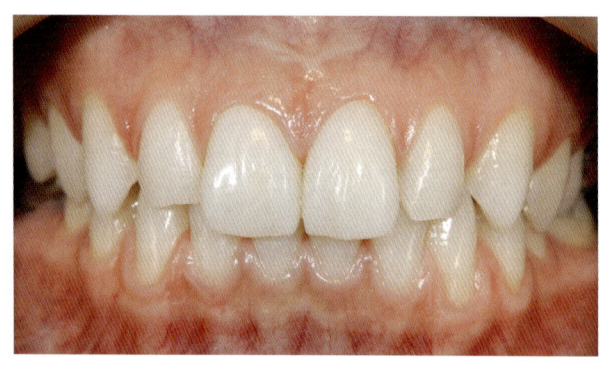

図51　機能的にも問題なく，1カ月が経過した.

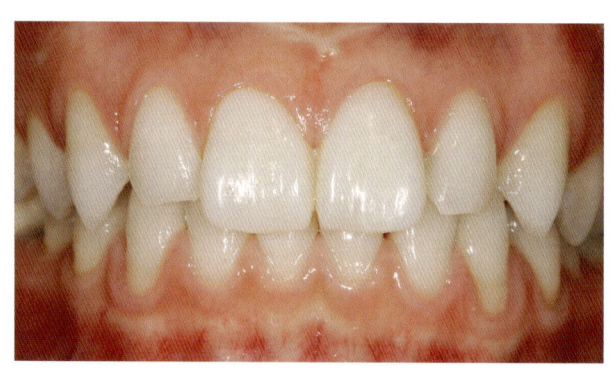

図52　審美的にも満足されたことから直接モックアップとして使用した.

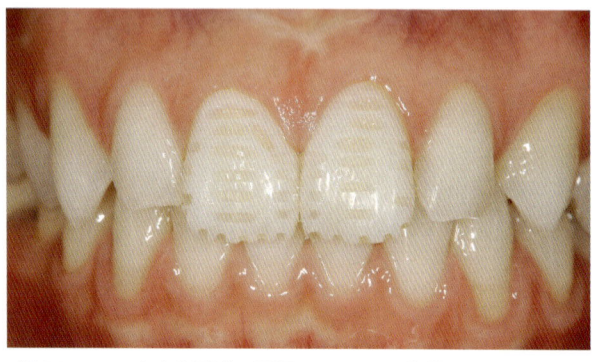

図53, 54　支台歯形成. 唇面に 0.5 mm，切端に 0.7 mm のグルーブを挿入し形成を行う.

●プロビジョナルレストレーションの観察

　一番の心配は機能的に問題がないかであったが，問題なく1カ月が経過し（**図51**），審美的にも満足されたことから直接モックアップとして使用した（**図52**）.

　支台歯形成は，唇面に 0.5 mm，切端に 0.7 mm のグルーブを挿入し形成を行う（**図53, 54**）. ⌊1 遠心には齲蝕が認められたことから削除，また近心隣接面はできるだけ歯肉縁下深くまで形成を行った（**図55**）. 形成後にプロビジョナルの装着を行う（**図56**）.

　完成したラミネートベニアは 0.7 mm 程の厚みである（**図57, 58**）.

　接着は BeautiCoat の A0.5 を用いて行った（**図59**）. 顔貌からの所見でも審美的な修復であることが確認できた（**図60**）.

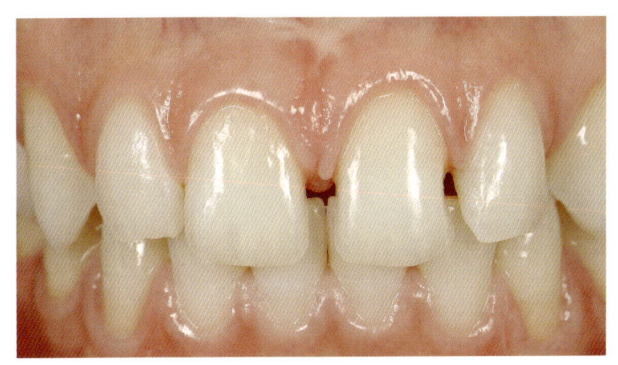

図55 支台歯形成. ⌊1 遠心は齲蝕が認められたため削除, 近心隣接面はできるだけ歯肉縁下深くまで形成を行った.

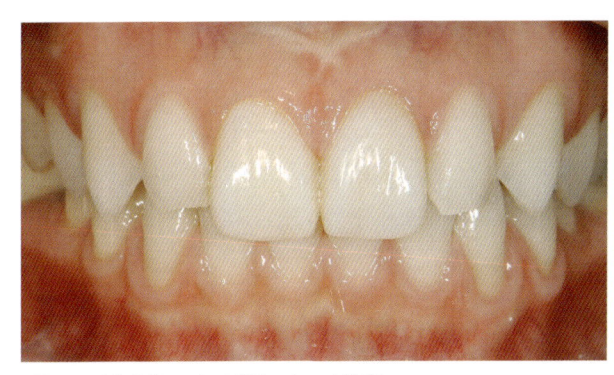

図56 形成後にプロビジョナルを装着.

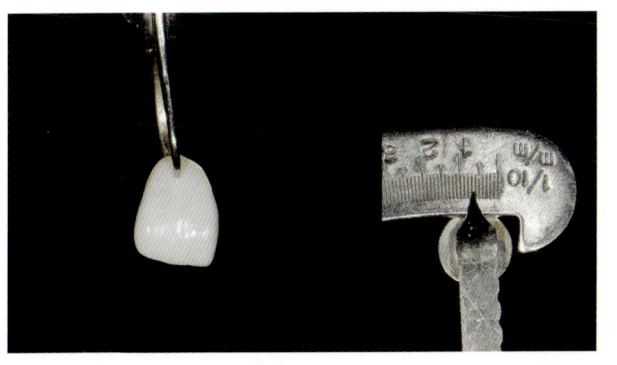
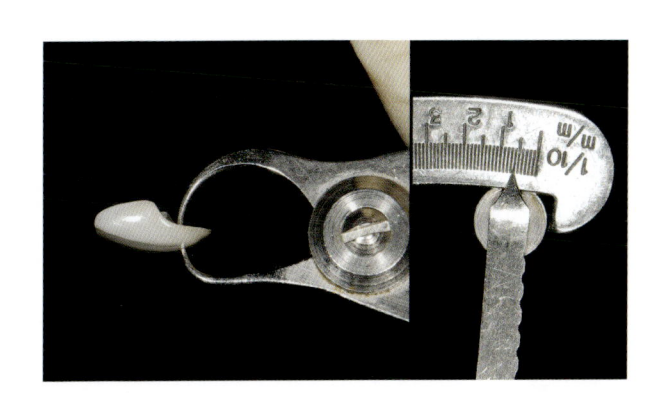

図57, 58 完成したラミネートベニア. 厚みは 0.7 mm 程である.

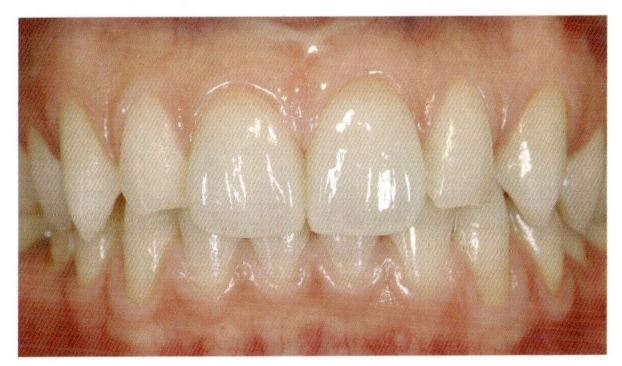

図59 最終補綴物装着時. 接着は BeautiCoat の A0.5 を用いて行った.

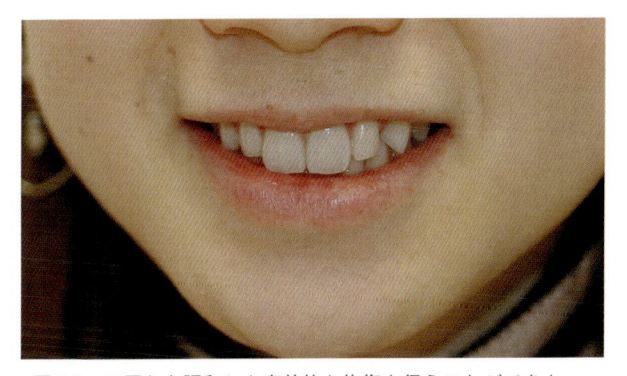

図60 口唇とも調和した審美的な修復を行うことができた.

●まとめ

　患者の天然歯には咬耗が認められ, ラミネートベニアのプロビジョナルが口腔内で機能可能かどうかを見定める必要があると考えられた. そこで BeautiCoat をプロビジョナルとして使用したが, 審美的にも患者は満足し, 機能面, 審美面の確認というプロビジョナル本来の目的で使用することが可能であった.

臨床的指針㉗　ラミネートベニアを用いたブリッジ

　患者は 2007 年，前歯部審美修復希望で来院された． 1|1 および |2 は失活歯で変色が著しく審美的とは言えなかった（**図 61**）．

　X 線写真より 1| は内部吸収を起こし，抜歯の適応であると思われた（**図 62**）．患者にはこの状態では審美的な修復は難しく，矯正処置と 1| の抜歯を含む包括的な治療が望ましいことを説明した（**図 63**）．しかし患者は抜歯を望まず，さらに前歯部のみでの修復を望まれた．そこで，1| は動揺があり修復することが難しいこと，当院では審美的な要件を満たすことが難しいことをお伝えすると来院が途絶えた．

　その後，2011 年 11 月に再来院となったが，1| は抜歯後にポンティックの接着により対応，|1 2 は漂白されたようであった（**図 63**）．1| は頻繁に脱落するようであり，修復を希望されたが，矯正治療は経済的な理由により拒否された．

●治療計画〜治療の流れ

　②1① とするブリッジは欠損補綴としては一般的な設計であるが，本症例においては唇舌的な位置関係から |2 の抜髄処置が必要となり，歯軸傾斜も大きく変更しなければならない．そこで，|2 をラミネートベニアとしたブリッジの設計とし，|2 は単独冠でセラミッククラウンとして診断用ワックスアップを作製した（**図 64**）．またプロビジョナルも同時に作製した（**図 65**）．

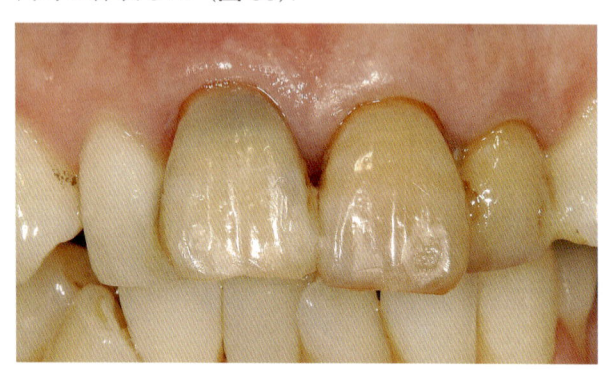

図 61　患者は 2007 年に前歯部審美修復希望で来院． 1|1 および |2 は失活歯で変色が著しい．

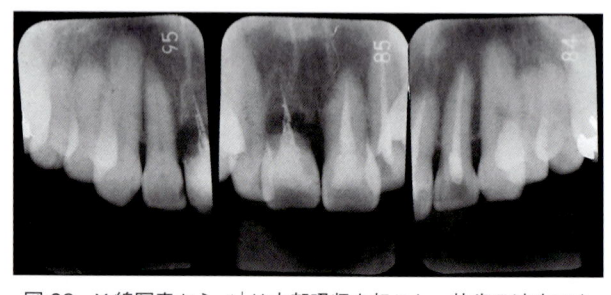

図 62　X 線写真から 1| は内部吸収を起こし，抜歯の適応であると思われた．しかし患者は抜歯を望まず，さらに前歯部のみでの修復を望まれた．当院では審美的な要件を満たすことが難しいことをお伝えすると来院が途絶えた．

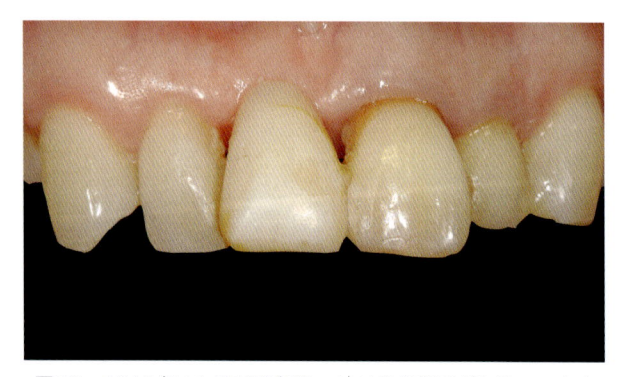

図 63　2011 年 11 月に再来院． 1| は抜歯後にポンティックを接着，|1 2 は漂白されたようであった．

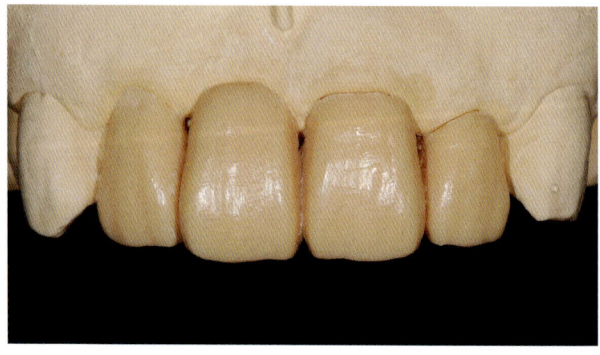

図 64　診断用ワックスアップの作製． |2 をラミネートベニアとした ②1① ブリッジを設計した．|2 は単独冠でセラミッククラウンとした．

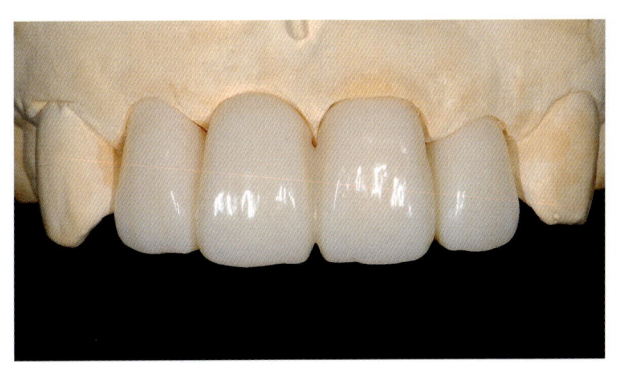

図65　プロビジョナルの作製.

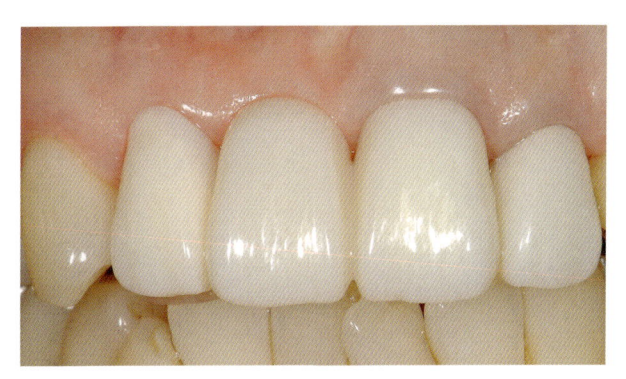

図66　口腔内に装着.

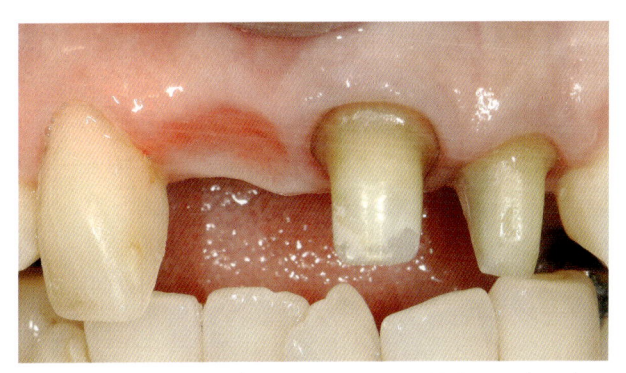

図67　支台歯の状態. 1|2 はレジンコアで築造し, 2| はプロビジョナルを試適しながら平行性がとれない部分は最小限の削除量で付加的に接着するイメージで形成を終えた.

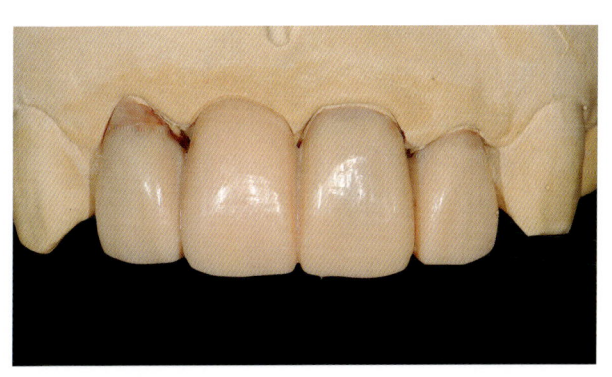

図68　最終補綴物は, プレスタイプのセラミックスのレイヤリング技法で作製することとし, ワックスアップを行う.

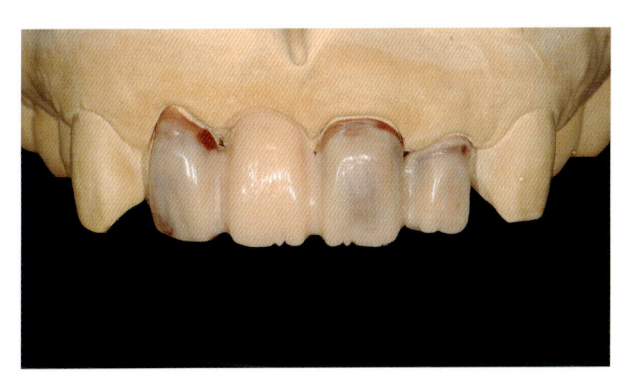

図69　カットバックを行う.

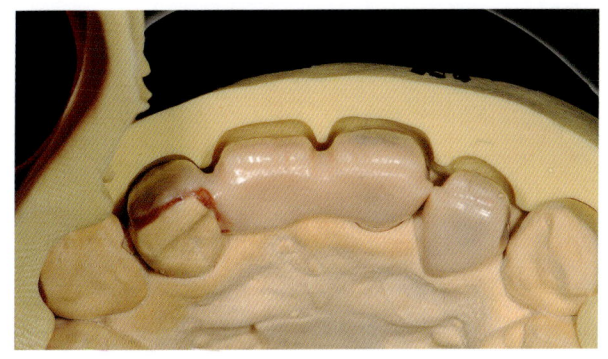

図70　築盛スペースの確認.

2| は BeautiCoat にて仮着し口腔内に装着すると, 審美性の高い修復とは言えないものの患者は満足したようであった (**図66**). 1|2 はレジンコアで築造し, 2| はプロビジョナルを試適しながら平行性がとれない部分は最小限の削除量で付加的に接着するイメージで形成を終えた (**図67**).

この複雑な形態を CAD/CAM で作製することは難しいと考えられたことからプレスタイプのセラミックスで作製すること, ステインではなくレイヤリングで作製することとしてワックスアップを行う (**図68**). カットバックを行うとともに (**図69**), 築盛スペースが確保できているかを確認し (**図70**), プレス操作に移行する (**図71**).

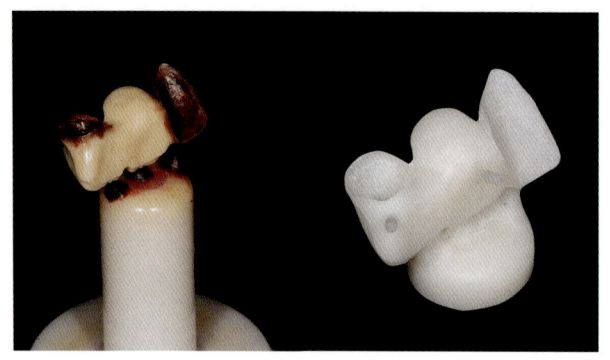

図71　プレス操作.

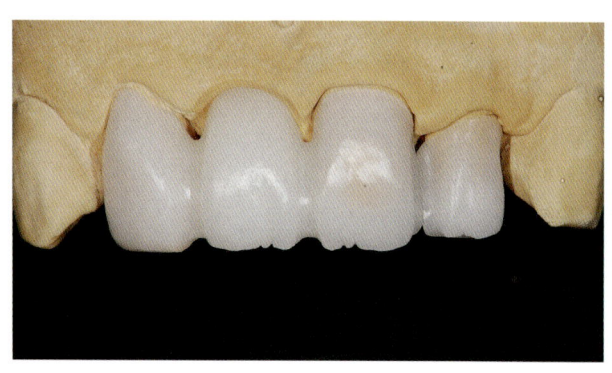

図72　フレームの試適.

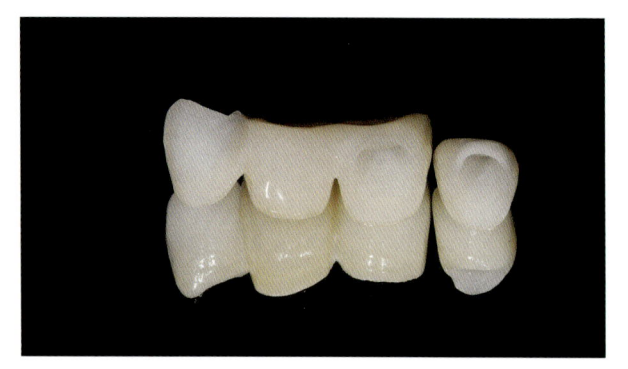

図73　レイヤリングを行い完成.

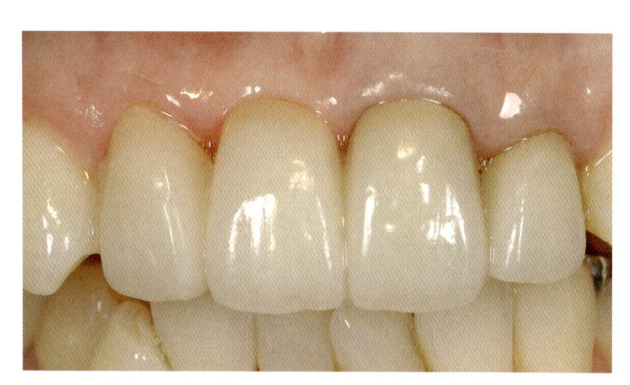

図74　最終補綴物装着時.

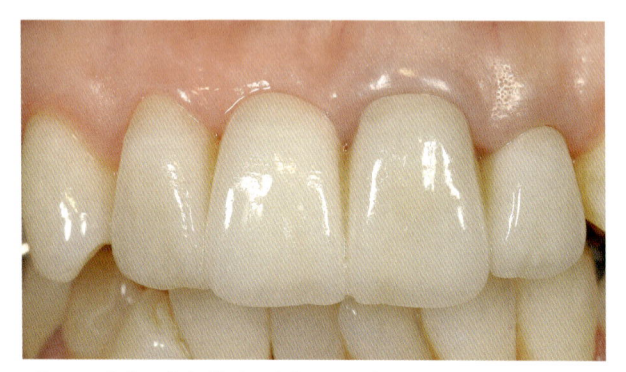

図75　術後5年経過時. 変化もなく良好に経過している.

　レイヤリングを行い完成するが（**図73**）, 中切歯の縦横比のバランスが不良であったことから, 変更を加え, 装着した（**図74**）. 現在, 術後経過5年となるが変化は認められず良好に経過している（**図75**）.

●結論

　歯列の状態が悪いため, 通常のブリッジでは難しいと考えられた. そこで本症例ではラミネートベニアを応用したブリッジで対応した. 材料の物性, 修復物の作製精度の向上, 接着性の向上など発展は著しく, 今までの概念にとらわれない設計があってもよいのではないかと考えている.

臨床的指針㉘ 矮小歯のラミネートベニア

患者は 20 代の女性，前歯部の審美修復を希望で来院された（**図76**）．⌊2 は矮小歯である（**図77**）．

矯正治療を含む⌊2 の修復を行うこととなった．先に矯正治療を行うが（**図78**），矯正医には⌊2 の幅径が 2⌋ の幅径と同様になるようにお願いした（**図79**）．ブラケット除去直後にはスーパーボンドにて隣在歯と接着し歯牙移動の防止を行う（**図80**）．

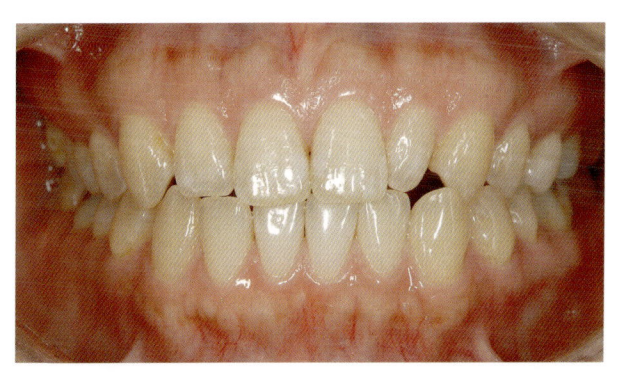

図76 患者は 20 代の女性，前歯部の審美修復を希望で来院された．

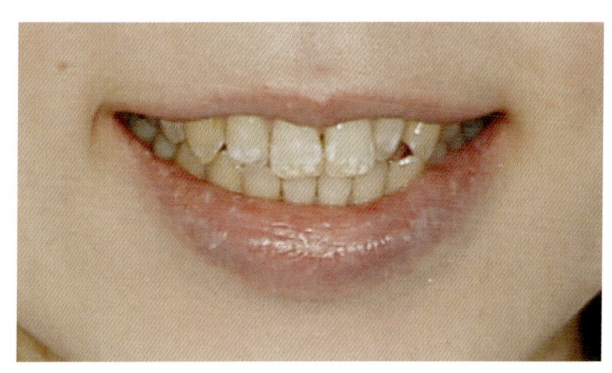

図77 ⌊2 は矮小歯であった．

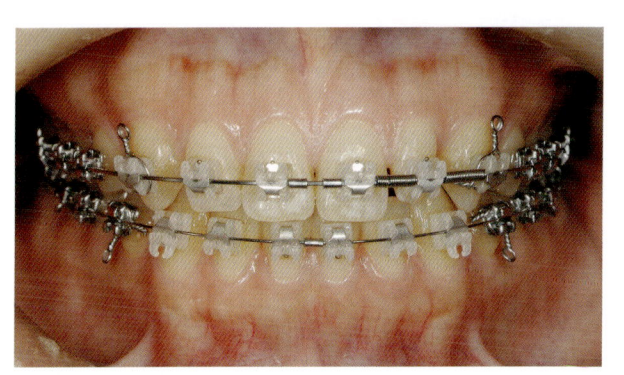

図78 矯正治療を行う．

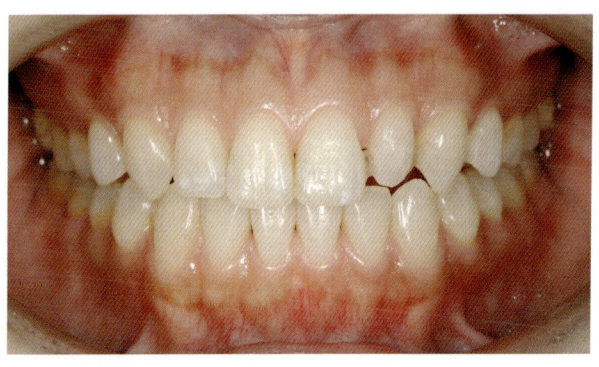

図79 矯正治療終了時．⌊2 の幅径と 2⌋ の幅径が同じになるように矯正医には依頼している．

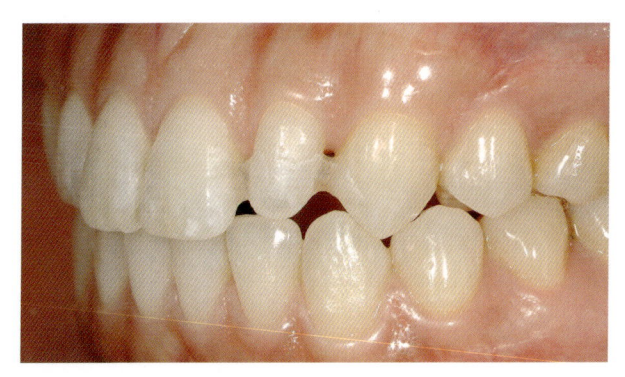

図80 ブラケット除去直後はスーパーボンドで隣在歯と接着し歯牙移動を防止する．

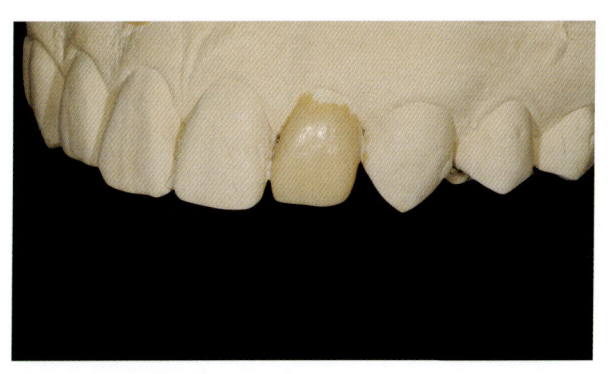

図81 診断用ワックスアップ．

模型を採得し診断用ワックスアップを行う（**図81**）．そして診断用ワックスアップをグラスバイトにて印象採得し（**図82**），BeautiCoat を塡入して口腔内に圧接し，モックアップの作製を行った（**図83**）．

患者は矮小歯のため，ほとんど形成する必要がないことから，モックアップによる審美性，形態の確認をした後でモックアップはリムーバーで除去し，近遠心のみ形成を行った（**図84**）．最終修復物を装着し，患者の満足を得ることができた（**図85, 86**）．口唇からの状態も術前よりも審美的な状態であることが認められる（**図87**）．

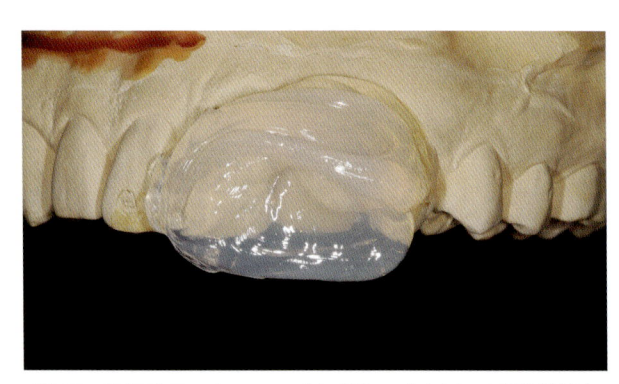

図82　診断用ワックスアップをグラスバイトにて印象採得する．

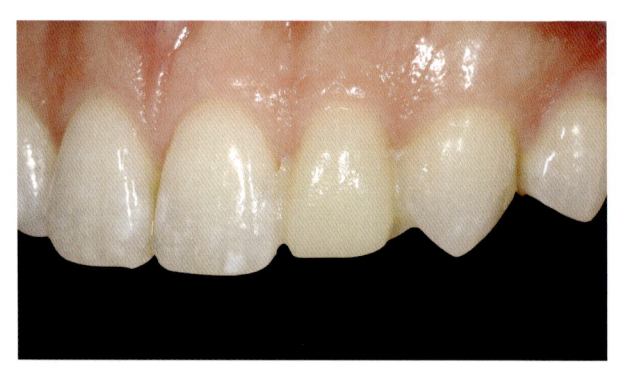

図83　BeautiCoat を塡入して口腔内に圧接し，モックアップの作製を行った．

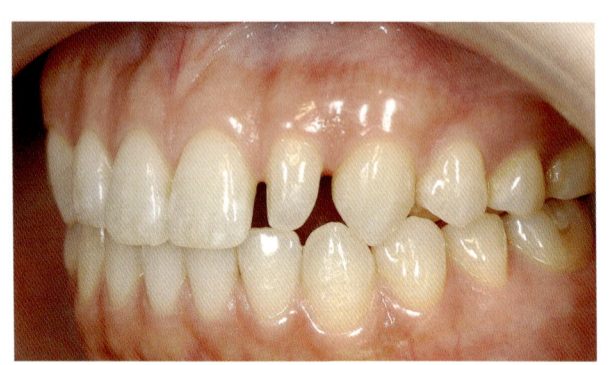

図84　矮小歯のため，ほとんど形成する必要がないことから，モックアップによる審美性，形態の確認をした後でモックアップは除去し，近遠心のみ形成を行った．

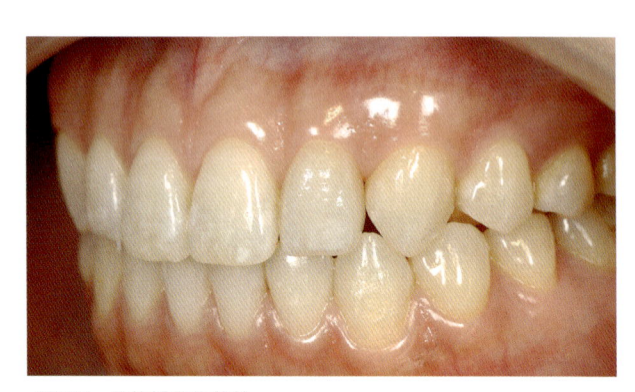

図85　最終補綴物装着．

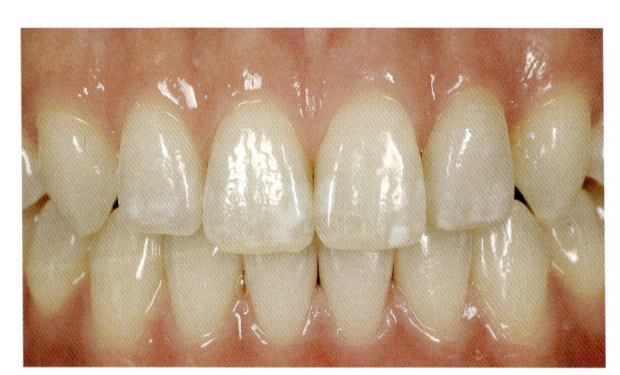

図86　患者の満足を得ることができた．

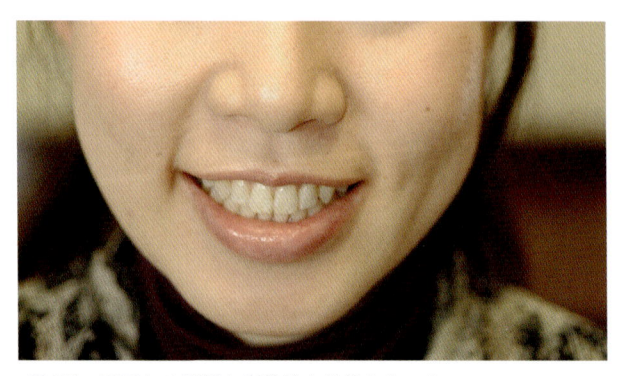

図87　口唇との関係も審美的な状態となった．

臨床的指針㉙　MIを考慮したラミネートベニア修復

　初診時，患者は8歳小学生であり，⌊1は以前に亜脱臼し整復後であるとのことであった（図88）．

　初診時，根尖に病変は認められるものの症状がなかったことから経過観察をするも（図89左），7カ月後には根尖部の違和感と圧痛が認められたことから根管処置を行い（図89右），舌側部の髄室拡大部分はレジン充塡処置を行った．

　初診時より1年10カ月後の定期検査の際に⌊1の変色を気にされ，修復を望まれた（図90）．オールセラミックスでの修復を考えたが，支台歯の変色が年次に強くなる可能性があるということ，若年者の歯を修復処置に移行したくないという術者の希望を聞いていただき，経過観察となった．

　初診時より3年4カ月後，初診時から比較すると変色は強くなり，口唇を含めた様相からは変色が目立つようになってきた（図92，93）．子役でテレビにも出演するということもあり，変色歯の改善依頼を受けたが，歯の切削処置は避け，歯のビューティマテリアルであるBeautiCoatにて修復処置を行うこととした．

　球状の先端をもつアプリケータを用いて歯に塗り込んでいくが，変色が著しいことからホワイトベースのBW1を使用した（図94，95）．塗布後はアルコールを用いて未重合層を除去し，グロスリファインを塗布し，注水をせず低回転（10,000回転以内）で軽い圧をかけながら研磨を行う．物性的な劣化による定期的な塗布の必要性や脱離や破折の可能性

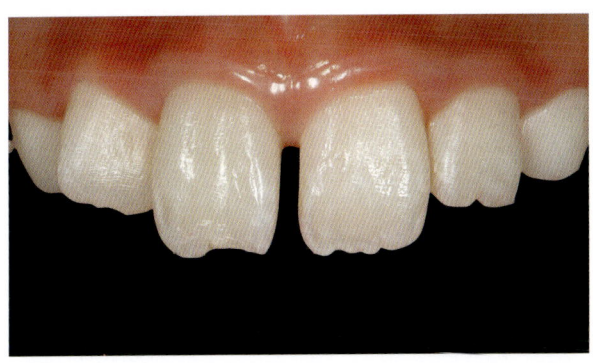

図88　初診時，患者は8歳小学生，⌊1は以前に亜脱臼し整復後であるとのことだった．

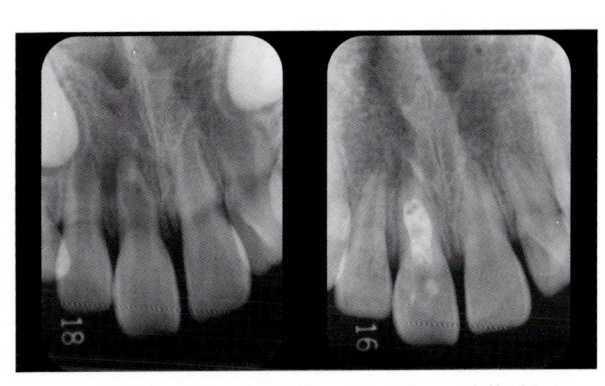

図89　初診時は根尖に病変は認められるものの症状がなかったことから経過観察したが（左），7カ月後には根尖部の違和感と圧痛が認められたことから根管処置を行った（右）．

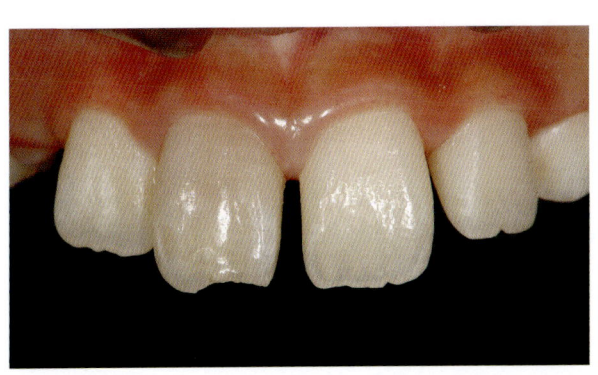

図90　初診より1年10カ月後，⌊1の変色を気にされ，修復を望まれた．

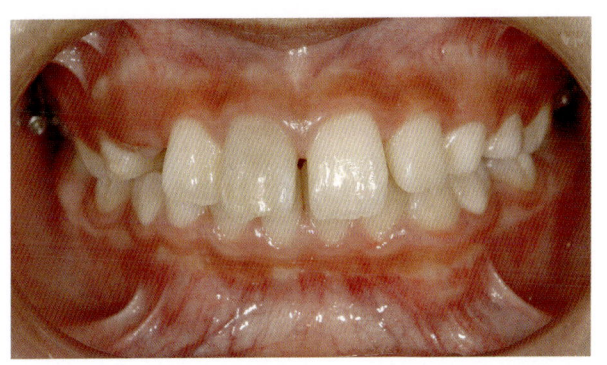

図91　セラミックスでの修復を考えたが，支台歯の変色が年次に強くなる可能性と若年者の歯を修復処置に移行したくないという術者の希望を聞いていただき，経過観察となった．

215

があることを説明し了解はいただいていたものの（**図96**），定期的な塗布を行っていたことから保護者より永続性がある修復物はないかと相談を受ける．

●修復処置への移行

初診時より極力，修復を行わないことを主眼におき治療にあたってきたものの保護者の強い希望により修復処置への移行となった（**図97**）．

下顎の劣成長を伴う上顎前突の症例であると考えられ，OverBite 3.5 mm，OverJet 6.5 mmであり，矯正医に依頼し矯正処置を行う．これまで付加的にコーティングしていたBeauti-Coatをモックアップと考え，0.5 mmのグルーブを入れ形成を行う（**図98**）．グルーブを除去すると歯冠中央部にはBeautiCoatの残存が認められたが，超音波スケーラーにて除去した（**図99**）．

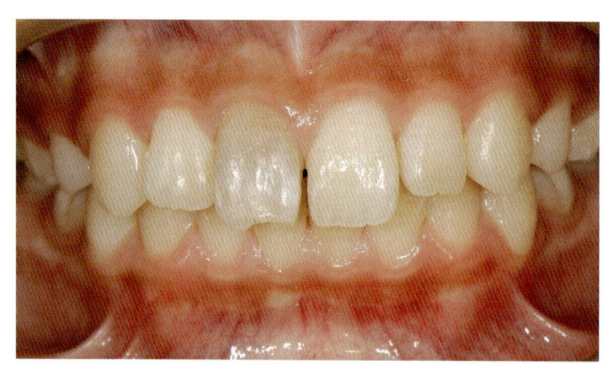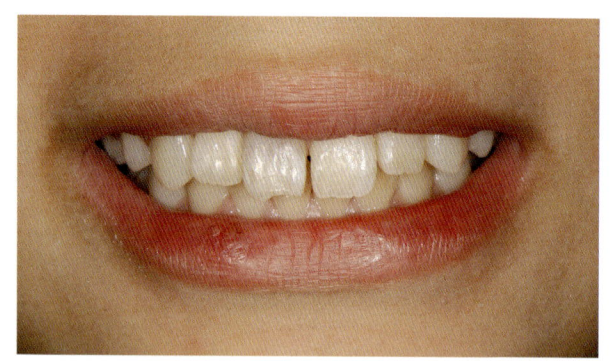

図92, 93　初診時より3年4カ月後．変色は強くなり，口唇をふくめた様相から変色が目立つようになってきた．

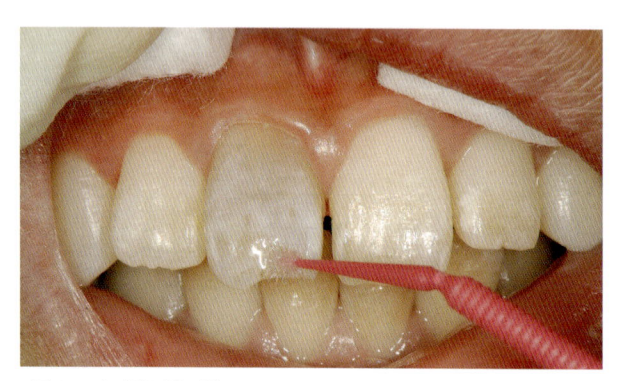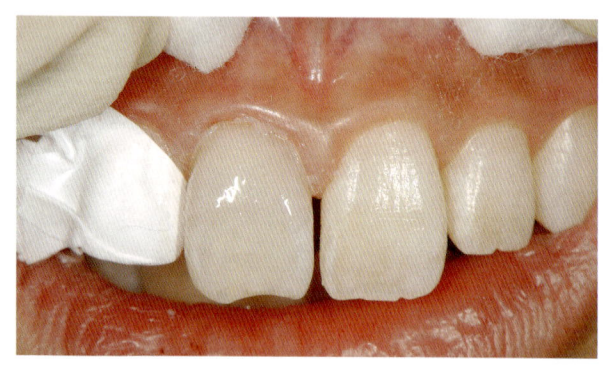

図94　切削処置は避け，BeautiCoatにて修復処置を行うこととした．

図95　変色が著しいことからホワイトベースのBW1を使用した．

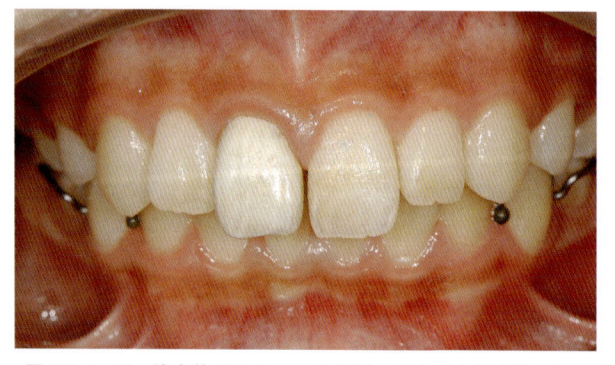

図96-1, 2　塗布後はアルコールを用いて未重合層を除去し，グロスリファインを塗布，注水せず低回転（10,000回転以内）で軽い圧をかけながら研磨を行う．

　色調が不良であり形態の変更は必要がないことから近遠心のエナメル質は残す目的でラミネートベニア形成の分類の Type Ⅰ（P.162 参照）で形成する．若干，歯肉縁下にフィニッシングラインを設定することを目的に一次圧排後に形成を行った（**図 100**）．

　チェアーサイド SEM 観察システム（朝日大学保存修復学講座開発）を用いエナメル質の残存量の確認を行った．形成歯をシリコン印象材で印象採得してこれを一次レプリカとし，その印象面に光重合型レプリカ材（Bis-GMA：TEGDMA/60：40）を流し，光照射により重合させて得られた重合体をレプリカ試料として，超小型走査型電子顕微鏡 Tiny-SEM（テクネックス工房）を用いて観察を行った（**図 101**）．

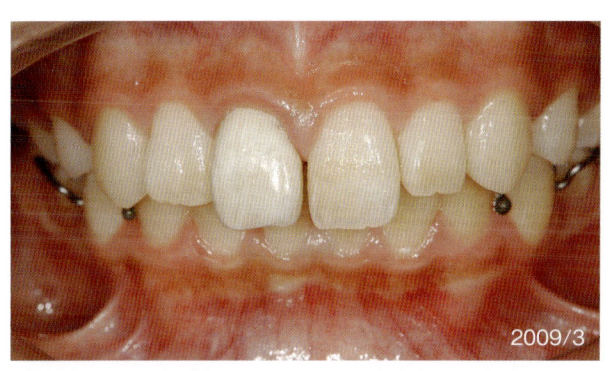

図97　なるべく修復を行わないように治療にあたってきたが，保護者の強い希望により修復処置への移行となった．

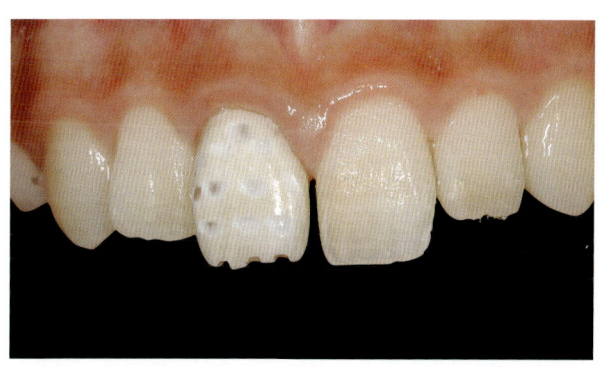

図98　これまで付加的にコーティングしていた BeautiCoat をモックアップと考え，0.5 mm のグルーブを入れ形成を行う．

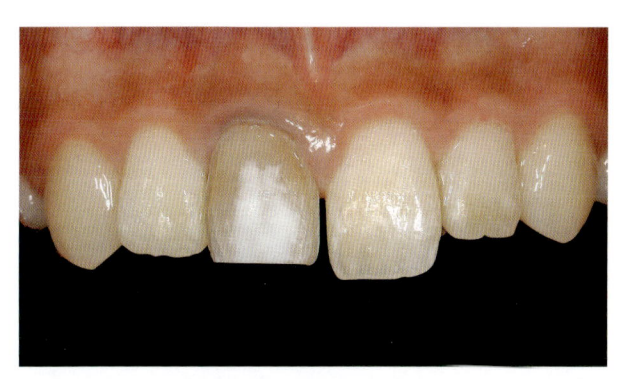

図99　グルーブを除去すると歯冠中央部には BeautiCoat の残存が認められたが，超音波スケーラーにて除去した．

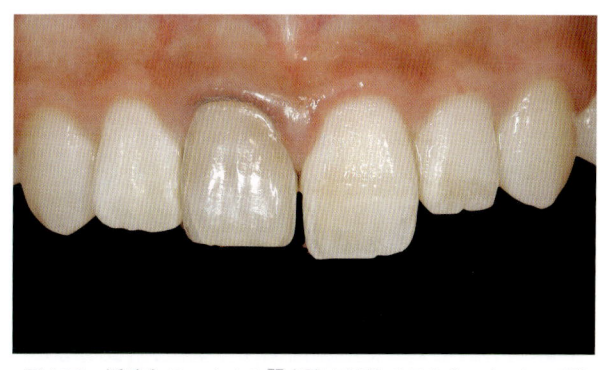

図100　近遠心のエナメル質を残す目的でラミネートベニア形成の分類の Type Ⅰ（P.162 参照）で形成した．

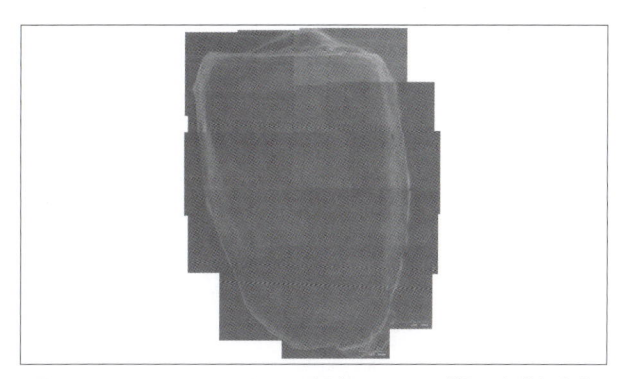

図101　チェアーサイド SEM 観察システム（朝日大学保存修復学講座開発）を用いエナメル質の残存量の確認を行った．付加的な BeautiCoat をモックアップとしており，形成量がわずかであることから唇側面全面にエナメル質の残存が認められた．

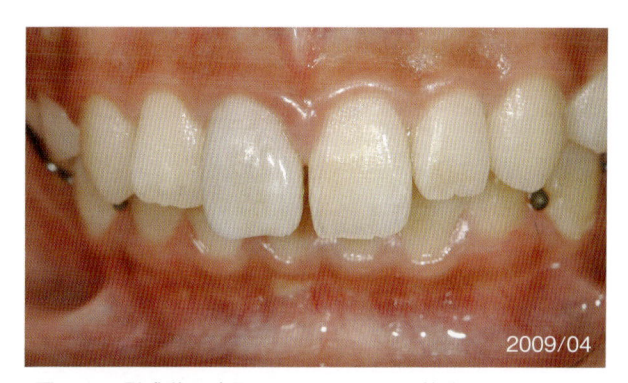

図102　形成後の歯面に BeautiCoat を塗布し，Flowable resin-based composites techniques の Type Ⅰ（P.178 参照）にて修復を行った．

付加的な BeautiCoat をモックアップとして形成量がわずかであることから大部分にエナメル小柱が確認できたと考えられる.

形成後の歯面には BeautiCoat を塗布し，Flowable resin-based composites techniques の TypeⅠ（P.178 参照）にて修復を行った（**図 102**）.

矯正処置中であり正中の空隙への対応を考えながら補綴物の作製に移行したことから，BeautiCoat にて経過観察しながら最終修復物への移行時期を考えた（**図 103，104**）.

支台歯の色調が不良であったことから，歯科技工士には VariolinkⅡ のオペークホワイトで接着するイメージで補綴物を作製していただき，トラインペーストにて色調の確認を行った（**図 105，106**）.

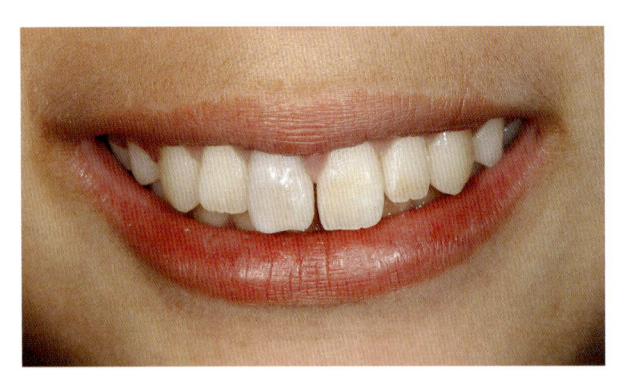
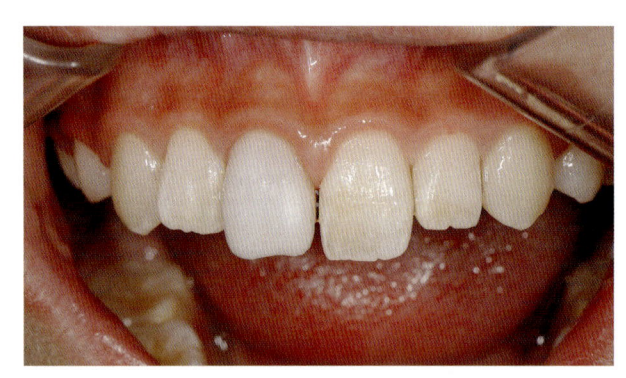

図 103，104　正中の空隙への対応を考えながら補綴物の作製に移行したことから，BeautiCoat で経過観察しながら最終修復物への移行時期を考えた.

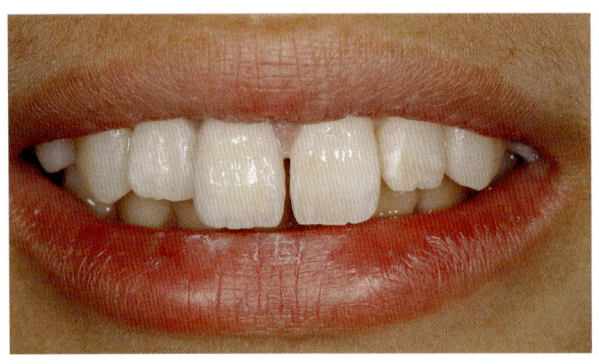
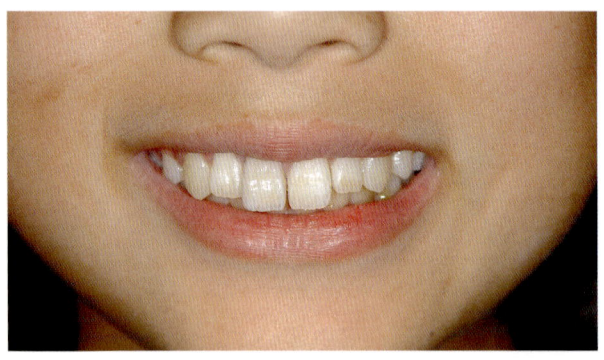

図 105，106　支台歯の色調が不良であったことから，歯科技工士には VariolinkⅡ のオペークホワイトで接着するイメージで補綴物を作製していただき，トラインペーストにて色調の確認を行った.

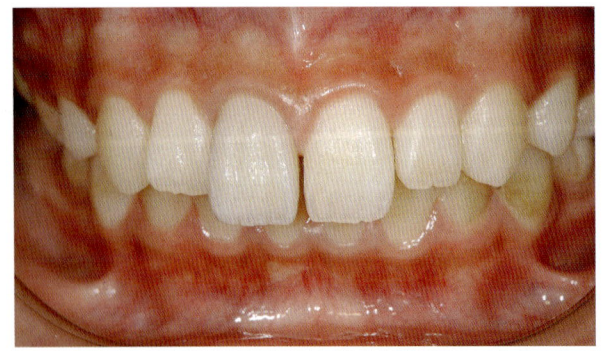
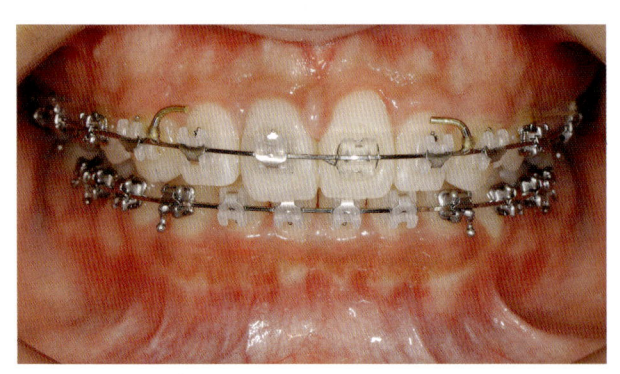

図 107　最終補綴物をオペークホワイトにて接着.　　　図 108　歯列不正による矯正処置を進める.

最終補綴物をオペークホワイトにて接着した（**図107**）．歯列不正による矯正処置も進み（**図108**），矯正処置が終了した（**図109**）．ブラケットが強固に接着していたためであろうか，除去後の表面の状態が不良で，再修復を望まれた．

舌側より確認すると歯質の着色は著しい．根尖病変は認められないことから，オールセラミッククラウンに移行することとし，支台歯形成を行った（**図110，111**）．

プロビジョナルを作製し（**図112**），反対側との調和を確認のうえ，シリコン印象材で印象採得を行い（**図113**），修復物を作製した（**図114**）．支台歯色の色調が悪く，不透明なジルコニアコーピングを用いても支台歯色が透過するため，ジルコニアフレームに不透過性の着色剤を含めた．

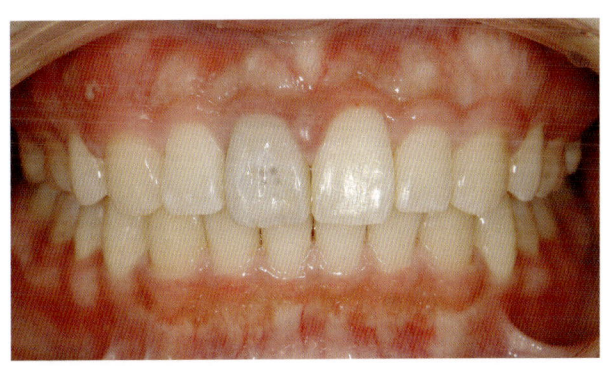

図109　矯正処置が終了．ブラケット除去後の表面の状態が不良であり，再修復を望まれた．

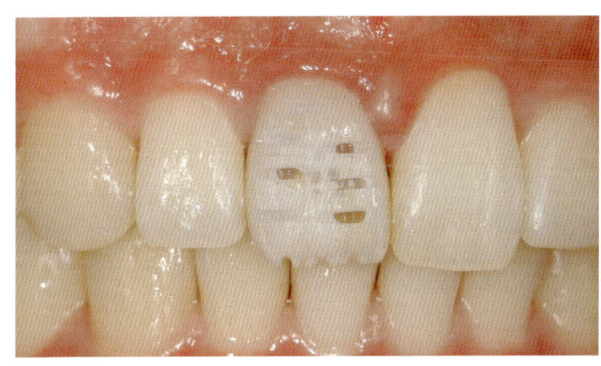

図110　舌側より確認すると歯質の着色は著しい．根尖病変は認められないことから，オールセラミッククラウンに移行することとし，支台歯形成を行う．

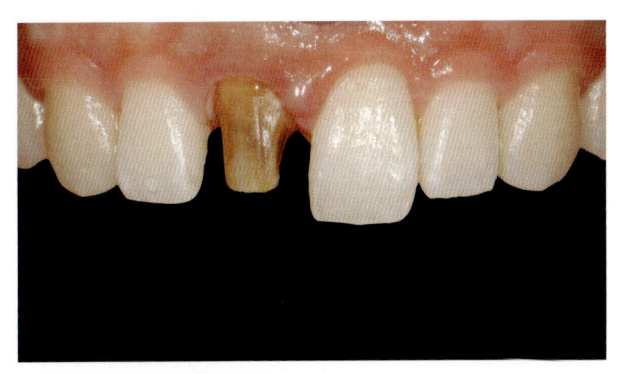

図111　支台歯形成終了時．

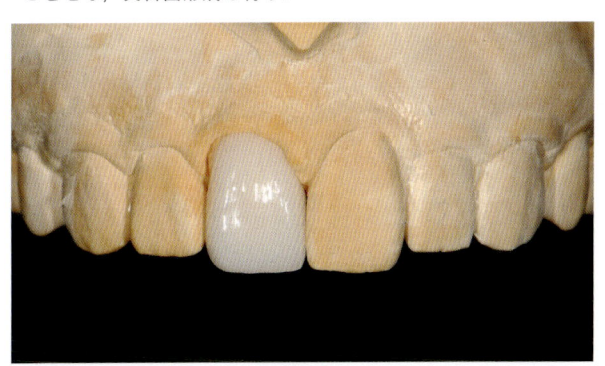

図112　プロビジョナルを作製．

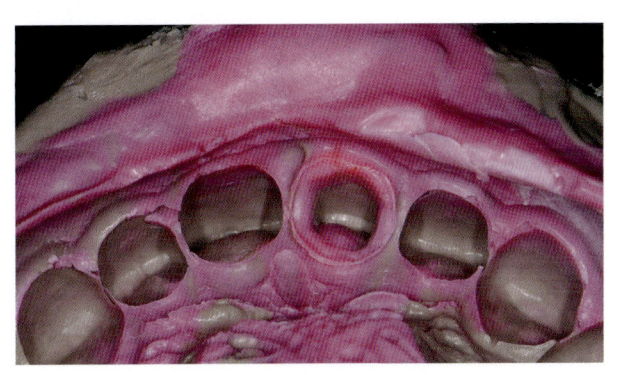

図113　シリコン印象材で印象採得を行う．

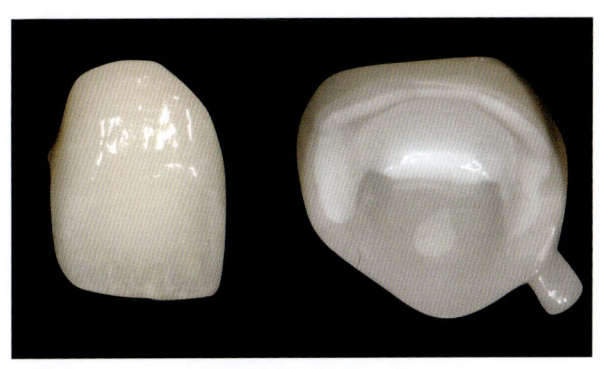

図114　完成した最終補綴物．支台歯の色調が悪く，不透明なジルコニアコーピングを用いても支台歯色が透過するため，ジルコニアフレームに不透過性の着色剤を含めた．

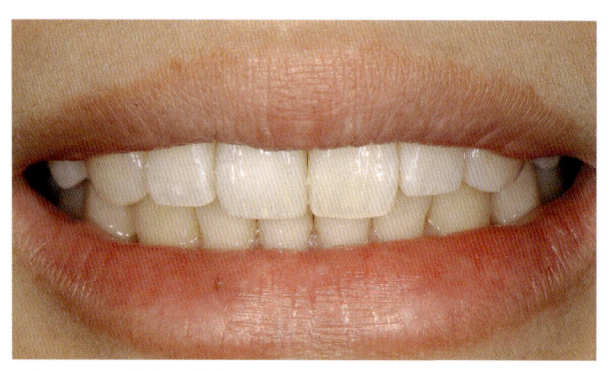

図115 口腔内に装着する.

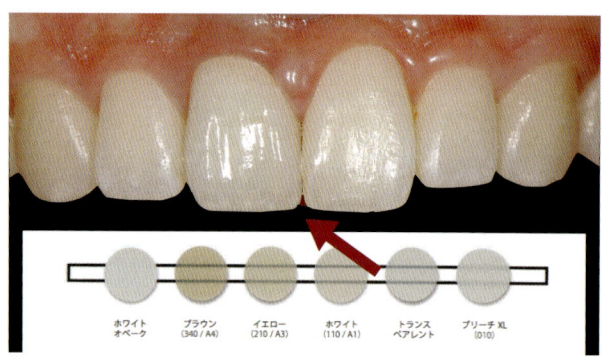

図116 トランスペアレントの接着剤のトライインでは色調の不調和が認められる.

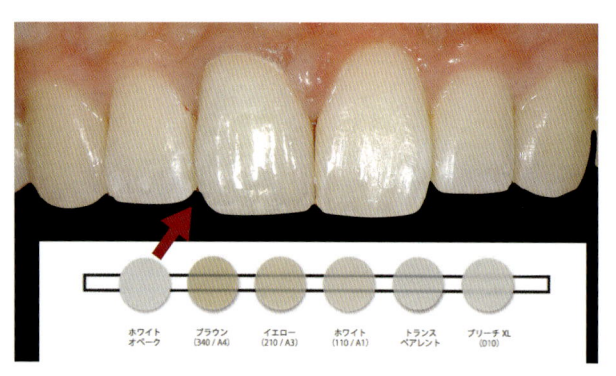

図117 支台歯色の遮蔽性が強いオペークホワイトを用いると良好な色調となった.

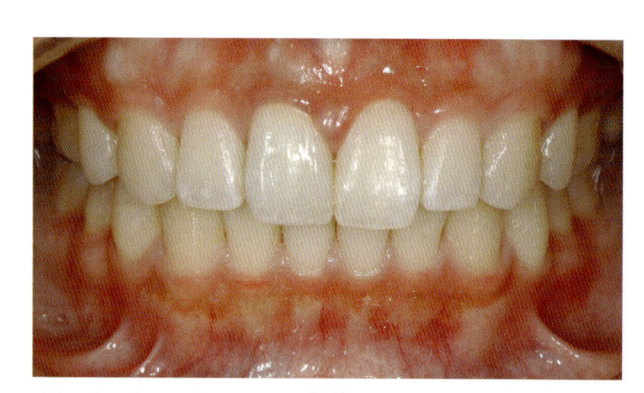

図118 オペークホワイトで接着.

　完成した補綴物を口腔内に装着するが（**図115**），口唇との調和は認められるもののトランスペアレントの接着剤のトライインでは色調の不調和が認められる（**図116**）.

　支台歯色の遮蔽性が強いオペークホワイトを用いると良好な色調となったことから（**図117**），オペークホワイトを選択した（**図118**）.

●結論

　1.　患者は8歳の小学生であったことから，患歯を①経過観察，②根管処置，③表面にコート剤の処理，④ラミネートベニア，⑤矯正治療，⑥オールセラミック，と症状に応じた必要最小限の処置を行い対応した．患者の母親と本人の理解があり成り立っている治療であると考えられる.

　2.　変色歯におけるラミネートベニアに関しては，修復物が薄くなると支台歯色の反映が強くなり非常に難しくなる．対応策として，色調の遮蔽性が強いセメントで接着するイメージをもって修復物を作製することが必要となる.

　また修復物の材料により色調コントロールを行いたいことから，削除量および付加的にワックスアップする量が増えることとなる.

　3.　本症例における患者の支台歯の唇舌的な幅は，日本人の平均値より薄いうえに色調が非常に悪いため，ジルコニアのフレームと接着剤を工夫した症例となった.

■学術的指針　グルーブ挿入後の切削量

　支台歯形成の際にグルーブを挿入するが，グルーブ挿入後の切削面がどの程度の切削量となっているか疑問に思い実験を行った．

　臨床に携わる歯科医師 20 名が上顎中切歯抜去歯にラミネートベニアのグルーブ形成バー（日向和田製）を用いてグルーブを挿入してから形成する．そしてグルーブの幅と実際の形成量を確認した（協力：島田卓也先生，江本　寛先生）．

●結果（表 1）

　切端に 0.7 mm のグルーブを挿入したところ，実際の削除量は平均 1.21 mm であった．グルーブ量よりも実際の削除量が 0.51 mm 多くなっている．

　中央部および切端から 1/3 の部位に 0.5 mm のグルーブを挿入したところ，実際の削除量は，0.85 mm，0.63 mm であった．グルーブ量より，実際の削除量が平均 0.35 mm，0.13 mm 増している．

　歯頸部においては 0.3 mm のグルーブが実際は 0.76 mm であった．0.46 mm 多い形成量となる．また標準偏差はどの部位においても 0.2 mm 程度であった．

●考察

　グルーブを挿入してから支台歯形成を行えば，正確な形成量が得られると思われていたが，実際にはグルーブを平坦化して整えるという作業を行うことから，どの部位においてもグルーブ量より多く形成しているということがわかった．また，術者によるばらつきも認められた．

　・切端は多めの形成量となることから，0.5 mm のグルーブで 1 mm の最終削除量，とするイメージでエナメル質を残存させることを考慮する．

　・中央部は歯の長軸の 2 面目となることから，切端側 1/3 部位より削除量が増えることは納得がいく．

　・歯頸部にグルーブを挿入すると象牙質の露出の可能性が高くなる．

●結論

　・切端は 0.5 mm のグルーブとし，エナメル質の残存に努めたい．

　・歯頸部のエナメル質は薄いことから，グルーブを挿入せず，筆者が考案した SADA バーの 5 番の切端が 0.7 mm なので，その半分が入ることを意識して実際の形成量を 0.35 mm に抑えたい．

　・歯科医師が自分自身のグルーブ挿入後の形成量の把握をしておくことが的確な形成に繋がると考えられる．

表 1　グルーブ量と実際の削除量の違い

グルーブ	実際の削除量	差
切端 0.7mm	平均 1.21mm	0.51mm 多い
中央部から 1/3 0.5mm	平均 0.85mm	0.35mm 多い
切端から 1/3 0.5mm	平均 0.63mm	0.13mm 多い
歯頸部 0.3mm	平均 0.76mm	0.46mm 多い

※歯科医師 20 名の平均

臨床的指針㉚　機能も考慮した審美修復

　患者は 36 歳の女性，数件の歯科医院を受診するも納得のいく審美修復とならず，審美的な修復を望み来院された．<u>1</u>｜にはジャケット冠が装着され，臼歯部には不良修復物および齲蝕も認められた（**図119**）．口唇との関係も審美的なものではない（**図120**）．

　顔貌からの観察でも前歯部だけの問題ではなく上顎頬側咬頭頂を繋げた線と下口唇の彎曲を観察するスマイルラインの観察でも審美的ではないと考えられる（**図121**）．

　包括的な観点から，審美修復処置に挑まなければならないことに納得をしていただき，矯正処置を含めた包括的な治療に臨むこととなった．<u>1</u>｜には歯科汎用アクリル系レジン

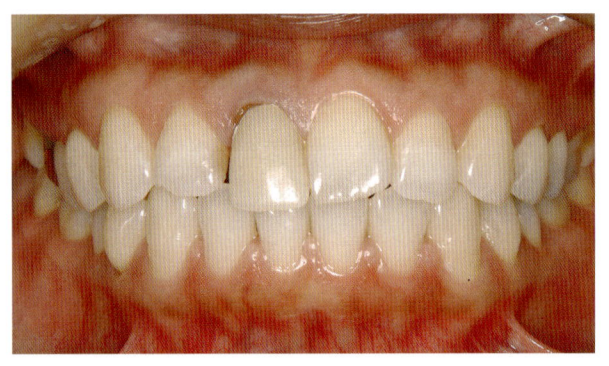

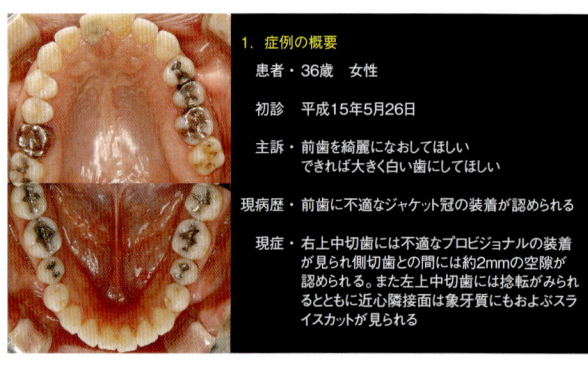

1.　症例の概要

患者・36歳　女性

初診　平成15年5月26日

主訴・前歯を綺麗になおしてほしい
　　　できれば大きく白い歯にしてほしい

現病歴・前歯に不適なジャケット冠の装着が認められる

現症・右上中切歯には不適なプロビジョナルの装着が見られ側切歯との間には約2mmの空隙が認められる。また左上中切歯には捻転がみられるとともに近心隣接面は象牙質にもおよぶスライスカットが見られる

図119-1, 2　患者は 36 歳女性，審美的な修復治療を希望して来院．<u>1</u>｜にはジャケット冠が装着され，臼歯部には不良修復物および齲蝕も認められた．

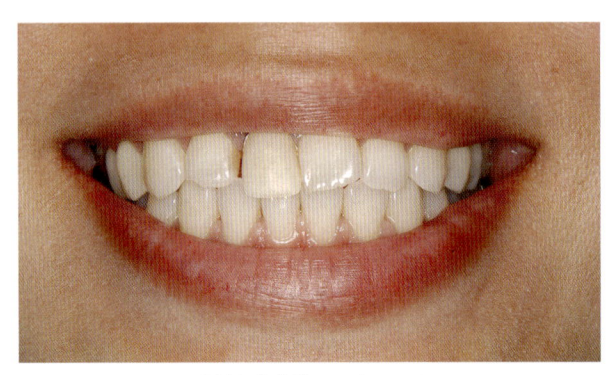

図120　口唇との関係も審美的ではなかった.

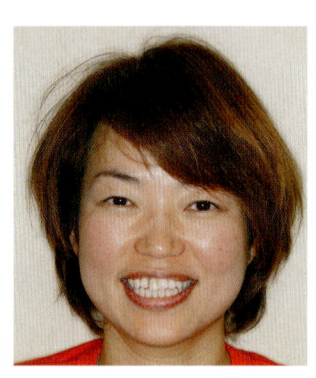

図121　スマイルラインの観察でも審美的ではなかった（患者の許可を得て掲載）．

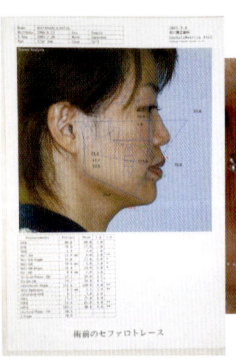
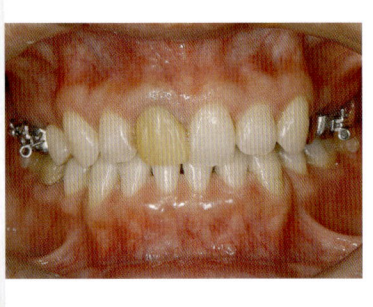

図122　矯正処置を含めた包括的な治療に臨むこととなった．左側中切歯はラミネートベニアを予定していたことから，右側中切歯よりもやや口蓋側寄りの位置で矯正治療を終了した．

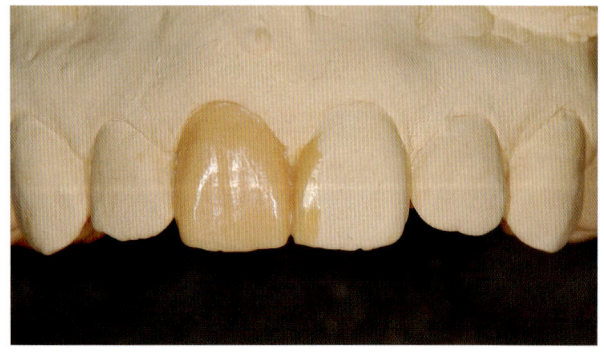

図123　診断用ワックスアップの作製．

にてプロビジョナルを装着してから，矯正処置を行った（**図122**）．中切歯の最終的な形態については模型上にて診断用ワックスアップを作製し確認する（**図123**）．

続いて，右側にプロビジョナルを装着する（**図124**）．正中部分には空隙が認められるが，レジン充塡処置で対応する．ストリップスを使用し，歯頸部の立ち上がり部分より充塡を行った（**図125**）．

切端の長さはプロビジョナルより短く，唇面は右側の方が頰側に位置することから付加的なワックスアップで仕上げることが可能であり，エナメル窩洞内でラミネートベニア修復が可能と思われる（**図126，127**）．

透明レジンを用いて診断用ワックスアップから作製したステントにBeautiCoatを塡入し，光重合を行う（**図128〜130**）．最終支台歯形成は顕微鏡下で行い，SADA-1番にて ⌐1 フィニッシングラインを整える（**図131**）．

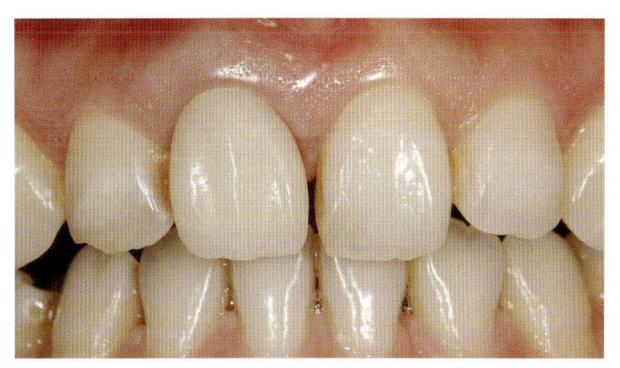

図124　右側にプロビジョナルを装着．

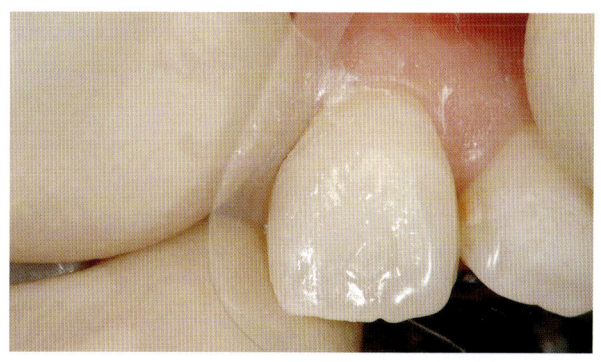

図125　正中部の空隙はレジン充塡処置で対応する．ストリップスを使用し，歯頸部の立ち上がり部分より充塡を行った．

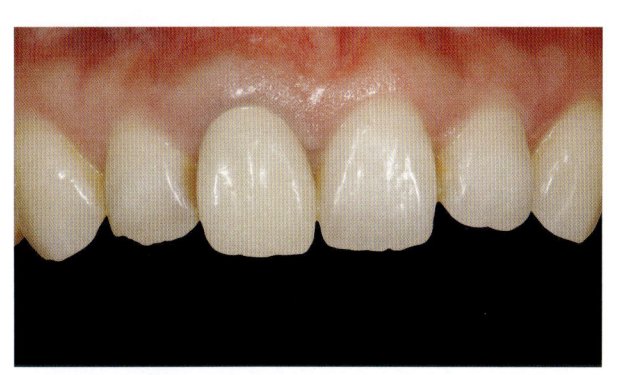

図126　正中離開の改善を行った．

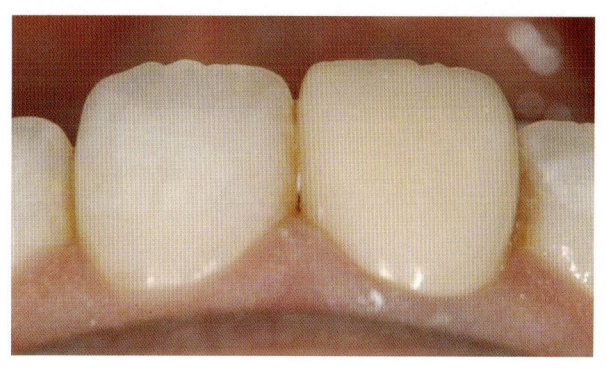

図127　唇面は右側の方が頰側に位置することから付加的なワックスアップで仕上げることが可能であり，エナメル窩洞内でラミネートベニア修復が可能と思われる．

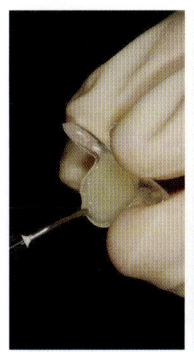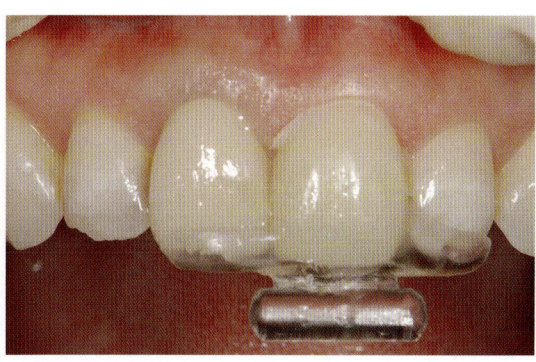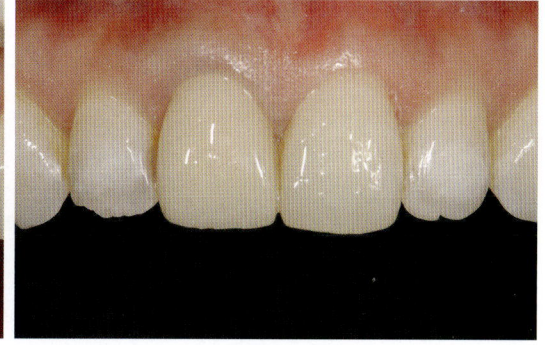

図128〜130　診断用ワックスアップから作製した透明レジン製のステントにBeautiCoatを塡入し，光重合を行う．

$\underline{1}$ はモックアップ上に形成することから，切端部分に 0.7 mm，唇面に 0.5 mm のグルーブを挿入し，形成する（図132，133）．唇面に残った BeautiCoat は超音波スケーラーにて除去し，研磨をして形成を終えた（図134）．

印象採得は，シリコン印象材の 2 回法で行ったが，SADA-1 番にて形成した際に $\underline{1}$ の内縁上皮が的確に処理されていることから，精度の高い印象が可能となったと考えられる（図135）．

ラミネートベニア形成面はチェアーサイド SEM 観察システムより，ほぼ全面にエナメル質の残存が認められた（図136）．

$\underline{1}$ はレイヤリングテクニックにて，$\underline{1}$ はステインテクニックにて補綴物の作製を行った（図137〜139）．

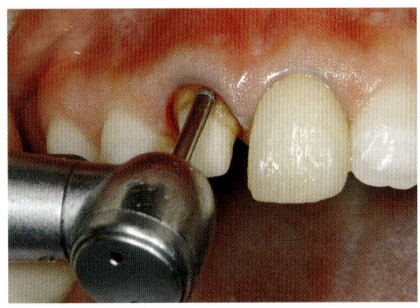
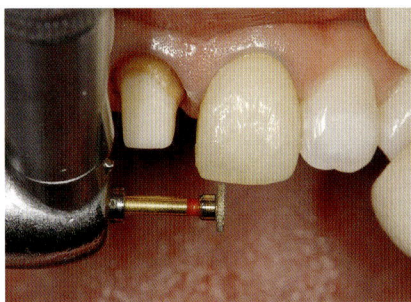

図131　最終支台歯形成は顕微鏡下で行い，SADA-1 番にて $\underline{1}$ フィニッシングラインを整える．

図132-1，2　$\underline{1}$ はモックアップ上に形成することから，切端部分に 0.7 mm，唇面に 0.5 mm のグルーブを挿入．

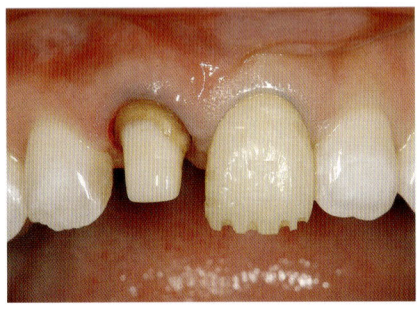
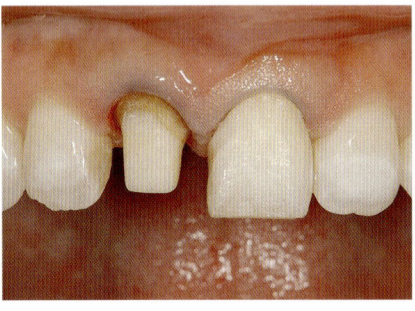
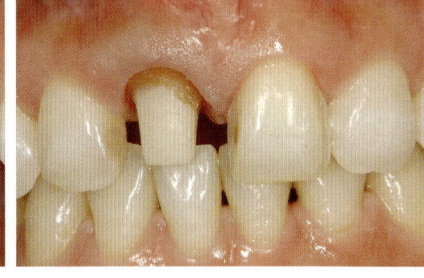

図133-1，2　グルーブと同等の形成になるように削除する．

図134　唇面に残った BeautiCoat は超音波スケーラーにて除去し，研磨をして形成終了．

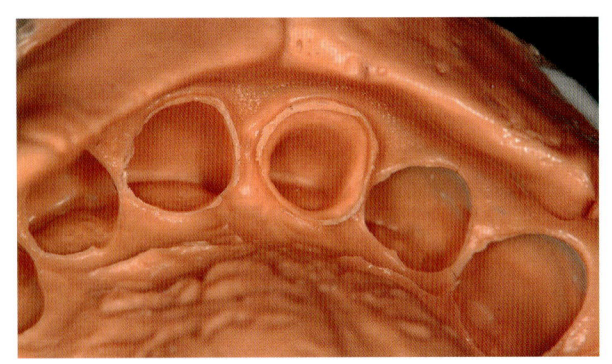
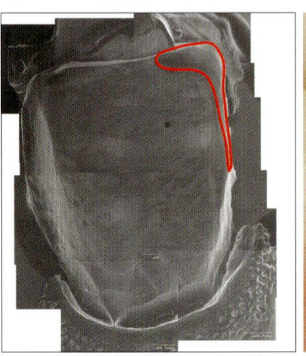
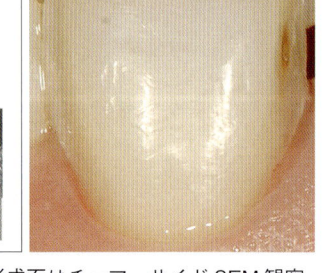

図135　シリコン印象材の 2 回法で行う．SADA-1 番にて形成した $\underline{1}$ の内縁上皮が的確に処理されていることから，精度の高い印象が可能となった．

図136　ラミネートベニア形成面はチェアーサイド SEM 観察システムより，ほぼ全面にエナメル質の残存が認められた．赤線内は象牙質．

トライインペーストを用いて色調補正を行い，歯科用測色計にて色調の確認を行う（**図140**）．1|1 の色差は 0.99 であり，色調の差がないことが認められる．また色調は患者が望む A1 であることが確認できた（**図141**）．

最終補綴物装着時からは，審美的な修復ができた（**図142**）．

術後に ICP と CR が一致していることを確認し，機能的にも審美的にも包括的観点から治療を終えることができた（**図143，144**）．

術後，5 年後も良好な予後経過を示している（**図145**）．

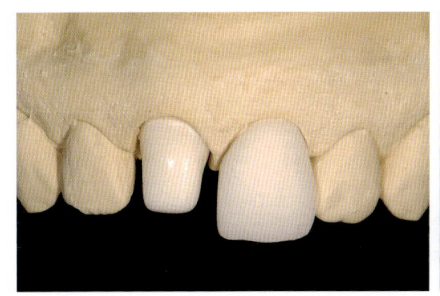
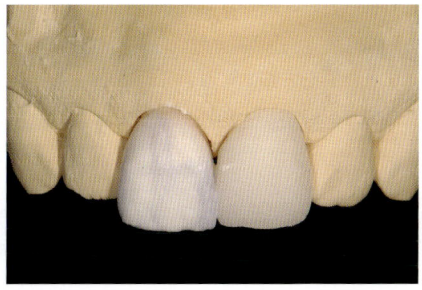
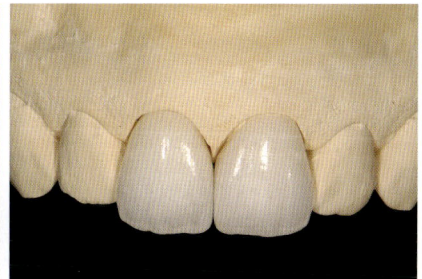

図137〜139　1| はレイヤリングテクニック，|1 はステインテクニックにて補綴物を作製した．

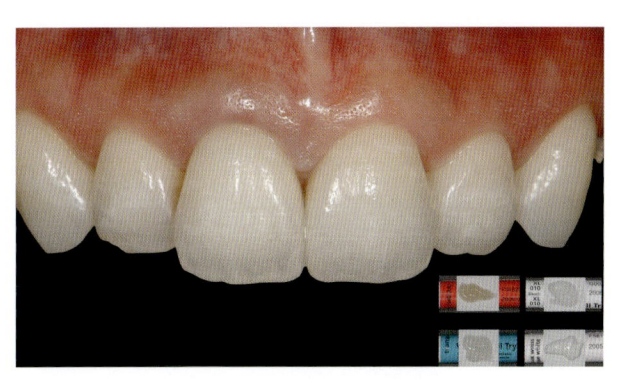

図140　トライインペーストを用いて色調補正を行い，歯科用測色計にて色調の確認を行う．

図141　1|1 の色差は 0.99 であり，色調の差がないことが認められる．また色調は患者が望む A1 であることが確認できた．

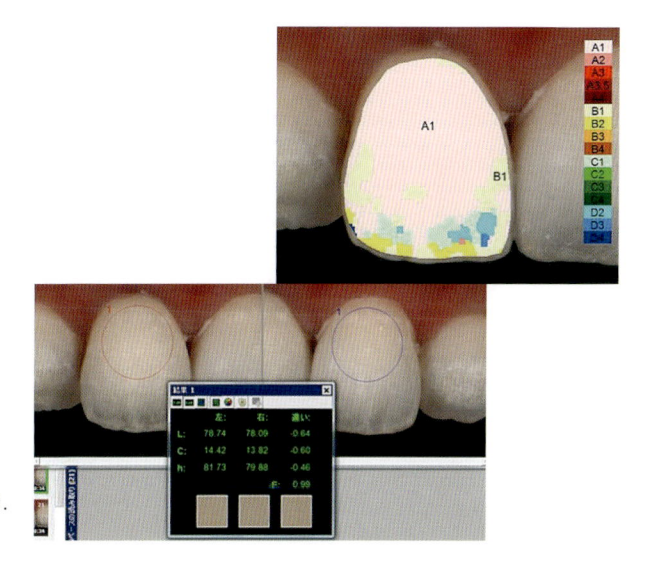

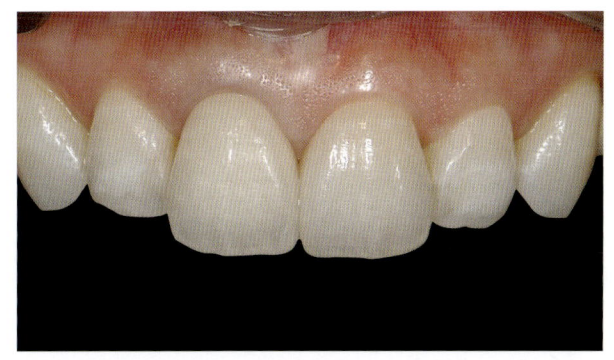

図142　最終補綴物装着時．審美的な修復ができた（技工担当：（株）Roots・川内大輔氏）．

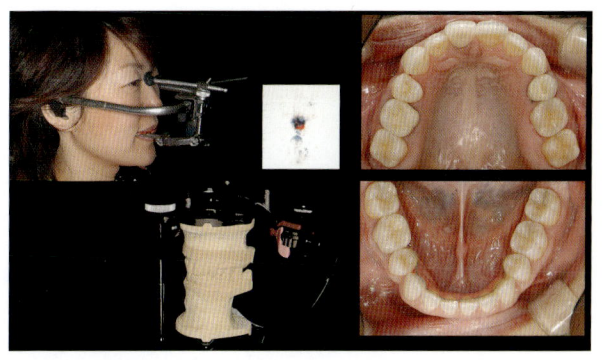

図143　術後に ICP と CR が一致していることを確認し，機能的にも審美的にも包括的観点から治療を終えることができた．

図144　術後の口腔内とデンタル
X線写真.

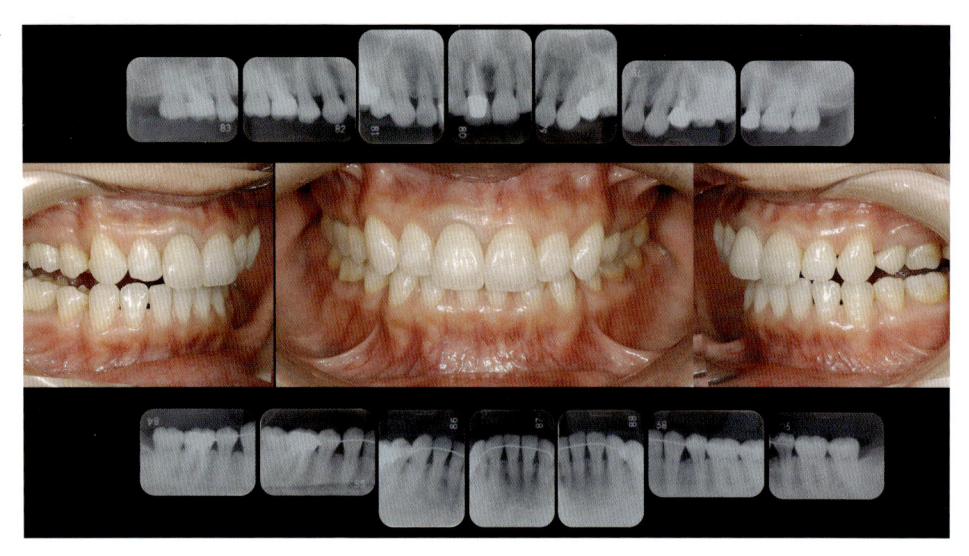

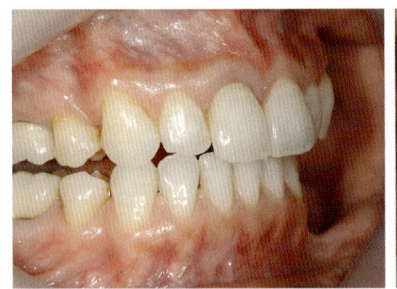 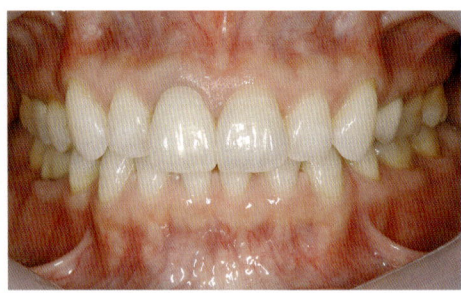 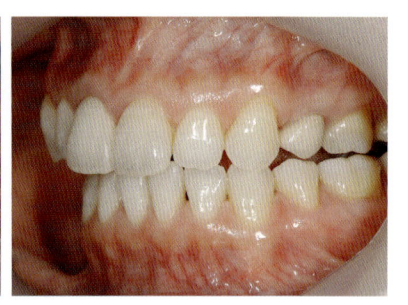

図145-1〜3　術後5年経過時. 良好な予後経過を示している.

●考察

　歯科医療は包括的に口腔内を観察し, 現症に至った原因を究明し治療計画を立案した後に治療に望まなければならず, 機能的な改善を包括的な治療指針から満たすと, 自ずと審美的な修復が可能になると考えている. 本症例では術後も咬合器を用い, 顎位の診査を行い, 臼歯部には良好な咬合接触をあたえ, 前歯部の誘導路を確保し, エビデンスベースの治療を考慮し, 本書で記した筆者自身の執筆論文を参考論文として症例の治療経過を追えたことで満足した症例となった.

　しかしながらエビデンスベースの歯科治療にはなっていないという指摘をいただいた. 確かに症例を進めていくうえでの手技や材料のエビデンスが多く, 顎機能に対する学際的な考察が認められない.

●結論

　・前歯部に特化した審美修復処置を散見するが, 包括的な視点から口腔内を観察し審美修復へと導くことが望ましい.

　・医療では科学的な根拠のもとでの治療, いわゆるエビデンスベース・トリートメントが推奨され, 歯科周辺機器の充実もなされ基礎的な研究も多く認められるようになってきた. しかし臨床においては手技や手法の研鑽が多く, 歯科の本分である咬合・咀嚼の科学的な根拠を臨床に取り入れることが少なかったように思う. CAD/CAMデンティストリーへの流れに進む中, これからの課題とし考えていきたいと思う.

あとがき

健康に関連して Evidence-based Medicine が頻繁に叫ばれており，歯科領域においても Evidence-based Dentistry，すなわち根拠に基づいた歯科医療が社会から求められている．歯科臨床は，主な目的が咀嚼機能の回復であり，端的にいえば咬合の回復であるにもかかわらず，過去30余年間における咬合論は下顎限界運動を主軸に経験的に論じられてきたと言っても過言ではない．

咬合治療は従来の下顎限界運動を主眼においた咬合論よりもむしろ機能運動と異常機能運動に対応でき，さらに TMD や全身の機能問題を惹起させない咬合論に基づいておこなわなければならない．

（小林義典：日常臨床での咬合の与え方．栃木県歯科医学会誌，53：119-128 2001．より）

私自身，科学的な根拠のもとで治療を執り行いたい，また日本人の菲薄な歯に対応した治療を行いたい，そして臨床に即した根拠を得ようという思いをもち，歯科臨床に臨んできた．

また P.222〜226 の最後の症例は，審美修復を望まれた患者に審美だけではなく咬合関係も考慮して治療した症例であり，筆者の学術的指針・実験的指針・臨床的指針を包括した症例であると考えていた．しかし，上記の文献から考察すると，咬合においては Evidence-based とは言い難い．

そこで筆者は 2012 年より，動的な咬合（**図1**），静的な咬合（**図2**），そして顎関節のデータ（**図3**）を元に包括的な治療を執り行いたいと取り組み，これまでのベーシック・データの収集に加え，ファンクショナル・データとして視覚的評価，数値的評価，経験的評価により評価を行いながら治療を進めたいと考えている．

また各機器の臨床応用の方法が確立されていないことから，スタディグループの先生方と共に基礎的なデータを採得し分析，発表した上で臨床に応用したいと考えている（**表1，2**）．

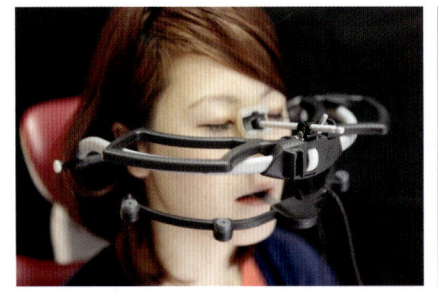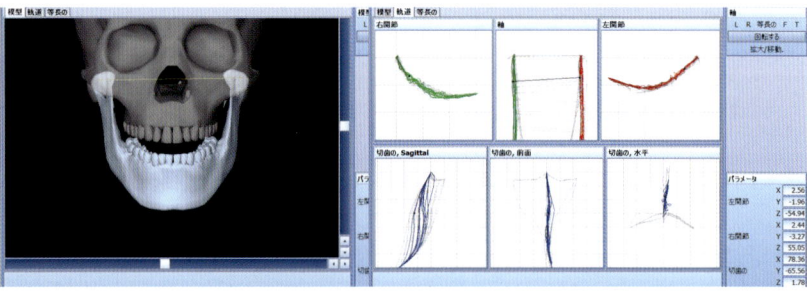

図1　6自由度顎運動測定器である KaVo 社の ARCUS digma Ⅱ を用いることによって，日常臨床における顎運動測定器を用いた補綴修復が可能となる（カボデンタルシステムズジャパン株式会社）．

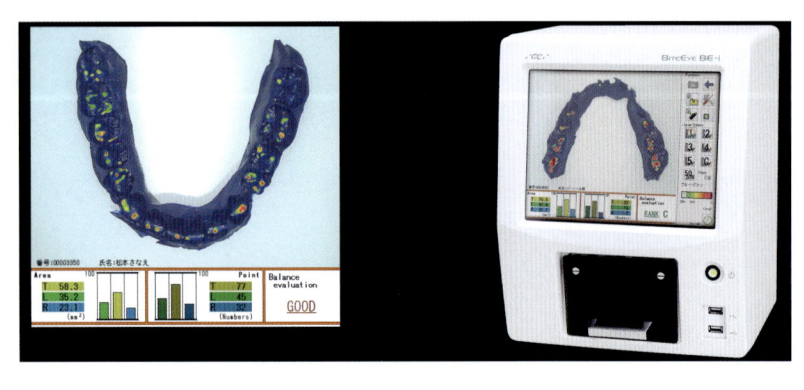

図2　咬合診断装置「Bite Eye BE-1」．接触エリア面積，ポイント，左右対称性など臨床に必要な静的な咬合の情報が即座に確認できる（株式会社 GC）．

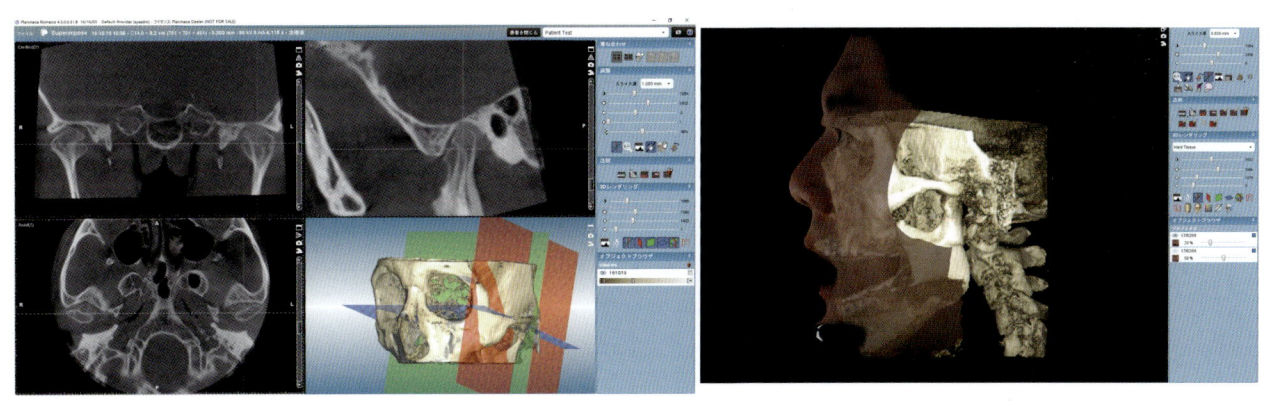

図3　Planmeca 社製 CT により術前や術後の顎関節を重ね合わせて診断できる．骨と軟組織のデータも重ね合わせが可能である．

表1　基礎実験による BE-1 の精度および測定法の考察.

バイトアイ BE-Iにおける測定基準を考察する
第1報　測定再現性について
日本補綴歯科学会関西支部学術大会プログラム抄録集　2013
島田卓也　貞光謙一郎　木村拓郎　安光崇洋（投稿予定）
バイトアイ BE-Iにおける測定基準を考察する
第2報　測定方法について
日本補綴歯科学会関西支部学術大会プログラム抄録集　2013
島田卓也　貞光謙一郎　木村拓郎　安光崇洋（投稿予定）
バイトアイ BE-Iにおける測定基準を考察する
第3報　シリコーンバイト材の流動性について
日本補綴歯科学会関西支部学術大会プログラム抄録集　2014
島田卓也　貞光謙一郎　木村拓郎　安光崇洋（投稿予定）

表2　下顎運動の基本的客観的な基準の検出.

タッピングポイントに関する考察
デジタル式顎運動計測装置をもちいて
木村拓郎　貞光謙一郎ほか
日本顎咬合学会雑誌　咬み合わせの科学　34：3 218-224
咀嚼運動と開閉口運動の収束点を考察する
デジタル式顎運動計測装置を用いて
日本補綴歯科学会関西支部学術大会プログラム抄録集　2013
貞光謙一郎　島田卓也　木村拓郎　安光崇洋（投稿予定）
下顎運動に関する考察
～デジタル式顎運動計測装置を用いて～
日本補綴歯科学会関西支部学術大会プログラム抄録集　2013
貞光謙一郎　島田卓也　木村拓郎　安光崇洋（投稿予定）

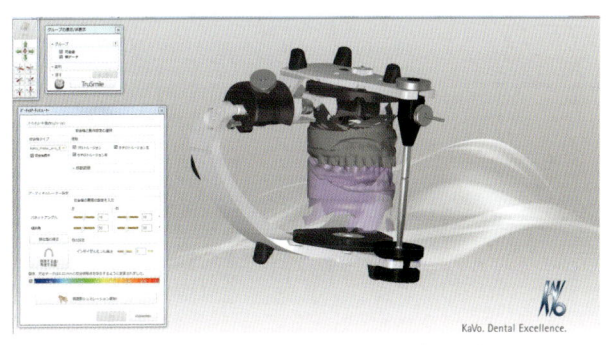

図4　バーチャル咬合器に患者情報をインプットすることにより患者固有の運動を再現することが可能となった．

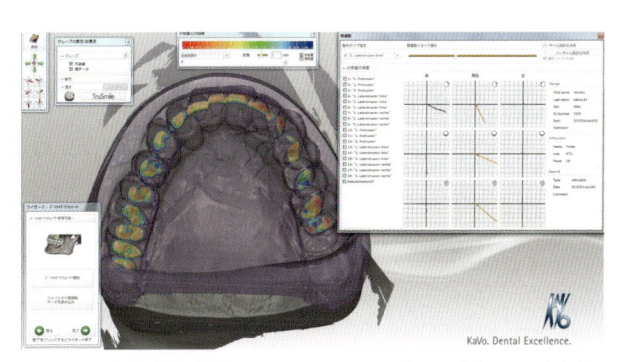

図5　早期接触部部位の確認など，さまざまな方向から咬合状態の確認が可能となる．

　近年では，バーチャル咬合器が登場し，模型をコンピューター上で立体的に裁断することが可能となり，3次元的に咬合状態を観察することが可能となった（**図4，5**）.

　こうしたコンピューターや人工知能の進歩により，歯科医療にも大きな変革の波が押し寄せている．その波に乗り遅れないように技術を研鑽し，学びを怠らないという姿勢で臨床医として望みたいと考えている．そして可能であるならば，大学教育・研究，学会・メーカー・臨床家が一体となり歯科界を盛り上げていくことが望ましいのではないだろうか.

貞光　謙一郎

【著者略歴】

貞光 謙一郎（さだ みつ けんいちろう）

1989 年　朝日大学歯学部卒業
1993 年　朝日大学大学院補綴第二講座修了　歯学博士
1998 年　奈良市にて貞光歯科医院開院

日本顎咬合学会指導医
日本歯科審美学会認定医
大阪 SJCD 相談役
S.A.D.A 主宰

技工担当

桜井保幸　ファインホールディングス　代表
上原芳樹　(有)ファイン　代表取締役
横川修平　(株)ファインロジック　代表取締役
日下部 裕　(株)Dental Blaze　代表取締役
川内大輔　(株)Roots　代表取締役

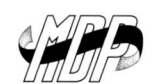

日本人に適した
審美修復治療の理論と実際　　　　　ISBN978-4-263-46419-9

2017 年 4 月 5 日　第 1 版第 1 刷発行

著　者　貞　光　謙一郎
発行者　白　石　泰　夫
発行所　医歯薬出版株式会社

〒 113-8612 東京都文京区本駒込 1-7-10
TEL.（03）5395-7637（編集）・7630（販売）
FAX.（03）5395-7639（編集）・7633（販売）
http://www.ishiyaku.co.jp/
郵便振替番号　00190-5-13816

乱丁，落丁の際はお取り替えいたします　　　印刷・三報社印刷／製本・愛千製本所